ELETRO CARDIOGRAMA

EM **7 aulas**

Antonio Américo Friedmann

ELETRO CARDIOGRAMA
EM 7 aulas

Temas avançados e outros métodos

Copyright © Editora Manole Ltda., 2016,
por meio de contrato com Antonio Américo Friedmann.

Editor gestor
Walter Luiz Coutinho

Editoras
Eliane Usui e Juliana Waku

Produção editorial
Eliane Usui

Capa
Departamento editorial da Editora Manole

Ilustrações
Daniel Maia, Sirio José Braz Cançado, Mary Yamazaki Yorado e Rodolfo de Santana

Projeto gráfico e editoração eletrônica
Departamento editorial da Editora Manole

Dados Internacionais de Catalogação na Publicação (CIP)
(Câmara Brasileira do Livro, SP, Brasil)

Friedmann, Antonio Américo
Eletrocardiograma em 7 aulas: temas avançados e outros métodos/
Antonio Américo Friedmann. – 2. ed. – Barueri, SP: Manole, 2016.

Bibliografia.
ISBN 978-85-204-5148-9

1. Cardiologia 2. Coração – Doenças 3. Eletrocardiografia – Estudo
e ensino I. Título.

	CDD-616.1207547
16-06057	NLM-WG 140

Índices para catálogo sistemático:
1. Eletrocardiograma: Estudo e ensino: Medicina   616.1207547
2. Eletrocardiograma: Estudo e ensino: Medicina   WG-140

Todos os direitos reservados.
Nenhuma parte deste livro poderá ser reproduzida,
por qualquer processo, sem a permissão expressa
dos editores. É proibida a reprodução por xerox.

A Editora Manole é filiada à ABDR – Associação Brasileira
de Direitos Reprográficos.

1ª edição – 2011
2ª edição – 2016

Editora Manole Ltda.
Av. Ceci, 672 – Tamboré
06460-120 – Barueri – SP – Brasil
Tel.: (11) 4196-6000 – Fax: (11) 4196-6021
www.manole.com.br
info@manole.com.br

Impresso no Brasil
Printed in Brazil

A Medicina é uma área do conhecimento em constante evolução. Os protocolos de segurança devem ser seguidos, porém novas pesquisas e testes clínicos podem merecer análises e revisões. Alterações em tratamentos medicamentosos ou decorrentes de procedimentos tornam-se necessárias e adequadas. Os leitores são aconselhados a conferir as informações sobre produtos fornecidas pelo fabricante de cada medicamento a ser administrado, verificando a dose recomendada, o modo e a duração da administração, bem como as contraindicações e os efeitos adversos. É responsabilidade do médico, com base na sua experiência e no conhecimento do paciente, determinar as dosagens e o melhor tratamento aplicável a cada situação. Os autores e os editores eximem-se da responsabilidade por quaisquer erros ou omissões ou por quaisquer consequências decorrentes da aplicação das informações presentes nesta obra.

Durante o processo de edição desta obra, foram empregados todos os esforços para garantir a autorização das imagens aqui reproduzidas. Caso algum autor sinta-se prejudicado, favor entrar em contato com a editora.

Editor

Antonio Américo Friedmann
Professor Livre-docente pela Faculdade de Medicina da
Universidade de São Paulo (FMUSP).

Colaboradores

Alfredo José da Fonseca
Cardiologista e Médico do Esporte pela Sociedade Brasileira de Cardiologia (SBC) e pela Sociedade Brasileira de Medicina do Esporte (SBME). Médico Assistente do Hospital das Clínicas da Faculdade de Medicina da Universidade de São Paulo (HCFMUSP).

Andréa M. Falcão
Médica Assistente do Laboratório de Estresse Cardiovascular do Serviço de Medicina Nuclear e Imagem Molecular do Instituto do Coração (InCor) do Hospital das Clínicas da Faculdade de Medicina da Universidade de São Paulo (HCFMUSP).

Antonio Américo Friedmann
Professor Livre-docente pela Faculdade de Medicina da Universidade de São Paulo (FMUSP).

Carlos Alberto Pastore
Professor Livre-docente pela Faculdade de Medicina da Universidade de São Paulo (FMUSP). Diretor da Unidade Clínica de Eletrocardiografia de Repouso do Instituto do Coração (InCor) do Hospital das Clínicas da FMUSP.

Carlos Alberto Rodrigues de Oliveira
Médico Assistente do Serviço de Eletrocardiologia do Hospital das Clínicas da Faculdade de Medicina da Universidade de São Paulo (HCFMUSP). Médico Cardiologista do Fleury Centro de Medicina Diagnóstica.

Cesar José Gruppi
Médico Chefe da Equipe de Monitorização Ambulatorial do Serviço de Eletrocardiologia do Instituto do Coração (InCor) do Hospital das Clínicas da Faculdade de Medicina da Universidade de São Paulo (HCFMUSP).

Eduardo Argentino Sosa
Professor Livre-docente pela Faculdade de Medicina da Universidade de São Paulo (FMUSP).

Fábio Santana Machado
Doutor em Patologia pela Faculdade de Medicina da Universidade de São Paulo (FMUSP). Neurointensivista do Hospital Sírio-Libanês. Coordenador do Curso de Pós-graduação em Neurointensivismo do IEP do Hospital Sírio-Libanês. Professor Titular da Faculdade de Medicina São Camilo.

Fernanda Coutinho Storti
Doutora em Cardiologia pelo Instituto do Coração (InCor) do Hospital das Clínicas da Faculdade de Medicina da Universidade de São Paulo (HCFMUSP).

José Grindler
Diretor do Serviço de Eletrocardiologia do Hospital das Clínicas da Faculdade de Medicina da Universidade de São Paulo (HCFMUSP).

Lívia Ozzetti Azouri
Médica Assistente do Laboratório de Estresse Cardiovascular do Serviço de Medicina Nuclear e Imagem Molecular do Instituto do Coração (InCor) do Hospital das Clínicas da Faculdade de Medicina da Universidade de São Paulo (HCFMUSP).

Marlene Alves Pereira Silveira
Enfermeira e Especialista em Gestão de Serviço de Enfermagem.

Martino Martinelli Filho
Professor Livre-docente pela Faculdade de Medicina da Universidade de São Paulo (FMUSP). Diretor da Unidade Clínica de Estimulação Cardíaca Artificial do Instituto do Coração (InCor) do Hospital das Clínicas da FMUSP.

Milton de Arruda Martins
Professor Titular do Departamento de Clínica Médica da FMUSP. Diretor da Divisão de Clínica Geral no Hospital das Clínicas da FMUSP.

Nancy Maria Martins de Oliveira Tobias
Médica Assistente Doutora do Serviço de Eletrocardiologia do Instituto do Coração (InCor) do Hospital das Clínicas da Faculdade de Medicina da Universidade de São Paulo (HCFMUSP).

Nelson Samesima
Médico Supervisor do Serviço de Eletrocardiologia do Instituto do Coração (InCor) do Hospital das Clínicas da Faculdade de Medicina da Universidade de São Paulo (HCFMUSP).

Paulo Jorge Moffa
Professor Associado da Faculdade de Medicina da Universidade de São Paulo (FMUSP).

Paulo Roberto Santos Silva
Médico Assistente do Instituto de Ortopedia e Traumatologia (IOT) do Hospital das Clínicas da Faculdade de Medicina da Universidade de São Paulo (HCFMUSP). Divisão de Medicina Física e Reabilitação do HCFMUSP.

Rafael Munerato
Especialização em Arritmia Clínica pelo Instituto do Coração (InCor) do Hospital das Clínicas da Faculdade de Medicina da Universidade de São Paulo (HCFMUSP). Coordenador dos Hospitais Próprios da Irmandade da Santa Casa de Misericórdia de São Paulo (ISCMSP).

Ricardo Alkmim Teixeira
Doutor em Ciências pela Faculdade de Medicina da Universidade de São Paulo (FMUSP). Médico Assistente da Unidade Clínica de Arritmias e Marca-Passo do Instituto do Coração (InCor) do Hospital das Clínicas da FMUSP. Professor da Disciplina de Cardiologia da Universidade do Vale do Sapucaí (UNIVAS). Responsável pelo Setor de Arritmias e Marca-Passo do Hospital Renascentista de Pouso Alegre, em Minas Gerais.

Silvana A. D'Ório Nishióka
Doutora em Cardiologia pela Faculdade de Medicina da Universidade de São Paulo (FMUSP). Médica Responsável pelo Ambulatório de Estimulação Cardíaca do Instituto do Coração (InCor) do Hospital das Clínicas da FMUSP.

Sissy Lara Melo
Médica Assistente do Núcleo de Arritmia do Instituto do Coração (InCor) do Hospital das Clínicas da Faculdade de Medicina da Universidade de São Paulo (HCFMUSP). Doutora pela FMUSP.

William Azem Chalela
Diretor do Serviço de Eletrocardiologia de Esforço e Dinâmica do Instituto do Coração (InCor) do Hospital das Clínicas da Faculdade de Medicina da Universidade de São Paulo (HCFMUSP). Médico Supervisor do Laboratório de Estresse Cardiovascular do Serviço de Medicina Nuclear e Imagem Molecular do InCor-HCFMUSP.

Willy Akira Takata Nishizawa
Médico Assistente do Pronto-Socorro de Clínica Médica do Hospital das Clínicas da Faculdade de Medicina da Universidade de São Paulo (HCFMUSP). Médico Colaborador do Serviço de Eletrocardiologia do HCFMUSP. Diretor e Instrutor de Cursos de Suporte Básico de Vida (BLS) e Suporte Avançado de Vida em Cardiologia (ACLS) pela American Heart Association (AHA).

Sumário

Lista de abreviaturas X
Prefácio. XI
Apresentação. XII

Módulo I: ECG básico

Aula 1 ECG normal. 3
Antonio Américo Friedmann

Aula 2 Sobrecargas 18
Antonio Américo Friedmann

Aula 3 Bloqueios de ramo. 28
Antonio Américo Friedmann

Aula 4 ECG no infarto agudo do miocárdio 41
Antonio Américo Friedmann

Aula 5 Taquiarritmias. 55
Antonio Américo Friedmann

Aula 6 Bradiarritmias. 79
Antonio Américo Friedmann

Aula 7 ECG no Hospital Geral 93
Antonio Américo Friedmann

Módulo II: ECG avançado

8 ECG na infância 119
Nancy Maria Martins de Oliveira Tobias

9 ECG na terceira idade 132
Antonio Américo Friedmann

10 ECG no atleta. 136
Alfredo José da Fonseca e Antonio Américo Friedmann

11 ECG na insuficiência coronária 146
Antonio Américo Friedmann

12 Diagnóstico das taquicardias supraventriculares 158
Antonio Américo Friedmann e Willy Akira Takata Nishizawa

13 Diagnóstico das taquicardias com QRS largo. 165
Antonio Américo Friedmann e Willy Akira Takata Nishizawa

14 ECG com marca-passo artificial. 173
Ricardo Alkmim Teixeira, Silvana A. D'Ório Nishióka e Martino Martinelli Filho

15 Disfunções do marca-passo no ECG 182
Ricardo Alkmim Teixeira, Silvana A. D'Ório Nishióka e Martino Martinelli Filho

16 ECG em síncopes e morte súbita. 190
Fernanda Coutinho Storti e José Grindler

17 Vias acessórias. 203
Antonio Américo Friedmann e Alfredo José da Fonseca

18 ECG anormal em pacientes normais 209
Antonio Américo Friedmann

19 Exames cardiológicos na avaliação perioperatória. . . . 214
Fábio Santana Machado e Milton de Arruda Martins

20 Fundamentos técnicos do ECG 225
Marlene Alves Pereira Silveira e José Grindler

21 Diagnóstico diferencial no ECG. 233
Antonio Américo Friedmann

Módulo III: Outros métodos diagnósticos

22 Teste ergométrico 247
Carlos Alberto Rodrigues de Oliveira e Antonio Américo Friedmann

23 Teste ergoespirométrico. 262
Alfredo José da Fonseca, Antonio Américo Friedmann e Paulo Roberto Santos Silva

24 Monitorização eletrocardiográfica ambulatorial. 268
Cesar José Gruppi

25 Vetorcardiograma 278
Carlos Alberto Pastore, Nelson Samesima e Rafael Munerato

26 Os diagnósticos mais importantes no VCG 285
Carlos Alberto Pastore, Nelson Samesima e Rafael Munerato

27 ECG de alta resolução 293
Paulo Jorge Moffa e Antonio Américo Friedmann

28 Mapeamento eletrocardiográfico de superfície 298
Carlos Alberto Pastore

29 Cintilografia de perfusão miocárdica 309
William Azem Chalela, Andréa M. Falcão e Lívia Ozzetti Azouri

30 Avaliação eletrofisiológica 316
Sissy Lara Melo e Eduardo Argentino Sosa

Índice das figuras de eletrocardiograma 322

Lista de abreviaturas

AD	Átrio direito
AE	Átrio esquerdo
AV	Atrioventricular
BAV	Bloqueio atrioventricular
BAVT	Bloqueio atrioventricular total
BDAM	Bloqueio divisional anteromedial
BDAS	Bloqueio divisional anterossuperior
BDPI	Bloqueio divisional posteroinferior
BPM	Batimentos por minuto
BRD	Bloqueio do ramo direito
BRE	Bloqueio do ramo esquerdo
BSA	Bloqueio sinoatrial
DAV	Dissociação atrioventricular
DAVD	Displasia arritmogênica do ventrículo direito
DPOC	Doença pulmonar obstrutiva crônica
EA	Extrassístole atrial
ECG	Eletrocardiograma
ES	Extrassístole
EV	Extrassístole ventricular
FA	Fibrilação atrial
FC	Frequência cardíaca
FV	Fibrilação ventricular
HAS	Hipertensão arterial sistêmica
HP	Hipertensão pulmonar
HVE	Hipertrofia ventricular esquerda

IAM	Infarto agudo do miocárdio
ICC	Insuficiência cardíaca congestiva
MP	Marca-passo
RIVA	Ritmo idioventricular acelerado
SAD	Sobrecarga do átrio direito
SAE	Sobrecarga do átrio esquerdo
SBA	Sobrecarga biatrial
SBV	Sobrecarga biventricular
SNC	Sistema nervoso central
SVD	Sobrecarga ventricular direita
SVE	Sobrecarga ventricular esquerda
TA	Taquicardia atrial
TAM	Taquicardia atrial multifocal
TAV	Taquicardia atrioventricular
TEP	Tromboembolismo pulmonar
TJ	Taquicardia juncional
TPSV	Taquicardia paroxística supraventricular
TRN	Taquicardia por reentrada nodal
TS	Taquicardia sinusal
TSV	Taquicardia supraventricular
TV	Taquicardia ventricular
TVNS	Taquicardia ventricular não sustentada
VD	Ventrículo direito
VE	Ventrículo esquerdo
WPW	Wolff-Parkinson-White

Prefácio

O eletrocardiograma, apesar de ter completado 100 anos de existência, ainda é o primeiro exame complementar solicitado para avaliação cardiológica de um paciente. A incorporação dos modernos recursos da eletrônica e da informática desenvolveram enormemente os eletrocardiógrafos. Todavia, apesar de todo o avanço tecnológico, a interpretação computadorizada do ECG não substitui o profissional experiente. Portanto, cada geração de alunos necessita do aprendizado básico do ECG e da experiência em sua interpretação, estimulando novos métodos de ensino.

Este livro é destinado a pessoas que se iniciam no aprendizado do ECG e aos que querem se reciclar em Eletrocardiologia, não só estudantes e médicos, como também outros profissionais da área de saúde.

O livro segue a tradição do Serviço de Eletrocardiografia do Hospital das Clínicas da Faculdade de Medicina da Universidade de São Paulo (HC/FMUSP), iniciado em 1955 pelo saudoso Professor João Tranchesi. Após a inauguração do Instituto do Coração (InCor), o Serviço de Eletrocardiografia continuou a existir, prestando assistência aos pacientes do Instituto Central e de outros Institutos do Hospital das Clínicas. Nos últimos anos, com a implementação dos setores de Ergometria e Holter e com capacitação para a realização de vetorcardiograma e ECG de alta resolução transformou-se em Serviço de Eletrocardiologia.

O editor Antonio Américo Friedmann tem notória experiência em eletrocardiologia. É responsável pelo ensino do eletrocardiograma no curso de graduação da Faculdade de Medicina da Universidade de São Paulo e por estágios para médicos residentes do Hospital das Clínicas e de outras instituições. Diretor do Serviço de Eletrocardiologia do Hospital das Clínicas desde 1998, expandiu o Serviço com atividades assistenciais, didáticas e publicações. Escreveu dois outros livros, *ECG: Eletrocardiologia básica* em 2000 e *Diagnóstico diferencial no ECG* em 2007. E agora, com esta terceira publicação, pretende continuar aprimorando o ensino do eletrocardiograma e da Eletrocardiologia.

Milton de Arruda Martins

Apresentação

O eletrocardiograma foi inventado há mais de 100 anos por Willem Einthoven, fisiologista holandês, laureado com o prêmio Nobel de Medicina e Fisiologia em 1924 por sua relevante contribuição.

A partir do registro eletrocardiográfico vários outros métodos foram surgindo para analisar o sinal elétrico do coração sob diferentes aspectos e em condições diversas, como o vetorcardiograma, o teste ergométrico, a monitorização ambulatorial (sistema Holter), o ECG de alta resolução e a avaliação eletrofisiológica. Estes recursos diagnósticos em conjunto representam hoje a moderna Eletrocardiologia.

Entretanto, apesar do advento de tantos métodos sofisticados de diagnóstico, o eletrocardiograma continua sendo o primeiro exame complementar solicitado para avaliação cardiológica. Em numerosas situações o seu valor é incontestável. Assim, por exemplo, no infarto agudo do miocárdio o ECG não só representa um dos critérios para o diagnóstico, como também é fundamental para a conduta terapêutica. É também o exame principal para o diagnóstico das arritmias cardíacas. Há, ainda, doenças que são diagnosticadas apenas pelo ECG, como as síndromes de Wolff-Parkinson-White e do QT longo. Mais recentemente o ECG possibilitou a descoberta de uma nova doença – a síndrome de Brugada. A transformação do sinal analógico em registro digital permitiu o processamento mais rápido e mais amplo do sinal de ECG, surgindo novos parâmetros de avaliação, como a variabilidade da frequência cardíaca, a dispersão do QT e a microalternância da onda T.

À medida que as aplicações do eletrocardiograma se expandem, o interesse pela interpretação do ECG aumenta cada vez mais, não só por parte de estudantes e médicos de várias especialidades, como também paramédicos que participam de pesquisas ou que atendem pacientes em situações de emergência e técnicos de exames cardiológicos. Por este motivo muitos livros de ECG têm sido publicados nos últimos anos.

Este livro foi escrito com o propósito de contribuir para o ensino do eletrocardiograma, tal como é feito na Faculdade de Medicina da Universidade de São Paulo (FMUSP) e divulgar os conhecimentos da Eletrocardiologia baseados na experiência do editor e de seus colaboradores. A primeira parte foi elaborada nos moldes do Curso de ECG ministrado no 5º ano da FMUSP – os sete capítulos correspondem às sete primeiras aulas. Na segunda parte são abordados temas avançados de ECG. Na terceira, outros métodos diagnósticos em Eletrocardiologia descritos por especialistas de cada área.

O editor agradece a colaboração dos técnicos do Serviço de Eletrocardiologia do Hospital das Clínicas da FMUSP (HC/FMUSP), dos colegas médicos e professores da Clínica Geral e do Instituto do Coração (InCor), ambos do HC/FMUSP, e da equipe da Editora Manole que direta ou indiretamente possibilitaram esta publicação.

Antonio Américo Friedmann

Módulo I

ECG básico

Aula 1   ECG normal   3

Aula 2   Sobrecargas   18

Aula 3   Bloqueios de ramo   28

Aula 4   ECG no infarto agudo do miocárdio   41

Aula 5   Taquiarritmias   55

Aula 6   Bradiarritmias   79

Aula 7   ECG no Hospital Geral   93

Aula 1

ECG normal

Antonio Américo Friedmann

BASES ELETROFISIOLÓGICAS

No miocárdio, existem dois grupos de células fundamentais para o desempenho da atividade cardíaca:

- Fibras musculares contráteis: responsáveis pela função bomba.
- Células do sistema elétrico, que apresentam duas funções principais: o automatismo, produção do estímulo elétrico, e a condução da corrente elétrica originada no coração.

As células do sistema elétrico dos átrios e dos ventrículos têm a propriedade de gerar impulso elétrico, mas o automatismo cardíaco predomina no nó sinusal porque suas células despolarizam-se com frequência maior e são moduladas pelo sistema nervoso autônomo, podendo elevar a frequência cardíaca proporcionalmente às demandas fisiológicas do organismo.

Quando a fibra cardíaca recebe o estímulo elétrico produzido no nó sinusal, ela se despolariza. A despolarização das fibras musculares produz a contração do miocárdio, primordial para a função bomba do coração. Embora o estímulo elétrico propague-se bem pelas miofibrilas contráteis, no sistema especializado de condução a velocidade é maior. Desse modo, a corrente elétrica propaga-se mais rapidamente nos átrios por meio de fibras diferenciadas (tratos internodais) e nos ventrículos pelo sistema de condução intraventricular (feixe de His, ramos direito e esquerdo, divisões dos ramos e fibras de Purkinje). No sistema His-Purkinje a velocidade de condução é cerca de seis vezes maior do que nas fibras contráteis. No nó atrioventricular, entretanto, as células retardam a velocidade de condução do impulso elétrico. Esse retardo fisiológico é importante para que os átrios possam esvaziar-se completamente antes da contração ventricular.

Potencial de repouso

É a carga elétrica inicial da célula cardíaca, semelhante à de uma pequena bateria, necessária para o desempenho de sua função. A célula cardíaca em repouso apresenta concentrações de íons diferentes nos dois lados da membrana celular, como é possível observar na Figura 1.1. No interior da célula há predominância de íons potássio (K^+), enquanto no exterior predominam sódio (Na^+) e cálcio (Ca^{++}). Como a membrana celular é permeável ao K^+ e semipermeável ao Na^+ e ao Ca^{++}, os íons K^+ tendem a sair por força de um gradiente químico e contra um gradiente elétrico, até atingirem um equilíbrio. A saída de K^+ deixa o interior da célula eletricamente negativo, enquanto o lado externo da membrana celular permanece positivo. Essa diferença de potencial entre os meios intra e extracelular pode ser medida por microeletrodos, sendo da ordem de -90 mV. Esse valor corresponde ao potencial de repouso da célula cardíaca. Nestas condições, a célula é considerada polarizada porque apresenta dois polos elétricos: um positivo no lado externo e outro negativo no lado interno, e está pronta para ser despolarizada.

Despolarização

É a ativação da célula quando recebe um estímulo elétrico. Este, ao atingir a membrana celular, diminui a resistência elétrica e aumenta a permeabilidade ao Na^+. Os canais rápidos abrem-se, permitindo a entrada rápida de íons Na^+ seguidos por íons Ca^{++} pelos canais lentos. Esse fenômeno causa a inversão da carga elétrica da membrana celular, que se propaga de célula para célula como uma corrente de positividade. Conforme pode ser observado

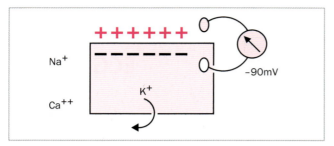

Figura 1.1 Potencial de repouso.

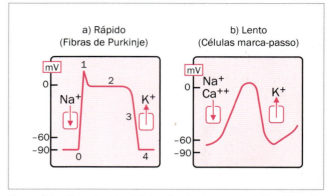

Figura 1.3 Tipos de potencial de ação: a) com entrada de íons Na⁺ pelos canais rápidos e potencial de repouso estável em –90 mV; b) com entrada de íons Ca⁺⁺ pelos canais lentos, sendo que o aclive na fase 4 faz com que a célula marca-passo atinja espontaneamente o potencial limiar, –60 mV, gerando estímulo.

na Figura 1.2, um eletrodo colocado à frente da célula registra uma onda positiva.

Repolarização

É o fenômeno inverso, há recuperação elétrica e a célula volta a ficar polarizada. Como a cabeça do dipolo elétrico é negativa, o vetor é registrado como onda negativa. Dipolo elétrico é o conjunto de duas cargas elétricas contíguas, de mesmo módulo (valor numérico) e sinais contrários. Essas observações são importantes para o entendimento do sentido da repolarização dos ventrículos, como será visto adiante.

Potencial de ação

Quando a célula é estimulada, a polaridade elétrica da membrana inverte-se e o potencial varia, configurando um gráfico (Figura 1.3). O potencial de ação é o gráfico da variação do potencial elétrico da membrana celular durante o ciclo cardíaco. A fase 0 corresponde à despolarização pela entrada rápida de íons Na⁺. As fases 1, 2 e 3 correspondem à repolarização em que ocorre entrada de Ca⁺⁺ e saída de K⁺. A fase 4, por sua vez, é a fase de repouso na qual a célula está novamente polarizada, com equilíbrio elétrico restabelecido, porém concentração de íons invertida. O restabelecimento do equilíbrio iônico faz-se pela bomba de sódio e potássio com energia fornecida pelo sistema ATP.

Automatismo

Algumas células do sistema elétrico (células marca-passo) podem gerar o estímulo elétrico espontaneamente. Essas células têm potencial de repouso próximo do potencial limiar, em torno de –60 mV, e na fase de repouso permitem a entrada de Na⁺ e Ca⁺⁺, produzindo uma despolarização diastólica espontânea, que determina aclive na fase 4 do potencial de ação. Quando o potencial limiar é atingido, o estímulo cardíaco é desencadeado. Esse fenômeno, denominado automatismo, é a propriedade fundamental das células do nó sinusal, mas pode ocorrer em outras células dos átrios e também dos ventrículos. O automatismo dessas outras regiões é fisiologicamente inibido pela frequência de estimulação maior do nó sinusal, fenômeno denominado *overdrive supression*, mas pode se manifestar também quando o estímulo sinusal é interrompido.

Na Figura 1.4 observa-se um esquema do sistema elétrico do coração e os diferentes tipos de potencial de ação em regiões diversas.

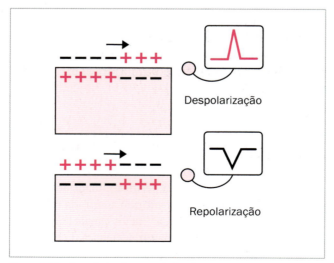

Figura 1.2 Despolarização e repolarização.

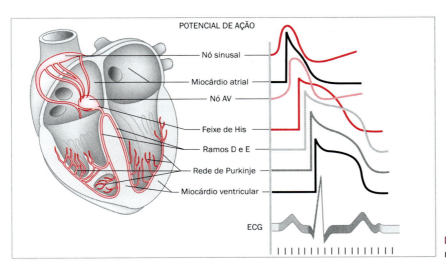

Figura 1.4 Potenciais de ação de células de diferentes estruturas do coração.

Células do sistema elétrico

O sistema elétrico do coração, ou excitocondutor, é constituído por três tipos de células: células P ou células marca-passo, células T ou transicionais e células de Purkinje.

As células P localizam-se no nó sinusal e no nó atrioventricular, sendo responsáveis pelo desempenho da função de automatismo, por isso a denominação P, de *pacemaker cells*. Nelas predominam os canais lentos de cálcio e o potencial de ação apresenta despolarização (fase 0) mais lenta e fase 4 mais íngreme (despolarização diastólica espontânea). As do nó sinusal exibem aclive maior na fase 4 que as demais células com propriedade de automatismo, daí a predominância do ritmo sinusal em condições fisiológicas.

As células T estão localizadas na periferia do nó sinusal e são responsáveis pela conexão entre as células P e o tecido atrial circundante. Apresentam potencial de ação muito curto (fase 2 reduzida) e fase 4 estável.

As células de Purkinje são encontradas nos feixes de His e nas suas ramificações até a rede de Purkinje, bem como, em menor quantidade, nos feixes internodais dos átrios. Apresentam maior densidade de canais rápidos de sódio e, consequentemente, maior velocidade de condução. Mas também exibem, em menor grau, despolarização diastólica espontânea, podendo desencadear automatismo.

Fibras musculares contráteis

As células contráteis são encarregadas da função de bomba ou inotropismo cardíaco e representam 99% das fibras do miocárdio atrial e ventricular. Exibem potenciais de ação diferentes, conforme a região do miocárdio.

As células do miocárdio atrial contrátil têm potencial de ação do tipo rápido, com duração muito curta, o que determina menor período refratário e maior predisposição a certos tipos de arritmia, como a fibrilação atrial.

Por sua vez, as do miocárdio ventricular apresentam diferenças conforme a localização na espessura da parede e podem ser subdivididas em três populações: células epicárdicas, células M (do miocárdio médio ou central) e células endocárdicas.

As células epicárdicas e endocárdicas apresentam pequenas diferenças no potencial de ação, o que determina variações na velocidade de repolarização. As células M, entretanto, apresentam potencial de ação de longa duração. Em determinadas situações, como na síndrome do QT longo, as células M são responsáveis pela dispersão da repolarização ventricular, o que pode acarretar o surgimento de taquicardias ventriculares.

Despolarização atrial

Como o nó sinusal localiza-se na porção superior do átrio direito, próximo da desembocadura da veia cava superior, o estímulo elétrico ativa inicialmente o átrio direito, e logo em seguida o átrio esquerdo. O vetor resultante da somatória das forças elétricas dos átrios, denominado SAP, é, portanto, orientado para a esquerda e para baixo (Figura 1.5). A onda P registrada no eletrocardiograma é a soma das variações de potencial dos átrios.

Despolarização ventricular

Difere da atrial principalmente devido ao sistema específico de condução intraventricular. A corrente elétrica, ultrapassando o nó atrioventricular, percorre rapidamente os feixes de His, estimulando simultaneamente os dois ventrículos a partir do endocárdio em direção ao interior do miocárdio.

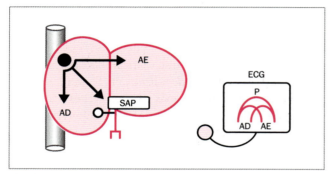

Figura 1.5 Despolarização atrial.

Inicialmente, o septo é ativado (Figura 1.6). A corrente elétrica proveniente do ramo direito do feixe de His despolariza o septo do lado direito em direção ao esquerdo, e a do ramo esquerdo, da esquerda para a direita. Como a massa do ventrículo esquerdo é cerca de 2 a 3 vezes maior que a do ventrículo direito, as forças elétricas da parede septal esquerda predominam sobre as do lado direito. Dessa forma, o vetor teórico resultante da somatória vetorial de todas as forças elétricas do septo, arbitrariamente denominado vetor 1 ou septal, orienta-se para a direita. Um eletrodo colocado à esquerda do coração registra no eletrocardiograma uma onda inicial negativa (onda q), correspondente à despolarização do septo.

Em seguida, ocorre a despolarização das paredes livres dos ventrículos, como são denominadas as paredes não septais, que apresentam maior massa muscular. Nesse momento, a soma das forças elétricas das paredes dos dois ventrículos determina um vetor 2, ou vetor das paredes livres, agora orientado para o lado esquerdo. O ECG registrado através do mesmo eletrodo exibe uma onda positiva de maior magnitude (onda R), que corresponde à despolarização predominante da parede ventricular esquerda.

Finalmente, a ativação das porções basais dos ventrículos, aquelas próximas do sulco atrioventricular, é responsável pelo vetor 3, que inscreve uma pequena onda final negativa no ECG (onda s).

Essa variação do sentido da corrente elétrica é registrada no ECG como um complexo polifásico denominado complexo QRS, que pode apresentar morfologia diversa conforme a derivação em que é registrado. No entanto, as porções iniciais correspondem à ativação septal, as intermediárias resultam da despolarização das paredes livres dos ventrículos e as finais ocorrem em razão das porções basais.

O vetor teórico SAQRS resultante da somatória de todas as forças elétricas dos ventrículos orienta-se para a esquerda e para trás, apontando para o ventrículo esquerdo.

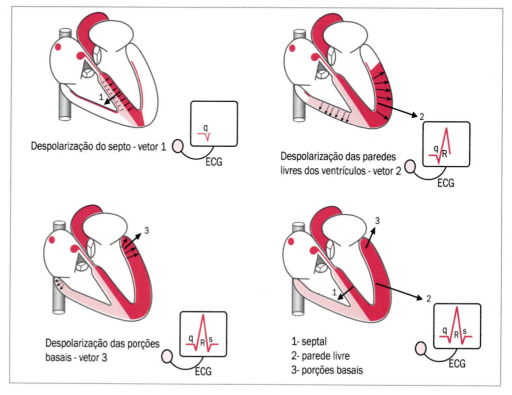

Figura 1.6 Despolarização ventricular.

Repolarização ventricular

Como a despolarização ventricular faz-se do endocárdio para o epicárdio, a repolarização deveria ter também o mesmo sentido, visto que as primeiras regiões ativadas deveriam ser as primeiras recuperadas. Entretanto, no coração normal, o sentido do processo de repolarização dos ventrículos é inverso, ocorrendo do epicárdio em direção ao endocárdio, pois as células próximas do epicárdio repolarizam-se mais rapidamente que aquelas das regiões vizinhas ao endocárdio (Figura 1.7).

Quando um processo de repolarização tem o mesmo sentido que o de despolarização (Figura 1.2), a onda T e o QRS são opostos. No caso da repolarização normal dos ventrículos, por esses fenômenos terem sentido contrário, a onda T é paralela ao QRS na maioria das derivações do ECG, e o vetor espacial SAT tem a mesma orientação do SAQRS no plano frontal.

DERIVAÇÕES

O ECG é o registro gráfico da corrente elétrica produzida pelo coração. Einthoven, fisiologista holandês, inventou o eletrocardiógrafo e registrou a atividade elétrica do coração pela primeira vez no início do século XX e ganhou o prêmio Nobel de Fisiologia e Medicina em 1924 pela sua descoberta. O eletrocardiógrafo é um galvanômetro que registra pequenas diferenças de potencial entre dois pontos da superfície corpórea. Derivação é a linha que une esses dois pontos, e que, portanto, apresenta uma orientação espacial determinada.

Derivações bipolares

Einthoven imaginou que os vetores elétricos da ativação cardíaca poderiam ser registrados em um plano frontal por suas projeções em três derivações bipolares denominadas D1, D2 e D3, cujos eletrodos seriam colocados no braço esquerdo (L), no braço direito (R) e na perna esquerda (F), constituindo teoricamente um triângulo equilátero – o triângulo de Einthoven (Figura 1.8).

Entretanto, como apenas três derivações eram insuficientes para a determinação da orientação espacial dos vetores, idealizaram-se as unipolares.

Derivações unipolares

São obtidas conectando-se os três membros a uma central terminal. Embora tenha uma pequena voltagem, na prática é considerada como potencial zero e serve como eletrodo indiferente ou de referência. Quando o eletrodo explorador é colocado em um membro, a diferença de potencial entre os dois (o explorador e o indiferente) representa o potencial absoluto do respectivo membro, sendo a derivação designada pela letra V. Os registros obtidos nessas derivações (VR, VL e VF) apresentavam, todavia, voltagem reduzida em comparação com aqueles das derivações bipolares. Para corrigir essa distorção inventaram-se derivações aumentadas de voltagem.

Derivações unipolares aumentadas

Quando se desconecta da central terminal o eletrodo do membro em que o potencial está sendo registrado, a amplitude da derivação aumenta. Valendo-se desse artefato, criaram-se as derivações aVR, aVL e aVF, obtidas pela diferença de potencial entre o eletrodo explorador e a central terminal assim modificada em cada membro (Figura 1.9).

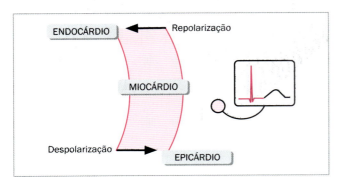

Figura 1.7 Repolarização ventricular.

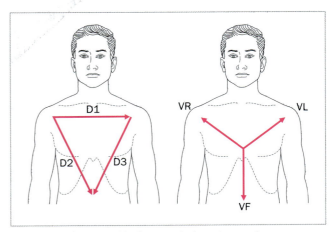

Figura 1.8 Derivações bipolares e unipolares dos membros.

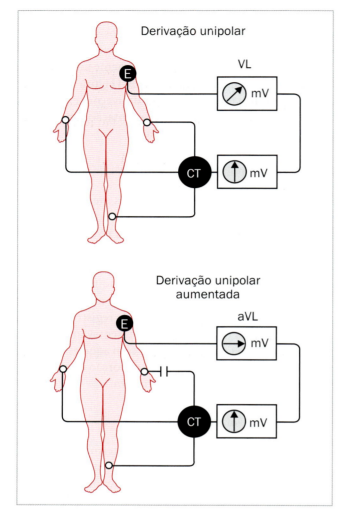

Figura 1.9 Derivações unipolares dos membros e derivações unipolares aumentadas.

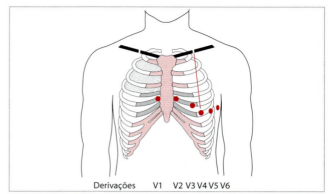

Figura 1.10 Derivações precordiais. Localização dos eletrodos precordiais V1 a V6:
V1: 4º espaço intercostal (EIC) direito paraesternal;
V2: 4º EIC esquerdo paraesternal;
V3: ponto médio entre V2 e V4;
V4: 5º EIC e linha hemiclavicular;
V5: linha horizontal de V4 e linha axilar anterior;
V6: linha horizontal de V4 e linha axilar média.

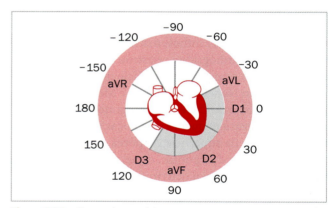

Figura 1.11 Sistema hexa-axial.

Derivações unipolares precordiais

No plano horizontal, são utilizadas outras seis derivações com eletrodos exploradores colocados em determinados pontos do precórdio. A localização deles é mostrada na Figura 1.10.

Sistemas de eixos

Superpondo as derivações bipolares com as unipolares, pode-se construir um sistema de seis eixos no plano frontal – sistema hexa-axial – utilizado para determinar a orientação dos vetores no plano frontal (Figura 1.11).

Projeção dos vetores nas derivações

Cada vetor representativo da ativação elétrica de uma câmara tem uma determinada orientação espacial. As derivações têm posição fixa e dois polos, um positivo, designado por uma seta, e outro negativo (Figura 1.12). Conforme a orientação espacial do vetor, o ECG registra ondas positivas, negativas ou isoelétricas.

Determinação da orientação espacial

Para a determinação dos eixos de P, QRS e T no eletrocardiograma, cada onda é analisada isoladamente, primeiro nas derivações do plano frontal, em seguida nas precordiais (Figura 1.13).

Inicialmente, são observadas as derivações D1 e aVF para determinar o quadrante. Se a onda é positiva em D1 e em aVF o eixo situa-se entre 0º e +90º; se positiva em D1 e negativa em aVF está entre 0º e –90º; e se negativa

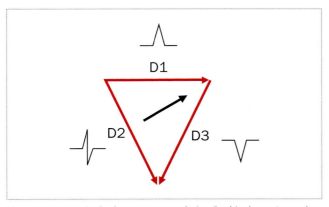

Figura 1.12 Projeção de um vetor nas derivações bipolares. A seta dentro do triângulo de Einthoven representa um vetor QRS orientado a −30°. Em D1, a projeção ocorre no mesmo sentido da derivação e o ECG registra uma onda positiva. Em D3, a projeção ocorre em sentido contrário, enquanto no ECG a onda é negativa. Em D2, o vetor é perpendicular à derivação, inscrevendo no ECG uma onda isodifásica (difásica e isoelétrica).

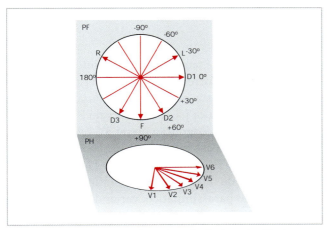

Figura 1.13 Esquema dos planos frontal e horizontal utilizado para a determinação da orientação espacial da onda P, do complexo QRS e da onda T.

em D1 e positiva em aVF o eixo localiza-se entre +90° e 180°.

A seguir, procura-se em qual derivação há onda isoelétrica – o eixo será perpendicular a essa derivação. Se não houver onda isoelétrica, são analisadas as derivações vizinhas ao quadrante inicialmente determinado. Desse modo, por tentativas, localiza-se o ângulo.

No plano horizontal o procedimento é mais simples. Assume-se que a derivação V1 é praticamente perpendicular ao plano frontal. Portanto, se uma onda está positiva em V1, seu vetor espacial está dirigido para a frente, e se negativa em V1, a orientação está para trás.

REGISTRO DO ECG

O ECG é registrado em papel milimetrado (Figura 1.14), em que na direção vertical 1 mm equivale a 0,1 mV e na horizontal 1 mm corresponde a 0,04 s. A velocidade do papel, padronizada para todos os aparelhos, é de 25 mm/s, portanto, em 1 minuto o aparelho registra 1.500 mm de traçado.

Frequência cardíaca

Para calcular a frequência cardíaca utiliza-se a seguinte fórmula:

$$FC = \frac{1.500}{RR}$$

em que RR é o intervalo entre 2 ondas R consecutivas e representa 1 ciclo cardíaco.

Dividindo o espaço correspondente a 1 minuto (1.500 mm) pelo número de ciclos, obtém-se a FC em batimentos por minuto (bpm). As linhas quadriculadas mais escuras, espaçadas em 5 mm, auxiliam o cálculo rápido da FC. Por exemplo, quando o intervalo RR corresponde a 15 mm, a FC é de 100 bpm.

O registro gráfico do ECG normal exibe uma sequência de ondas denominadas pelas letras consecutivas do alfabeto: P, QRS, T e U (Figura 1.15).

Onda P

A onda P é o registro da despolarização atrial. É uma onda pequena e arredondada. Sua duração normal é em torno de 0,1 s (até 0,11 s) e a orientação espacial varia de 0° a +90° no plano frontal. No plano horizontal, é mais ou menos paralela ao plano frontal, podendo orientar-se

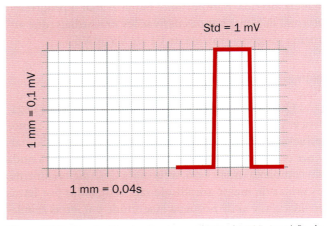

Figura 1.14 Papel milimetrado para o registro do ECG. Inscrição do padrão de calibração.

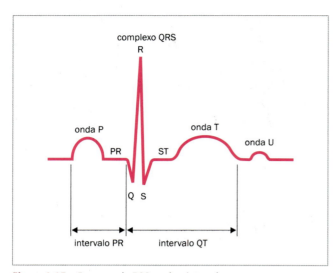

Figura 1.15 Esquema de ECG: ondas, intervalos e segmentos.

um pouco para a frente ou um pouco para trás, apresentando-se geralmente difásica na derivação V1.

Complexo QRS

O QRS representa a despolarização ventricular. Tem voltagem mais elevada porque a massa do miocárdio ventricular é maior que a dos átrios, mas a duração é praticamente a mesma, cerca de 0,1 s (até 0,11 s), devido à condução rápida do estímulo elétrico pelo sistema His-Purkinje. Assume a morfologia de um complexo polifásico porque o estímulo elétrico despolariza inicialmente o septo, em seguida as paredes livres dos ventrículos e, por último, as porções basais, mudando a orientação espacial em cada uma dessas regiões. A orientação predominante do QRS normal é sempre para a esquerda (entre −30° e +90°) e para trás, direcionada para o VE, devido a sua predominância elétrica. É importante ainda avaliar a progressão normal das ondas R nas derivações precordiais, que aumenta progressivamente de V1 até V5 ou V6.

Nomenclatura do QRS

Quando a primeira onda do complexo QRS é negativa em uma derivação, ela é denominada onda Q. Denomina-se onda R qualquer onda positiva, e onda S qualquer onda negativa, desde que não seja a primeira onda do complexo (nesse caso, seria onda Q). Adicionalmente, as ondas de maior amplitude são designadas por letras maiúsculas e as de pequena magnitude por letras minúsculas. Dessa forma, nas derivações esquerdas como D1, D2, V5 e V6 registram-se comumente complexos do tipo qRs e em V1 a morfologia normal é rS. QRS constituído por uma única onda Q de grande amplitude é denominado complexo QS.

Onda T

A onda T corresponde à repolarização ventricular. É uma onda de maior duração e menor voltagem, com porção ascendente mais lenta que a descendente. A onda T normal é positiva e paralela ao complexo QRS na maioria das derivações do ECG. Em V1 e V2, entretanto, o QRS normal é negativo e a onda T normal pode ser também negativa ou então positiva.

Onda U

Ocasionalmente, observa-se uma última onda arredondada e menor, a onda U, que representa potenciais tardios e pode ocorrer em corações normais.

Há outros dois parâmetros importantes cuja duração deve ser medida no ECG: os intervalos PR e QT.

Intervalo PR

É o intervalo de tempo medido do início da onda P ao início do QRS. Corresponde ao tempo gasto pelo estímulo elétrico desde sua origem no nó sinusal até alcançar os ventrículos. A maior parte do intervalo PR decorre do atraso fisiológico da condução no nó AV, necessário para que os átrios sejam esvaziados antes da contração ventricular. O intervalo PR normal varia de 0,12 a 0,20 s.

A duração do intervalo PR sofre influência do tônus simpático e do parassimpático, variando inversamente com a frequência cardíaca e apresentando uma nítida diminuição em frequências cardíacas elevadas. O intervalo PR também tende a aumentar com a idade.

Devido a essas variações do intervalo PR em função da FC e da idade, utilizam-se tabelas, como a de Ashman et al. (Tabela 1.1), para definir os valores máximos considerados normais.

Intervalo QT

É o intervalo medido do início do QRS ao término da onda T. Representa a sístole elétrica ventricular, que é o tempo total da despolarização e da repolarização dos ventrículos no ECG. Considerando que o intervalo QT varia com a FC, utiliza-se também o QTc, que é o intervalo QT corrigido para a FC, expresso pela fórmula de Bazzet:

$$QTc = \frac{QT}{\sqrt{RR}}$$

Tabela 1.1 Valores máximos normais do intervalo PR (em segundos).

Frequência cardíaca (pbm)	menos de 1 mês	de 1 a 9 meses	de 10 meses a 2 anos	de 3 a 5 anos	de 6 a 13 anos	de 14 a 17 anos	de 18 a 40 anos	mais de 40 anos
Menos de 70	0,14	0,155	0,16	0,17	0,18	0,19	0,20	0,21
de 71 a 90	0,13	0,15	0,15	0,16	0,17	0,18	0,19	0,20
de 91 a 110	0,12	0,14	0,15	0,155	0,16	0,17	0,18	0,19
de 111 a 130	0,11	0,13	0,14	0,145	0,16	0,16	0,17	0,18
de 131 a 150	0,11	0,12	0,13	0,135	0,14	0,15	0,16	0,17
mais de 150	0,10	0,11	0,115	0,125	0,13	0,14	0,15	0,16

Como o cálculo do QTc é trabalhoso, muitos utilizam uma regra prática: quando a onda T ultrapassa a metade do intervalo RR, o QTc deve estar aumentado, independentemente da FC. Nesse caso, deve-se calcular o QTc através da fórmula.

O QTc é considerado normal até 0,450 s. É interessante observar que quando a FC é de 60 bpm, o QT corrigido (QTc) é igual ao QT medido.

Segmento PR e segmento ST

Os intervalos PR e QT não devem ser confundidos com os segmentos PR e ST. O segmento PR situa-se entre o fim da onda P e o início do QRS, enquanto o segmento ST está entre o fim do QRS e o início da onda T. São espaços menores, cuja duração é menos importante, mas valorizam-se os seus desnivelamentos, para cima (supradesnivelamento) ou para baixo (infradesnivelamento) da linha de base do ECG. Desse modo, por exemplo, o supradesnível do segmento ST é a manifestação inicial mais importante do infarto agudo do miocárdio no ECG.

INTERPRETAÇÃO DO ECG

A Figura 1.16 é um exemplo de ECG normal.

Para a adequada interpretação do ECG deve-se analisar os seguintes parâmetros:

- Ritmo cardíaco.
- Frequência cardíaca.
- Durações (onda P, intervalo PR, complexo QRS e intervalo QT).
- Orientações (onda P, complexo QRS e onda T).
- Alterações morfológicas (onda P, complexo QRS, onda T e segmentos ST).

O ritmo sinusal caracteriza-se por ondas P com orientação normal, para a esquerda e para baixo, no quadrante entre 0° e +90°, precedendo cada complexo QRS.

A frequência cardíaca normal varia na faixa de 60 a 100 bpm. Todos os ritmos cardíacos com FC acima de 100 bpm são denominados taquicardias. Os ritmos cardíacos anormais com FC abaixo de 60 bpm são considerados bradicardias. Entretanto, a bradicardia sinusal é definida como ritmo sinusal com FC abaixo de 50 bpm, porque a maioria dos indivíduos normais apresenta FC na faixa de 50 a 60 bpm em repouso, principalmente durante o sono.

As durações das principais ondas (P e QRS) e dos intervalos (PR e QT) são expressas em segundos (s) ou milissegundos (ms) e têm significado diverso. Os valores normais encontram-se na Tabela 1.2.

Para determinar as orientações espaciais da onda P, do complexo QRS e da onda T, utilizam-se esquemas como o da Figura 1.13.

Eventuais alterações morfológicas podem ter significado relevante. Por exemplo, ondas Q de grande magnitude são encontradas em áreas inativas pós-infarto do miocárdio; ondas T altas, simétricas e pontiagudas são características da hiperpotassemia.

Tabela 1.2 Roteiro de interpretação do ECG.

Parâmetros	Valores normais
1. Ritmo	Ritmo sinusal
2. FC	60 a 100 bpm
Durações	
3. Onda P	0,08 a 0,11 s
4. Intervalo PR	0,12 a 0,20 s
5. QRS	0,08 a 0,11 s
6. Intervalo QT	0,34 a 0,44 s
Orientações	
7. SAP	0° a +90° paralelo ao plano frontal
8. SAQRS	−30° a +90° para trás
9. SAT	Paralelo ao SAQRS no plano frontal
10. Conclusão	

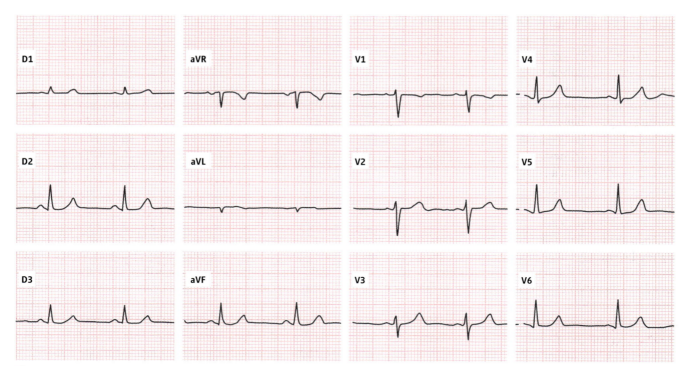

Figura 1.16 ECG normal. Ritmo sinusal. FC = 65 bpm. Durações de P (0,09 s), PR (0,16 s), QRS (0,08 s) e QT (0,380 s) normais. Orientações de P, QRS e T próximas de +70°. Progressão normal das ondas R nas precordiais. Ondas T positivas e paralelas ao QRS na maioria das derivações. Segmento ST nivelado.

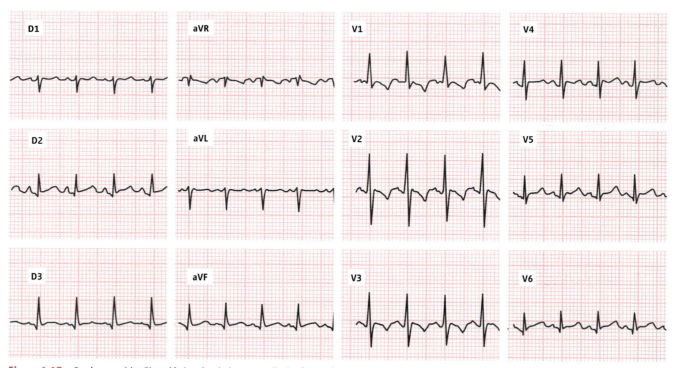

Figura 1.17 Recém-nascido. Eixo elétrico desviado para a direita (+120°) e para a frente com onda T negativa em V1, devido à predominância fisiológica do VD em RN de 18 dias. FC elevada (150 bpm) também é achado habitual.

VARIAÇÕES DA NORMALIDADE

O eletrocardiograma de indivíduos normais apresenta variações em função de diversos fatores, como idade, biotipo e influência do sistema nervoso autônomo.

No recém-nascido, o ventrículo direito é predominante e o QRS orienta-se para a direita e para a frente (Figura 1.17).

Durante o primeiro ano de vida da criança, o ventrículo esquerdo passa a predominar e o QRS direciona-se para a esquerda, mas continua orientado para a frente (Figura 1.18).

Passados alguns anos, em geral após o período de lactação, o ECG da criança assume o padrão que permanece na idade adulta.

O encontro de ondas R em V1 em adolescentes normais é denominado persistência do padrão infantil.

A persistência de ondas T negativas ou eventualmente com morfologia *minus-plus* nas derivações precordiais de V1 a V3 é considerada padrão juvenil da repolarização ventricular, sendo mais comum em mulheres jovens.

No longilíneo, o coração é verticalizado e o eixo de QRS próximo de +90° (Figura 1.19), enquanto o brevilíneo tem o coração horizontalizado com QRS entre 0° e −30°.

Portanto, no paciente longilíneo, um pequeno desvio para a direita além de +90° tem significado clínico menos importante que no brevilíneo.

Com raciocínio análogo, no brevilíneo, o eixo de QRS em torno de −30° é mais comum que no longilíneo, e não indica anormalidade.

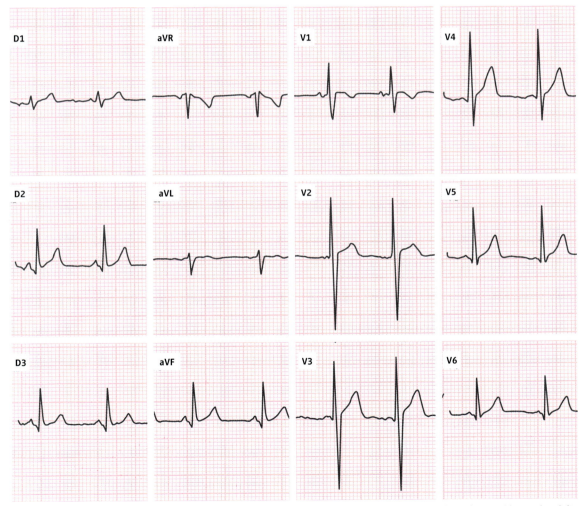

Figura 1.18 Criança. RS de V1 a V3 em criança de 7 anos é um padrão transicional entre o ECG do recém-nascido e o do adulto encontrado nesta faixa etária. ECG normal para a idade.

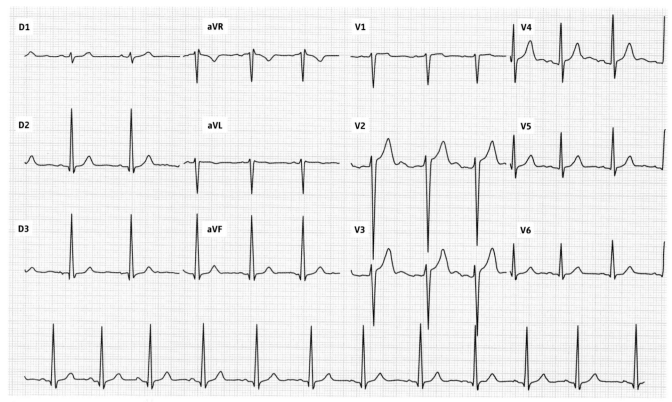

Figura 1.19 Longilíneo. QRS verticalizado (+100°) com amplitude aumentada em diversas derivações. ECG normal de indivíduo jovem, longilíneo e magro.

Atletas e vagotônicos em repouso têm bradicardia sinusal, podendo exibir intervalo PR aumentado e ondas T de grande amplitude.

Nos indivíduos com dextrocardia, os vetores da atividade elétrica cardíaca estão orientados para a direita. O QRS no plano horizontal exibe diminuição progressiva da amplitude de V1 a V6 porque os eletrodos precordiais distanciam-se do coração, que está situado no lado direito (Figuras 1.20 e 1.21).

Em adultos jovens assintomáticos, é comum o achado de supradesnivelamento discreto do segmento ST nas derivações precordiais direitas (V1 a V3), considerado como repolarização precoce. Essas e outras variações da normalidade serão estudadas com mais detalhes no Capítulo 18.

REFERÊNCIAS BIBLIOGRÁFICAS

1. FRIEDMANN AA, GRINDLER J. ECG – Eletrocardiologia básica. São Paulo: Sarvier; 2000.
2. FRIEDMANN AA, GRINDLER J, OLIVEIRA CAR. Diagnóstico diferencial no eletrocardiograma. 2ª ed. Barueri: Manole; 2011.
3. GOLBERGER AL. Clinical electrocardiography. A simplified approach. 8th ed. Mosby Elsevier; 2012.
4. MIRVIS DM, GOLDBERGER AL. Electrocardiography. In: Mann DL, Zipes DP, Libby P, Bonow RO. Braunwald's heart disease. A textbook of cardiovascular medicine. 10th ed. Philadelphia: Saunders Elsevier; 2015. p. 114-52.
5. MOFFA PJ, SANCHES PCR. Tranchesi – Eletrocardiograma normal e patológico. São Paulo: Roca; 2001.
6. PASTORE CA, PINHO JA, PINHO C, SAMESIMA N, PEREIRA-FILHO HG, KRUSE JCL, et al. III Diretrizes da Sociedade Brasileira de Cardiologia sobre análise e emissão de laudos eletrocardiográficos. Arq Bras Cardiol. 2016;106(4Supl.1):1-23.
7. PASTORE CA, SAMESIMA N, TOBIAS N, PEREIRA FILHO HG (eds.). Eletrocardiografia atual. Curso do Serviço de Eletrocardiografia do INCOR. 3ª ed. São Paulo: Atheneu; 2016.
8. SANCHES PCR, MOFFA PJ. Eletrocardiograma: uma abordagem didática. São Paulo: Rocca; 2010.

RESUMO

O eletrocardiograma é o registro da atividade elétrica do coração. Em condições normais, cada impulso elétrico é produzido no nó sinusal, propaga-se para os átrios e os ventrículos, determinando a contração destas câmaras, e se extingue. A pequena corrente elétrica gerada pela

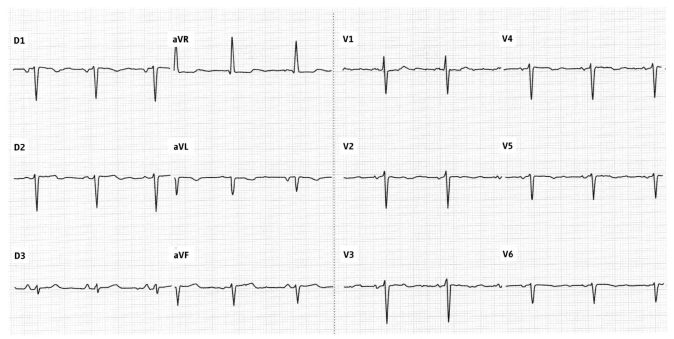

Figura 1.20 Dextrocardia. Todos os vetores da atividade elétrica do coração (P, QRS e T) desviados para a direita, negativos em D1 e positivos em aVR. Voltagem do QRS diminuindo de V1 a V6, como se o coração estivesse se afastando.

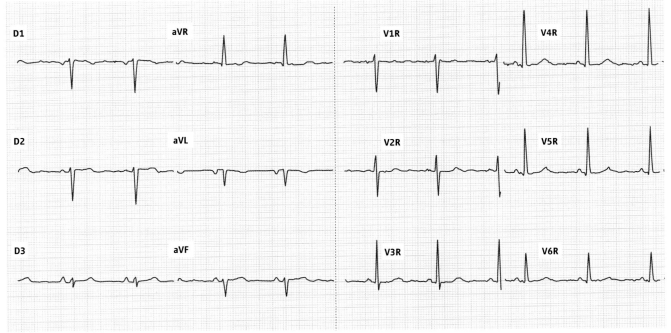

Figura 1.21 Dextrocardia – derivações precordiais direitas. Correção parcial das derivações no plano horizontal, colocando-se os eletrodos da esquerda para a direita no hemitórax direito (derivações precordiais direitas V1R a V6R).

ativação das câmaras cardíacas pode ser captada na superfície corpórea por eletrodos conectados a um eletrocardiógrafo que amplifica o sinal elétrico e o transforma em registro gráfico, que pode ser visualizado em uma tela ou impresso em papel. O ECG é um gráfico das variações da corrente elétrica em função do tempo, em torno de uma linha horizontal denominada linha isoelétrica. As oscilações para cima são consideradas positivas, e as para baixo, negativas. O ECG normal é formado por um conjunto de ondas que se repetem a cada ciclo cardíaco e que são denominadas pelas letras do alfabeto: P, Q, R, S e T. A onda P corresponde à ativação dos átrios, o QRS resulta da ativação dos ventrículos e a onda T corresponde à recuperação ventricular.

Derivações

Os locais do corpo onde são fixados os eletrodos são chamados de derivações. Os eletrodos colocados nos membros registram as derivações D1, D2, D3, aVR, aVL e aVF, que permitem determinar a orientação das ondas no plano frontal. No precórdio colocam-se outros 6 eletrodos que registram as derivações precordiais V1 a V6 e possibilitam avaliar a orientação dos vetores no plano horizontal. Desta forma conseguimos determinar a orientação espacial dos três principais vetores da atividade elétrica do coração: despolarização atrial (onda P), despolarização ventricular (QRS) e repolarização ventricular (onda T).

Propagação do estímulo

O estímulo elétrico do coração origina-se no nó sinusal e propaga-se para os átrios. No nó atrioventricular ocorre um retardo na velocidade de condução do impulso elétrico, para que os átrios possam se esvaziar completamente antes da contração ventricular. A seguir, a corrente elétrica caminha rapidamente pelo sistema de condução intraventricular (feixe de His e seus ramos e rede de Purkinje) despolarizando os ventrículos.

Despolarização dos átrios

Como o nó sinusal se localiza na região lateral superior do átrio direito, o estímulo elétrico ativa inicialmente o átrio direito, e logo em seguida o átrio esquerdo. A onda P resulta da soma das forças elétricas dos dois átrios. Sua porção inicial corresponde ao AD e a porção final ao AE. Devido à localização do nó sinusal, a onda P normal se orienta para a esquerda e para baixo.

Despolarização dos ventrículos

Quando o impulso elétrico ultrapassa o nó atrioventricular, percorre rapidamente os feixes de His, estimulando simultaneamente os dois ventrículos a partir do endocárdio. Inicialmente o septo é ativado. Como a massa do ventrículo esquerdo é cerca de 2 a 3 vezes maior que a do ventrículo direito, as forças elétricas do VE predominam, despolarizando o septo da esquerda para direita. No ECG verifica-se a inscrição de uma onda negativa inicial (onda Q) nas derivações esquerdas, correspondente à ativação do septo.

A seguir ocorre a despolarização das paredes livres dos ventrículos (paredes não septais), que apresentam maior massa. A soma das forças elétricas dos dois ventrículos determina agora a orientação do QRS para esquerda. O ECG registra ondas positivas (ondas R) nas derivações esquerdas, bem como ondas negativas (ondas S) no lado oposto, decorrentes da predominância elétrica do VE.

Finalmente, a ativação das porções basais dos ventrículos, próximas do sulco atrioventricular, é responsável pela porção final do QRS (onda S).

Esta variação no sentido da corrente elétrica nos ventrículos é registrada no eletrocardiograma como um complexo polifásico – complexo QRS –, que se orienta para a esquerda e para trás, apontando para o ventrículo esquerdo.

Repolarização ventricular

A repolarização ventricular (onda T) é registrada no eletrocardiograma como uma onda mais lenta, positiva e paralela ao QRS na maioria das derivações.

Interpretação do ECG

Inicialmente verifica-se o ritmo cardíaco. O ritmo sinusal se caracteriza pela presença de uma onda P com orientação normal (entre 0 e +90°) precedendo cada complexo QRS. A frequência cardíaca (FC) é calculada pela fórmula FC = 1.500 ÷ RR (RR = 1 ciclo cardíaco).

A seguir são medidas as durações da onda P, do intervalo PR, do complexo QRS e o intervalo QT. As durações normais de P e de QRS são aproximadamente de 0,1 s. O PR normal varia de 0,12 a 0,20 s (3 a 5 mm) e o QT normal próximo de 0,400 s (10 mm).

Em seguida determina-se a orientação espacial dos eixos da onda P, do QRS e da onda T, analisando cada onda isoladamente, primeiro nas derivações do plano frontal, e em seguida nas precordiais.

Para descobrir a orientação espacial de uma onda no plano frontal, inicialmente são observadas as derivações D1 e aVF, para determinar o quadrante. Se a onda é positiva em D1 e em aVF, o eixo se situa entre 0° e +90°; se positiva em D1 e negativa em aVF, está entre 0° e −90°; e se negativa em D1 e positiva em aVF, o eixo se localiza entre +90° e 180°. A seguir procura-se a onda isoelétrica em alguma derivação; neste caso o eixo será perpendicular a essa derivação. Se não houver onda isoelétrica analisam-se as derivações vizinhas ao quadrante inicialmente determinado. Assim, por tentativas, localiza-se o ângulo.

No plano horizontal o procedimento é mais simples. Assume-se que a derivação V1 é praticamente perpendicular ao plano frontal. Portanto, se uma onda está positiva em V1, seu vetor espacial está dirigido para a frente, e se negativa em V1, ela está orientada para trás.

Observam-se, ainda, os segmentos PR e ST, verificando se há desnivelamentos para cima ou para baixo da linha de base.

Terminadas as determinações destes parâmetros, teremos condições de chegar a uma conclusão diagnóstica do ECG.

Aula 2

Sobrecargas

Antonio Américo Friedmann

O aumento das câmaras cardíacas produz alterações no eletrocardiograma. Como na maioria das vezes esses crescimentos são determinados por aumentos da pré-carga (volume de sangue que chega ao coração) ou da pós-carga (resistência à impulsão do sangue), as modificações resultantes no eletrocardiograma são denominadas sobrecargas.

As sobrecargas de volume, como as insuficiências valvares, acarretam dilatação das câmaras cardíacas e as sobrecargas de pressão, como a hipertensão arterial e a estenose aórtica, produzem hipertrofia do miocárdio. O padrão ouro para dimensionar o aumento das cavidades e a espessura da parede é o ecocardiograma.

O ECG não é adequado para distinguir entre dilatação e hipertrofia, mas é um exame mais simples, embora menos preciso do que os exames de imagem, para indicar aumento da massa do coração, que ocorre em ambos os casos. A sensibilidade dos diferentes critérios eletrocardiográficos para diagnosticar sobrecargas é moderada (cerca de 50%), enquanto a especificidade é alta (acima de 90%).

A denominação "sobrecarga" nem sempre é adequada porque há casos de hipertrofia miocárdica sem sobrecarga, por exemplo, a cardiomiopatia hipertrófica familiar.

A sobrecarga ou aumento de uma câmara pode acarretar no ECG modificações diversas da onda P ou do complexo QRS: aumento de amplitude, aumento de duração ou ainda desvio do eixo elétrico, como será visto a seguir.

SOBRECARGAS ATRIAIS

A onda P normal no ECG é uma onda de dimensões pequenas que geralmente não excedem 2,5 x 3 mm, isto é, amplitude máxima de 0,25 mV e duração máxima de 0,12 s.

Quando o ritmo é sinusal, a onda P varia de 0° a +90°. A orientação espacial do vetor SAP na maioria das vezes se situa entre +30° e +60° no plano frontal, e no plano horizontal é mais ou menos paralela ao plano frontal, podendo ser um pouco para a frente ou um pouco para trás.

As duas melhores derivações para se analisar a onda P no ECG são D2 e V1. Como sua orientação na maioria das vezes é mais próxima de D2, os aumentos de amplitude ou de duração da onda P serão especialmente notados nesta derivação. Em V1 a onda P é geralmente difásica; o primeiro componente, positivo, corresponde ao átrio direito, e o segundo, negativo, ao átrio esquerdo. Assim, o aumento do componente positivo de V1 caracteriza a sobrecarga do átrio direito (SAD), e o aumento da fase negativa, a sobrecarga do átrio esquerdo (SAE) (Figura 2.1).

As sobrecargas atriais se manifestam por aumento das dimensões da onda P, alterações de sua morfologia arredondada característica e desvios do eixo elétrico.

Sobrecarga do átrio direito (SAD)

Como o nó sinusal se localiza no átrio direito (AD), este inicia sua despolarização antes do átrio esquerdo. A onda P resulta da superposição das forças elétricas de ambos os átrios, sequencialmente. Assim, na sobrecarga do átrio direito ocorrem as seguintes alterações da onda P (Figura 2.2):

- amplitude aumentada (> 0,25 mV);
- morfologia: ondas altas e pontiagudas em algumas derivações;
- desvio para a direita e/ou para a frente.

Aula 2 Sobrecargas **19**

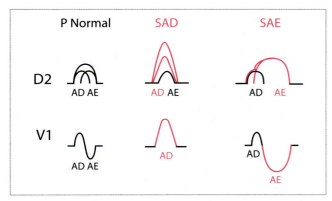

Figura 2.1 Esquema de sobrecargas atriais. A onda P normal é arredondada e pequena em D2 e difásica em V1. Na SAD verifica-se em D2 aumento de amplitude da onda P e em V1 orientação positiva (para a frente). Na SAE observa-se em D2 aumento da duração da onda P e em V1 orientação para trás, com grande fase negativa.

Nos casos em que a onda P se desvia para a frente, ela é comumente pontiaguda nas derivações precordiais direitas (V1 a V3).

Sinais indiretos de SAD

São sinais de probabilidade de sobrecarga do átrio direito evidenciados pela análise do QRS, úteis para diagnóstico de SAD na presença de fibrilação atrial.

- Sinal de Penaloza-Tranchesi – diminuição da voltagem do QRS de V1 em relação a V2 (menor que um terço) devido à interposição do AD aumentado.
- Ondas q em V1 – como o AD aumentado se interpõe entre os ventrículos e V1, nesta derivação registra-se a mesma morfologia qR que é obtida com eletrodo intracavitário em AD.

Sobrecarga do átrio esquerdo (SAE)

Como a despolarização do átrio esquerdo (AE) inicia e termina após a do átrio direito, na sobrecarga atrial esquerda verificam-se as seguintes alterações da onda P (Figura 2.3):

- duração aumentada (≥ 0,12 s);
- morfologia: ondas alargadas e entalhadas (o entalhe evidencia os dois componentes da onda P – AD inicial e AE final – e deve ter um distanciamento mínimo de 1 mm);

Nos casos de *cor pulmonale* crônico por enfisema pulmonar a onda P caracteristicamente se desvia para a direita, além de +60°, tornando-se negativa em aVL e ampla nas derivações D2, D3 e aVF. A amplitude em D3 é maior que em D1 (D3 > D1). Essas alterações, decorrentes da verticalização do eixo elétrico do coração, caracterizam a chamada onda P *pulmonale*.

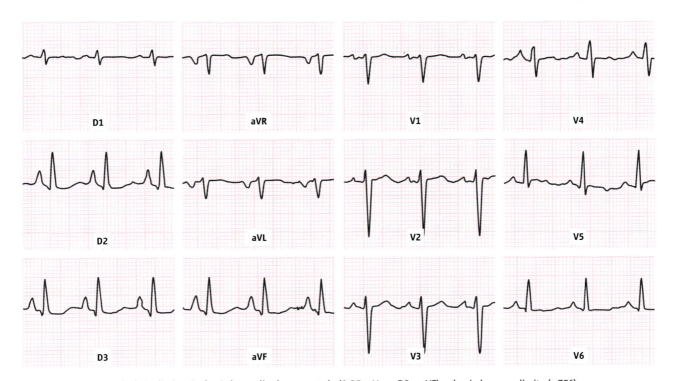

Figura 2.2 Sobrecarga do átrio direito. Ondas P de amplitude aumentada (0,35 mV em D2 e aVF) e desviadas para direita (+75°).

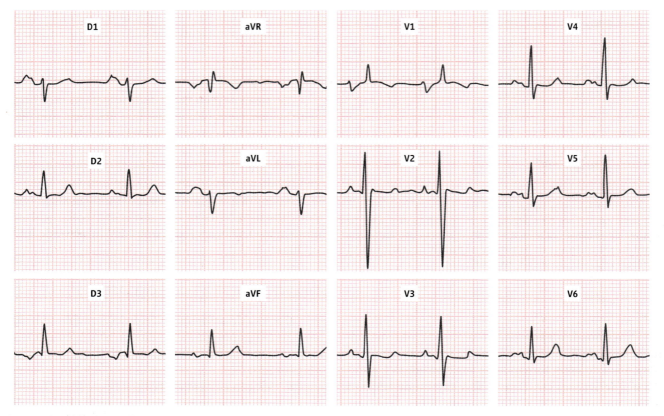

Figura 2.3 Sobrecarga do átrio esquerdo. Ondas P com duração aumentada (0,14 s), entalhadas e fase negativa lenta em V1 > 1 mm² (índice de Morris positivo). QRS desviado para a direita (+110°) e para a frente (SVD). A associação de SAE e SVD é característica de estenose mitral com hipertensão pulmonar.

■ desvio para trás (onda P com fase negativa lenta em V1).

Índice de Morris

Na SAE é comum o encontro de onda P difásica com a fase negativa grande em V1. Assim, Morris convencionou um índice de área negativa da onda P na derivação V1 que, quando maior que 0,3 mm por segundo, indica SAE com probabilidade maior que 90% de acerto. Na prática considera-se o índice positivo quando a porção negativa da onda P em V1 é maior que 1 mm².

Sobrecarga biatrial (SBA)

Caracteriza-se por associação das alterações devidas a cada uma das câmaras (Figura 2.4) como aumento da amplitude (SAD) e da duração da onda P (SAE). Como cada átrio compromete porções distintas da onda P, na derivação V1 pode-se encontrar onda P com fase positiva alta e pontiaguda (SAD) e fase negativa lenta e ampla (SAE).

SOBRECARGAS VENTRICULARES

Devido à predominância dos potenciais elétricos do ventrículo esquerdo em relação às demais câmaras, o ECG do adulto é praticamente um registro elétrico do VE, e o vetor SAQRS se orienta para a esquerda e para trás. Quando ocorre uma sobrecarga ventricular, no início ela pode não ser detectada no ECG, mas progressivamente deverá ocorrer desvio do eixo elétrico e/ou aumento da amplitude do QRS (Figura 2.5).

Sobrecarga ventricular direita (SVD)

Ela é diagnosticada quando os potenciais elétricos do ventrículo direito hipertrofiado superam as forças elétricas do ventrículo esquerdo.

Assim, na determinação espacial dos vetores observam-se desvios dos eixos do QRS, em direção ao VD (Figura 2.6):

■ desvio para a direita – QRS negativo em D1 e positivo em aVR;

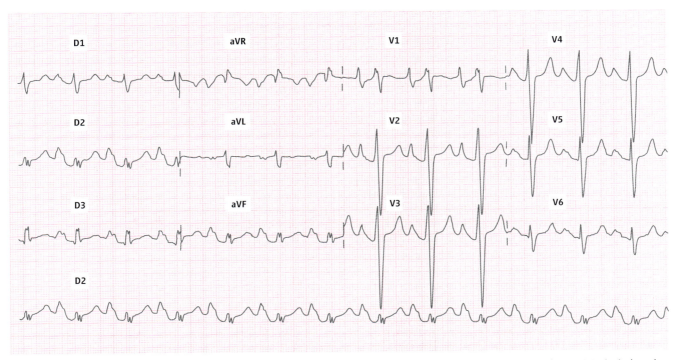

Figura 2.4 Sobrecarga biatrial. Ondas P gigantes com duração e amplitude muito aumentadas, entalhes e formas pontiagudas. Em V1, sinais de ambas as sobrecargas. QRS com distúrbios de condução.

■ desvio para a frente – em V1 onde normalmente é registrada a morfologia rS, teremos ondas R predominantes, com morfologias Rs, qR, qRs ou R puro;
■ presença de ondas S em V5 e V6 com magnitudes maiores que 5 mm.

Padrões de SVD

As alterações características de SVD anteriormente descritas são encontradas quando há hipertrofia importante do ventrículo direito, como ocorre na hipertensão pulmonar e nas cardiopatias congênitas com estenose pulmonar. Há sempre desvio do eixo do QRS para direita e ondas R em V1. O diagnóstico de estenose pulmonar é evidenciado pela ausculta do sopro sistólico característico, mas o diagnóstico clínico de hipertensão pulmonar é difícil porque não há um achado expressivo ao exame físico. O diagnóstico é suspeitado pelo encontro de hipertrofia ventricular direita no ECG. Assim, o encontro de SVD no ECG de um adulto é corriqueiramente designado como padrão de hipertensão pulmonar.

Nos casos de doença pulmonar, obstrutiva crônica (DPOC) com enfisema pulmonar, o ECG exibe padrão diverso: desvio do eixo para a direita, porém ausência de ondas R em V1, devido ao abaixamento do diafragma e deslocamento do coração para baixo. Verifica-se também

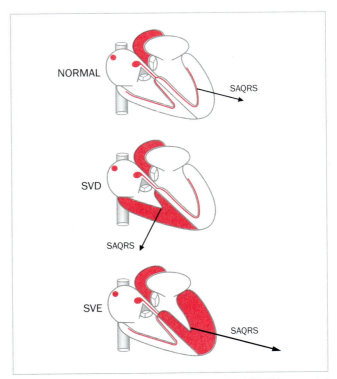

Figura 2.5 Sobrecargas ventriculares. O vetor QRS (SAQRS) normal é orientado para a esquerda devido à predominância elétrica do VE. Na SVD o QRS desvia para a direita. Na sobrecarga ventricular esquerda (SVE) o eixo do QRS permanece orientado para a esquerda, mas a amplitude aumenta.

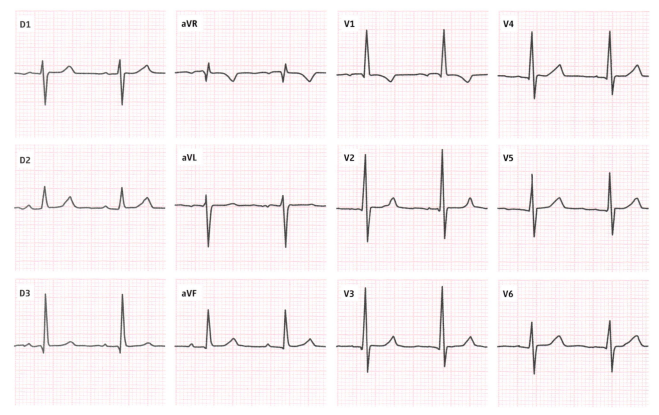

Figura 2.6 Sobrecarga ventricular direita. QRS desviado para direita (+120°) com ondas R amplas em V1 e ondas S em V5 e V6.

diminuição de voltagem do QRS em várias derivações (Figura 7.21).

Quando há dilatação do VD, como na embolia pulmonar (Figura 7.22) e na comunicação interatrial (CIA) (Figura 7.8), verificam-se variações do padrão clássico de SVD. O desvio do QRS para a direita é menos acentuado, e em V1 observa-se padrão de distúrbio de condução do ramo direito (morfologia rSR').

Assim, encontram-se três padrões de SVD:
- padrão de hipertensão pulmonar (desvio do QRS para direita e para a frente, com ondas R em V1);
- padrão de DPOC (desvio do QRS para a direita com ausência de R em V1);
- padrão de dilatação do VD (desvio do QRS para a direita com rSR' em V1).

Sobrecarga ventricular esquerda (SVE)

Ela exagera a predominância elétrica do ventrículo esquerdo, aumentando a amplitude dos potenciais registrados. As principais características (Figura 2.7) são:
- aumento da amplitude de ondas R e/ou ondas S;
- orientação para a esquerda e para trás – embora haja pequeno desvio para a esquerda, na maioria dos casos a orientação do QRS continua normal;
- alterações secundárias da repolarização ventricular – o segmento ST e a onda T se opõem ao QRS configurando aspecto característico denominado *strain* (do inglês: esforço ou estiramento).

Alteração da repolarização ventricular secundária à hipertrofia ventricular (*strain*)

Na parede ventricular normal, a despolarização ventricular se dirige do endocárdio para o epicárdio e a repolarização tem sentido inverso, porque as células próximas do epicárdio se repolarizam mais rapidamente que as outras, devido à predominância de fibras com potencial de ação do tipo rápido (Figura 2.8). No ECG, a onda T aparece positiva nas derivações esquerdas, paralela ao QRS.

Quando há hipertrofia ventricular, a despolarização demora mais para atravessar a parede e as células próximas do endocárdio, as primeiras que foram despolarizadas, começam a se repolarizar, invertendo o sentido da repolarização e a onda T no eletrocardiograma. Assim, na

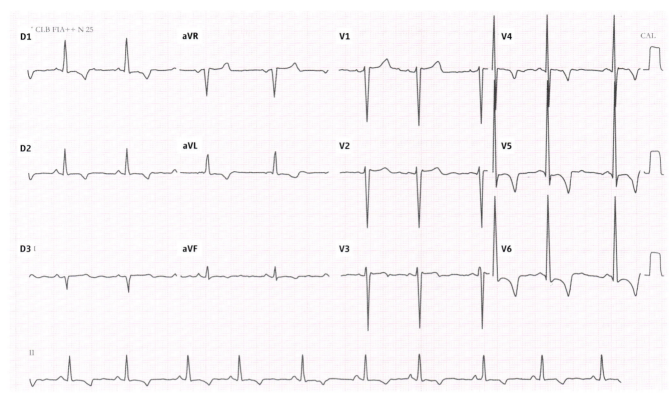

Figura 2.7 Sobrecarga ventricular esquerda. Aumento da amplitude do QRS com orientação normal para a esquerda (+15°) e para trás. Inversão da onda T nas derivações esquerdas D1, D2, aVL e de V4 a V6, com discreto infradesnivelamento do segmento ST (alterações da repolarização ventricular secundárias à hipertrofia ventricular – *strain*).

hipertrofia do VE, a onda T se torna negativa nas derivações esquerdas, opondo-se ao sentido do QRS.

Na hipertrofia do ventrículo direito, a onda T também se opõe ao sentido do QRS. Porém, como o QRS desvia para a direita, a onda T permanece com a sua orientação normal para esquerda. Entretanto, nas derivações precordiais direitas (V1 a V3) observam-se ondas T negativas, opostas às ondas R, que representam *strain* de VD.

Critérios para o diagnóstico de SVE

Como o ventrículo esquerdo é a câmara cardíaca com maior massa, pode ser difícil caracterizar o VE aumentado no ECG. Para tanto, foram definidos numerosos critérios comparando as alterações do ECG com achados anatomopatológicos ou ecocardiográficos.

Os critérios mais comuns levam em conta apenas o aumento de voltagem do QRS. Como a voltagem do QRS pode diminuir em situações diversas, como em obesos, em idosos, na presença de edema generalizado e em doenças como a DPOC, foram descritos outros métodos que consideram também fatores como as alterações da repolarização ventricular (*strain*) e evidências indiretas de SVE (SAE e distúrbio de condução do ramo esquer-

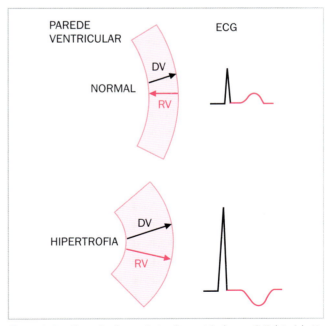

Figura 2.8 Alteração da repolarização ventricular na SVE (*strain*). Na parede ventricular normal a despolarização (DV) se orienta do endocárdio em direção ao epicárdio, e a repolarização (RV) tem sentido contrário. Na hipertrofia ventricular o sentido da repolarização inverte e a onda T fica negativa.

do). Assim, torna-se possível diagnosticar SVE mesmo na ausência de aumento da amplitude do QRS. Como estes critérios apresentam sensibilidade e especificidade diversas (Tabela 2.1), pesquisamos habitualmente mais de um para o diagnóstico de SVE (Figura 2.9). Os mais utilizados são os seguintes:

Tabela 2.1 Sensibilidade e especificidade dos principais critérios para diagnóstico de SVE.

Critério para diagnóstico de SVE	Sensibilidade	Especificidade
Sokolow (SV1 + RV5 > 35 mm)	Baixa	Muito alta
Cornell (R em aVL + S em V3 > 28 mm)	Média	Alta
R em aVL > 11 mm	Baixa	Muito alta
Romhilt-Estes	Média	Alta

Índice de Sokolow e Lyon – é o critério de voltagem mais antigo que avalia o aumento da amplitude do QRS apenas no plano horizontal, e é expresso pela fórmula:

$$S\ (V1\ ou\ V2) + R\ (V5\ ou\ V6) > 35\ mm$$

Em jovens, com idade inferior a 25 anos, o número de corte é 40 mm, porque nesta faixa etária normalmente os potenciais registrados são maiores.

Índice de Cornell – é um critério de voltagem mais sensível que o anterior, porque leva em conta as alterações do QRS nos dois planos, mas é menos específico e distingue variações para o sexo feminino devido à posição dos eletrodos em relação às mamas. É calculado pela fórmula:

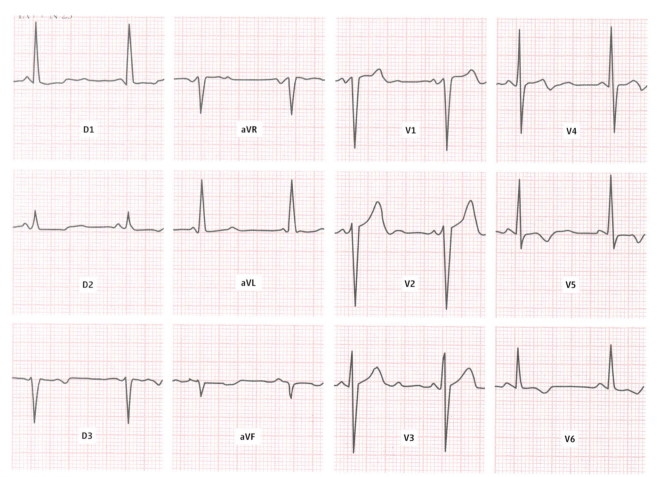

Figura 2.9 Sobrecarga ventricular esquerda. Neste exemplo, os principais critérios para o diagnóstico de SVE são:
Sokolow: 35 mm (SV1 + RV5 > 35 mm);
Cornell: 32 mm (R em aVL + S em V3 > 28 mm);
R em aVL: 15 mm (R em aVL > 11 mm);
Romhilt: 6 pontos (Sokolow 3 pontos + *strain* 3 pontos).

> R(aVL) + S(V3) > 28 mm (♂) ou > 20 mm (♀)

R em aVL > 11 mm – é um critério de voltagem mais simples e menos sensível, porém, muito específico.

Sistema de escore de pontos de Romhilt-Estes – é um método conhecido pelo nome dos autores que o descreveram, considera outros parâmetros além do aumento da voltagem do QRS, atribuindo-se pontos para as alterações encontradas. É calculado pela Tabela 2.2, de forma simplificada.

Outros critérios de probabilidade para SVE

Existem vários outros critérios para o diagnóstico de SVE, entre os quais:

- ondas R em D1 > 15 mm (Lewis);
- ondas S em D3 > 15 mm (Casale);
- soma (R em D1 + S em D3) > 22 mm (Gubner);
- ondas S em V1 ou ondas R em V6 > 30 mm;

Tabela 2.2 Sistema de escore de pontos de Romhilt-Estes simplificada.

3 pontos (cada item)	Amplitude aumentada (Sokolow) Alteração de ST – T (*strain*), na ausência de digital Sobrecarga do átrio esquerdo (Morris)
2 pontos	SAQRS desviado para a esquerda, além de –30° (BDAS)
1 ponto	QRS alargado sem padrão de bloqueio do ramo esquerdo (deflexão intrinsecoide > 0,04 s)
1 ponto	Alteração de ST – T (*strain*), na presença de digital

5 pontos = SVE; 4 pontos = SVE provável; BDAS = bloqueio divisional anterossuperior.

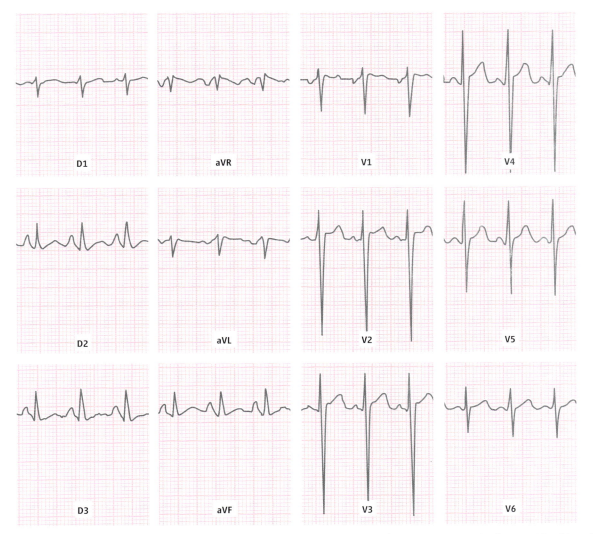

Figura 2.10 Sobrecarga biventricular. QRS desviado para a direita (+105°) e orientado para trás. Índice de Cornell positivo (SV3 + RaVL = 29 mm). Ondas S aumentadas de amplitude em V5 e V6.

- método de Perugia – positividade de dois entre os três critérios a seguir:
  - R(aVL) + S(V3) > 24 mm (♂) ou > 20 mm (♀);
  - S(V1) + R(V5) > 35 mm;
  - Alteração de ST – T (*strain*).

Deflexão intrinsecoide – é o intervalo de tempo entre o início do QRS e o pico da onda R (tempo de ativação ventricular); quando maior que 0,04 s nas derivações esquerdas (V5 e V6) sugere aumento da massa total ventricular.

SOBRECARGA BIVENTRICULAR (SBV)

Resulta da superposição de sinais de SVD e de SVE no eletrocardiograma. O achado mais comum é o desvio do QRS para a direita no plano frontal, sinal mais frequente de SVD, associado ao aumento da voltagem do QRS nas precordiais com positividade dos índices de Sokolow ou de Cornell. O aumento da voltagem decorrente da sobrecarga de ambos os ventrículos pode também determinar complexos RS muito amplos nas precordiais. Neste caso, as grandes ondas R de V1 e S de V6 correspondem ao ventrículo direito hipertrofiado, enquanto o aumento da amplitude das ondas S de V3 e das ondas R de V5 e de V6 decorre do aumento da massa do ventrículo esquerdo. A presença de complexos RS amplos nas precordiais intermediárias V2 a V4, consequentes à SVD, é também conhecida como sinal de Katz-Wachtel. A presença de sobrecarga biatrial pode ser sinal indireto de sobrecarga biventricular.

SIGNIFICADO CLÍNICO DAS SOBRECARGAS

No adulto, a causa mais frequente de SVE é a hipertensão arterial sistêmica (HAS), doença cardiocirculatória de maior prevalência na população. No paciente hipertenso, o encontro de sinais de hipertrofia ventricular esquerda (HVE) no ECG representa um fator de risco independente, associado a maior morbimortalidade, porque caracteriza o comprometimento do coração como órgão-alvo da hipertensão.

As sobrecargas das câmaras esquerdas são manifestações frequentes no ECG de pacientes com valvopatia mitral ou aórtica, assim como em portadores de HAS. Já o encontro da SAE associado à SVD é específico de estenose mitral.

No paciente jovem, sem hipertensão arterial, com ausculta cardíaca normal (sem sopros indicativos de valvopatia ou de comunicação intercavitária), o achado de HVE no eletrocardiograma faz o diagnóstico de cardiomiopatia hipertrófica.

Em pacientes adultos, a SVD é comumente consequência de hipertensão pulmonar causada por doença pulmonar crônica, enquanto em crianças a hipertrofia ventricular direita é a alteração mais comum nas cardiopatias congênitas.

No adulto jovem sem antecedentes de doença pulmonar e com ausculta cardíaca normal, a presença de SVD no eletrocardiograma é o sinal mais importante para o diagnóstico de hipertensão pulmonar primária.

SOBRECARGAS VENTRICULARES E BLOQUEIOS DE RAMO

Os critérios para o diagnóstico de sobrecargas ventriculares, vistos neste capítulo, não podem ser aplicados da mesma forma na presença de bloqueios de ramo. Alguns são válidos, enquanto outros diferentes foram propostos. Tais critérios serão discutidos no Capítulo 3 ("Bloqueios de ramo").

REFERÊNCIAS BIBLIOGRÁFICAS

1. FRIEDMANN AA, GRINDLER J. ECG – Eletrocardiologia básica. São Paulo: Sarvier; 2000.
2. FRIEDMANN AA, GRINDLER J, OLIVEIRA CAR. Diagnóstico diferencial no eletrocardiograma. 2ª ed. Barueri: Manole; 2011.
3. GOLDBERGER AL. Clinical electrocardiography: a simplified approach. 8th ed. Philadelphia: Mosby Elsevier; 2012.
4. MIRVIS DM, GOLDBERGER AL. Electrocardiography. In: Mann DL, Zipes DP, Libby P, Bonow RO. Braunwald's heart disease. A textbook of cardiovascular medicine. 10th ed. Philadelphia: Saunders Elsevier; 2015. p. 114-52.
5. MOFFA PJ, SANCHES PCR. Tranchesi – Eletrocardiograma normal e patológico. São Paulo: Roca; 2001.
6. PASTORE CA, PINHO JA, PINHO C, SAMESIMA N, PEREIRA-FILHO HG, KRUSE JCL, et al. III Diretrizes da Sociedade Brasileira de Cardiologia sobre análise e emissão de laudos eletrocardiográficos. Arq Bras Cardiol. 2016;106(4Supl.1):1-23.
7. SANCHES PCR, MOFFA PJ. Eletrocardiograma: uma abordagem didática. São Paulo: Roca; 2010.

RESUMO

O ECG é um método relativamente simples para avaliação das sobrecargas das câmaras cardíacas.

Sobrecargas atriais

Determinam aumento das dimensões da onda P; a SAD aumenta a amplitude ao passo que a SAE aumenta a duração. Há também desvios dos eixos e alterações morfológicas características. A evidência mais importante da

SAE é o aumento da área (> 1 mm^2) da fase negativa da onda P em V1 (sinal de Morris).

Nas sobrecargas atriais, portanto, as principais modificações da onda P são:

- SAD: ondas P altas, pontiagudas e desviadas para direita (além de +60°) e/ou para a frente;
- SAE: ondas P alargadas e entalhadas e fase negativa grande em V1;
- SBA: associação das alterações acima.

Sobrecargas ventriculares

Causam modificações diversas no ECG. A SVD desvia o eixo do QRS para a direita e para a frente, apontando para o VD, ao passo que a SVE mantém a orientação normal do QRS (para a esquerda e para trás), mas a amplitude aumenta e a onda T inverte (*strain*).

Assim, na SVD as principais características do QRS são:

- desvio para a direita (além de +90°) no plano frontal;
- ondas R predominantes em V1;

- ondas S em V6 (> 5 mm).

A SVE é diferente porque não há desvio anormal do QRS e são utilizados critérios de voltagem para avaliar o aumento da amplitude do QRS. Os principais são:

- Sokolow e Lyon: S (V1 ou V2) + R (V5 ou V6) > 35 mm;
- Cornell: R(aVL) + S(V3) > 28 mm ($\male$) ou > 20 mm ($\female$);
- R em aVL > 11 mm.

Há, ainda, para diagnóstico de SVE, o sistema de escore de pontos de Romhilt-Estes que utiliza outros parâmetros para pontuação (5 pontos = SVE e 4 pontos = SVE provável):

- amplitude aumentada (Sokolow) (3 pontos);
- alterações de ST-T (*strain*) (3 pontos);
- sobrecarga do AE (Morris) (3 pontos);
- desvio para esquerda (2 pontos);
- QRS alargado (1 ponto).

A sobrecarga biventricular é diagnosticada quando se encontram critérios para SVD e para SVE associados.

Aula 3

Bloqueios de ramo

Antonio Américo Friedmann

O estímulo elétrico nascido no nó sinusal, após ativar os átrios e atravessar lentamente o nó atrioventricular (AV), despolariza rapidamente os ventrículos, em cerca de 0,1 segundo, devido à maior velocidade de propagação propiciada pelo feixe de His e por suas ramificações. Qualquer processo que altere a propagação do estímulo através do sistema de condução elétrica dos ventrículos é considerado distúrbio de condução intraventricular e pode prolongar a duração do QRS, modificando sua morfologia normal de aspecto estreito para uma morfologia aberrante, alargada.

O feixe de His (FH) divide-se em dois: ramo direito (RD), relativamente fino e longo, e ramo esquerdo (RE), mais calibroso e curto. O ramo esquerdo, por sua vez, apresenta duas divisões: anterossuperior (DAS), também fina e longa, e posteroinferior (DPI), bem mais espessa que a outra (Figura 3.1). Assim, o sistema de condução intraventricular pode ser considerado como um tripé: ramo direito do feixe de His, divisão anterossuperior do ramo esquerdo e divisão posteroinferior.

Uma terceira divisão do ramo esquerdo foi descrita e denominada anteromedial (DAM), mas muitos não a admitem, porque, embora haja evidências eletrofisiológicas de sua existência, não há comprovação anatômica.

Quando o distúrbio de condução ocorre em um dos ramos do feixe de His, ele é denominado bloqueio de ramo, direito ou esquerdo. O termo bloqueio, embora consagrado pelo uso, não é o mais apropriado, porque sugere interrupção da condução, e muitas vezes ocorrem apenas atrasos na condução.

Os distúrbios de condução no nível de uma das duas divisões do RE eram denominados anteriormente hemibloqueios. Hoje, considerando a existência de três divisões, prefere-se chamá-los de bloqueios divisionais, denominação mais adequada.

O distúrbio de condução de dois entre os três fascículos é denominado bloqueio bifascicular.

O ramo direito também apresenta duas divisões: uma superior e outra inferior, mas o distúrbio de condução isolado de um destes fascículos é pouco frequente e pouco relevante, sendo diagnosticado genericamente como distúrbio de condução do ramo direito.

Os bloqueios de ramo e os bloqueios divisionais podem ocorrer por lesão anatômica ou transtorno funcional. Neste último caso o distúrbio de condução surge geralmente com o aumento da frequência cardíaca, acomete comumente o RD e/ou a DAS do RE que apresentam maior período refratário, e é intermitente.

No coração normal, o ventrículo esquerdo (VE) se despolariza alguns milésimos de segundo antes do ventrí-

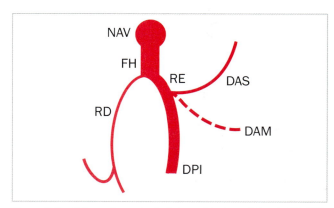

Figura 3.1 Sistema de condução intraventricular: o feixe de His (FH), o ramo direito (RD), o ramo esquerdo (RE), as divisões anterossuperior (DAS), posteroinferior (DPI) e anteromedial (DAM). NAV = nó atrioventricular.

culo direito (VD), mas para efeito da interpretação do ECG, considera-se a ativação de ambos praticamente simultânea.

Os bloqueios de ramo isoladamente não causam sintomas, mas o bloqueio simultâneo dos dois ramos do feixe de His determina bloqueio atrioventricular de 2º ou de 3º grau diminuindo a frequência cardíaca.

O eletrocardiograma é o exame fundamental para o diagnóstico dos distúrbios da condução.

BLOQUEIO DO RAMO DIREITO (BRD)

Quando ocorre interrupção da condução no ramo direito do feixe de His o estímulo percorre inicialmente o ramo esquerdo, despolarizando o septo esquerdo e a parede livre do VE antes de despolarizar o VD. Assim, o septo esquerdo e a parede livre do VE ativam-se normalmente. Em seguida, surge a despolarização tardia e anômala do VD que origina um vetor tardio e lento que, por sua maior área no ECG, desvia o eixo para a frente, em direção ao VD (Figura 3.2).

No BRD, portanto, as porções iniciais do complexo QRS representam a despolarização do ventrículo esquerdo com orientação espacial normal e morfologia estreita, enquanto a parte final é lenta e direcionada para o ventrículo direito.

A duração total do QRS aumenta atingindo ou ultrapassando 0,12 s.

A derivação mais importante para o diagnóstico de BRD é V1, onde se encontra a morfologia rSR', que lembra uma letra M estilizada (com o lado direito maior). O componente rS corresponde ao VE e o R' alargado resulta da despolarização lenta do ventrículo D, que inscreve uma onda positiva no ECG porque os potenciais tardios do VD não são neutralizados pelas forças elétricas muito maiores do VE, como ocorre no ECG normal.

Nas derivações esquerdas V6 e D1 observam-se ondas S lentas que correspondem à imagem em espelho, respectivamente, das ondas R' de V1 e R de aVR, correspondentes à despolarização atrasada do VD.

A onda T no BRD se opõe ao vetor lento da despolarização do VD. Assim, em V1, a onda T é negativa, oposta à onda R'. Nas demais derivações, como a ativação do VD se orienta para a direita, a onda T mantém a sua orientação normal para a esquerda (Figura 3.3).

No Quadro 3.1 estão resumidas as principais alterações do ECG no BRD.

Quadro 3.1 Bloqueio do ramo direito.

- QRS alargado (duração ≥ 0,12 s)
- Desvio do eixo elétrico para a frente
- Morfologia em V1 do tipo rSR' (letra M estilizada)
- Ondas S lentas em D1 e V6

Distúrbio do ramo direito ou atraso final de condução

O BRD é sempre um atraso da despolarização do VD e alarga o QRS.

Entretanto, é frequente o encontro de atraso final de condução (orientado para direita e para a frente, com morfologia rSr' em V1) mas com duração normal do QRS, inferior a 0,12 s. Neste caso a denominação mais apropriada é distúrbio do ramo direito. Antes era denominado bloqueio incompleto do ramo direito, nomenclatura em desuso porque não há critério para comprovar se o bloqueio é completo ou incompleto.

Um pequeno atraso final de condução é fisiológico porque no coração normal a última região despolarizada é a porção basal do ventrículo direito.

BLOQUEIO DO RAMO ESQUERDO (BRE)

O BRE atrasa a despolarização do VE e também alarga o QRS aumentando sua duração para 0,12 s ou mais.

Enquanto o BRD compromete principalmente a parte final do QRS, o BRE altera a despolarização ventricular desde o início. No coração normal o vetor septal resultante das forças elétricas predominantes do VE se orienta da esquerda para a direita. Quando há bloqueio do ramo esquerdo, o estímulo elétrico desce pelo ramo direito do fei-

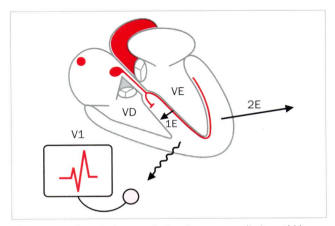

Figura 3.2 Bloqueio do ramo direito. Como o ramo direito está bloqueado, o estímulo inicialmente percorre o septo esquerdo e a parede livre do ventrículo esquerdo (VE). Em seguida, surge a despolarização lenta do ventrículo direito (VD). A derivação V1 registra o complexo polifásico característico.

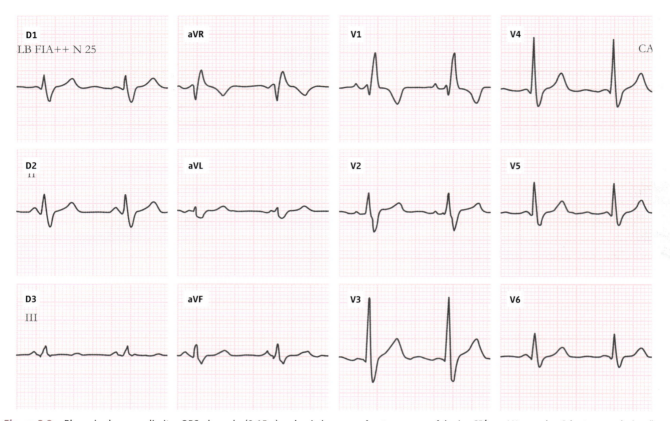

Figura 3.3 Bloqueio do ramo direito. QRS alargado (0,15 s) e desviado para a frente, com morfologia rSR' em V1 e ondas S lentas nas derivações esquerdas. A porção inicial do QRS tem orientação normal, e a porção final, que corresponde ao VD, apresenta despolarização lenta e desviada para a direita e para a frente.

xe de His e despolariza o septo da direita para a esquerda. Assim, a despolarização do septo fica alterada, com sentido invertido. A parede livre e as porções do VE também são despolarizadas no mesmo sentido, da direita para a esquerda (Figura 3.4).

Como a maioria dos vetores se orienta no mesmo sentido, da esquerda para a direita, o QRS perde suas características polifásicas e adquire morfologia monofásica, principalmente nas derivações esquerdas D1, aVL, V5 e V6. O aspecto do QRS alargado, monofásico, com pequenos entalhes em seu topo lembra a figura de uma torre estilizada.

No coração normal a despolarização ventricular se dirige do endocárdio para o epicárdio e a repolarização tem sentido oposto. No bloqueio do ramo esquerdo a despolarização mais lenta faz com que as primeiras porções despolarizadas próximas do endocárdio sejam as primeiras repolarizadas, invertendo o sentido normal da repolarização. Assim, a onda T fica invertida em relação ao QRS e negativa nas derivações esquerdas.

A derivação V1 é fundamental para o diagnóstico diferencial dos bloqueios de ramo. Enquanto no BRD o QRS é positivo e polifásico em V1, no BRE o QRS é negativo, mantendo a morfologia rS ou eventualmente QS nesta derivação.

O BRE não altera significativamente a orientação espacial do QRS, que continua orientado para a esquerda e

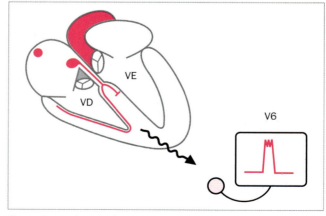

Figura 3.4 Bloqueio do ramo esquerdo. Como o ramo esquerdo está bloqueado, a despolarização do septo e das demais regiões do VE se faz da direita para a esquerda, originando complexo QRS alargado e monofásico em V6.

para trás. Mas nas derivações precordiais direitas, de V1 a V3, verifica-se diminuição da progressão das ondas R (Figura 3.5).

As principais alterações do ECG no BRE estão resumidas no Quadro 3.2.

BLOQUEIOS DIVISIONAIS

São distúrbios de condução em uma das divisões do ramo esquerdo (Figura 3.6) e apresentam características diferentes daquelas dos bloqueios de ramo:

- desvio do eixo – como o ramo esquerdo do feixe de His é responsável pelo eixo elétrico do coração, os bloqueios divisionais produzem desvios anormais do QRS em um dos planos, frontal ou horizontal (Tabela 3.1);

Quadro 3.2 Bloqueio do ramo esquerdo.
- QRS alargado (duração ≥ 0,12 s)
- Orientação normal, para a esquerda e para trás
- QRS monofásico com ondas R alargadas e entalhadas (morfologia de torre) nas derivações esquerdas D1, aVL, V5 e V6
- Morfologia em V1 do tipo rS ou QS
- Ondas T negativas nas derivações esquerdas, em sentido oposto ao QRS

Tabela 3.1 Bloqueios divisionais.

Bloqueio divisional	Desvio do eixo do QRS
BDAS	Para a esquerda (> −30°) no plano frontal
BDPI	Para a direita (> +90°) no plano frontal
BDAM	Para a frente no plano horizontal

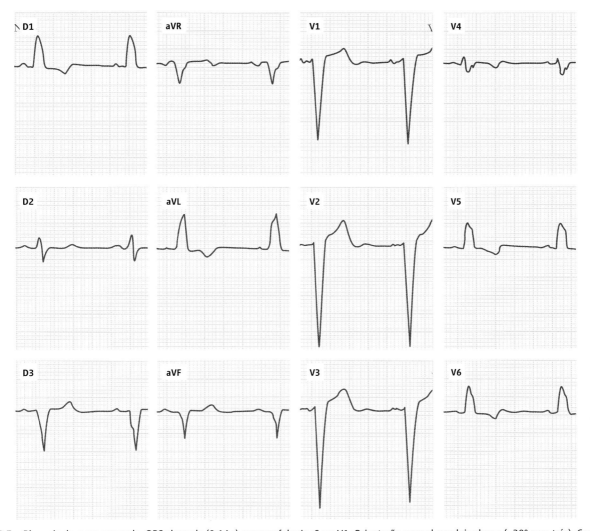

Figura 3.5 Bloqueio do ramo esquerdo. QRS alargado (0,14 s) com morfologia rS em V1. Orientação normal nos dois planos (−30° para trás). Complexos monofásicos com morfologia em torre em D1, aVL, V5 e V6, e QS em D3 e aVF. Ondas T negativas, opostas ao QRS.

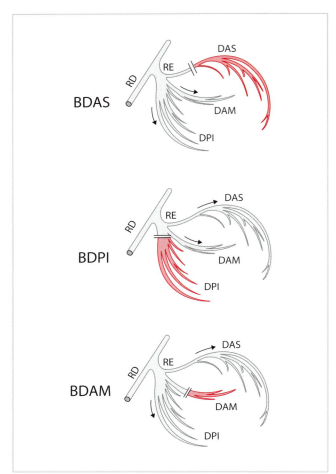

Figura 3.6 Esquema dos três tipos de bloqueio divisional mostrando como o estímulo percorre inicialmente as demais divisões não bloqueadas, antes de se dirigir para a região comprometida, em cuja direção o QRS se desvia.

- QRS estreito – não há necessariamente alargamento patológico do QRS devido às conexões entre as três divisões pela rede de Purkinje;
- ativação septal preservada – ao contrário do BRE há sempre ondas q ou r iniciais porque a despolarização do septo é preservada pelas outras duas divisões.

Bloqueio divisional anterossuperior esquerdo (BDAS)

É o mais comum dos bloqueios divisionais.

Também denominado hemibloqueio anterior esquerdo (HBAE), caracteriza-se pelo desvio do eixo para a esquerda, além de –30º. Entretanto, muitos consideram o desvio além de –45° como critério de certeza para o diagnóstico de BDAS.

No BDAS isolado a duração total do QRS é inferior a 0,12 s e, portanto, o QRS permanece estreito.

Como o eixo do QRS está desviado para a esquerda e para cima (entre –30° e –90°), nas derivações inferiores D2, D3 e aVF, encontram-se ondas negativas com morfologia rS. A amplitude da onda S de D3 é sempre maior que o da onda S de D2, porque o eixo do QRS está mais próximo do polo negativo de D3 (–60°) do que do polo negativo de D2 (–120°).

No plano horizontal, como o eixo do QRS orienta-se um pouco mais para trás, observa-se diminuição da progressão das ondas r de V1 a V3 e surgimento de onda S em V5 e V6 (Figura 3.7).

No Quadro 3.3 estão resumidas as principais características do BDAS no ECG.

Quadro 3.3 BDAS.

- QRS com duração < 0,12 s
- Desvio para a esquerda no plano frontal (> –30°)
- Orientação no plano horizontal normal
- Morfologia em D2, D3, aVF tipo rS (S3 > S2)
- Morfologia em V6 tipo Rs

Bloqueio divisional posteroinferior esquerdo (BDPI)

Denominado também hemibloqueio posterior esquerdo (HBPE), é suspeitado quando há desvio isolado do QRS para a direita, além de +90º, não havendo outra causa aparente para este desvio (Figura 3.8).

As principais características do BDPI no ECG estão descritas no Quadro 3.4.

Quadro 3.4 BDPI.

- QRS com duração < 0,12 s
- Desvio para a direita no plano frontal (> +90°)
- Orientação no plano horizontal normal
- Morfologia em D1 tipo rS
- Morfologia em D2, D3 e aVF tipo qR

O BDPI isolado é muito raro. Mais frequente é a associação de BRD com BDPI.

Portanto, na suspeita de BDPI deve-se fazer o diagnóstico diferencial com outras causas de desvio do eixo elétrico para a direita (Quadro 3.5), como o biótipo longilíneo e a sobrecarga ventricular direita.

O diagnóstico de certeza pode ser estabelecido no eletrocardiograma quando se consegue comparar com ECG prévio do mesmo paciente exibindo orientação normal do QRS para a esquerda.

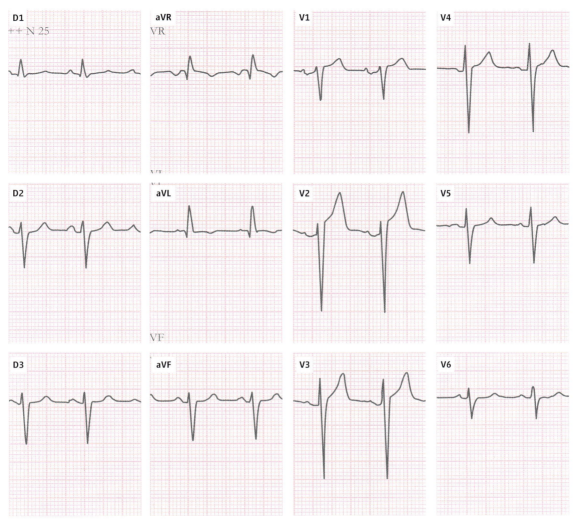

Figura 3.7 Bloqueio divisional anterossuperior esquerdo. Desvio do QRS para a esquerda (−65°), onda S em D3 maior do que em D2, ondas S até V5 e V6. Duração do QRS = 0,10 s. BDAS é a causa mais comum de desvio patológico do QRS para a esquerda.

Bloqueio divisional anteromedial esquerdo (BDAM)

Determina desvio do QRS apenas para a frente. É também muito raro e grande número de cardiologistas não o considera como bloqueio divisional, classificando este desvio como distúrbio inespecífico da condução intraventricular (Figura 3.9).

No Quadro 3.6 estão relacionadas as características do BDAM no ECG.

Assim como o BDPI, o BDAM deve ser sempre um diagnóstico de exclusão. Outras causas de desvio do eixo para a frente (Quadro 3.7), como a SVD e a área inativa dorsal, são muito mais comuns.

Neste caso também o diagnóstico só pode ser confirmado se comparado com ECG prévio do mesmo paciente exibindo orientação normal do QRS.

BLOQUEIOS BIFASCICULARES

São diagnosticados quando se consegue evidenciar no ECG distúrbios de condução em dois fascículos do sistema de condução intraventricular. Considerando estas vias como um tripé (ramo direito do feixe de His, divisão anterossuperior do ramo esquerdo e divisão posteroinferior do ramo esquerdo) podemos ter: BRD + BDAS, associação comum e BRD + BDPI, mais rara (Quadro 3.8).

Como o BRD não desvia o eixo elétrico no plano frontal, cuja orientação depende das forças elétricas predominantes do ventrículo esquerdo, o encontro de BRD com desvio exagerado do QRS para a esquerda ou para a direita sugere a associação de BDAS ou de BDPI, respectivamente (Figuras 3.10 e 3.11).

Quadro 3.5 Causas de desvio do QRS para a direita.

- Sobrecarga ventricular direita
- Longilíneo
- Área inativa lateral alta
- Bloqueio do ramo direito
- Embolia pulmonar
- Dextrocardia
- Arritmias ventriculares
- ECG de recém-nascido
- Troca de eletrodos
- Bloqueio divisional posteroinferior

Quadro 3.6 BDAM.

- QRS com duração < 0,12 s
- Orientação no plano frontal normal
- Desvio para a frente no plano horizontal
- Ondas R em V1, V2, V3 (R1 < R2 < R3)

É interessante observar que nos bloqueios divisionais associados ao BRD o desvio do QRS no plano frontal pode ser mais acentuado que nos bloqueios divisionais isolados, porque as forças elétricas do VD, que se despolarizam tardiamente devido ao BRD, não se contrapõem às do VE.

Levando em conta a existência da divisão anteromedial é possível diagnosticar mais combinações de bloqueios fasciculares, mas os critérios para diagnóstico são complexos e o vetorcardiograma é o exame mais adequado.

É possível ainda diagnosticar BRE + BDAS quando se observa um ECG de BRE com desvio para a esquerda

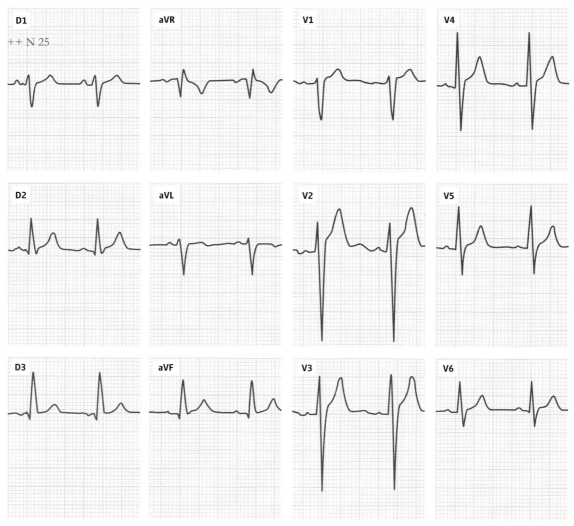

Figura 3.8 Bloqueio divisional posteroinferior. QRS desviado para a direita (+110°) no plano frontal e para trás no plano horizontal. Presença de complexos qR e rS nas derivações dos membros e onda R em D3 maior do que em D2. Duração do QRS = 0,11 s. Na ausência de outras causas de desvio do QRS para a direita, diagnostica-se, por exclusão, BDPI.

Quadro 3.7 Causas de desvio do QRS para a frente.
- BRD
- SVD
- ECG de recém-nascido
- ECG de criança até 10 anos de idade
- Hipertrofia septal
- Área inativa dorsal
- Pré-excitação (Wolff-Parkinson-White)
- Dextroposição do coração
- Distrofia muscular de Duchenne
- BDAM

Quadro 3.8 Bloqueios bifasciculares.
- BRD + BDAS = BRD com desvio do QRS para a esquerda no plano frontal (> −30°)
- BRD + BDPI = BRD com desvio no plano frontal para a direita (> +90°)

(> −30°) e se consegue obter um ECG prévio do mesmo paciente com BRE e orientação normal do QRS (< −30°). Neste caso a associação sugere distúrbio de condução no tronco do ramo esquerdo e na divisão anterossuperior, provavelmente comprometimento mais difuso do que com o BRE isolado.

SIGNIFICADO CLÍNICO DOS BLOQUEIOS DE RAMO

Os bloqueios de ramo podem ser encontrados casualmente em exame de rotina de indivíduos saudáveis, mas podem também representar importantes marcadores de doença subjacente.

O atraso final de condução do ramo direito é uma alteração comum no ECG de rotina de pessoas normais.

Como o ramo direito e a divisão anterossuperior do ramo esquerdo são os feixes mais finos, o BRD e o BDAS podem ser encontrados em indivíduos hígidos sem outra evidência de cardiopatia. Estes dois distúrbios de condução, isolados ou associados, são comuns em indivíduos idosos. Na doença de Chagas são as mais frequentes manifestações iniciais da miocardiopatia, que surgem antes do aparecimento dos sintomas.

O BRE, por sua vez, é encontrado na maioria das vezes em casos com evidência objetiva de cardiopatia estrutural. As causas mais comuns são hipertensão arte-

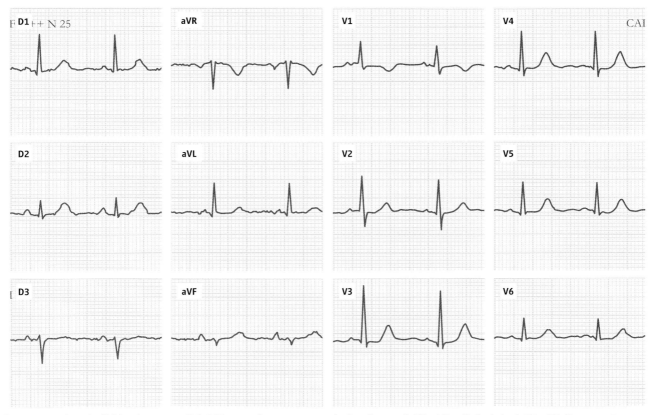

Figura 3.9 Bloqueio divisional anteromedial. QRS para a frente, aumentando de voltagem de V1 a V3 e diminuindo de V4 a V6. Raro e controverso, o BDAM deve ser cogitado nos casos em que o desvio para a frente não se enquadra em outros diagnósticos.

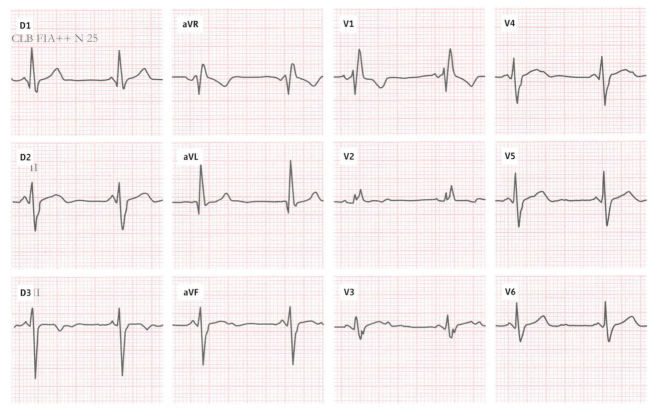

Figura 3.10 BRD + BDAS. BRD com QRS desviado para esquerda (–45°) e negativo (morfologia rS) em D2, D3 e aVF.

rial, doença coronária, estenose aórtica e cardiomiopatias. É comum a evolução de HVE para BRE. A causa mais frequente é a hipertensão arterial sistêmica.

BLOQUEIOS DE RAMO E SOBRECARGAS VENTRICULARES

Na presença de bloqueio de ramo os critérios para o diagnóstico de sobrecargas ventriculares, descritos na Aula anterior, não podem ser aplicados da mesma forma. Alguns são válidos, enquanto outros critérios foram propostos para o diagnóstico de determinadas sobrecargas ventriculares quando há bloqueio de um dos ramos ou BDAS.

O surgimento de BRE em paciente com ECG prévio normal pode desviar o eixo do QRS para a esquerda e aumentar a amplitude das ondas S nas derivações V1 a V3, dificultando a avaliação de SVE associada. Quando há SVE associada ao BRE o aumento da amplitude das ondas S nas precordiais direitas é maior ainda (Figura 3.12). A avaliação da sobrecarga do VE é importante porque o BRE é mais comum em portadores de hipertrofia ventricular esquerda. Os melhores critérios para diagnóstico de SVE na presença de BRE constam no Quadro 3.9.

Ao contrário do BRE, o BRD quase sempre resulta de degeneração primária do sistema de condução ou de comprometimento do miocárdio. Mais raramente o BRD pode decorrer de hipertrofia ventricular direita como em crianças com cardiopatia congênita e em adultos com hipertensão pulmonar. Na Figura 3.13 há um exemplo de sobrecarga ventricular direita acentuada com BRD. Na presença de BRD os critérios para diagnóstico de SVD estão descritos no Quadro 3.10.

Quadro 3.9 Diagnóstico de SVE na presença de BRE.

- S de V2 > 30 mm e S de V3 > 25 mm
- Índice de Sokolow ≥ 40 mm
- R de aVL ≥ 11 mm
- SAE associada (índice de Morris positivo)

Quadro 3.10 Diagnóstico de SVD na presença de BRD.

- Desvio do QRS para a direita (> +90°)
- R > R' em V1
- S profundo em V5 e V6
- SAD associada

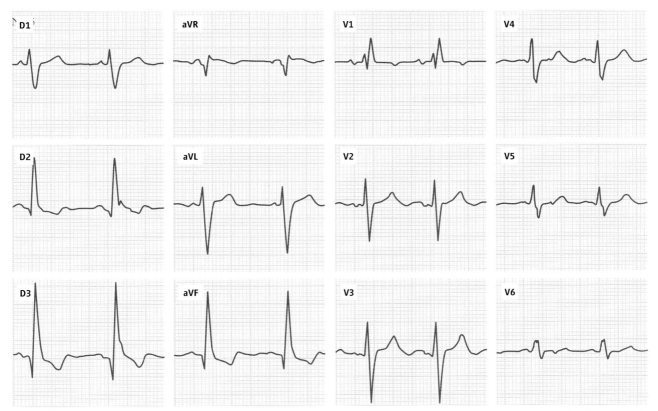

Figura 3.11 BRD + BDPI. BRD com QRS desviado para a direita (+110°) no plano frontal. Presença de complexos qR e rS nas derivações dos membros e onda R em D3 ampla (> 15 mm) e maior do que em D2.

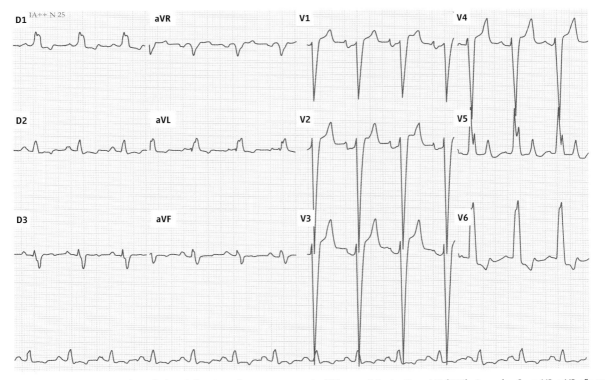

Figura 3.12 BRE com SVE. QRS alargado (0,16 s), orientado para a esquerda (0°) e morfologia rS em V1 (BRE). As ondas S em V2 e V3 são maiores que 30 mm e 25 mm, respectivamente (SVE).

A sobrecarga ventricular esquerda habitualmente mantém a orientação normal do QRS para a esquerda, mas pode desviá-lo ainda mais para esquerda, além de –30°. Este desvio é considerado critério de pontuação no sistema de escore de pontos de Romhilt-Estes para o diagnóstico de SVE. Por sua vez, o achado isolado de desvio do QRS para esquerda no BDAS não implica SVE associada. Para o diagnóstico de SVE na presença de BDAS utilizam-se também outros parâmetros apresentados no Quadro 3.11.

DISTÚRBIO DE CONDUÇÃO INTRA-ATRIAL (DCIA)

É o distúrbio de condução no nível dos átrios. Nos átrios também existem feixes de condução: os tratos internodais anterior, médio e posterior que conectam o nó sinusal ao nó AV, e o fascículo interatrial de Bachmann, que se dirige do nó sinusal à parte superior do átrio esquerdo.

Quadro 3.11 Diagnóstico de SVE na presença de BDAS.

- SV1 + RV5 (Sokolow) > 35 mm
- R em aVL > 13 mm
- S em D3 > 15 mm
- SAE associada (índice de Morris positivo)

O DCIA mais característico é o bloqueio intra-atrial por distúrbio de condução no nível do feixe de Bachmann. Caracteriza-se no ECG por ondas P difásicas com morfologia *plus-minus* em D2, D3 e aVF (Figura 3.14). Tal comportamento sugere que o estímulo despolariza inicialmente o átrio direito em sentido normal, e a seguir o átrio esquerdo em sentido caudocranial.

Outras alterações da onda P são por vezes diagnosticadas como distúrbio de condução intra-atrial, como entalhes ou aumento da duração da onda P, na ausência de sinais mais importantes de sobrecarga do átrio esquerdo, como o índice de Morris. Neste caso o diagnóstico diferencial entre DCIA e SAE é difícil, e na maioria das vezes faz-se o diagnóstico de sobrecarga atrial esquerda, que é mais comum.

REFERÊNCIAS BIBLIOGRÁFICAS

1. FRIEDMANN AA, GRINDLER J. ECG – Eletrocardiologia básica. São Paulo: Sarvier; 2000.
2. FRIEDMANN AA, GRINDLER J, OLIVEIRA CAR. Diagnóstico diferencial no eletrocardiograma. 2ª ed. Barueri: Manole; 2011.
3. FRIEDMANN AA, GRINDLER J, OLIVEIRA CAR, LIMA M. É possível o diagnóstico de bloqueio do ramo esquer-

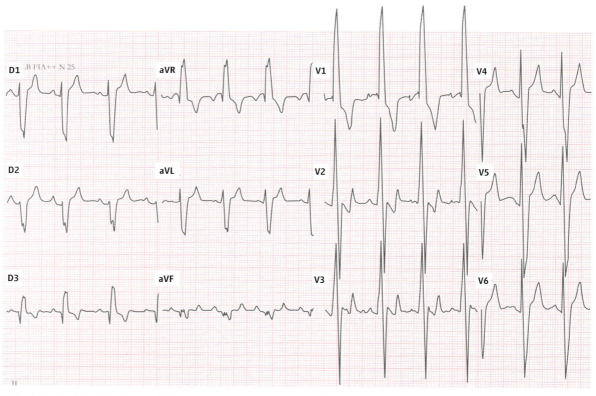

Figura 3.13 BRD com SVD. QRS alargado (0,16 s), desviado para a direita (+185°) e para a frente. Ondas S profundas em V5 e V6.

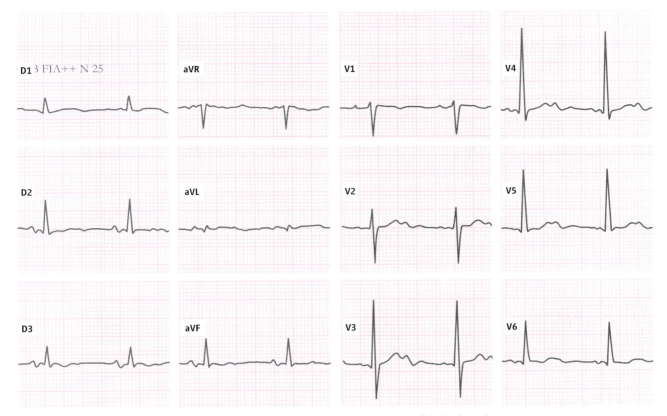

Figura 3.14   Distúrbio de condução intra-atrial. Ondas P difásicas em D2, D3 e aVF, com morfologia *plus-minus*.

do associado a bloqueio divisional? Diagnóstico & Tratamento. 2007;12(1):26-7.

4. GOLDBERGER AL. Clinical electrocardiography: a simplified approach. 8th ed. Philadelphia; Mosby Elsevier; 2012.

5. MIRVIS DM, GOLDBERGER AL. Electrocardiography. In: Mann DL, Zipes DP, Libby P, Bonow RO. Braunwald's heart disease. A textbook of cardiovascular medicine. 10th ed. Philadelphia: Saunders Elsevier; 2015. p. 114-52.

6. MOFFA & SANCHES. Tranchesi – Eletrocardiograma normal e patológico. São Paulo: Roca; 2001.

7. PASTORE CA, PINHO JA, PINHO C, SAMESIMA N, PEREIRA-FILHO HG, KRUSE JCL, et al. III Diretrizes da Sociedade Brasileira de Cardiologia sobre Análise e Emissão de Laudos Eletrocardiográficos. Arq Bras Cardiol. 2016;106(4Supl.1):1-23.

8. SANCHES PCR, MOFFA PJ. Eletrocardiograma: uma abordagem didática. São Paulo: Roca; 2010.

RESUMO

O ECG é o exame principal para o diagnóstico dos distúrbios da condução elétrica.

Bloqueios de ramo

São distúrbios da condução intraventricular que aumentam a duração do QRS (para 0,12 s ou mais). O BRD alarga o QRS e desvia o eixo para a frente, ao passo que o BRE também alarga o QRS, mas o eixo permanece orientado para a esquerda e para trás, e a onda T inverte. Assim, a derivação que melhor caracteriza os dois bloqueios é V1: no BRD encontra-se a morfologia polifásica rsR' e no BRE predomina a onda S.

Em suma, no BRD as principais modificações do QRS são:
- QRS alargado com duração ≥ 0,12 s;
- desvio do eixo elétrico para a frente;
- morfologia em V1 do tipo rsR' (que lembra uma letra M distorcida).

No BRE as principais características são:
- QRS alargado com duração ≥ 0,12 s;
- orientação normal (para a esquerda e para trás);
- ondas R monofásicas e entalhadas nas derivações esquerdas (morfologia em torre);
- QRS negativo em V1 (onda S predominante);
- ondas T negativas.

O ramo esquerdo do feixe de His divide-se em três fascículos: anterossuperior, posteroinferior e anteromedial. O distúrbio de condução em cada uma destas divisões é denominado bloqueio divisional.

Bloqueios divisionais

Os bloqueios das divisões do ramo esquerdo não causam alargamento patológico do QRS, mas desviam o eixo em um dos planos. São três: bloqueio divisional anterossuperior, posteroinferior e anteromedial.

Os desvios do eixo do QRS em cada um dos três bloqueios divisionais são:

- BDAS: desvio para a esquerda (> −30°);
- BDPI: desvio para a direita (> +90°);
- BDAM: desvio para a frente (onda R em V1).

O BDAS, muito frequente, é a principal causa de desvio do QRS para esquerda (além de −30°), enquanto o BDPI e o BDAM, como são muito raros, devem ser diagnosticados somente após exclusão de outras anormalidades no ECG.

Bloqueios bifasciculares

São distúrbios de condução em mais de um fascículo. O mais comum é a associação de BRD + BDAS quando o QRS está alargado com morfologia de BRD em V1 e desvio para a esquerda (> −30°) no plano frontal.

Aula 4

ECG no infarto agudo do miocárdio

Antonio Américo Friedmann

O diagnóstico de infarto agudo do miocárdio (IAM) é baseado em três critérios:

- quadro clínico de dor torácica prolongada em paciente portador de fatores de risco para doença arterial coronária;
- eletrocardiograma com alterações indicativas de lesão e de necrose do miocárdio;
- elevação dos níveis sanguíneos de marcadores de necrose miocárdica, como troponina e enzima CK-MB.

No caso de se encontrar dois entre os três critérios acima citados diagnostica-se infarto agudo do miocárdio.

O ECG não só é importante para o diagnóstico, como também é fundamental para a classificação do infarto do miocárdio. Atualmente consideram-se dois tipos de infarto agudo baseados no ECG:

- infarto com supradesnível do segmento ST, anteriormente designado infarto com ondas Q;
- infarto sem supradesnível de ST, também conhecido como infarto não Q.

O supradesnivelamento do segmento ST corresponde à lesão do miocárdio e geralmente é seguido do aparecimento de ondas Q anormais que indicam necrose. Assim, o infarto com supra de ST exibe alterações características que permitem confirmar o diagnóstico pelo ECG e será estudado nesta Aula. As alterações do ECG nas demais modalidades de insuficiência coronária aguda e na insuficiência coronária crônica serão abordadas no Capítulo 11.

Os achados no ECG dependem de fatores diversos como: duração do processo isquêmico, extensão da lesão, topografia da parede ventricular acometida e eventual associação de outras anormalidades, como o bloqueio do ramo esquerdo, que mascara os sinais de infarto.

Nos primeiros minutos após a oclusão de uma artéria coronária, o ECG pode ainda permanecer normal ou exibir uma onda T com amplitude aumentada, indicativa de isquemia, denominada onda T hiperaguda. Entretanto, raramente ela é registrada como alteração isolada porque, decorridos mais de 30 minutos até o atendimento do paciente e a realização do ECG, o achado mais frequentemente encontrado é o supradesnível do segmento ST, nas derivações correspondentes à parede comprometida.

Se o paciente não for submetido com urgência a um tratamento de reperfusão, como trombólise farmacológica ou angioplastia por cateterismo, após cerca de 6 horas surgem ondas Q de necrose naquelas derivações. E após 24 horas de evolução a onda T se torna negativa.

Assim, as principais alterações do ECG encontradas na fase aguda do infarto do miocárdio são (Figura 4.1):

- supradesnível do segmento ST;
- aparecimento de ondas Q anormais;
- alterações da onda T.

SUPRADESNÍVEL DO SEGMENTO ST

É a primeira alteração isquêmica do ECG detectada na maioria das vezes no paciente com IAM, decorrente de um mecanismo denominado de corrente de lesão.

Em condições normais o segmento ST é geralmente isoelétrico, isto é, nivelado com a linha de base do eletrocardiograma, porque habitualmente todas as células cardíacas sadias deveriam ter o mesmo potencial elétrico na fase precoce da repolarização ventricular. A isquemia, entretanto, reduz o potencial de repouso das células lesadas, criando um gradiente elétrico entre o miocárdio normal

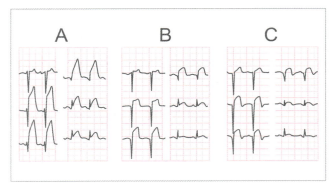

Figura 4.1 Principais manifestações do IAM no ECG (derivações precordiais V1 a V6):
A – Supradesnivelamento do segmento ST (< 6 horas), ondas T ainda hiperagudas.
B – Aparecimento de ondas Q anormais (6 a 24 horas).
C – Inversão da onda T (> 24 horas).

e o miocárdico isquêmico. Esta diferença de potencial gera uma corrente de lesão que se direciona para a área isquêmica, e se manifesta no ECG como um desnivelamento do segmento ST para cima da linha de base, nas derivações que correspondem à região comprometida.

A região com lesão apresenta comprometimento mais grave, com diminuição da contratilidade e eventual distúrbio de condução, mas ainda passível de reversão por tratamentos modernos de reperfusão (como a trombólise ou a angioplastia). As células lesadas não conseguem manter a polarização normal durante a diástole e o potencial de repouso normal que é aproximadamente da ordem de –90 mV diminui, por exemplo, para –70 mV (Figura 4.2). Como consequência, no ECG observa-se:

- supradesnivelamento do segmento ST;
- supradesnivelamento do ponto J (último ponto do complexo QRS);
- ocorrência do supradesnivelamento em pelo menos duas derivações vizinhas.

Como algumas vezes o segmento ST é ascendente, mas o ponto J é nivelado, o critério mais preciso para considerar lesão é o supradesnivelamento maior do que 0,1 mV (1 mm) do ponto situado a 0,04 s (1 mm) após o ponto J (Figura 4.3).

O prognóstico do infarto agudo do miocárdio relaciona-se também com o supradesnivelamento do segmento ST; quanto maior, mais alta a mortalidade.

Todavia, nem sempre o supradesnivelamento de ST é patológico; ele pode ser encontrado em indivíduos normais, principalmente jovens do sexo masculino, sendo atribuído à repolarização mais precoce de determinadas regiões do miocárdio. Outras condições patológicas, como a pericardite, também causam supradesnível do segmento ST. O ST supradesnivelado pode ainda ser secundário a alterações da despolarização ventricular, como a sobrecarga ventricular esquerda e o bloqueio do ramo esquerdo.

Após uma semana de evolução do IAM o supradesnivelamento geralmente regride. A persistência tardia de ST supradesnivelado indica a presença de uma área discinética da parede ventricular (aneurisma de ventrículo).

Na maioria das vezes a síndrome coronária aguda com supra de ST é causada por aterosclerose coronária e evolui para infarto com ondas Q de necrose. Mais raramente o supradesnivelamento pode regredir após administração de vasodilatadores sublinguais, como a isossorbida, e o ECG se normaliza. Esta eventualidade é causada por vasoespasmo de artéria coronária, que pode ser demonstrado pela coronariografia, e é denominada de síndrome de Prinzmetal.

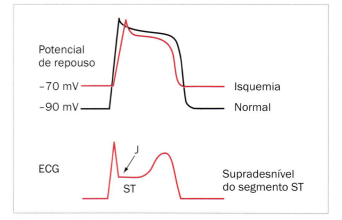

Figura 4.2 Efeito da isquemia no potencial de ação e no ECG: a diminuição do potencial de repouso na célula isquêmica de –90 mV para –70 mV manifesta-se no ECG como supradesnivelamento do ponto J (último ponto do complexo QRS) e do segmento ST.

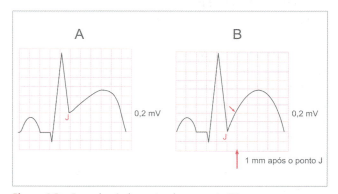

Figura 4.3 Supradesnivelamentos do segmento ST.
A – Supradesnivelamento do ponto J de 0,2 mV (2 mm) e do segmento ST.
B – Ponto J nivelado e desnivelamento de 0,2 mV (2 mm) do ponto (indicado pela seta) situado a 1 mm após o ponto J.

É mister, portanto, o conhecimento das várias causas de supradesnível do segmento ST (Quadro 4.1) para o adequado diagnóstico diferencial com o infarto agudo do miocárdio, indiscutivelmente a mais relevante.

Quadro 4.1 Causas de supradesnivelamento do segmento ST.
- Infarto agudo do miocárdio
- Pericardite
- Bloqueio do ramo esquerdo
- Sobrecarga ventricular esquerda
- Repolarização precoce (variante normal)
- Aneurisma de ventrículo
- Vasoespasmo coronário (angina de Prinzmetal)
- Outras causas: miocardite, hemorragia cerebral, hiperpotassemia e síndrome de Brugada

É importante ainda reconhecer no ECG o fenômeno de reciprocidade dos desvios do segmento ST: o supradesnível em derivações contíguas é acompanhado de infradesnível nas derivações contralaterais. Assim, por exemplo, no infarto da parede inferior verifica-se comumente supradesnivelamento de ST nas derivações inferiores D2, D3 e aVF e alterações recíprocas (infradesnivelamento) nas derivações mais altas D1 e aVL.

ISQUEMIA TRANSMURAL E SUBENDOCÁRDICA

A parede ventricular pode ser dividida teoricamente em duas metades: a camada interna subendocárdica e a externa subepicárdica.

Apesar do íntimo contato da parede com a massa de sangue que ele impulsiona, o ventrículo não é nutrido pelo conteúdo sanguíneo em sua cavidade; o miocárdio é perfundido pelas artérias coronárias que irrigam o coração a partir do epicárdio em direção ao endocárdio. Assim, a região subendocárdica é particularmente vulnerável à isquemia por estar mais distante do suprimento sanguíneo, e mais próxima das grandes pressões intracavitárias, quando comparada com a camada externa subepicárdica. Portanto, a isquemia subendocárdica pode ser predominante em determinadas situações (isquemia transitória no ECG de esforço, angina instável e infarto sem supradesnível de ST).

As alterações isquêmicas do miocárdio (isquemia ou lesão) determinam alterações diversas do segmento ST no eletrocardiograma. Quando a isquemia é subendocárdica o ECG registra infradesnivelamento do segmento ST nas derivações correspondentes à região lesada. Quando a lesão é transmural ou subepicárdica ocorre supradesnivelamento de ST (Figura 4.4).

O infarto com supradesnível de ST evolui para necrose transmural e desenvolvimento de ondas Q. No infarto subendocárdico não surgem ondas Q patológicas.

Um exemplo de lesão subepicárdica típica é a pericardite, que se manifesta com supradesnivelamento difuso do segmento ST.

Como a classificação topográfica do infarto em transmural e subendocárdico apresenta várias exceções, ela não é mais utilizada. Entretanto, o seu conhecimento é importante para a compreensão da isquemia. Atualmente utilizam-se preferencialmente as denominações de síndromes coronárias agudas com supra e sem supradesnível do segmento ST, porque são mais precisas.

ONDAS Q DE NECROSE

Necrose é o processo de destruição das células com perda de integridade da membrana celular e liberação de substâncias intracelulares na corrente sanguínea. Este fenômeno possibilita o diagnóstico do infarto por dosagens de marcadores como a troponina e as enzimas CK e CK-MB. No ECG a necrose é evidenciada pela presença de área eletricamente inativa.

Áreas inativas são diagnosticadas no ECG nas seguintes situações:
- aparecimento de ondas Q anormais;
- diminuição das ondas R nas derivações precordiais (infarto da parede anterior);
- aumento das ondas R nas precordiais direitas (imagem em espelho de infarto da parede posterior).

A característica mais expressiva de necrose no ECG é a presença de ondas Q de grande magnitude, e a melhor explicação para sua origem é a teoria da janela (Figura 4.5). A parede com infarto não produz potenciais elétricos, mas permite a condução do estímulo. Assim, os eletrodos colocados em frente à área inativa registram os po-

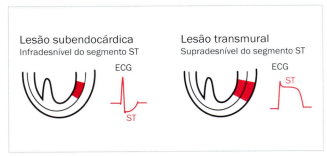

Figura 4.4 Parede ventricular dividida em duas metades: subendocárdica e subepicárdica. Na lesão subendocárdica o ECG registra infradesnível de ST, e na lesão transmural, supradesnivelamento.

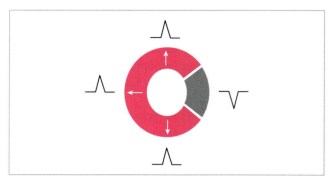

Figura 4.5 Teoria da janela: os eletrodos colocados em frente à área inativa registram ondas negativas correspondentes aos potenciais elétricos da parede oposta.

Tabela 4.1 Causas de ondas Q no ECG.

Causas da onda Q	Mecanismo
Infarto do miocárdio	Necrose
Variante normal	Despolarização septal
Obesos	Q em D3 devido ao diafragma elevado
DPOC	Deslocamento do coração por deformação da caixa torácica
BRE	Alteração da ativação septal
Wolff-Parkinson-White	Despolarização ventricular precoce (onda delta)
Miocardiopatia hipertrófica	Hipertrofia septal
Miocardiopatia dilatada	Fibrose do miocárdio
Distrofia muscular	Pseudo-hipertrofia

DPOC = doença pulmonar obstrutiva crônica, BRE = bloqueio do ramo esquerdo.

tenciais elétricos da parede contralateral como ondas negativas.

Ondas Q de pequena amplitude são habitualmente encontradas no ECG normal e correspondem à ativação do septo interventricular. Ondas Q de grande magnitude são quase sempre anormais.

Os critérios para considerar as ondas Q patológicas, indicativas de área eletricamente inativa, são:

- duração igual ou maior que 0,04 s;
- amplitude igual ou maior que um quarto do complexo QRS;
- é necessário que as ondas Q anormais sejam encontradas em pelo menos duas derivações vizinhas.

Outras condições, além do infarto do miocárdio, também podem produzir ondas Q patológicas. Nas miocardiopatias, áreas inativas no ECG surgem em decorrência da fibrose do miocárdio. Na cardiopatia da doença de Chagas as ondas Q também aparecem na fase avançada e indicam comprometimento grave do miocárdio, acompanhado de disfunção ventricular e insuficiência cardíaca. Por sua vez, a cardiomiopatia hipertrófica pode ser suspeitada no ECG pelo encontro de ondas Q em derivações inferiores e/ou laterais e ondas R em V1, que indicam hipertrofia septal.

Na Tabela 4.1 são listadas as principais causas de ondas Q com seus diferentes mecanismos, que devem ser consideradas no diagnóstico diferencial do infarto do miocárdio.

ALTERAÇÕES DA ONDA T

Nos primeiros minutos, como já foi referido, a onda T pode estar muito ampla, tendendo a simétrica e pontiaguda, sendo assim denominada onda T hiperaguda. Quando surge o supradesnivelamento do segmento ST, a onda T ainda pode estar com a amplitude aumentada (Figura 4.6). Decorridas poucas horas, quando começam a aparecer ondas Q de necrose, a onda T se achata e após cerca de 24 horas ela se torna negativa (Figura 4.7). No decorrer da primeira semana de evolução as ondas T negativas se tornam mais profundas. Após algumas semanas, quando a extensão do infarto é pequena, as ondas T podem se tornar positivas.

A inversão da onda T, muitas vezes considerada alteração sugestiva de isquemia, não é específica de processo isquêmico porque ocorre também em diversas outras condições, como os processos inflamatórios (pericardites e miocardites), secundariamente a hipertrofias ventriculares e bloqueio do ramo esquerdo e até em corações estruturalmente normais.

Na parede ventricular com infarto, havendo a ausência de despolarização e de repolarização, as ondas T são negativas porque nas derivações correspondentes são registradas as imagens em espelho da repolarização normal da parede oposta.

EVOLUÇÃO DAS ALTERAÇÕES

Na maioria dos casos de IAM as alterações no ECG são verificadas na sequência esquematizada na Figura 4.8.

Antigamente, na era pré-trombolítica, quase todos os pacientes com síndrome coronariana aguda e supradesnível do segmento ST evoluíam para infarto com ondas Q, apresentando as alterações citadas. Hoje, com os tratamentos de reperfusão, é possível reverter o processo. No ECG a evidência mais expressiva do sucesso da recanalização coronária é a regressão precoce do supradesnivelamento do segmento ST (> 50%) em até 4 horas. Entretanto, quando a reperfusão é ineficaz ou o paciente é

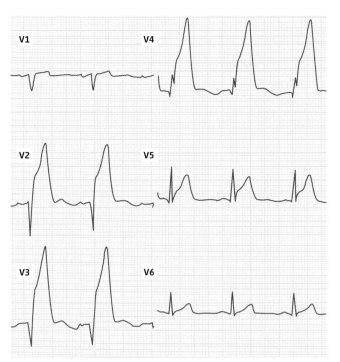

Figura 4.6 Ondas T de grande amplitude e supradesnivelamento de ST em ECG de paciente com dor precordial há cerca de 1 hora.

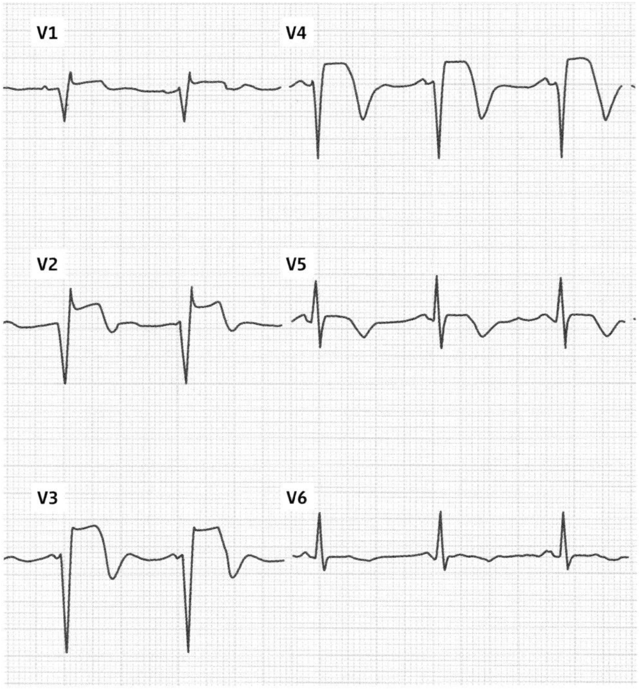

Figura 4.7 Ondas T negativas, supradesnivelamento do segmento ST em regressão e ondas Q. ECG de IAM com mais de 24 horas de evolução.

atendido após surgimento de necrose importante, a evolução do ECG é a mesma.

Durante alguns dias, enquanto o ST permanece supradesnivelado, considera-se o infarto agudo em evolução.

Após aproximadamente uma semana do início do processo o segmento ST encontra-se nivelado com a linha de base e no ECG encontram-se ondas Q e ondas T negativas. Após alguns meses as ondas T podem se tornar positivas ou permanecer negativas definitivamente. Quando o infarto é muito pequeno as ondas Q podem até regredir.

Se o supradesnivelamento do segmento ST não regride após algumas semanas suspeita-se de aneurisma de ventrículo. O aneurisma ventricular surge após infarto de grande extensão e se caracteriza pelo abaulamento paradoxal da parede cicatrizada durante a contração do coração. No ECG, entretanto, as alterações simulam infarto do miocárdio em evolução.

CORRELAÇÃO ANATÔMICA

Do ponto de vista anatômico, as paredes do coração são habitualmente classificadas em anterior, inferior, lateral e posterior (Figura 4.9). Na última década, estudos com ressonância magnética cardíaca mostraram que a parede basal, anteriormente denominada posterior, localiza-se lateralmente na maioria dos indivíduos normais. Assim, nos exames de imagem como o ecocardiograma, a tomografia computadorizada e a ressonância magnética, e também no eletrocardiograma, os infartos que acometem a porção

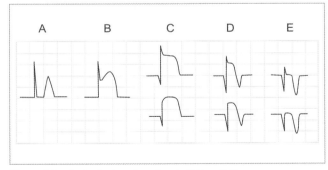

Figura 4.8 Evolução das alterações do ECG no IAM:
A – ondas T hiperagudas (primeiros minutos);
B – supradesnível do ponto J e do segmento ST (mais ou menos 30 minutos);
C – surgimento de ondas Q (aproximadamente 6 horas);
D – inversão da onda T (cerca de 24 horas);
E – regressão do supradesnivelamento (pouco menos de 1 semana).
A onda Q aumenta a partir de 6 horas de evolução, enquanto o supradesnivelamento de ST diminui progressivamente; a onda T, muito ampla e positiva no início, torna-se achatada e depois negativa, e a profundidade aumenta.

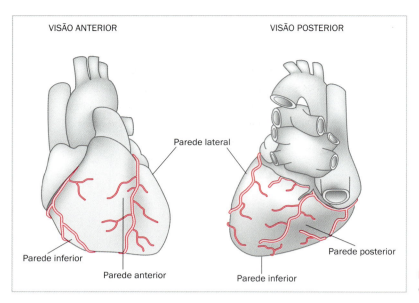

Figura 4.9 Paredes do coração observadas frontalmente e posteriormente.

basal do ventrículo esquerdo são considerados como infarto da parede lateral. Entretanto, a denominação de parede posterior ou dorsal continua sendo útil para avaliar a extensão do infarto, como será visto mais adiante, e ainda é utilizada por diretrizes norte-americanas e europeias.

O ECG possibilita correlacionar as derivações em que há alterações com a região anatômica comprometida, como mostra a Tabela 4.2.

LOCALIZAÇÃO DO IAM

Na maioria das vezes o infarto do miocárdio acomete a parede anterior ou a parede inferior do ventrículo esquerdo. Infartos isolados da parede lateral, da parede posterior ou do ventrículo direito são mais raros.

O infarto costuma envolver mais de uma localização simultaneamente ou em ocasiões distintas. Assim, encontramos com frequência infartos anterosseptal, anterolateral, inferodorsal, laterodorsal, e infarto inferior e de ven-

Tabela 4.2 Correlação anatômica das derivações com a parede do coração.

Derivações	Parede
V1-V2	Septal
V3-V4	Anterior
V5-V6 e/ou D1 aVL	Lateral
D2-D3-aVF	Inferior
V1-V6	Anterior extensa
V2-V3 (alterações recíprocas) ou V7-V8	Posterior ou dorsal
V3R e V4R	VD

Tabela 4.3 Localizações do infarto no ECG.

Região comprometida	Derivações
IAM anterosseptal	V1 a V4
IAM anterolateral	V1 a V6 e D1, aVL
IAM inferodorsal	D2, D3, aVF e em V2 e V3 alterações recíprocas (de V7 e V8)
IAM laterodorsal	D1, aVL e em V2 e V3 alterações recíprocas (de V7 e V8)
IAM inferior e VD	D2, D3, aVF e V3R, V4R
IAM anteroapical	D2, D3, aVF e de V1 a V5-V6

trículo direito. Às vezes apenas a ponta do coração é atingida. A Tabela 4.3 indica as regiões correspondentes às derivações do ECG em que se encontram as alterações (ST supradesnivelado e/ou ondas Q).

CIRCULAÇÃO CORONÁRIA

Duas artérias coronárias originam-se na raiz da aorta: direita e esquerda. Esta última, logo após a sua origem, bifurca-se em duas outras grandes artérias: descendente anterior e circunflexa (Figura 4.10). O segmento antes da bifurcação é denominado tronco da artéria coronária esquerda e a sua obstrução é causa importante de infarto fatal.

A artéria coronária esquerda irriga o ventrículo esquerdo (paredes anterior e lateral), o septo interventricular e o feixe de His. A artéria coronária direita irriga o VE (paredes inferior e posterior), o VD, o nó sinusal e o nó AV. Conforme a localização do infarto é possível inferir a artéria obstruída, apesar das variações anatômicas (Tabela 4.4).

Aula 4 ECG no infarto agudo do miocárdio 47

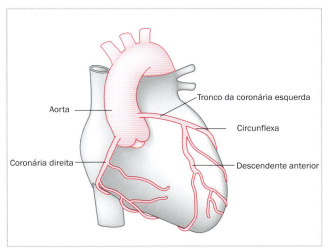

Figura 4.10 Artérias coronárias direita e esquerda originando-se da aorta. Bifurcação da coronária esquerda em artérias circunflexa e descendente anterior.

Tabela 4.4 Correlação do infarto com a artéria coronária comprometida.

Região comprometida	Artéria coronária obstruída
IAM anterosseptal	Descendente anterior (distal)
IAM anterolateral	Descendente anterior (proximal)
IAM inferodorsal	Coronária direita
IAM laterodorsal	Circunflexa
IAM inferior e de VD	Coronária direita
IAM apical	Descendente anterior longa

que o septo interventricular recebe irrigação dupla (DA e coronária direita).

A oclusão proximal da DA causa infarto anterior extenso (anterolateral), e as alterações típicas ocorrem nas precordiais de V1 a V6 e em D1 e aVL (Figura 4.12).

O encontro de supradesnivelamento de ST e/ou ondas Q em derivações anteriores e inferiores não indica necessariamente a existência de dois infartos ou de um infarto muito extenso. Na maioria das vezes corresponde ao infarto apical, também denominado anteroapical, causado pela oclusão distal de uma artéria DA longa, que ultrapassa o ápice do coração (Figura 4.13).

INFARTO DE PAREDE ANTERIOR

A obstrução distal da artéria coronária descendente anterior (DA) produz infarto anterosseptal, com alterações nas derivações V1 a V4 (Figura 4.11). Entretanto, muitas vezes não há supradesnivelamento de ST em V1 porque o septo interventricular recebe irrigação dupla (DA e coronária direita).

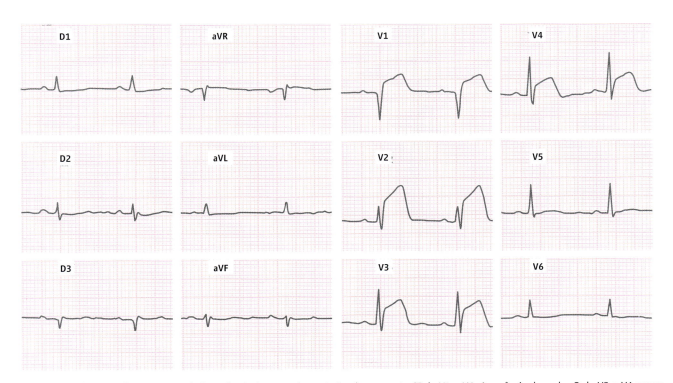

Figura 4.11 Infarto agudo anterosseptal. Supradesnivelamento do ponto J e do segmento ST de V1 a V4. A ausência de ondas Q de V2 a V4 sugere que o processo de necrose ainda não se completou e, portanto, a duração do infarto deve ser inferior a 6 horas. Exemplo sugestivo de obstrução distal da artéria coronária descendente anterior.

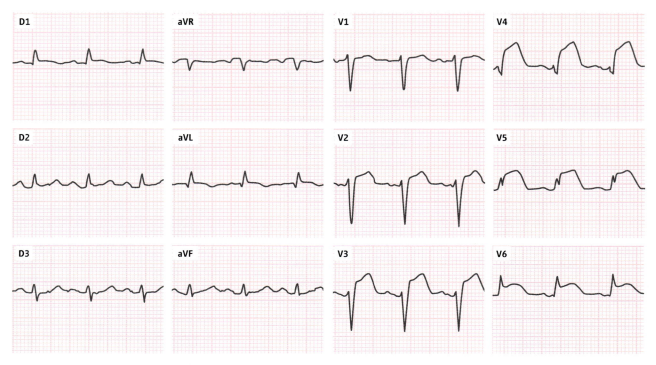

Figura 4.12 Infarto agudo anterolateral. Supradesnivelamento do segmento ST em D1 e aVL e de V2 a V6. A ausência de ondas Q indica que o quadro é agudo, com menos de 6 horas de evolução. Infarto anterior extenso por oclusão proximal da DA.

INFARTO DE PAREDE INFERIOR

Como na maioria dos indivíduos a artéria coronária direita (CD) é dominante, o infarto de parede inferior é ocasionado por comprometimento da CD em 80% dos casos e nos outros 20% por lesão da artéria circunflexa.

A obstrução distal da CD determina infarto da parede inferior, evidenciado nas derivações D2, D3 e aVF (Figura 4.14). O supradesnivelamento em D3 é maior do que em D2.

Quando a obstrução da CD é proximal, pode haver extensão do infarto para a parede posterior ou para o ventrículo direito (Figuras 4.15a e 4.15b).

INFARTO DE PAREDE POSTERIOR

O infarto posterior ou dorsal é geralmente diagnosticado como extensão da parede inferior em decorrência de obstrução proximal da CD.

No ECG são encontradas alterações recíprocas (imagens em espelho) nas derivações precordiais direitas (V1 a V3) correspondentes às alterações características encontradas nas derivações especiais posteriores V7 e V8 (Figuras 4.16a e 4.16b). Assim, observa-se:

- infradesnivelamento de ST em V2 e V3, que equivale ao supradesnivelamento de V7 e V8;
- aumento da onda R de V1 a V3, que corresponde às ondas Q encontradas em V7 e V8, e caracteriza a necrose.

INFARTO DE VENTRÍCULO DIREITO

É sempre causado por obstrução da coronária direita. O infarto do ventrículo direito causa supradesnivelamento de ST nas derivações especiais direitas V2R a V5R.

Como V2R tem a mesma posição que V1, suspeita-se de infarto de VD quando se encontra supradesnível de ST isolado em V1, na presença de infarto inferior (Figuras 4.17a e 4.17b).

O infarto do VD só pode ser diagnosticado na fase aguda, pelo supradesnivelamento do segmento ST (igual ou maior que 1 mm). O encontro de ondas Q à direita em V3R e V4R pode ser normal e não tem valor diagnóstico.

INFARTO DE PAREDE LATERAL

A extensão do infarto para a parede lateral ocorre com maior frequência na oclusão proximal da DA (infar-

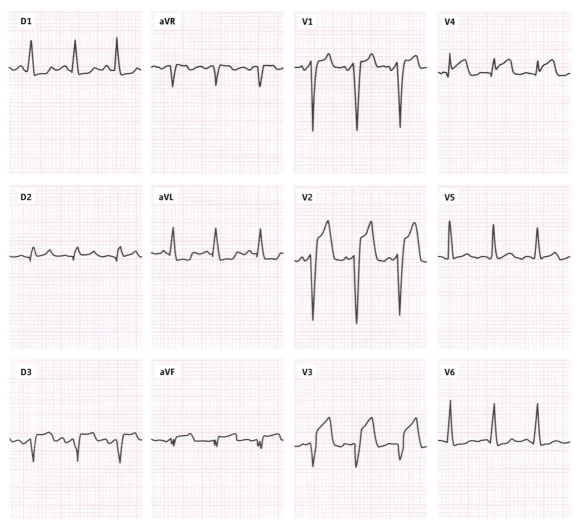

Figura 4.13 Infarto apical ou anteroapical. Supradesnivelamento de ST nas paredes anterosseptal (V1 a V4) e inferior (D3 e aVF), simulando dois infartos. Infradesnivelamento recíproco nas derivações laterais (D1, aVL e V6).

to anterolateral), conforme descrito anteriormente. Já a oclusão da artéria circunflexa causa infarto laterodorsal (Figura 4.18) ou inferolaterodorsal (Figura 4.19). O infarto isolado da parede lateral é raro.

Quando a extensão do infarto para a parede inferior é causada por obstrução da circunflexa, o supradesnivelamento de ST é maior em D2 do que em D3 e ocorre também em D1 e aVL.

INFARTO COM BLOQUEIO DE RAMO

O infarto agudo do miocárdio pode estar associado a bloqueio de ramo. Há duas possibilidades: bloqueio de ramo preexistente ou que tenha surgido em decorrência do infarto agudo. Esta última situação é geralmente mais grave.

O bloqueio do ramo direito (BRD) é mais comum que o bloqueio do ramo esquerdo (BRE). Na maioria das vezes ocorre no infarto de parede anterior. A presença de BRD não impede o diagnóstico e não dificulta o acompanhamento evolutivo do IAM no ECG. O aparecimento de bloqueio do ramo direito no infarto da parede anterior indica oclusão proximal da DA, antes da primeira artéria septal, portanto mais grave.

O bloqueio do ramo esquerdo, em contrapartida, mascara o diagnóstico de infarto do miocárdio, porque altera a despolarização septal e também é causa isolada de supradesnivelamento do segmento ST.

Na fase aguda é possível, às vezes, diagnosticar infarto na presença de BRE por alterações peculiares do segmento ST. O BRE isolado altera o QRS e produz desnivelamento discordante do segmento ST (em sentido inverso ao do

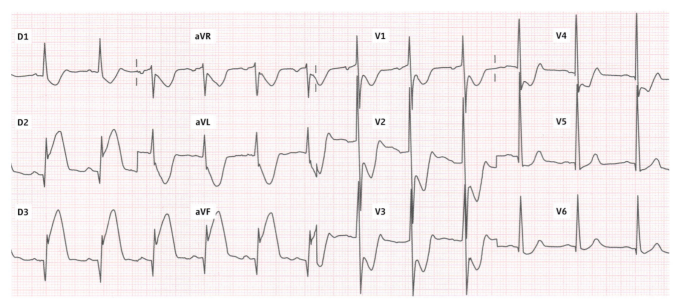

Figura 4.14 Infarto agudo inferior e posterior. Supradesnivelamento acentuado do segmento ST em D2, D3 e aVF, acompanhado de ondas Q nas referidas derivações. Infradesnivelamento igualmente importante do segmento ST de V1 a V4 e ondas R aumentadas de V1 a V4. Trata-se de IAM comprometendo as paredes inferior e posterior, com tempo de evolução provavelmente maior que 6 horas, porque já há necrose evidente, e inferior a 24 horas porque ainda não houve inversão da onda T.

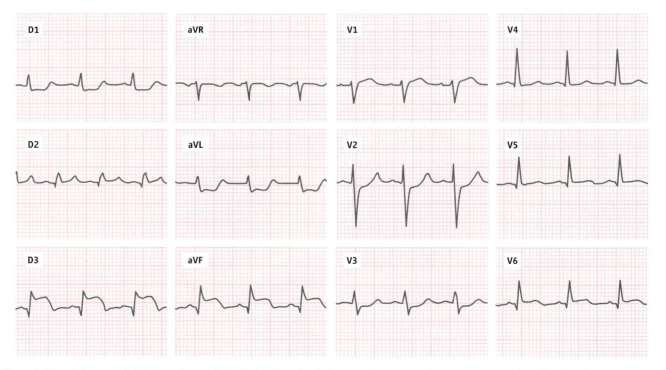

Figura 4.15a Infarto agudo inferior e de ventrículo direito. Supradesnivelamento do segmento ST em D2, D3 e aVF (parede inferior), infradesnivelamento discreto de ST em V2 e V3 e supradesnivelamento em V1. As alterações em V2 e V3 (imagens em espelho da parede posterior) indicam a extensão dorsal do infarto. O supradesnível em V1 sugere infarto do ventrículo direito, porque V1 corresponde a V2R. A elevação do segmento ST em D3 é maior do que em D2. Este ECG é característico de obstrução proximal da artéria coronária direita. Veja a seguir o ECG nas derivações especiais.

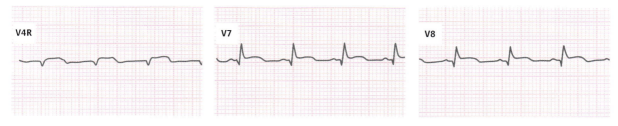

Figura 4.15b Derivações especiais. O supradesnivelamento do segmento ST em V4R comprova o infarto agudo do ventrículo direito e o supradesnivelamento em V7 e V8, a extensão para a parede dorsal. No infarto de parede inferior o registro destas derivações permite avaliar melhor a sua extensão.

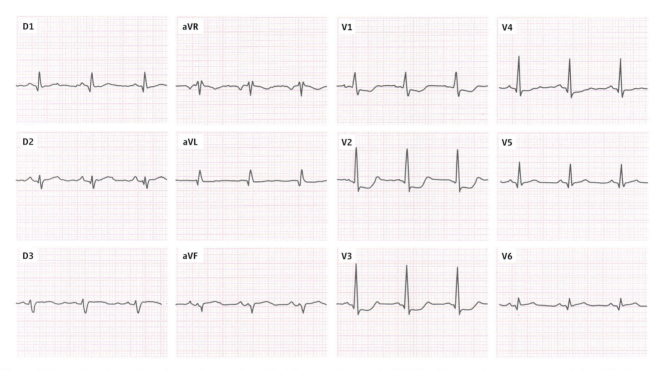

Figura 4.16a Infarto dorsal. Aparecimento de ondas R em V1 e infradesnivelamento de ST de V1 a V3 em paciente com sintomas de insuficiência coronária aguda diagnosticam infarto agudo de parede posterior. Veja os próximos traçados.

QRS). O diagnóstico de IAM na presença de BRE deve ser suspeitado quando se encontra desnivelamento concordante de ST (igual ou maior que 1 mm) ou discordante exagerado (maior que 5 mm). Todavia, nem sempre é possível localizar a parede acometida pelo encontro dessas alterações.

O bloqueio divisional anterossuperior (BDAS) também ocorre com mais frequência no infarto de parede anterior. Nos casos de infarto de parede inferior é mais difícil diagnosticar BDAS associado porque ambos são causas de desvio do eixo do QRS para esquerda.

INFARTO ATRIAL

É geralmente associado a infarto ventricular e muitas vezes passa desapercebido. Deve ser suspeitado quando uma arritmia atrial surge em paciente com infarto agudo do miocárdio e se observa o segmento PR infradesnivelado. As alterações da onda P são inespecíficas. O diagnóstico é difícil.

As alterações mais sugestivas de infarto atrial são:
- infradesnivelamento ou supradesnivelamento do segmento PR;
- segmento PR infradesnivelado associado a arritmia supraventricular;
- segmento PR infradesnivelado associado a ondas P anormalmente entalhadas, semelhantes a bloqueio intra-atrial.

ARRITMIAS NO IAM

O infarto agudo do miocárdio pode ocasionar qualquer tipo de arritmia, incluindo a taquicardia ventricu-

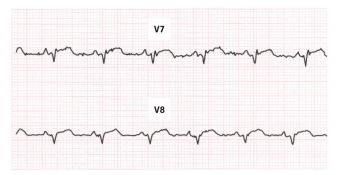

Figura 4.16b   Infarto dorsal. Derivações V7 e V8. Ondas Q e ST supradesnivelado em V7 e V8 confirmam o diagnóstico de infarto agudo da parede posterior.

lar, cujo risco maior é a evolução para fibrilação ventricular e parada cardíaca. Por esse motivo, o doente deve permanecer internado em unidade de tratamento intensivo com monitorização do ECG durante a fase aguda do infarto.

Como a artéria coronária direita é responsável pela irrigação do nó atrioventricular, o infarto da parede inferior pode complicar com bloqueio AV e bradicardia.

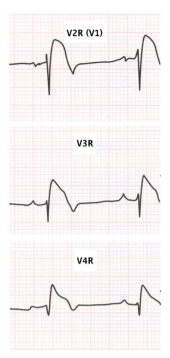

Figura 4.17b   Derivações especiais V2R (V1), V3R e V4R com importante supradesnivelamento do ponto J e do segmento ST.

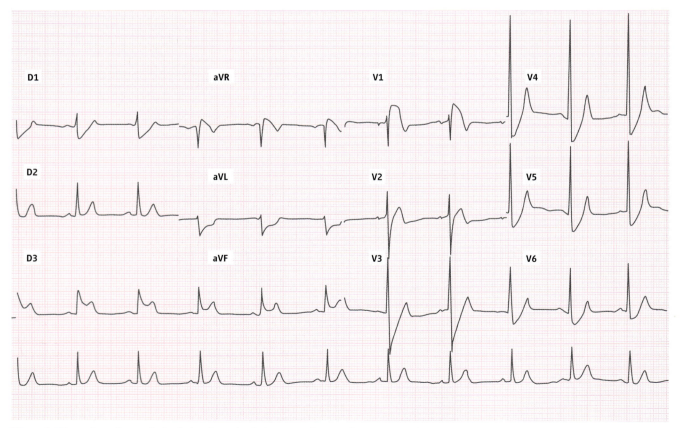

Figura 4.17a   Infarto de ventrículo direito. Supradesnivelamentos discretos do segmento ST em D3 e aVF e acentuado em V1. Infradesnivelamento de ST em outras derivações. Sobrecarga ventricular esquerda.

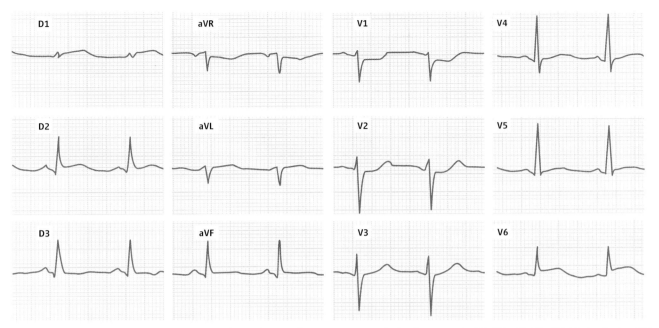

Figura 4.18 Infarto agudo de parede lateral. Supradesnivelamento do segmento ST nas derivações esquerdas D1, D2, aVL, V5 e V6. Obstrução da artéria circunflexa.

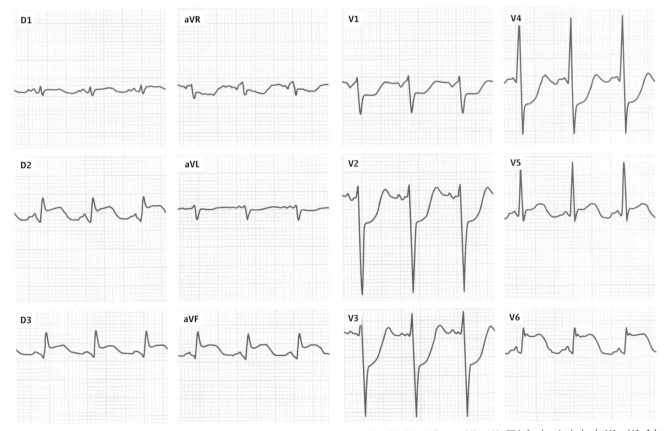

Figura 4.19 Infarto agudo inferolaterodorsal. Segmento ST supradesnivelado em D1, D2, D3, aVF e em V5 e V6. ST infradesnivelado de V1 a V4. A localização do IAM nas paredes inferior e posterior é observada na maioria das vezes quando há oclusão da artéria coronária direita. Neste caso, entretanto, o supradesnível maior em D2 do que em D3 sugere comprometimento da artéria circunflexa.

Mais detalhes sobre taquiarritmias e bradiarritmias são discutidos nos respectivos capítulos.

REFERÊNCIAS BIBLIOGRÁFICAS

1. FRIEDMANN AA, GRINDLER J. ECG – Eletrocardiologia básica. São Paulo: Sarvier; 2000.
2. FRIEDMANN AA, GRINDLER J, OLIVEIRA CAR, FONSECA AJ. Diagnóstico diferencial no eletrocardiograma. 2ª ed. Barueri: Manole; 2011.
3. FRIEDMANN AA, NISHIZAWA WAT, GRINDLER J, OLIVEIRA CAR. Infarto de ventrículo direito com certeza. Diagnóstico & Tratamento. 2009;14(1):401.
4. GOLBERGER AL. Clinical electrocardiography. A simplified approach. 8th ed. Mosby Elsevier; 2012.
5. MIRVIS DM, GOLDBERGER AL. Electrocardiography. In: Mann DL, Zipes DP, Libby P, Bonow RO. Braunwald's heart disease. A textbook of cardiovascular medicine. 10th ed. Philadelphia: Saunders Elsevier; 2015. p. 114-52.
6. PASTORE CA, PINHO JA, PINHO C, SAMESIMA N, PEREIRA-FILHO HG, KRUSE JCL, et al. III Diretrizes da Sociedade Brasileira de Cardiologia sobre análise e emissão de laudos eletrocardiográficos. Arq Bras Cardiol. 2016;106(4Supl.1):1-23.
7. WANG K, ASINGER R, MARRIOTT H. ST-segment elevation in conditions other than acute myocardial infarction. N Engl J Med. 2003;349(22):2128-35.
8. ZIMETBAUM PJ, JOSEPHSON ME. Use of the electrocardiogram in acute myocardial infarction. N Engl J Med. 2003;348:933-40.
9. SANCHES PCR, MOFFA PJ. Eletrocardiograma: uma abordagem didática. São Paulo: Rocca; 2010.

RESUMO

O ECG é um dos principais critérios para o diagnóstico do IAM e também é importante para a conduta terapêutica em casos de insuficiência coronária aguda.

O IAM é classificado, com base no ECG, em infarto com supradesnivelamento do segmento ST, que evolui para necrose com aparecimento de ondas Q, e infarto sem supradesnível de ST, também denominado infarto não Q, no qual a necrose é diagnosticada por outros marcadores como troponina e enzimas.

No infarto agudo do miocárdio a primeira alteração que surge (nos primeiros minutos) é o aumento da amplitude da onda T (onda T hiperaguda). Entretanto, na maioria dos casos, a primeira alteração detectada (após cerca de meia hora) é o supradesnivelamento do segmento ST, também denominado lesão. Após algumas horas (aproximadamente 6 horas) surgem ondas Q patológicas decorrentes da necrose. Cerca de 24 horas após o início a onda T se inverte. Estas três alterações (Figura 4.20), detectadas em pelo menos duas derivações, são as manifestações características do IAM com supradesnível de ST.

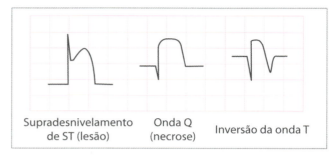

Figura 4.20 Esquema das três principais manifestações do IAM com supra de ST.

As derivações do ECG têm correlação anatômica com as paredes do coração. Conforme as derivações onde são encontradas as alterações (supradesnivelamento de ST ou ondas Q) é possível determinar a localização do infarto no ECG. Assim, as regiões habitualmente acometidas pelo processo de isquemia ou de necrose podem ser diagnosticadas: anterosseptal, anterolateral, inferodorsal e inferior e ventrículo direito (Tabela 4.5).

Após alguns dias o supradesnivelamento regride, mas as ondas Q permanecem.

A presença de ondas Q no ECG, também denominada de área inativa, indica infarto do miocárdio prévio.

No infarto sem supradesnível de ST geralmente ocorre infradesnivelamento do segmento ST em várias derivações, e não surgem ondas Q patológicas.

Tabela 4.5 Correlação anatômica das derivações com as paredes do coração.

D1 – lateral	aVR	V1 – septal	V4 – anterior
D2 – inferior	aVL – lateral	V2 – septal	V5 – lateral
D3 – inferior	aVF – inferior	V3 – anterior	V6 – lateral
			V7 e V8 – posterior
			V3R e V4R – VD

Aula 5

Taquiarritmias

Antonio Américo Friedmann

ARRITMIAS CARDÍACAS

O ritmo cardíaco normal é denominado ritmo sinusal porque se origina nas células do nó sinusal. Ele é reconhecido no ECG por uma onda P com orientação normal da direita para esquerda, no quadrante entre 0° e +90°, precedendo cada complexo QRS.

Arritmias ou disritmias cardíacas são alterações do ritmo cardíaco normal devido a distúrbios na formação e/ou condução do estímulo elétrico.

Diversos são os critérios utilizados para classificar as arritmias cardíacas. Em nossas aulas utilizamos uma classificação didática. Dividimos as arritmias em dois grandes grupos:

- Taquiarritmias – são as alterações do ritmo cardíaco normal quando há aumento da frequência cardíaca (taquicardia) ou batimento precoce (extrassístole).
- Bradiarritmias – são as arritmias em que há diminuição da frequência cardíaca (bradicardia) ou despolarização tardia (escape).

O ECG é o exame mais importante para o diagnóstico de uma arritmia cardíaca. No ECG convencional de derivações simultâneas a derivação longa (D2) tem por objetivo a análise de eventuais arritmias. Como esta tem uma duração de apenas 10 segundos, havendo suspeita de arritmia costuma-se registrar uma página com 6 linhas de uma mesma derivação (geralmente D2 ou V1, porque evidenciam melhor a onda P) que corresponde a 1 minuto de duração. Nos doentes internados em UTI, a monitoração do ECG à beira do leito tem por objetivo acompanhar o ritmo cardíaco e detectar precocemente as arritmias. Quando a arritmia não é registrada no ECG de repouso indica-se a monitorização ambulatorial (sistema Holter) para diagnosticá-la. Estes outros métodos diagnósticos derivados do ECG são estudados na terceira parte deste livro.

Neste capítulo estudaremos os mecanismos das arritmias cardíacas e as taquiarritmias, e no próximo abordaremos as bradiarritmias.

MECANISMOS DAS ARRITMIAS CARDÍACAS

Automatismo normal. É a propriedade de despolarização espontânea que algumas células cardíacas apresentam. Ao atingir o potencial limiar (cerca de –60 mV) deflagram o estímulo elétrico (Figura 5.1). Normalmente o automatismo ocorre nas células do nó sinusal porque elas apresentam maior velocidade de despolarização diastólica espontânea, mas pode surgir em células da junção atrioventricular (AV), dos átrios e do sistema His-Purkinje. Estas células são consideradas marca-passos subsidiários porque ficam habitualmente inibidas pela frequên-

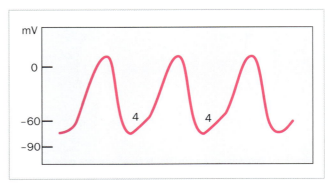

Figura 5.1 Potencial de ação de uma célula cardíaca com propriedade de automatismo. Na fase de repouso (fase 4), em vez de linha isoelétrica há um aclive (despolarização diastólica espontânea) que, ao atingir o potencial limiar (–60 mV), deflagra novo estímulo.

cia de estimulação mais elevada das células sinusais (mecanismo denominado *overdrive supression*).

Quando o estímulo sinusal é interrompido ou quando a frequência cardíaca (FC) diminui consideravelmente, as células da junção AV ou de outras regiões dos átrios assumem o comando da atividade elétrica, com FC em geral menor que 60 bpm (ritmos de escape).

Nos casos de bloqueio AV total, quando o estímulo elétrico não chega aos ventrículos, células do sistema His-Purkinje assumem o comando com frequência ao redor de 40 bpm (ritmo idioventricular).

Hiperautomatismo. É a exacerbação do automatismo do nó sinusal ou dos marca-passos subsidiários. Nestes casos a velocidade de despolarização espontânea destas células do sistema elétrico está aumentada, ocasionando taquiarritmias.

Automatismo anormal. Ocorre em células dos átrios ou dos ventrículos que em condições normais não exibem qualquer atividade elétrica autônoma. Nesta situação o potencial de repouso da célula está diminuído e próximo do potencial limiar, gerando um foco ectópico que interfere com o automatismo normal do nó sinusal.

Hiperautomatismo e automatismo anormal são mecanismos causadores de extrassístoles e taquicardias. O aumento da FC é devido ao maior número de impulsos do nó sinusal (taquicardia sinusal), ou de focos ectópicos (taquiarritmias).

Reentrada. É um distúrbio na propagação do estímulo elétrico em que o mesmo impulso retorna e produz uma sucessão de despolarizações (Figura 5.2). O impulso que desencadeia o fenômeno de reentrada é geralmente uma extrassístole.

O fenômeno de reentrada ocorre pela existência de um circuito anatômico ou funcional contendo segmentos com velocidades de condução diferentes. As vias de condução mais rápida têm geralmente maior período refratário, e nas vias de condução mais lenta o período refratário é menor.

Normalmente, o estímulo cardíaco nascido no nó sinusal despolariza os átrios e os ventrículos e se extingue. Quando surge um batimento precoce (extrassístole), ele pode encontrar um trecho do sistema de condução (via rápida) ainda em período refratário. Se houver uma via alternativa, com período refratário menor e velocidade de condução mais lenta, o estímulo prossegue por esta (via lenta). A lentidão na condução permite que o estímulo volte para a via rápida, inicialmente bloqueada, e a encontre agora fora do período refratário. Neste caso, o distúrbio de condução na via rápida é denominado bloqueio unidirecional. Assim, o mesmo estímulo pode reentrar produzindo nova despolarização, ou se perpetuar determinando uma taquicardia. As taquicardias por mecanismo de reentrada têm início súbito e término abrupto, sendo por este motivo denominadas taquicardias paroxísticas.

Qualquer tecido cardíaco capaz de conduzir o estímulo elétrico pode fazer parte de um circuito de reentrada. Assim, podemos ter:

- reentrada atrial – paredes dos átrios com velocidades de condução diferentes;
- reentrada nodal – dupla via de condução: uma com velocidade de condução lenta (células do nó AV com condução lenta) e outra de condução rápida (células com características daquelas dos feixes de condução rápida que se conectam ao nó AV);
- reentrada atrioventricular – via acessória (feixe anômalo) conectando um átrio diretamente ao ventrículo conduz o estímulo paralelamente ao nó AV cuja velocidade de condução é mais lenta (mecanismo da síndrome de Wolff-Parkinson-White);
- reentrada ventricular – o estímulo elétrico ao encontrar uma área de fibrose ou aneurisma ventricular pode se dividir em duas frentes de onda produzindo um circuito de reentrada.

Os circuitos pequenos, como aqueles localizados na junção AV, são denominados microrreentradas, e os grandes, como no caso dos feixes anômalos, são macrorreentradas.

A reentrada é o mecanismo determinante de arritmias supraventriculares e ventriculares como *flutter* atrial, taquicardias paroxísticas supraventriculares e algumas taquicardias ventriculares.

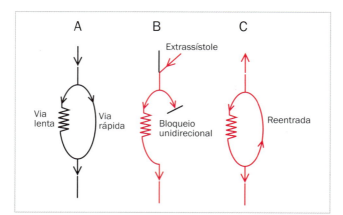

Figura 5.2 Esquema de um circuito de reentrada: A – duas vias: uma lenta (com menor período refratário) e outra rápida (com maior período refratário); B – o impulso da extrassístole é bloqueado na via rápida (em período refratário) e segue pela via lenta; C – o estímulo volta em sentido retrógrado pela via rápida, agora fora do período refratário, e se perpetua (reentrada).

Atividade deflagrada por pós-potenciais. É causada por oscilações que ocorrem nas fases 3 e 4 do potencial de ação, gerando pós-potenciais, respectivamente precoces ou tardios (Figura 5.3). Se estes pós-potenciais atingem a voltagem do potencial limiar de membrana, desencadeiam estímulos e causam arritmias.

Os pós-potenciais precoces ocorrem mais comumente em situações que prolongam a repolarização ventricular, como a síndrome do QT longo. A bradicardia, aumentando ainda mais o intervalo QT, pode deflagrar arritmia.

Os pós-potenciais tardios podem ocorrer em depleções eletrolíticas (hipopotassemia) e na intoxicação digitálica.

Condução lenta e bloqueio. A velocidade de propagação do impulso varia conforme o tipo de célula do sistema elétrico e depende de seu potencial de ação. A velocidade é maior nas células em que a corrente elétrica é mediada pelos canais rápidos de sódio e menor naquelas em que predominam os canais lentos de cálcio. Nas células do nó AV a condução lenta é fisiológica.

Em condições patológicas os impulsos cardíacos podem sofrer um retardo da condução (por exemplo, um prolongamento do intervalo PR) ou um bloqueio da propagação do impulso. Ocasionalmente a dificuldade de condução aumenta progressivamente até ocorrer um bloqueio.

Bloqueios podem ocorrer em qualquer parte do sistema elétrico. Dependendo da localização causam bradiarritmias, como os bloqueios atrioventriculares, e podem até predispor ao fenômeno de reentrada (bloqueio unidirecional), que é causa determinante de taquiarritmias.

EXTRASSÍSTOLES

São batimentos precoces originados de um foco ectópico. Quando o ritmo cardíaco é regular, surgem antes do momento esperado para a próxima sístole, ao contrário dos escapes, que são eventos tardios.

São as arritmias mais comuns e ocorrem não só em casos de cardiopatia como também em pessoas normais. Podem iniciar-se nos átrios, nos ventrículos ou na junção atrioventricular. As extrassístoles que se originam nos átrios ou na junção AV são denominadas supraventriculares e as originadas nos ventrículos são extrassístoles ventriculares (Figura 5.4).

O mecanismo causador de extrassístoles na maioria das vezes é o hiperautomatismo de um foco ectópico. A reentrada e a atividade deflagrada por pós-potenciais são menos frequentes.

As extrassístoles apresentam algumas características que serão descritas a seguir.

Pausa pós-extrassistólica – habitualmente ocorre uma pausa ou intervalo maior após a extrassístole, relacionada com o período refratário das estruturas despolarizadas. A pausa é chamada compensadora quando a soma dos intervalos pré-extrassistólico e pós-extrassistólico é igual ao dobro da duração do ciclo cardíaco normal. Esta coincidência indica que o nó sinusal não foi despolarizado pela extrassístole e manteve seu ritmo inalterado. Quando não há pausa, a extrassístole é chamada interpolada.

Intervalo de acoplamento – é a distância da extrassístole ao batimento precedente, sempre menor que a duração de um ciclo normal. Batimentos precoces de um mesmo

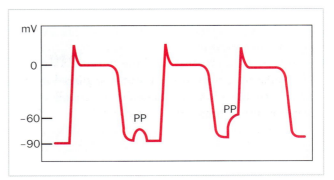

Figura 5.3 Potencial de ação de célula cardíaca não dotada da propriedade de automatismo. O potencial deveria permanecer estável e constante durante a diástole (fase 4). Condições patológicas determinam oscilações do potencial de repouso denominadas pós-potenciais (PP). Quando estes potenciais apresentam voltagem acima do potencial limiar (–60 mV), deflagram um novo estímulo.

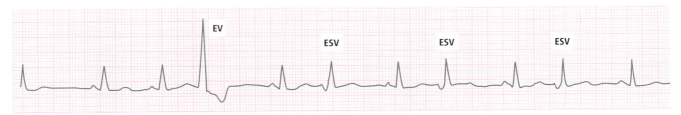

Figura 5.4 Extrassístole ventricular (batimento precoce com QRS alargado de morfologia anômala) e extrassístoles supraventriculares (QRS com a mesma morfologia dos batimentos sinusais). A extrassístole ventricular (EV) não é precedida por onda P, enquanto as ESV são precedidas por ondas P ectópicas.

foco ectópico têm, geralmente, acoplamento constante. Nas extrassístoles provenientes de vários focos o intervalo de acoplamento é variável.

Intervalo de acoplamento variável para um mesmo foco extrassistólico sugere o diagnóstico de parassistolia, que será estudada adiante.

Classificação das extrassístoles

As extrassístoles são classificadas sob diversos aspectos, segundo suas inter-relações com o ritmo de base. Assim, podemos dividi-las de acordo com diferentes critérios.

Quanto à origem, as extrassístoles são divididas em:
- supraventriculares (QRS geralmente estreito);
- ventriculares (QRS alargado).

As extrassístoles supraventriculares têm QRS estreito ou com a mesma morfologia dos complexos do ritmo sinusal de base. Quando o foco ectópico é ventricular, o estímulo não percorre o feixe de His e suas ramificações no sentido normal. Assim, as extrassístoles ventriculares têm QRS anômalo, alargado e desviado em sua orientação espacial.

Portanto, no paciente com ECG previamente normal, a extrassístole supraventricular habitualmente tem QRS estreito, ao passo que na extrassístole ventricular o QRS é sempre alargado, semelhante ao dos bloqueios de ramo.

As extrassístoles supraventriculares podem ser subdivididas em atriais e juncionais.

Quanto à frequência, as extrassístoles podem ser:

1. isoladas;
2. agrupadas:
   - bigeminadas (a cada batimento corresponde uma extrassístole);
   - trigeminadas (a cada dois batimentos corresponde uma extrassístole);
   - pareadas (duas extrassístoles consecutivas).

Quanto à morfologia, as extrassístoles podem ser classificadas como:
- monomórficas (morfologia semelhante);
- polimórficas (morfologias diferentes).

Extrassístoles polimórficas pressupõem múltiplos focos de origem, assim, são também denominadas polifocais.

Nas Figuras 5.5 a 5.8 são apresentadas diferentes modalidades de extrassístoles.

A importância fundamental da caracterização das extrassístoles é o prognóstico da arritmia. Assim, por exemplo, as extrassístoles supraventriculares, isoladas ou monomórficas têm menor gravidade do que, respectivamente, as ventriculares, agrupadas ou polimórficas.

Extrassístoles supraventriculares

São batimentos precoces com QRS geralmente igual aos do ritmo normal do paciente, mas precedidos por onda P com morfologia diferente da onda P sinusal (extrassístole atrial) ou sem onda P precedendo o QRS (extrassístole juncional).

No traçado com QRS normal, a extrassístole supraventricular tem geralmente QRS estreito. No ECG com

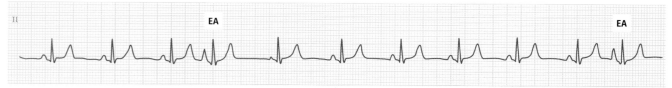

Figura 5.5 Extrassístoles atriais. Extrassístoles supraventriculares (QRS com a mesma morfologia) precedidas de onda P com morfologia diferente das ondas P do ritmo sinusal de base.

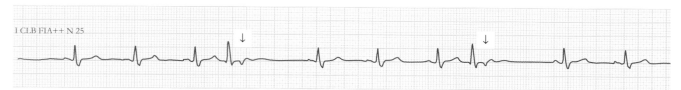

Figura 5.6 Extrassístoles juncionais. Extrassístoles supraventriculares não precedidas de onda P. Após as extrassístoles observam-se ondas P retrógradas (ondas P negativas, assinaladas por setas).

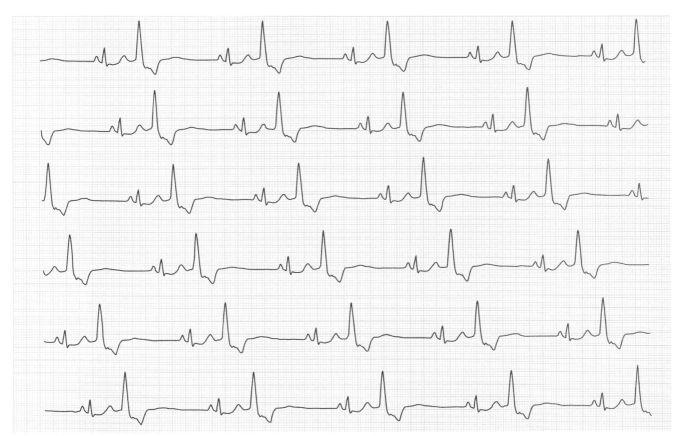

Figura 5.7 Extrassístoles ventriculares e bigeminismo. Extrassístoles ventriculares monomórficas (com mesma morfologia): QRS alargado, não precedido de onda P. Bigeminismo: cada batimento sinusal corresponde a uma extrassístole.

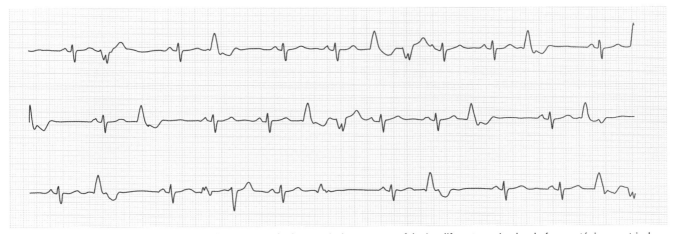

Figura 5.8 Extrassístoles ventriculares polimórficas. Extrassístoles ventriculares com morfologias diferentes, oriundas de focos ectópicos ventriculares diversos.

bloqueio de ramo a extrassístole supraventricular deve ter QRS alargado, mas com a mesma morfologia dos demais batimentos em ritmo sinusal.

Na extrassístole atrial a onda P ectópica é sempre precoce e com morfologia diferente da onda P do ritmo sinusal.

Quando não há onda P precedendo a extrassístole supraventricular, a origem do estímulo é juncional. Considera-se região juncional o nó AV, o início do feixe de His e a porção baixa dos átrios. Dependendo do local de origem a onda P pode coincidir com o QRS e não ser visível, ou suceder o QRS. Se a onda P não é visível, pode haver uma onda P sinusal dissociada concomitante causando pequena distorção no QRS. Quando a onda P aparece após o QRS e é negativa nas derivações inferiores ela é denominada de onda P retrógrada, porque o estímulo, que nasce na origem do feixe de His, primeiro despolariza os ventrículos, e a seguir atravessa o nó AV em sentido inverso e percorre os átrios em sentido retrógrado.

Quando a extrassístole atrial apresenta onda P negativa nas derivações inferiores e tem o intervalo PR mais curto, o foco ectópico deve se situar mais próximo do nó atrioventricular. Neste caso a extrassístole pode ser classificada como atrial (atrial baixa) ou juncional.

Nem sempre a extrassístole supraventricular exibe QRS estreito. Quando o intervalo de acoplamento é muito curto, parte do sistema de condução intraventricular pode estar em período refratário, ocasionando extrassístole atrial com aberrância de condução (Figura 5.9). O QRS da extrassístole fica alargado, geralmente com morfologia de bloqueio de ramo direito, o que pode confundi-la com extrassístole ventricular. A presença da onda P precoce com morfologia diferente precedendo o QRS evidencia a origem atrial da extrassístole.

Se o intervalo de acoplamento for ainda mais curto, poderá ocorrer extrassístole atrial bloqueada, isto é, apresenta um bloqueio atrioventricular funcional. Neste caso encontramos onda P precoce, porém sem o QRS correspondente.

Extrassístoles ventriculares

As extrassístoles ventriculares apresentam QRS muito aberrantes e, em geral, não precedidos de onda P. São denominadas pareadas quando ocorrem duas extrassístoles após um ciclo normal. A salva de três ou mais extrassístoles ventriculares é considerada taquicardia ventricular.

Quando elas são frequentes, é importante a classificação em monomórficas e polimórficas (ou polifocais) como critério de gravidade.

Quando uma extrassístole ventricular incide após uma onda P sinusal ela pode acarretar o fenômeno de fusão. Extrassístole ventricular de fusão (Figura 5.10) é o batimento precoce resultante de duas frentes de onda: a despolarização precoce do foco ventricular, que encurta o intervalo PR, e o estímulo do nó sinusal chegando pelas vias normais de condução, responsável por menor aberrância do QRS em relação a outras ES do mesmo foco. Assim, o batimento de fusão caracteristicamente tem uma morfologia intermediária entre o QRS extrassistólico e o de origem sinusal.

O fenômeno de fusão caracteriza a origem ventricular da extrassístole, mas não é exclusivo desta arritmia; pode ocorrer em qualquer ritmo ventricular ectópico, na pré-excitação ventricular (Wolff-Parkinson-White) e, ocasionalmente, em portadores de marca-passo cardíaco artificial.

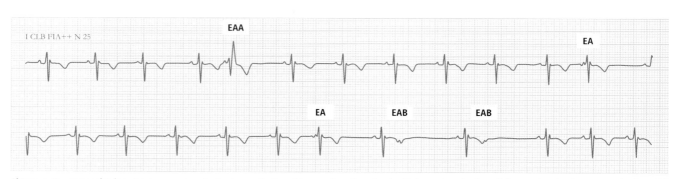

Figura 5.9 Extrassístoles atriais com aberrância de condução e bloqueadas. Na primeira linha, extrassístole atrial com aberrância e extrassístole atrial isolada. Na segunda linha, ES atrial isolada e duas extrassístoles atriais bloqueadas. Na EA aberrante (EAA) o intervalo de acoplamento (distância da ES ao batimento precedente) é mais curto e na EA bloqueada (EAB) o estímulo atrial é ainda mais precoce, caindo no meio da onda T.

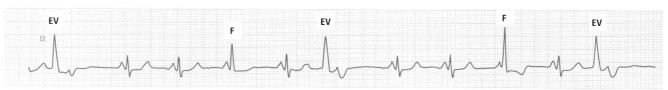

Figura 5.10 Extrassístoles ventriculares. Fusão. Extrassístoles ventriculares (EV) com QRS alargado e não precedidas de onda P. Intercaladas entre elas observam-se duas ES que surgem após ondas P sinusais e têm menos aberrância: são extrassístoles ventriculares de fusão (F).

Comumente encontram-se ondas P negativas após extrassístoles ventriculares (ondas P retrógradas) nas derivações inferiores. Muito raramente estas ondas P podem ser seguidas de QRS estreito, com morfologia supraventricular, sendo o fenômeno denominado batimento recíproco ventricular. Nesta eventualidade um único estímulo extrassistólico ventricular despolarizou os ventrículos, os átrios retrogradamente e novamente os ventrículos após se recuperarem do período refratário.

PARASSISTOLIA

Consiste na presença de um foco ectópico de automatismo que funciona simultânea e independentemente do nó sinusal. Pode localizar-se em qualquer parte do coração: átrio, junção AV ou ventrículo. O mecanismo da parassistolia envolve dois tipos de bloqueio unidirecional:

- bloqueio de entrada ou de proteção, que protege o foco parassistólico da despolarização pelo estímulo sinusal;
- bloqueio de saída, que faz com que os impulsos parassistólicos apareçam apenas ocasionalmente.

Extrassístoles de um mesmo foco apresentam intervalo de acoplamento (que separa a extrassístole do batimento precedente) fixo. Suspeita-se de parassístole quando o batimento ectópico apresenta intervalo de acoplamento variável.

No ECG (Figura 5.11) os complexos parassistólicos surgem em intervalos iguais ou múltiplos entre si, sem relação com a frequência sinusal, e o intervalo de acoplamento é variável.

A parassístole é uma modalidade de ectopia pouco diagnosticada porque é confundida com extrassístole. As ventriculares são mais facilmente reconhecidas.

A parassistolia se comporta como um marca-passo paralelo, independente da ação do nó sinusal, geralmente sem repercussão hemodinâmica. A importância prática é que o foco parassistólico, apesar do automatismo anormal, habitualmente não determina taquicardia.

TAQUICARDIAS

São os ritmos cardíacos ou as arritmias em que a frequência atrial e/ou ventricular é maior que 100 por minuto. É possível encontrar taquiarritmias com frequência

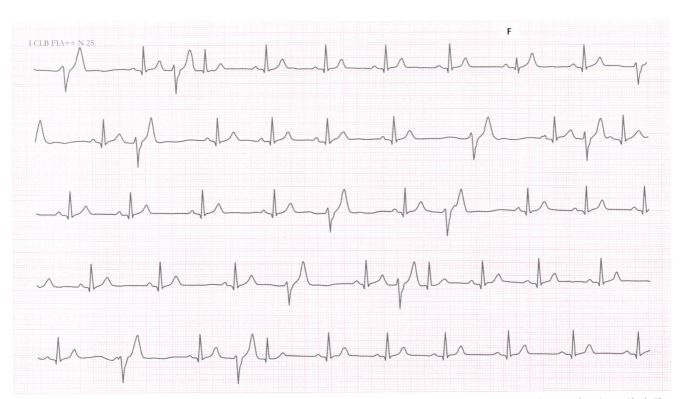

Figura 5.11 Parassistolia. Os batimentos ventriculares ectópicos são frequentes e monomórficos e o intervalo de acoplamento é muito variável. Eles se repetem em intervalos múltiplos entre si com tanta regularidade que é possível traçar linhas diagonais paralelas unindo as ectopias ventriculares. Na primeira linha, a terceira ectopia do traçado, menos aberrante, é um batimento de fusão (F).

atrial elevada, mas frequência ventricular na faixa de 60 a 100 bpm, como a fibrilação atrial com resposta ventricular adequada, descrita mais adiante.

À semelhança das extrassístoles, as taquicardias podem também ser classificadas em supraventriculares e ventriculares. Quando o QRS é estreito ou tem mesma morfologia do ritmo sinusal de base elas são supraventriculares. Porém, quando o QRS é alargado, com duração igual ou maior que 0,12 s, a taquicardia tanto pode ser ventricular como também supraventricular com aberrância de condução.

TAQUICARDIAS SUPRAVENTRICULARES

Taquicardias supraventriculares (TSV) são aquelas que se originam nos átrios ou na junção atrioventricular, mas antes da bifurcação do feixe de His. O QRS é estreito na maioria das vezes, mas pode ser alargado por bloqueio de ramo preexistente ou distúrbio de condução decorrente da própria taquicardia.

As TSV apresentam mecanismos e causas diversas, e compreendem seis diferentes tipos:

- taquicardia sinusal (TS);
- fibrilação atrial (FA);
- *flutter* atrial (*flutter*);
- taquicardia paroxística (TPSV);
- taquicardia atrial (TA);
- taquicardia juncional (TJ).

Para diagnosticar o tipo de TSV, deve-se analisar a regularidade da taquicardia e procurar a onda P. Elas podem ser bastante regulares, como a taquicardia sinusal e as taquicardias paroxísticas por reentrada; pouco irregulares, como o *flutter* atrial e a taquicardia atrial; ou muito irregulares, como a fibrilação atrial e a taquicardia atrial multifocal. Nestas últimas a denominação "taquiarritmia" é mais apropriada. A taquicardia sinusal e a TA são precedidas por onda P; nas TPSV e na taquicardia juncional a onda P pode não ser visível; e na FA e no *flutter* a atividade atrial é diferente. Quando a FC é muito elevada, o diagnóstico diferencial pode ser difícil.

Taquicardia sinusal

Não é propriamente uma taquiarritmia, mas uma elevação da FC consequente ao aumento da atividade simpática no coração.

Na maioria das vezes ela é secundária a causas diversas, como ansiedade, processos sistêmicos (por exemplo, febre e tireotoxicose), insuficiência cardíaca, hipotensão arterial e ação de medicamentos.

Raramente ela é primária e decorrente de mecanismo arritmogênico (reentrada sinoatrial) e, neste caso, é denominada taquicardia sinusal inapropriada.

A taquicardia sinusal deve ser lembrada como uma das possibilidades no diagnóstico diferencial das taquicardias supraventriculares.

A FC é maior que 100 bpm e a onda P tem orientação normal. O intervalo PR está encurtado em relação ao período de FC normal, porque a estimulação simpática, além de aumentar a frequência do nó sinusal, facilita a condução no nó atrioventricular.

Fibrilação atrial (FA)

É a arritmia sustentada (que se mantém por tempo prolongado) mais comum em toda a população, superada em frequência apenas pelas extrassístoles.

Sua incidência aumenta com a idade avançada. As causas mais frequentes são valvopatias mitrais, miocardiopatias, cardiopatia isquêmica, *cor pulmonale* e, em pacientes sem antecedentes cardíacos, hipertiroidismo e abuso de álcool. Pode surgir também sem doença cardíaca identificável. As complicações mais importantes são descompensação cardíaca e fenômenos tromboembólicos.

É uma taquiarritmia em que múltiplos focos ou numerosas microrreentradas produzem atividade atrial totalmente desorganizada e de frequência alta, geralmente maior que 350 por minuto. Em consequência, a atividade ventricular também se desorganiza, traduzindo-se por contrações ventriculares com intervalos totalmente irregulares. Na realidade ocorre um bloqueio funcional da alta frequência atrial no nó atrioventricular, de maneira que apenas alguns estímulos atriais conseguem despolarizar os ventrículos.

No ECG (Figuras 5.12 e 5.13) observaremos as seguintes alterações:

- ausência de onda P;
- ritmo muito irregular, com intervalos R-R variáveis de um ciclo para outro;
- registro da atividade atrial irregular denominada de ondas f (ondas fibrilatórias) que são complexos irregulares e de baixa voltagem registrados na linha de base, mais visíveis do final da onda T até o início do QRS, em geral melhor evidenciados na derivação V1;
- frequência atrial variável de 350 a 700 por minuto.

Em termos gerais, devemos suspeitar de fibrilação atrial em arritmia com RR muito irregular, QRS estreito e ausência de ondas P. Em casos de taquicardia com intervalo RR irregular e QRS alargado também se deve cogitar

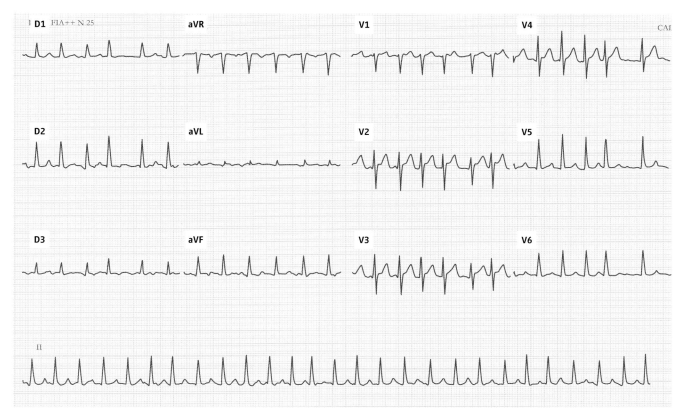

Figura 5.12 Fibrilação atrial. Resposta ventricular alta. Taquicardia supraventricular com ritmo irregular e ausência de ondas P. A FC média é de 165 bpm. Devido à FC elevada e consequente encurtamento da diástole, é difícil visualizar as ondas f da atividade atrial. A fibrilação atrial é a taquiarritmia sustentada mais comum. Portanto, em caso de taquicardia com ritmo muito irregular e ausência de ondas P, deve-se considerar a FA como diagnóstico mais provável.

FA, com distúrbio de condução preexistente (bloqueio de ramo) ou aberrância de condução.

Quanto ao tempo de duração, a fibrilação atrial pode ser classificada em aguda, paroxística e persistente ou crônica.

Quanto à frequência ventricular, a FA costuma ser classificada como de alta resposta ventricular quando a frequência ventricular média está acima de 100 sístoles por minuto e de baixa resposta ventricular quando a FC é inferior a 60 bpm. Se a FC se situa entre 60 e 100 bpm dizemos que a resposta ventricular é adequada.

A fibrilação atrial aguda apresenta geralmente resposta ventricular elevada e as ondas f têm maior amplitude, com uma ondulação bem marcada na derivação V1. Na fibrilação atrial crônica o paciente em geral está medicado, a resposta ventricular é baixa e as ondas f têm menor amplitude.

Fenômeno de Ashman (Figura 5.14). É um distúrbio de condução intraventricular encontrado na FA. A fibrilação atrial pode ter ciclos longos (RR com grande distância entre si) e ciclos curtos (RR muito próximos entre si). Após a ocorrência de um ciclo longo seguido de um ciclo curto os complexos QRS podem se tornar alargados, com morfologia de BRD. Este fenômeno ocorre porque após um ciclo longo o período refratário do sistema de condução intraventricular é maior e o batimento seguinte, muito precoce, vai encontrar um dos ramos do feixe de His, geralmente o direito, em período refratário. Estes batimentos com aberrância de condução na maioria das vezes são erroneamente interpretados como extrassístoles ventriculares. Quando o fenômeno permanece durante certo tempo, enquanto os ciclos permanecem curtos e, portanto, com frequência ventricular elevada, pode ser confundido com taquicardia ventricular.

Os complexos alargados têm a mesma morfologia (BRD ou BRD + BDAS). Quando as morfologias são muito diferentes o diagnóstico deve ser extrassístole ventricular polimórfica. Na presença de FA a distinção entre ectopia ventricular e aberrância de condução pode ser difícil.

Flutter atrial

É uma taquiarritmia em que a atividade atrial é mais organizada do que na fibrilação atrial, causada por mecanismo de reentrada que ocorre no átrio direito, em decorrência de uma frente de onda que circunda o

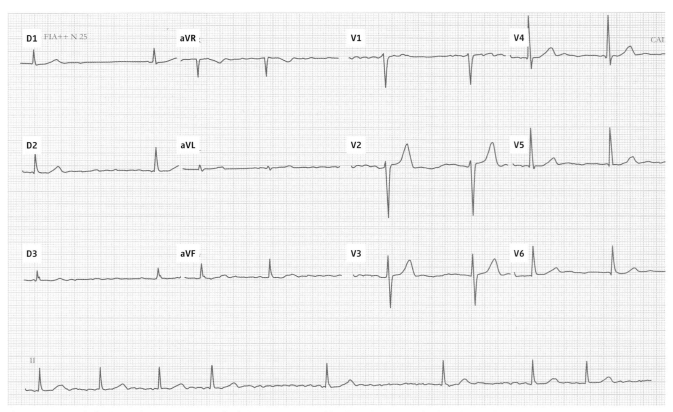

Figura 5.13 Fibrilação atrial. Resposta ventricular baixa. FA com FC média de 48 bpm. As ondas f são bem visíveis.

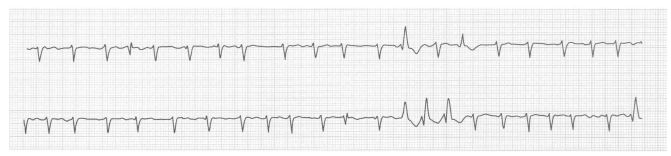

Figura 5.14 FA com fenômeno de Ashman. Após um ciclo longo seguido de um ciclo mais curto, o QRS é alargado com morfologia de BRD. Se os ciclos permanecem curtos, a aberrância de condução simula TV.

anel da valva tricúspide em sentido anti-horário. No eletrocardiograma a atividade atrial apresenta aspecto regular e tipicamente serrilhado, e as ondulações são denominadas de ondas F (de *flutter*). A frequência atrial é mais baixa do que na FA, ao redor de 300 por minuto. Como o nó AV não consegue transmitir impulsos nessa frequência, há sempre algum grau de bloqueio atrioventricular concomitante. Quando o bloqueio AV é 2:1, a frequência ventricular é 150 e o diagnóstico de *flutter* atrial é mais difícil, porque uma das ondas F se superpõe ao QRS ou à onda T do batimento precedente. Quando o *flutter* atrial apresenta bloqueio AV 3:1 ou 4:1 a frequência ventricular é menor, respectivamente 100 ou 75 bpm, e o reconhecimento das ondas F é mais fácil porque a diástole é mais longa e permite evidenciar duas ou mais ondas F semelhantes. Mas comumente o bloqueio AV é variável. *Flutter* com condução AV 1:1 é muito raro.

Menos frequente que a fibrilação atrial, o *flutter* pode ter as mesmas causas, mas é mais frequente em pacientes com aumento do átrio direito, como portadores de doença pulmonar obstrutiva crônica (DPOC). As complicações são também semelhantes às da FA (insuficiência cardíaca e tromboembolismo).

No ECG (Figura 5.15) observaremos as seguintes alterações:

- registro de ondas F, com aspecto serrilhado e bastante regulares;
- bloqueio AV funcional mais comumente 2:1 ou 4:1;
- intervalos RR constantes ou pouco variáveis (bloqueio AV variável);
- ondas F geralmente negativas em D2, D3 e AVF;
- frequência atrial entre 250 e 350 por minuto.

O *flutter* atrial é atualmente classificado como:

Tipo 1 – apresenta ondas F regulares e frequência atrial entre 250 e 350. Subdivide-se em:

a) comum: as ondas F são negativas em D2, D3 e aVF, porque o sentido da reentrada no átrio direito é anti-horário;

b) incomum ou reverso: as ondas F são positivas nas derivações inferiores. O circuito da reentrada no átrio direito é o mesmo, mas o sentido é inverso. Representa cerca de 10% dos casos.

Tipo 2 – as ondas F são menos regulares e a frequência atrial é maior, porque o circuito de reentrada é diferente. Pode ser confundido com FA e era denominado antigamente de fibrilo-*flutter*.

Quando o paciente faz uso de medicamento que diminui a velocidade de condução como β-bloqueador ou antagonista de canal de cálcio, a frequência atrial pode ser menor que 250 bpm e o *flutter* pode ser confundido com taquicardia atrial.

Taquicardia paroxística supraventricular (TPSV)

É uma modalidade de taquicardia supraventricular encontrada em indivíduos com coração estruturalmente normal, causada por mecanismo de reentrada, que ocorre em paroxismos ou crises, isto é, com início e término súbitos (Figura 5.16), ao contrário da taquicardia sinusal cuja variação da FC é sempre gradual.

Na taquicardia paroxística a FC comumente atinge 200 bpm, podendo variar entre 150 e 250 bpm.

Em geral ultrapassa a FC máxima para a idade do paciente, que é a maior FC esperada em condições de esforço máximo e é expressa pela fórmula:

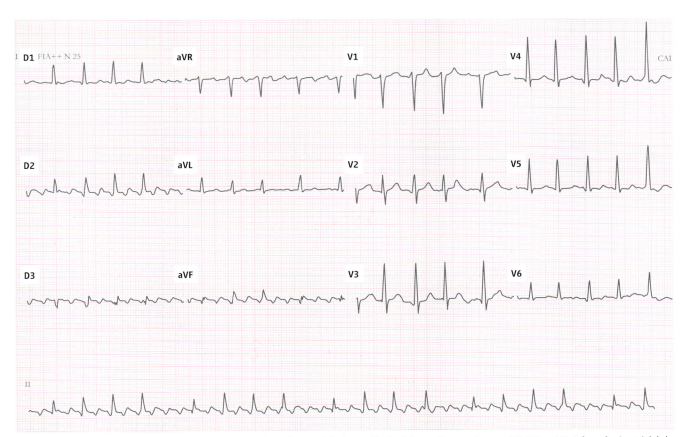

Figura 5.15 *Flutter* atrial. Bloqueio AV variável. As ondas F têm morfologia serrilhada típica e são negativas em D2, D3 e aVF. A frequência atrial é de 300 por minuto. O bloqueio AV varia de 2:1 a 4:1.

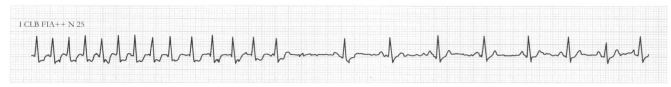

Figura 5.16 Taquicardia paroxística supraventricular com FC de 200 bpm, término súbito e reversão ao ritmo sinusal.

$FC_{máx} = 220 - idade$

Os tipos de reentrada determinantes de TPSV são:
- reentrada nodal (60%);
- reentrada atrioventricular por via acessória (30%);
- outras (atrial, sinusal).

Taquicardia por reentrada nodal (TRN) – A reentrada nodal ocorre devido à proximidade de fibras de condução rápida (feixe de His e tratos internodais) com as células de condução lenta do nó AV. Esta dupla via de condução nodal constitui o substrato anatômico para a ocorrência de reentrada. O ECG do paciente em ritmo sinusal é geralmente normal. Quando ocorre uma extrassístole, o estímulo pode encontrar a via rápida em período refratário e progride pela via lenta. Este mesmo estímulo pode retornar pela via rápida, agora fora do período refratário (bloqueio unidirecional), e em seguida reentrar pela via lenta, provocando novas despolarizações (taquicardia).

Na TRN, como o circuito de reentrada é pequeno (microrreentrada), átrios e ventrículos são despolarizados simultaneamente, e no ECG a onda P coincide com o QRS. Entretanto, na maioria das vezes pode-se evidenciar o término da onda P (despolarizada em sentido retrógrado) na porção final do QRS simulando onda s (pseudo s) nas derivações D2, D3 e aVF, ou onda r' (pseudo r') em V1. Para ter certeza de que estas deflexões finais do QRS (pseudo s e pseudo r') são de fato ondas P, deve-se comparar o QRS durante a taquicardia com o QRS em ritmo sinusal (de eventual ECG prévio ou do ECG após a reversão). O

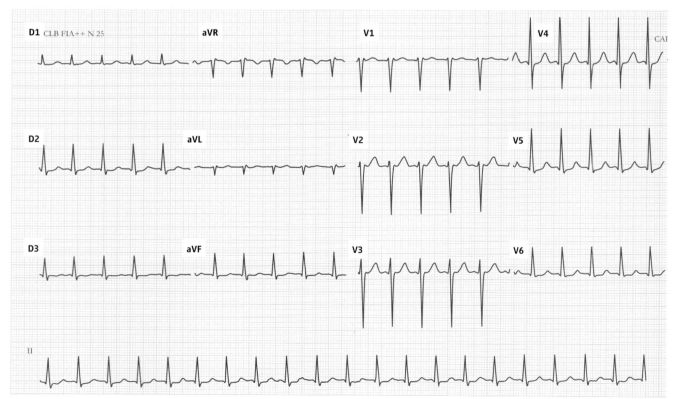

Figura 5.17a Taquicardia por reentrada nodal (TRN). Taquicardia supraventricular com ausência de ondas P precedendo os complexos QRS. A análise mais detalhada permite evidenciar ondas s em D2, D3 e aVF e ondas r' em V1, indicativas de ondas P (pseudo s e pseudo r') típicas de TRN. Veja a seguir ECG após reversão ao ritmo sinusal.

surgimento dessas ondas (pseudo s e pseudo r') durante a taquicardia e o desaparecimento delas em ritmo sinusal são a evidência mais forte para o diagnóstico de TRN (Figuras 5.17a e 5.17b).

Taquicardia por reentrada atrioventricular – síndrome de Wolff-Parkinson-White (WPW) – Denomina-se via acessória ou via anômala qualquer conexão anormal entre um átrio e um ventrículo além do nó AV. Normalmente átrios e ventrículos são separados por uma camada de tecido fibroso com propriedade isolante elétrica, que faz com que o estímulo elétrico passe obrigatoriamente pelo nó AV diminuindo a velocidade de condução, a fim de que os átrios se esvaziem antes da contração ventricular. Qualquer ponto do sulco atrioventricular que apresente permeabilidade elétrica constitui uma via acessória de condução.

Em ritmo sinusal o estímulo despolariza parte do ventrículo mais precocemente pela via anômala. Este fenômeno, denominado pré-excitação, determina alterações típicas no ECG (Figura 5.18): alargamento na porção inicial do QRS (onda delta) e encurtamento do intervalo PR.

A presença da via acessória predispõe a taquicardia por reentrada atrioventricular. O estímulo elétrico, em vez de se extinguir após a despolarização dos ventrículos, pode retornar ao átrio pela via anômala, e reentrar nos ventrículos pela via normal de condução (feixe de His) causando uma taquicardia paroxística.

A síndrome de Wolff-Parkinson-White caracteriza-se por ECG alterado (sinais de pré-excitação ventricular em ritmo sinusal) e predisposição a taquicardias paroxísticas por mecanismo de reentrada. Assim, no ECG (Figura 5.19) podemos encontrar as seguintes alterações:

- intervalo PR curto;
- QRS alargado por onda delta;
- taquicardias paroxísticas supraventriculares.

É interessante observar que o portador de WPW apresenta QRS alargado no ECG em ritmo sinusal, devido à pré-excitação, mas durante a taquicardia o QRS é estreito, e tem morfologia normal, porque o impulso elétrico despolariza os ventrículos percorrendo o sistema His-Purkinje em sentido normal (reentrada ortodrômica). Mais

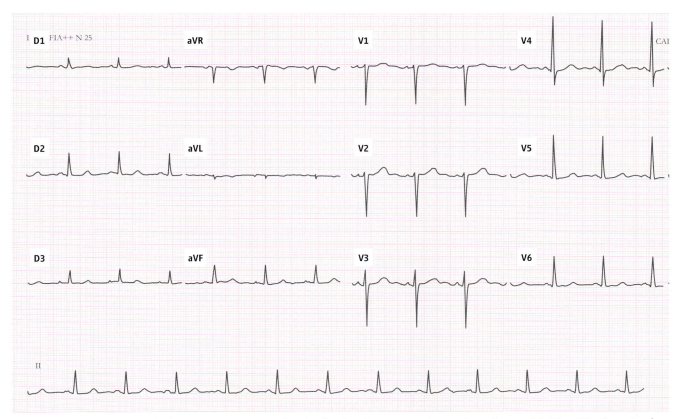

Figura 5.17b ECG após reversão da TRN. Retorno ao ritmo sinusal após adenosina. Desaparecimento das ondas s em D2, D3 e aVF e das ondas r' em V1. Ondas pseudo s e pseudo r' são ondas P retrógradas superpostas ao QRS que surgem comumente na TRN e simulam despolarização final do QRS. A comparação com ECG prévio ou com ECG após reversão ao ritmo sinusal comprova que são ondas P porque surgem na taquicardia e desaparecem em ritmo sinusal.

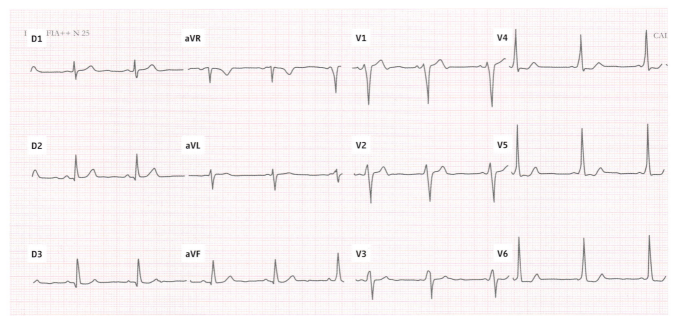

Figura 5.18 Pré-excitação ventricular. Ritmo sinusal, intervalo PR curto e QRS alargado por onda delta.

raramente o sentido é inverso e o estímulo elétrico despolariza os ventrículos a partir da via anômala e retorna pela via normal (reentrada antidrômica). Neste caso, durante a taquicardia o QRS é alargado e simula taquicardia ventricular.

É também importante saber que no portador de via anômala de condução a pré-excitação nem sempre é constante, pode ser intermitente e haver períodos com ECG normal.

Leia mais detalhes sobre taquicardias paroxísticas e vias anômalas de condução na segunda parte deste livro.

Taquicardia atrial (TA)

É uma taquicardia supraventricular com onda P precedendo cada QRS, mas cuja orientação espacial e morfologia são diferentes da onda P sinusal (Figura 5.20). A frequência do átrio varia de 150 a 250 bpm. Assim como a extrassístole atrial, o mecanismo mais comum é o hiperautomatismo de um foco ectópico atrial. As causas determinantes de TA são diversas, entre as quais incluem-se sobrecargas, alterações metabólicas, hipóxia, isquemia e DPOC.

Ao contrário das taquicardias por reentrada, a TA por hiperautomatismo pode ter início e término graduais, e pode também exibir variações da FC: aceleração (aquecimento) e desaceleração (desaquecimento).

A taquicardia atrial pode também ser causada por reentrada no átrio esquerdo em portadores de lesões mitrais ou após cirurgia cardíaca. Neste caso o ritmo é regular e a taquicardia é geralmente incessante.

Taquicardia atrial com bloqueio AV (Figura 5.21). Comumente o aumento da FC determina dificuldade na condução atrioventricular (bloqueio AV de 1° grau). Este distúrbio funcional da condução pode evoluir para bloqueio AV de 2° grau do tipo 2:1, isto é, com duas ondas P para cada QRS. Ocasionalmente pode ser encontrado o fenômeno de Wenckebach. Às vezes a onda P bloqueada se sobrepõe à onda T do batimento precedente, ficando difícil visualizá-la.

A taquicardia atrial com bloqueio AV 2:1, quando a frequência atrial é muito alta, pode ser confundida com o *flutter* atrial. Na taquicardia atrial, entretanto, além da FC não exceder 250 bpm, entre duas ondas P existe linha isoelétrica correspondente à diástole atrial, enquanto no *flutter* a atividade elétrica é contínua.

Taquicardia atrial multifocal. É uma modalidade de taquicardia atrial causada por hiperautomatismo de múltiplos focos, caracterizando a instabilidade elétrica dos átrios. É encontrada principalmente em portadores de DPOC, mormente após administração de broncodilatadores como teofilina ou agonistas β-adrenérgicos, mas pode ocorrer também em outras cardiopatias. No ECG (Figura 5.22) caracteriza-se por ondas P com três ou mais morfologias diferentes precedendo os QRS e FC acima de 100 bpm. Os intervalos PP (entre duas ondas P), RR (entre dois complexos QRS) e PR variam de batimento a batimento. O ritmo é muito irregular e pode ser confundido inicialmente

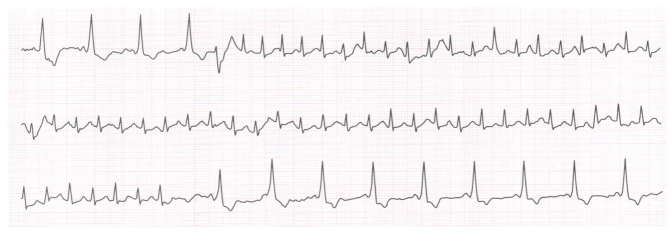

Figura 5.19 Síndrome de WPW. Taquicardia paroxística. Inicialmente o ritmo é sinusal com sinais de pré-excitação (PR curto e QRS alargado por onda delta). Uma extrassístole ventricular desencadeia TPSV com FC de 200 bpm, mecanismo típico de reentrada. O QRS se torna estreito porque a taquicardia é ortodrômica, isto é, o estímulo despolariza o ventrículo pelo sistema normal de condução e retorna pela via acessória. A taquicardia cessa abruptamente e o ritmo sinusal retorna, com o fenômeno de pré-excitação.

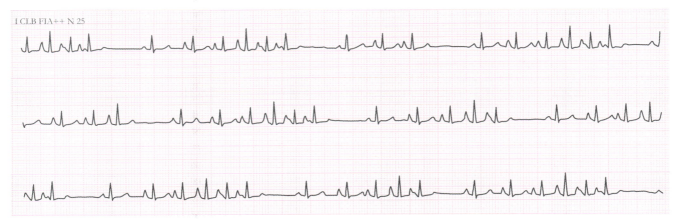

Figura 5.20 Taquicardia atrial. Ritmo sinusal de base com períodos de taquicardia supraventricular com ritmo irregular e ondas P ectópicas. As ondas P ectópicas são oriundas do mesmo foco atrial, mas podem exibir pequenas diferenças morfológicas devido à variação da superposição com as ondas T. O aumento progressivo da FC em cada período indica que o mecanismo da taquicardia é hiperautomatismo.

com a FA. Quando a FC é inferior a 100 bpm, esta arritmia é denominada de ritmo atrial caótico.

Taquicardia juncional

É uma taquicardia supraventricular originada na região da junção AV, por mecanismos diversos da TRN. É mais frequentemente encontrada na intoxicação digitálica por mecanismo de atividade deflagrada por pós-potenciais tardios, mas pode ocorrer em outras condições por hiperautomatismo de foco ectópico nas cercanias do nó AV. Pode não haver onda P precedendo o QRS, como na extrassístole juncional. A FC varia de 100 a 150 bpm, portanto menor do que a FC das taquicardias paroxísticas por reentrada. A duração costuma ser mais prolongada, sendo denominada também de taquicardia juncional não paroxística.

Quanto à onda P, há duas possibilidades de ativação dos átrios na taquicardia juncional (Figura 5.23):

Taquicardia juncional com dissociação AV. O ritmo do átrio continua sinusal e o ritmo oriundo da junção AV que despolariza os ventrículos, com frequência mais rápida, causa a dissociação entre os complexos QRS e as ondas T. As ondas P sinusais, positivas em D2, são encontradas muito próximas do QRS, precedendo, coincidindo ou aparecendo após.

Taquicardia juncional com despolarização atrial retrógrada. Neste caso encontram-se, caracteristicamente, após cada QRS, ondas P negativas em D2, D3 e AVF (ondas P retrógra-

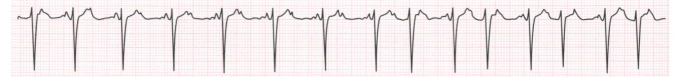

Figura 5.21 Taquicardia atrial. Bloqueio AV 2:1. Na metade inicial do traçado observa-se taquicardia atrial com BAV 2:1; há duas ondas P para cada QRS. O diagnóstico parece difícil devido à sobreposição de uma das ondas P com a onda T. A frequência atrial é de aproximadamente 200 e a ventricular, 100 por minuto. Na metade final do traçado o bloqueio AV é variável.

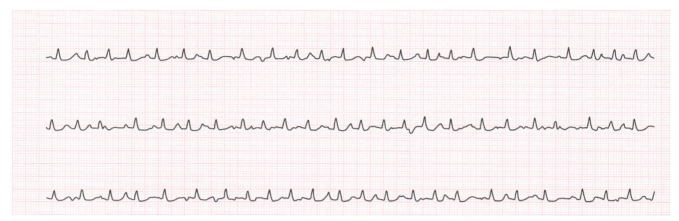

Figura 5.22 Taquicardia atrial multifocal. Observa-se uma taquicardia supraventricular com ritmo irregular em que todos os complexos QRS são precedidos por ondas P com três ou mais morfologias diferentes. Os intervalos PP, PR e RR variam. Pode ser confundida com FA.

das). O estímulo juncional se origina após o nó AV, no início do feixe de His. Inicialmente os ventrículos são despolarizados, a seguir o impulso elétrico atravessa o nó AV em sentido inverso e despolariza os átrios de baixo para cima.

Estas duas possibilidades podem se alternar durante a mesma taquicardia juncional, como no ECG da Figura 5.23.

TAQUICARDIAS VENTRICULARES (TV)

São taquicardias com QRS alargado em que a origem do estímulo se situa nos ventrículos. Ocorrem na maioria das vezes em portadores de cardiopatia, mas eventualmente podem ser encontradas em indivíduos com coração estruturalmente normal. Ao contrário das TSV, as TV são potencialmente mais graves porque, quando prolongadas, causam hipotensão e choque, mas algumas modalidades, mesmo quando de curta duração, podem determinar síncopes e morte súbita.

No eletrocardiograma, os critérios para o diagnóstico de taquicardia ventricular são:

- três ou mais complexos QRS alargados (duração igual ou maior que 0,12 s), precoces e consecutivos;
- QRS não precedidos de ondas P;
- FC maior que 100 por minuto.

Durante a taquicardia os intervalos RR podem ser regulares ou ligeiramente irregulares, dependendo do mecanismo eletrofisiológico. As TV causadas por reentrada são sempre regulares. Quando o mecanismo é hiperautomatismo o ritmo pode ser irregular devido aos fenômenos de aquecimento e desaquecimento do foco ectópico. Nos casos com FC menor que 100 bpm a arritmia ventricular é denominada ritmo idioventricular acelerado.

As taquicardias ventriculares são classificadas, quanto à duração, em:

- TV sustentada;
- TV não sustentada (TVNS).

Quando a TV é de longa duração e, portanto, quase sempre sintomática, ela é denominada taquicardia ventricular sustentada (Figura 5.24). Quando a TV tem duração curta, inferior a 30 segundos, podendo ser assintomática, ela é chamada TVNS (Figura 5.25). A importância clínica desta classificação é que as TV sustentadas têm indicação terapêutica de cardioversão farmacológica ou elé-

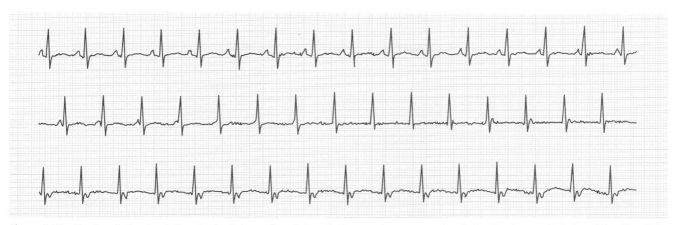

Figura 5.23 Taquicardia juncional. Na primeira linha, o ritmo é sinusal. Na segunda, surge taquicardia juncional e a onda P sinusal fica dissociada, aparecendo ora antes, ora após o QRS. Na terceira linha o ritmo permanece juncional, mas a despolarização atrial passa a ser retrógrada (ondas P negativas após o QRS).

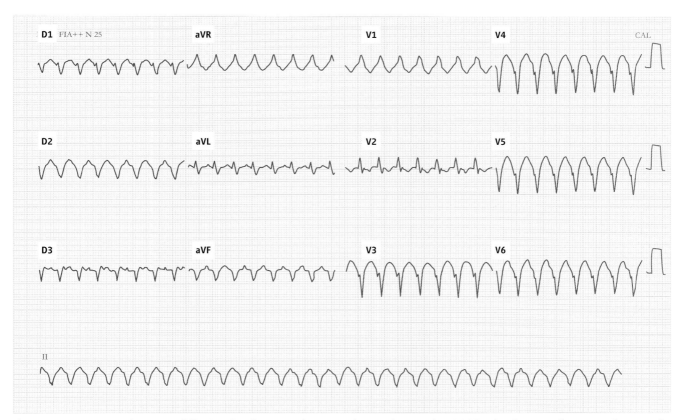

Figura 5.24 TV sustentada e monomórfica. Taquicardia sustentada com QRS largo e ritmo regular. O QRS muito aberrante não se enquadra na morfologia de bloqueio do ramo direito ou do esquerdo (morfologia QS em V6). Ondas P não são visíveis.

trica e as TVNS devem ser tratadas com medicamentos antiarrítmicos.

À semelhança das extrassístoles, as taquicardias ventriculares podem também ser classificadas quanto à morfologia em TV monomórfica e TV polimórfica. A TV polimórfica é muito mais grave do que a monomórfica.

Causas de taquicardia ventricular

As causas mais importantes de taquicardia ventricular e os seus respectivos mecanismos são descritos a seguir.

Infarto do miocárdio. É a causa mais comum de TV nos países desenvolvidos. Tanto o IAM como o infarto

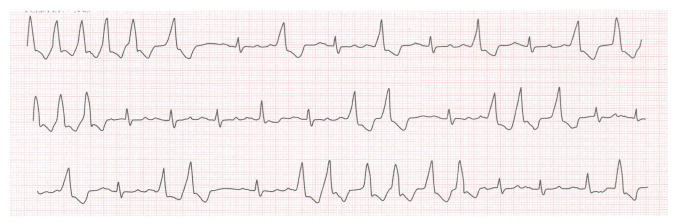

Figura 5.25 TVNS. Taquicardia ventricular não sustentada e extrassístoles ventriculares com mesma morfologia. A irregularidade do ritmo (fenômeno de aquecimento e desaquecimento) indica que o mecanismo da taquicardia é hiperautomatismo.

prévio predispõem a arritmias ventriculares. A isquemia na periferia da área de necrose é causa de hiperautomatismo de focos ventriculares. A área de fibrose cicatricial, particularmente o aneurisma pós-infarto do miocárdio, constitui o substrato anatômico para a ocorrência de reentrada em seu contorno.

Miocardiopatia dilatada. A tensão na parede dilatada e o processo inflamatório nas miocardites causam automatismo anormal. Na cardiopatia da doença de Chagas o atraso da condução por bloqueio de ramo determina um circuito de reentrada pelos ramos do feixe de His denominado reentrada ramo a ramo.

Miocardiopatia hipertrófica. É uma doença hereditária em que o desarranjo das fibras miocárdicas observado histologicamente é o mecanismo determinante da hipertrofia assimétrica e também o substrato arritmogênico para as reentradas. É causa importante de morte súbita em jovens assintomáticos.

Outras cardiopatias. Destaca-se a displasia arritmogênica do ventrículo direito, doença genética causada por substituição progressiva do miocárdio ventricular por tecido fibroadiposo, que leva à formação de circuitos reentrantes. Esta doença pode ser suspeitada no ECG de repouso do paciente cardiopata pelo encontro de uma deflexão final do QRS na derivação V1 denominada onda epsilon.

Coração estruturalmente normal. A causa mais importante de TV em coração normal é a síndrome do QT longo, que pode ser causada por alteração metabólica, por efeito colateral de medicamentos ou de natureza congênita. Nesta síndrome ocorre uma disfunção dos canais iônicos que prolonga a repolarização ventricular e leva à formação de pós-potenciais precoces que deflagram taquicardias ventriculares polimórficas causadoras de síncope e morte súbita. Indivíduos hígidos com ECG normal podem apresentar TV idiopáticas originadas ou na via de saída do ventrículo direito ou nas divisões do ramo esquerdo, geralmente de bom prognóstico. Esforço físico também pode gerar arritmia ventricular em pessoas jovens com predisposição genética e história familiar de morte súbita denominada de TV catecolaminérgica. Mais recentemente foi descrita outra doença dos canais iônicos, conhecida como síndrome de Brugada, caracterizada por alterações no ECG (supradesnivelamento de ST e morfologia de BRD nas derivações precordiais direitas) e predisposição a TV polimórfica e morte súbita.

Taquicardias com QRS alargado

As taquicardias ventriculares, por definição, têm sempre QRS alargado. Entretanto, nem toda taquicardia com QRS largo é ventricular, pode ser supraventricular com aberrância de condução. Como o tratamento e o prognóstico em geral são diferentes, impõe-se o diagnóstico diferencial entre TV e TSV com condução aberrante.

Quando a taquicardia de QRS largo é não sustentada, o diagnóstico torna-se mais fácil porque é possível comparar o QRS durante a taquicardia com o QRS em ritmo sinusal. Na TV a morfologia do QRS é sempre diferente daquela em ritmo sinusal. Quando as morfologias são iguais, a taquicardia é supraventricular com bloqueio de ramo preexistente. Se houver uma extrassístole ventricular isolada com a mesma morfologia, a taquicardia é evidentemente ventricular (Figura 5.26).

Se a taquicardia com QRS largo é sustentada, o diagnóstico pode ser mais difícil. A morfologia rSR' em V1, própria do BRD, sugere TSV. Porém, se a morfologia do QRS for muito aberrante, não compatível com bloqueio

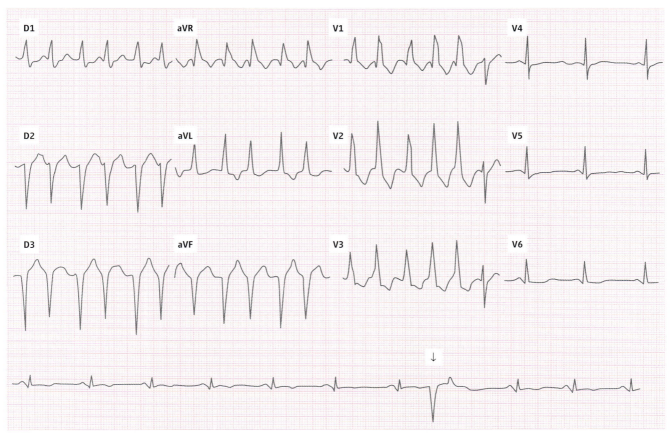

Figura 5.26 TVNS e extrassístole ventricular. Este ECG inicia com taquicardia de QRS largo (morfologia de BRD + BDAS) e ritmo irregular e termina em ritmo sinusal. Poder-se-ia cogitar FA com aberrância de condução. Entretanto, no D2 longo há uma extrassístole ventricular com onda P retrógrada (seta) que apresenta a mesma morfologia do QRS de D2 durante a taquicardia. Trata-se, portanto, de taquicardia ventricular. A irregularidade se deve à variação do hiperautomatismo.

do ramo direito ou esquerdo, ela é ventricular. Se houver ondas P esparsas e dissociadas é TV com certeza (Figura 5.27). Capturas (morfologia supraventricular normal em meio à TV) e batimentos de fusão (morfologia intermediária entre as ectopias ventriculares e a supraventricular) sugerem a existência de ondas P sinusais, que despolarizaram total ou parcialmente os ventrículos durante a taquicardia e são, portanto, evidências indiretas de dissociação AV, comprovando a origem ventricular da taquicardia (Figura 5.28).

Mas comumente o dilema do diagnóstico diferencial persiste levando à utilização de outros recursos como o algoritmo de Brugada (capítulo adiante). Como as taquicardias ventriculares são potencialmente mais graves que as supraventriculares, devem ser cogitadas em primeiro lugar frente a uma taquicardia com QRS largo e ritmo cardíaco regular.

Dados clínicos também trazem contribuições. Como a doença arterial coronária é a causa mais frequente de taquicardia ventricular, a presença de IAM ou infarto prévio reforçam o diagnóstico de TV. Miocardiopatias também são causas frequentes de TV, mas esta, como vimos, também pode surgir em pacientes com coração estruturalmente normal.

Taquicardia ventricular monomórfica

É a modalidade mais frequente de taquicardia ventricular em que os complexos QRS alargados têm a mesma morfologia e a FC pode se situar entre 100 e 200 bpm.

Quando a taquicardia se origina no ventrículo direito, o QRS tem morfologia de BRE (QRS negativo em V1). Se a taquicardia se origina no ventrículo esquerdo, a morfologia do QRS é de BRD (QRS positivo em V1). Entretanto, na maioria dos casos de TV, o QRS alargado analisado nas doze derivações do ECG não se enquadra nas morfologias típicas de BRD ou de BRE. Por sua vez, as TSV com aberrância de condução em geral exibem QRS alargado com morfologia característica ou de BRD ou de BRE. A principal exceção é a taquicardia supraventricular com

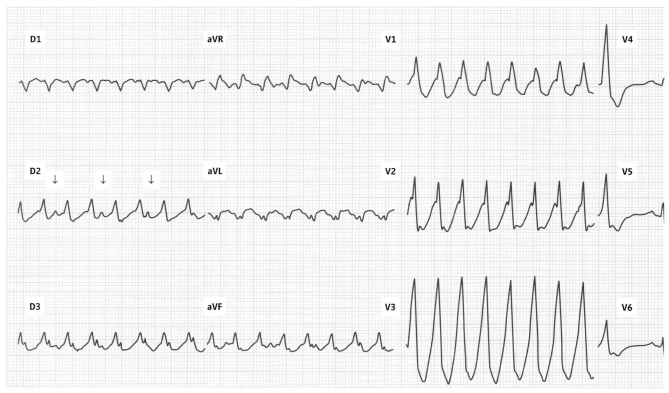

Figura 5.27 Taquicardia ventricular com dissociação AV. TV com frequência ventricular de 200 bpm e ondas P sinusais dissociadas (setas) com frequência de 105 bpm. Na TV a atividade atrial pode ser sinusal dissociada ou ativação atrial retrógrada, mas a visualização da onda P é geralmente difícil. Neste caso a dissociação AV é bem evidente em D2. A presença de dissociação AV em taquicardia de QRS largo é elemento de certeza para diagnóstico de TV.

condução aberrante que ocorre na minoria dos casos da síndrome de Wolff-Parkinson-White (reentrada antidrômica), em que o QRS é muito aberrante e simula TV.

Taquicardia ventricular polimórfica

É a taquicardia ventricular em que os complexos QRS de origem ventricular têm morfologias diferentes. É mais grave que a TV monomórfica, o ritmo é muito irregular e a FC mais elevada.

A forma mais comum está relacionada ao aumento do intervalo QT no eletrocardiograma e a taquicardia apresenta uma morfologia característica denominada torção das pontas, descrita a seguir. Ocorre também em indivíduos com ECG normal, como em crianças, com predisposição genética, durante exercício físico (TV catecolaminérgica). É também a arritmia encontrada em portadores da síndrome de Brugada.

Torção das pontas (do francês *torsades de pointes*)

É uma variedade de taquicardia ventricular polimórfica em que os complexos QRS aumentam e diminuem de amplitude ciclicamente e de tal forma que parecem estar girando em torno da linha de base (Figura 5.29).

Está associada a condições patológicas que aumentam o intervalo QT, como a síndrome do QT longo congênito, distúrbios eletrolíticos (hipopotassemia e hipomagnesemia) e o efeito colateral de medicamentos. Entre os fármacos implicados destacam-se paradoxalmente os antiarrítmicos (particularmente a quinidina), mas também os psicotrópicos (antidepressivos tricíclicos, antipsicóticos) e outras drogas (cisaprida, eritromicina) que podem aumentar o intervalo QT e determinar TV polimórfica.

Nos pacientes com QT longo a TV geralmente ocorre nos períodos de bradicardia, quando o intervalo QT fica ainda mais prolongado.

Pode aparecer de forma intermitente causando síncopes, mas frequentemente degenera em fibrilação ventricular levando à morte súbita.

Taquicardia bidirecional

É uma taquiarritmia rara, na qual se observa com regularidade alternância da orientação espacial dos comple-

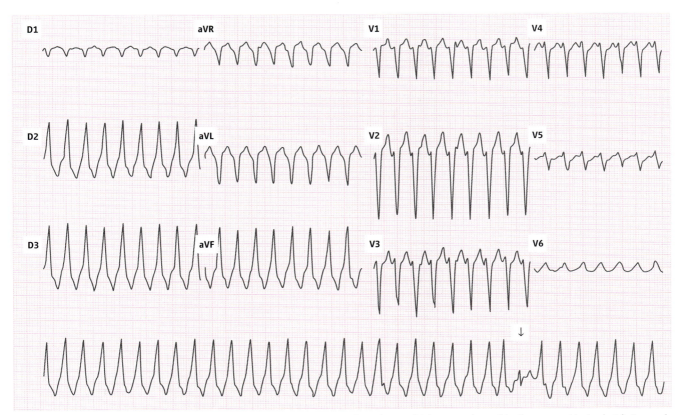

Figura 5.28 Taquicardia ventricular com uma captura. Taquicardia com QRS alargado e um batimento com morfologia supraventricular (seta). Apesar da morfologia de BRE nas precordiais, o QRS negativo em D1 e desviado para direita não se enquadra no padrão de bloqueio de ramo. O batimento conduzido (captura) indica que há ondas P sinusais dissociadas, sendo, portanto, uma evidência indireta de dissociação AV, relevante para o diagnóstico de TV.

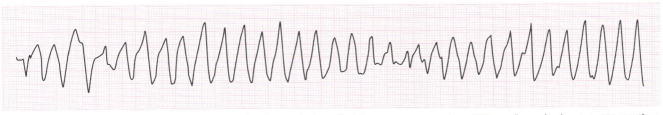

Figura 5.29 TV polimórfica. *Torsades de pointes*. Taquicardia ventricular polimórfica em que os complexos QRS ora são predominantemente negativos, ora tendem a isoelétricos, ora mais positivos, como se o eixo do vetor QRS estivesse girando continuamente em torno da linha de base.

xos QRS. Caracteristicamente o QRS varia alternadamente de positivo a negativo em alguma derivação (Figura 5.30). O ECG exibe padrão de bloqueio do ramo direito com desvios alternados no plano frontal, ora para esquerda e ora para direita, o que configura morfologia de BDAS ou de BDPI associada ao BRD. Sua eletrogênese é bastante discutida, e a teoria mais aceita baseia-se em circuito de reentrada que se faria com alternância ora pela divisão anterossuperior, ora pela divisão posteroinferior do ramo esquerdo do feixe de His.

É uma arritmia típica de intoxicação digitálica.

Fibrilação ventricular

É a mais grave das arritmias que, se não tratada de imediato, culmina com a morte do paciente. Ocorre principalmente em cardiopatas com grave comprometimento miocárdico e no infarto agudo do miocárdio. O quadro clínico é de parada cardíaca.

No ECG encontramos ausência de complexos QRS e ondas T, substituídos por ondulações irregulares e de frequência elevada. Pode surgir de forma súbita inesperada ou após algumas arritmias:

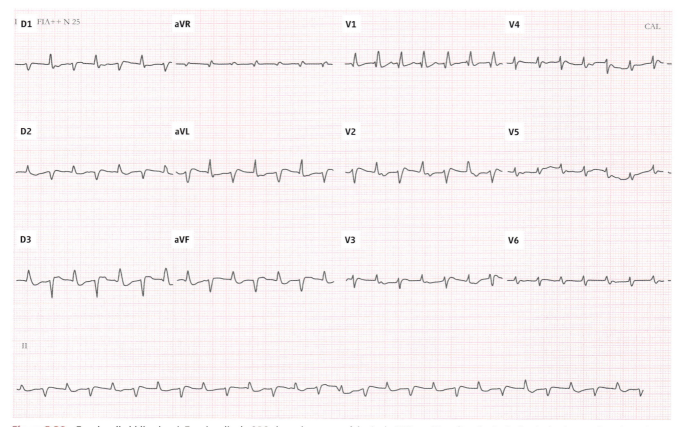

Figura 5.30 Taquicardia bidirecional. Taquicardia de QRS alargado com morfologia de BRD em V1 e alternância de desvio do eixo no plano frontal para a esquerda (morfologia de BDAS) e para a direita (morfologia de BDPI), de batimento a batimento. Ausência de ondas P. É uma forma rara de taquicardia encontrada na intoxicação digitálica.

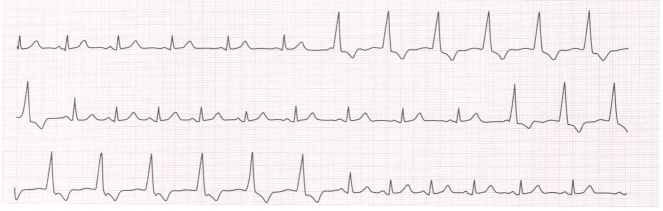

Figura 5.31 Ritmo idioventricular acelerado. O ritmo de base é sinusal, interrompido por períodos de ritmo ventricular com FC igual a 93 bpm e QRS alargado. No início de cada período de arritmia ventricular percebe-se a onda P dissociada, e na terceira linha há ondas P retrógradas que simulam ondas S. Após cada um dos trechos de RIVA há um batimento com PR um pouco mais curto e QRS com morfologia intermediária (complexo de fusão).

- extrassístoles ventriculares precoces que incidem sobre a onda T do complexo precedente, fase vulnerável da repolarização ventricular (fenômeno R/T);
- taquicardias ventriculares polimórficas.

Flutter ventricular

É uma forma de transição entre TV e fibrilação ventricular. Nesta arritmia ocorre desorganização atrial e ventricular com surgimento de complexos ventriculares deformados, ondulados e regulares, não sendo visualizados ondas P, complexos QRS ou ondas T. A frequência é mais elevada que a da TV monomórfica, entre 200 e 250 bpm. Surge em casos de grave comprometimento do miocárdio e quase sempre evolui para fibrilação ventricular.

TV polimórfica, *flutter* e fibrilação ventriculares são consideradas arritmias ventriculares malignas. As TV monomórficas sustentadas são potencialmente malignas. As TVNS monomórficas em pacientes com coração estruturalmente normal e na ausência de insuficiência coronária têm prognóstico benigno.

Ritmo ventricular acelerado

Também denominado de ritmo idioventricular acelerado (RIVA) e antigamente de taquicardia ventricular lenta, é uma arritmia ventricular com características semelhantes à da taquicardia ventricular monomórfica, porém com FC abaixo de 100 bpm (Figura 5.31). Ocorre mais frequentemente em portadores de insuficiência coronária, mormente após reperfusão do miocárdio. Devido à faixa adequada da FC, habitualmente não causa repercussão hemodinâmica.

REFERÊNCIAS BIBLIOGRÁFICAS

1. FRIEDMANN AA, GRINDLER J. ECG – Eletrocardiologia básica. São Paulo: Sarvier; 2000.

2. FRIEDMANN AA, GRINDLER J, OLIVEIRA CAR, FONSECA AJ. Diagnóstico diferencial no eletrocardiograma. 2ª ed. Barueri: Manole; 2011.

3. GANZ LI, FRIEDMAN PL. Supraventricular tachycardia. N Engl J Med. 1995;332:162-73.

4. GOLDBERGER AL. Clinical electrocardiography: a simplified approach. 8th ed. Philadelphia: Mosby Elsevier; 2012.

5. MILLER JM, ZIPES DP. Diagnosis of cardiac arrhythmias. In: Mann DL, Zipes DP, Libby P, Bonow RO. Braunwald's heart disease. A textbook of cardiovascular medicine. 10th ed. Philadelphia: Saunders Elsevier; 2015. p. 662-84.

6. MOFFA PJ, SANCHES PCR. Tranchesi – Eletrocardiograma normal e patológico. São Paulo: Roca; 2012.

7. MOREIRA DAR. Arritmias cardíacas. São Paulo: Artes Médicas Editora; 1995.

8. PASTORE CA, PINHO JA, PINHO C, SAMESIMA N, PEREIRA-FILHO HG, KRUSE JCL, et al. III Diretrizes da Sociedade Brasileira de Cardiologia sobre análise e emissão de laudos eletrocardiográficos. Arq Bras Cardiol. 2016;106(4Supl.1):1-23.

9. SANCHES PCR, MOFFA PJ. Eletrocardiograma: uma abordagem didática. São Paulo: Roca; 2010.

10. WELLENS HJ. Electrophysiology: ventricular tachycardia: diagnosis of broad QRS complex tachycardia. Heart. 2001;86(5):579-85.

RESUMO

O ECG é o método fundamental para o diagnóstico das arritmias cardíacas.

As arritmias cardíacas são divididas em dois grandes grupos: as taquiarritmias que incluem as extrassístoles e as taquicardias, e as bradiarritmias que englobam os escapes e as bradicardias.

Extrassístoles são batimentos precoces, em geral oriundos de um foco ectópico. Taquicardias são todos os ritmos cardíacos em que a FC está acima de 100 bpm.

Os dois mecanismos principais determinantes das taquiarritmias são o aumento do automatismo e o fenômeno de reentrada. Hiperautomatismo é o aumento anormal do automatismo de focos ectópicos causado por condições diversas como aumento de catecolaminas, isquemia, alterações metabólicas e sobrecargas, responsável pelas extrassístoles e algumas taquicardias. Reentrada é o fenômeno em que um único estímulo elétrico não se extingue e reentra no sistema de condução produzindo uma sequência de despolarizações; é o mecanismo das taquicardias paroxísticas (que iniciam e terminam abruptamente).

Extrassístoles. São as arritmias mais comuns, encontradas também em indivíduos normais. São classificadas em supraventriculares (com QRS estreito ou igual ao QRS do ritmo sinusal) e ventriculares (QRS alargado). Podem aparecer isoladas ou agrupadas. A presença de 3 ou mais extrassístoles consecutivas é considerada taquicardia.

As taquicardias são também classificadas em supraventriculares (TSV) e ventriculares (TV).

Taquicardias supraventriculares. Constituem um grupo de taquicardias que apresentam características e mecanismos distintos, havendo seis tipos principais:

1. Taquicardia sinusal (TS): geralmente de causa extracardíaca por aumento do tono simpático.

2. Fibrilação atrial (FA): arritmia persistente mais comum, decorrente da desorganização completa da atividade atrial, resultando em ausência de ondas P, linha de base com ondulações (ondas f) e ritmo totalmente irregular.

3. *Flutter* atrial (flutter): em que a atividade atrial é regular e tem frequência de 300 bpm (ondas F) causando bloqueio AV 2:1, 3:1, 4:1 ou maior.

4. Taquicardia paroxística (TPSV): decorrente de reentrada que ocorre no nó AV (TRN), ou reentrada ocasionada pela presença de uma via anômala de condução entre um átrio e um ventrículo (síndrome de Wolff-Parkinson-White).

5. Taquicardia atrial (TA): quando há uma onda P ectópica precedendo cada QRS.

6. Taquicardia juncional (TJ): quando não há onda P precedendo o QRS, mas a onda P pode estar dissociada ou surgir negativa após o QRS (P retrógrada).

Taquicardias ventriculares. São taquicardias que apresentam sempre QRS alargado e não precedido por onda P, cujo prognóstico é mais grave que as TSV.

São divididas em TV sustentadas quando a sua duração é superior a 30 s e TVNS quando a duração é menor. São também classificadas em monomórficas e polimórficas, estas mais graves, como a *torsades de pointes* que evolui para fibrilação ventricular e parada cardíaca.

Entretanto, nem toda taquicardia com QRS largo é ventricular, também pode ser supraventricular com condução aberrante. A aberrância de condução de uma TSV pode ser consequente a distúrbio de condução preexistente (bloqueio de ramo prévio), aberrância de condução frequência-dependente, ou ainda decorrente de pré-excitação ventricular por via acessória (Wolff-Parkinson-White).

Aula 6

Bradiarritmias

Antonio Américo Friedmann

Bradiarritmias são as alterações do ritmo cardíaco em que há diminuição da frequência cardíaca (bradicardia) ou despolarização tardia (escape).

As bradiarritmias podem ser assintomáticas. Indivíduos normais em repouso e principalmente durante o sono têm predomínio da ação vagal sobre o coração e podem apresentar bradicardia sinusal fisiológica. Nos atletas com bom condicionamento físico este fenômeno é ainda mais acentuado. O indivíduo normal durante a atividade física tem a capacidade de aumentar a frequência cardíaca proporcionalmente à intensidade do esforço e de reduzi-la após o término do exercício. Esta resposta cronotrópica adequada ao esforço físico é responsável pela ausência de sintomas e, portanto, a bradicardia encontrada em repouso, mesmo que acentuada, não requer tratamento.

As principais bradicardias assintomáticas são:

- bradicardia sinusal;
- ritmos de escape.

As bradiarritmias sintomáticas têm características clínicas comuns marcadas, sobretudo, pela síndrome de baixo fluxo cerebral, cujos sintomas são tonturas e síncopes, estas últimas por vezes acompanhadas de convulsão. Este quadro clínico é também conhecido como síndrome de Morgagni-Adams-Stokes, nome dos autores que a descreveram antes do advento do eletrocardiograma. Bradicardias podem também determinar sintomas de baixo débito sistêmico como fadiga muscular e ainda causar progressiva insuficiência cardíaca congestiva manifestando-se por dispneia de esforço e edema.

As bradicardias sintomáticas são causadas basicamente por dois grupos de arritmias:

- doença do nó sinusal;
- bloqueios atrioventriculares.

O tratamento farmacológico destas bradiarritmias é de pouca serventia, o único tratamento eficaz é o marca-passo cardíaco artificial.

Bradicardias podem ainda ser ocasionadas por causas extrínsecas, como distúrbios metabólicos (hiperpotassemia, hipotermia, hipotiroidismo) e medicamentos (β-bloqueador, digital), algumas das quais podem ser identificadas pelo eletrocardiograma (ver Aula 7).

BRADIARRITMIAS SINUSAIS

O ritmo normal do coração originado nas células do nó sinusal se caracteriza por uma onda P com orientação normal. No ritmo sinusal, portanto, o vetor SAP está localizado no quadrante entre 0° e +90° e orientado sempre da direita para esquerda. O desvio da orientação do vetor SAP para outro quadrante caracteriza a origem ectópica do estímulo cardíaco em outra região do átrio e, neste caso, o ritmo do coração é denominado ritmo ectópico atrial.

O ritmo sinusal pode se manifestar como bradiarritmia, como será visto a seguir.

Bradicardia sinusal

Considera-se bradicardia sinusal quando o ritmo cardíaco é sinusal e a frequência cardíaca está abaixo de 50 bpm. Embora qualquer ritmo anormal do coração com frequência cardíaca abaixo de 60 bpm seja considerado bradiarritmia, a bradicardia sinusal propriamente dita é definida como ritmo sinusal com FC abaixo de 50 bpm porque a maioria dos indivíduos normais em repouso comumente apresenta FC na faixa de 50 a 60 bpm.

No ECG, além da diminuição da frequência cardíaca, os intervalo PR e QT encontram-se proporcionalmente aumentados quando comparados com o período de FC normal.

Arritmia sinusal

O ritmo sinusal habitualmente é irregular, exibindo pequenas variações dos intervalos RR de batimento a batimento devido à influência do sistema nervoso autônomo sobre o nó sinusal. Considera-se como arritmia sinusal a variabilidade acima de 20%.

A respiração também influencia o ritmo cardíaco, determinando variações fásicas com os movimentos respiratórios; os intervalos RR aumentam durante a inspiração e diminuem com a expiração. A arritmia sinusal respiratória, fisiológica, é comum e mais acentuada em crianças. Arritmia sinusal não respiratória é encontrada na doença do nó sinusal.

No ECG (Figura 6.1) a onda P tem orientação normal e o ritmo cardíaco é irregular. A arritmia sinusal é mais destacada na presença de bradicardia sinusal do que em frequências cardíacas mais elevadas; em geral quanto maior a bradicardia, mais evidente a arritmia.

Parada sinusal

Parada ou pausa sinusal é a ausência de P por períodos longos, maiores do que dois segundos (Figura 6.2), e que não são múltiplos da duração do ciclo normal. Estas falhas muitas vezes são interrompidas por batimentos de escape de origem juncional.

ESCAPES

Ao contrário das extrassístoles, os escapes são batimentos tardios de origem não sinusal. Quando a frequência de estimulação do nó sinusal diminui muito ou quando o estímulo sinusal é interrompido, outra região do coração, quer localizada nos átrios, quer nos ventrículos, pode originar um estímulo elétrico cardíaco. A este fenômeno dá-se o nome de escape.

Enquanto a extrassístole é causada por hiperautomatismo de um foco ectópico, o escape é sempre consequência do automatismo normal de um foco ectópico que estava latente, inibido pela frequência maior do ritmo sinusal.

O escape é um fenômeno sempre tardio, isto é, inicia-se após uma pausa na inscrição do eletrocardiograma, obrigatoriamente maior que o intervalo RR de base.

Assim como a extrassístole, o escape pode ser supraventricular quando originado no átrio ou na região juncional, e ventricular quando abaixo da bifurcação do feixe de His. Como as células da junção AV com capacidade de automatismo têm velocidade de despolarização diastólica espontânea inferior às do nó sinusal, porém maior do que outras regiões, são elas que com maior frequência apresentam escapes.

Os escapes de origem supraventricular têm QRS geralmente estreito, mas sempre igual aos do ritmo sinusal de base, e podem ou não ser precedidos de onda P. O escape atrial é um batimento tardio em que o QRS é precedido por onda P com morfologia diferente da onda P si-

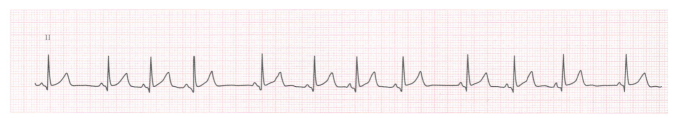

Figura 6.1 Arritmia sinusal. Ritmo sinusal irregular. Variação cíclica com os movimentos respiratórios. Arritmia sinusal respiratória fisiológica em criança de 7 anos.

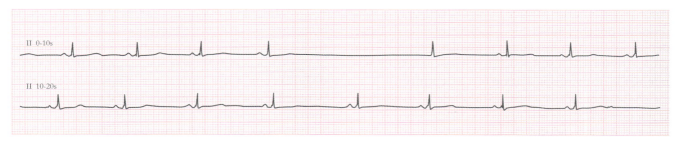

Figura 6.2 Parada sinusal. Interrupção da atividade do nó sinusal por um período longo durante o qual ocorre um escape juncional.

nusal. O escape juncional é um complexo QRS tardio igual ao do ritmo sinusal, mas não precedido por onda P (Figura 6.3).

O escape ventricular é um QRS tardio, sempre alargado e com morfologia diferente do QRS do ritmo sinusal, também não precedido por onda P.

RITMOS DE ESCAPE

Caso após o escape não ocorra retorno ao ritmo sinusal, irá se instalar o chamado ritmo de escape, que pode ser atrial, juncional ou ventricular, de acordo com a sua origem. O ritmo de escape ventricular recebe a denominação especial de ritmo idioventricular.

Ritmo juncional

Enquanto o nó AV apresenta predominantemente células cuja propriedade elétrica fundamental é reduzir a velocidade de condução, ao seu redor existem muitas células P dotadas de capacidade de automatismo. Por este motivo o ritmo oriundo desta região, antes chamado nodal, é mais apropriadamente denominado juncional. Assim, a região juncional abrange a porção baixa dos átrios, o nó AV e o feixe de His antes de sua bifurcação.

O ritmo juncional é o ritmo de escape mais frequente porque as células da junção AV com capacidade de automatismo têm potencial de ação mais semelhante àquele das células do nó sinusal (Figura 1.4) e, portanto, substitui com maior frequência a ausência do ritmo sinusal.

No ECG o ritmo juncional é reconhecido pelas seguintes características:

- complexos QRS estreitos ou com a mesma morfologia daqueles em ritmo sinusal, geralmente não precedidos por onda P;
- frequência cardíaca mais baixa do que em ritmo sinusal, comumente entre 50 e 60 bpm.

A onda P pode não ser visível porque coincide com o QRS. Quando a onda P é visível há duas possibilidades principais (Figura 6.4).

Ritmo juncional com dissociação AV. As ondas P são sinusais (positivas em D2) e estão dissociadas do QRS cuja origem é juncional. A frequência do ritmo sinusal (ondas P) é mais baixa do que a do ritmo juncional (QRS). Dissociação significa duplo comando; neste caso os átrios são comandados pelas células do nó sinusal e os ventrículos por um foco da região juncional.

Ritmo juncional com ondas P retrógradas. O QRS é seguido por uma onda P que é negativa nas derivações D2,

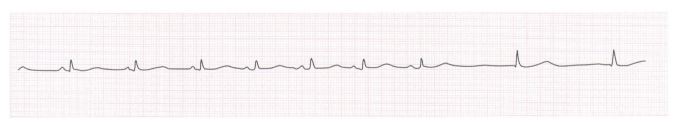

Figura 6.3 Escapes juncionais. Ritmo sinusal com FC de 72 bpm, seguido por período em que a onda P não é visível, surgindo então escapes juncionais (ritmo juncional de escape com frequência de 42 bpm). O pequeno aumento de voltagem deve estar relacionado à superposição com a onda P dissociada.

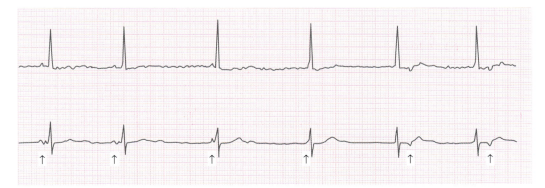

Figura 6.4 Ritmo juncional de escape. Os dois primeiros batimentos são sinusais. Em seguida, a frequência do nó sinusal diminui (bradiarritmia sinusal) e surge ritmo juncional de escape. Nos dois batimentos do meio há dissociação AV (onda P sinusal muito próxima ou superposta ao QRS). Nos dois últimos batimentos o ritmo cardíaco continua juncional, mas as ondas P são retrógradas. As setas indicam as ondas P.

D3 e aVF. O estímulo cardíaco nasce na região juncional após o nó AV (feixe de His), primeiro despolariza os ventrículos e a seguir atravessa o nó AV retrogradamente e despolariza os átrios no sentido caudocranial.

Quando há uma onda P negativa precedendo o QRS e o intervalo PR é curto, o estímulo se origina num foco atrial baixo próximo do nó AV. Neste caso o ritmo pode ser denominado atrial baixo ou juncional (Figura 6.5).

Assim, na presença de ritmo juncional, existem três possibilidades de inter-relação das ondas P com os complexos QRS: a onda P pode preceder, coincidir ou suceder o complexo QRS porque, conforme a localização da origem do estímulo na junção AV e a velocidade de propagação nas diferentes estruturas, os átrios podem se despolarizar antes, simultaneamente ou após os ventrículos.

Ritmos atriais ectópicos

Surgem em duas situações principais:
- automatismo exacerbado de um determinado grupo celular no átrio direito ou esquerdo inibindo a atividade sinusal;
- ritmo de escape por automatismo normal de focos ectópicos atriais na ausência de estímulos sinusais.

Os ritmos ectópicos atriais (REA) que podem ser identificados com maior facilidade pelo ECG convencional são os seguintes: ritmo de átrio direito baixo, ritmo de átrio esquerdo baixo e ritmo de átrio esquerdo alto. Os ritmos ectópicos do átrio direito alto são difíceis de serem distinguidos do ritmo sinusal pelo ECG de repouso. A importância de se determinar a origem do estímulo é que alguns ritmos ectópicos (juncional e de átrio direito baixo) podem ocorrer em pessoas normais, ao passo que outros (ritmos de átrio esquerdo) surgem na maioria das vezes em cardiopatas.

No ritmo de átrio direito baixo, como o estímulo se origina na porção baixa do átrio direito, o eixo da onda P se situa entre 0° e −90°. O encontro de PR mais curto que o do ritmo sinusal indica maior proximidade do nó AV, e neste caso o ritmo pode também ser denominado de juncional.

No ritmo de átrio esquerdo baixo o eixo da onda P está situado além de −90° no plano frontal, desviado, portanto, para a direita. Como o vetor SAP se orienta da es-

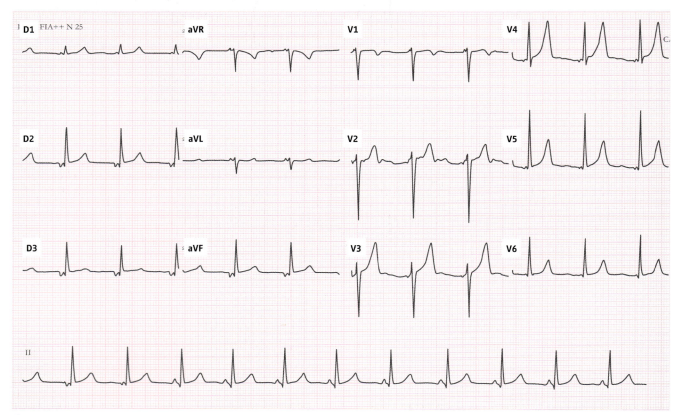

Figura 6.5 Ritmo atrial baixo ou juncional. Marca-passo atrial mutável. Ritmo ectópico (ondas P orientadas a −80° e PR = 0,08 s) voltando para ritmo sinusal (ondas P positivas em D2 e PR = 0,12 s) na parte final do traçado.

querda para a direita, no plano horizontal as ondas P são negativas em V5 e V6. O PR pode estar encurtado, pela proximidade do nó AV.

O ritmo de átrio esquerdo alto é raro e se caracteriza por ondas P com eixo além de +90 e negativas em V5 e V6.

Marca-passo atrial mutável

É a alternância entre dois ritmos supraventriculares, geralmente entre o ritmo sinusal de base e um ritmo ectópico.

Um exemplo comum de marca-passo atrial mutável é aquele em que o ritmo sinusal cessa repentinamente o comando, instalando-se em seu lugar um ritmo atrial baixo ou juncional. Durante a transição de ritmos ocorre mudança na orientação da onda P, que passa de positiva a negativa, ou vice-versa, e também variação do intervalo RR, havendo diminuição da frequência quando se instala o ritmo ectópico ou aumento da FC quando o marca-passo sinusal retorna.

Um tipo particular de marca-passo mutável é o marca-passo atrial migratório, em que a origem do estímulo cardíaco migra progressivamente do nó sinusal em direção ao nó AV, ou vice-versa, caminhando pelos tratos internodais ou possivelmente percorrendo um nó sinusal muito longo. Observa-se numa mesma derivação que as ondas P mudam de morfologia de batimento para batimento, de positivas no início transformando-se aos poucos em negativas.

Ritmo idioventricular

Ocasionalmente, quando o ritmo sinusal é interrompido, surge ritmo de escape ventricular (Figura 6.6) em vez de juncional. Esta ocorrência é mais rara porque habitualmente os focos ventriculares têm frequência de estimulação mais baixa (cerca de 40 bpm) do que os juncionais (de 50 a 60 bpm).

Mais comum é o ritmo idioventricular que surge no bloqueio AV total, como será visto mais adiante.

O ritmo idioventricular de escape em geral é reconhecido no ECG por um ritmo mais lento e regular, de complexos QRS alargados e não precedidos de onda P.

DOENÇA DO NÓ SINUSAL

A disfunção do nó sinusal se caracteriza pela incapacidade do nó sinusal de manter uma frequência cardíaca adequada às necessidades do organismo.

A causa mais comum de comprometimento do nó sinusal é o processo degenerativo devido ao envelhecimento, mas pode ser decorrente de cardiopatias diversas. Pode também ser ocasionada por causas extrínsecas. Entre estas destacam-se alguns medicamentos (β-bloqueador, digital), a disfunção autonômica (síncope vasovagal cardio-inibitória, hipersensibilidade do seio carotídeo, síncope situacional do idoso) e determinados distúrbios metabólicos (hiperpotassemia, hipotermia, hipotiroidismo, hipóxia).

A disfunção do nó sinusal ocasionada por causas intrínsecas, quando determina bradiarritmias acompanhadas de sintomas, é denominada de doença do nó sinusal. O ECG é fundamental para o diagnóstico. As arritmias que caracterizam a doença do nó sinusal são:
- bradicardia sinusal;
- parada sinusal;
- síndrome braditaqui;
- bloqueio sinoatrial.

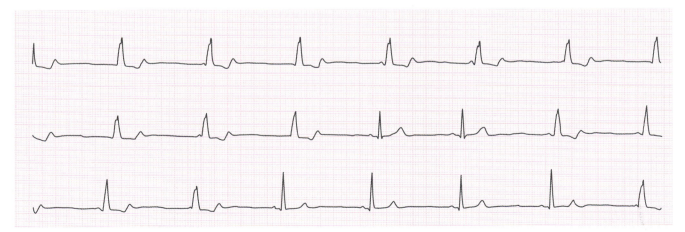

Figura 6.6 Ritmo idioventricular de escape. Dissociação AV. Na maioria dos complexos o QRS é alargado com morfologia de bloqueio de ramo. As ondas P estão dissociadas, aparecem muito próximas do QRS ou estão superpostas. Na metade do traçado surgem batimentos normais, também denominados capturas (PR normal e QRS estreito).

Bradiarritmias sinusais

A bradicardia sinusal e a arritmia sinusal com pausas (paradas sinusais) estudadas anteriormente, embora possam ser encontradas em indivíduos assintomáticos, quando causam repercussão hemodinâmica com sintomas caracterizam a doença do nó sinusal.

Síndrome braditaqui

Síndrome bradicardia-taquicardia (Figura 6.7) é um distúrbio do ritmo cardíaco típico da doença do nó sinusal caracterizado pela instalação de bradiarritmia após uma taquicardia supraventricular. Esta pode ser taquicardia atrial, *flutter* ou fibrilação atrial. A taquicardia deprime o nó sinusal causando parada sinusal prolongada, não acompanhada de escapes ou interrompida por escapes juncionais tardios, porque a doença compromete todo o átrio. Tardiamente o ritmo sinusal retorna e a FC aumenta lentamente. É interessante observar que a própria bradicardia associada à doença do átrio predispõe ao aparecimento de TSV.

A repercussão hemodinâmica da bradicardia é muito maior do que a da taquicardia. A TSV que desencadeia a bradicardia não deve ser tratada com medicamentos antiarrítmicos porque estes podem deprimir ainda mais o nó sinusal doente. O tratamento indicado é o implante de marca-passo cardíaco artificial.

Bloqueio sinoatrial

Bloqueio sinoatrial (BSA) é o distúrbio de condução do estímulo do nó sinusal para os átrios e ventrículos, diagnosticado no ECG (Figura 6.8) pela ocorrência de pausas cuja duração em geral é o dobro do intervalo RR normal e não precedidas de onda P. É também denominado de bloqueio de saída do nó sinusal e é considerado bradiarritmia integrante da doença do nó sinusal porque se trata de um distúrbio de condução perissinusal.

À semelhança do bloqueio AV de 2º grau, como será visto mais adiante, o BSA pode também ser classificado em tipo I e tipo II. No tipo II, mais comum, as falhas são geralmente o dobro ou múltiplas, dos intervalos PP do ritmo sinusal de base. Quando a duração destas pausas é o dobro da duração do ciclo normal, esta coincidência indica que no meio da pausa o nó sinusal se despolarizou, mas o estímulo não alcançou nem átrios nem ventrículos.

O BSA tipo I é mais difícil de ser diagnosticado porque a dificuldade de condução é progressiva (fenômeno de Wenckebach). No ECG os intervalos PP diminuem progressivamente até ocorrer uma falha.

O bloqueio sinoatrial costuma ser confundido com bradiarritmias sinusais, como a parada sinusal e a arritmia sinusal.

BLOQUEIOS ATRIOVENTRICULARES (BAV)

São distúrbios de condução que ocorrem devido a atraso ou mesmo falta de condução do estímulo elétrico dos átrios para os ventrículos. Em condições normais, após a ativação dos átrios, o estímulo é afunilado no nó AV para retardar a velocidade de condução e em seguida prossegue para o sistema His-Purkinje, com velocidade aumentada, despolarizando os ventrículos. Assim, os bloqueios AV podem surgir no nó AV, no tronco do feixe de His ou em seus

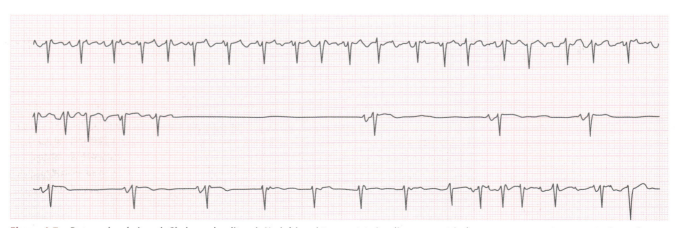

Figura 6.7 Doença do nó sinusal. Síndrome braditaqui. No início existe uma taquicardia supraventricular que cessa espontaneamente. A seguir, uma parada sinusal seguida de bradicardia sinusal com progressiva recuperação do cronotropismo do nó sinusal. A bradicardia é consequência da taquicardia que deprimiu o automatismo do nó sinusal. Esta síndrome é uma das manifestações eletrocardiográficas da doença do nó sinusal.

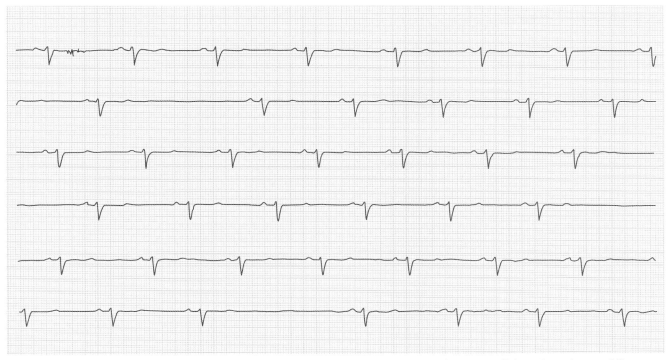

Figura 6.8 Bloqueio sinoatrial. Ritmo sinusal com intervalos RR muito regulares, exceto na segunda e na sexta linha onde se observam falhas com o dobro da duração do ciclo normal. Essa coincidência indica que o impulso sinusal no meio das falhas não conseguiu despolarizar átrios nem ventrículos, mas a frequência sinusal se manteve constante em todo o traçado.

ramos. O ECG convencional permite suspeitar ocasionalmente a localização anatômica do distúrbio de condução, mas ela pode ser determinada com certeza pelo eletrograma do feixe de His obtido por cateterismo cardíaco.

Quanto à duração, os bloqueios AV podem ser transitórios, intermitentes ou permanentes.

As causas de BAV são diversas e estão relacionadas no Quadro 6.1.

Para o reconhecimento do bloqueio AV no ECG é necessário verificar a duração do intervalo PR e as inter-relações entre a onda P e o QRS. O encontro de intervalo PR aumentado ou de falhas de condução, isto é, ondas P não seguidas de QRS, indicam sempre distúrbio da condução atrioventricular.

Classificação dos bloqueios AV

Os bloqueios AV podem ser classificados em parciais ou totais (Quadro 6.2). Os bloqueios AV parciais são divididos em 1° e 2° graus.

No BAV de 1° grau todas as ondas P são seguidas de QRS, não havendo pausas.

No BAV de 2° grau algumas ondas P não são seguidas de QRS, havendo falhas (ondas P não seguidas de QRS). É subdividido em dois tipos que serão estudados adiante.

Quadro 6.1 Principais causas de bloqueio AV.

Bloqueio AV transitório
• Vagotonia (atletas e alguns indivíduos jovens)
• Cardiopatia aguda (insuficiência coronária, miocardite, endocardite)
• Medicamentos (β-bloqueador, digital, outros)
• Distúrbios metabólicos (hiperpotassemia)
Bloqueio AV persistente
• Degeneração do sistema de condução no idoso
• Doença de Chagas
• Doença arterial coronária
• Outras cardiopatias

No bloqueio AV de 3° grau ou total (BAVT) nenhum estímulo atrial é conduzido para os ventrículos, ocorrendo então dissociação completa entre ondas P e QRS.

Quadro 6.2 Classificação dos bloqueios atrioventriculares.

Bloqueio AV parcial
• 1° grau (todas P conduzem) → PR > 0,20 s
• 2° grau (algumas P não conduzem) → falhas (ondas P não seguidas de QRS)
Bloqueio AV total (BAVT)
• 3° grau (nenhuma P conduz) → dissociação AV

Bloqueio AV de 1º grau

Bloqueio AV de 1º grau (Figura 6.9) é o atraso da condução dos átrios para os ventrículos. Como não há interrupção na condução do estímulo, o termo "bloqueio" é questionável. Mas o bloqueio AV de 1º grau pode evoluir para BAV de 2º e de 3º graus.

Como a função principal do nó AV é retardar a velocidade de condução do estímulo elétrico (condução decrescente), o BAV de 1º grau pode ser considerado, em alguns casos, uma intensificação de um fenômeno normal. Assim, pode ser encontrado em pessoas normais assintomáticas com vagotonia, em atletas e em idosos. Entre as cardiopatias é comum na cardite da doença reumática, na miocardiopatia chagásica e na cardiopatia isquêmica. É também uma das manifestações do efeito dos fármacos digitálicos no ECG (ação digitálica).

Sabe-se que o intervalo PR representa o tempo gasto pelo estímulo elétrico desde o início da contração atrial até alcançar os ventrículos, a maior parte do qual no nó AV.

O intervalo PR varia inversamente com a frequência cardíaca e aumenta com a idade, havendo tabelas de valores máximos normais considerando estes parâmetros (Tabela 1.1). No ECG, portanto, o BAV de 1º grau é definido como aumento do intervalo PR acima do valor máximo admitido como normal para a idade e para a FC do paciente. No adulto jovem com FC normal a duração máxima do PR aceitável como normal é de 0,20 s.

É interessante observar que o BAV de 1º grau não diminui a frequência cardíaca. Pelo contrário, é possível até encontrar taquicardia acompanhada de BAV de 1º grau. Nos pacientes com vagotonia, entretanto, é comum encontrar BAV de 1º grau associado a bradicardia sinusal devido ao aumento da ação vagal simultaneamente sobre o nó sinusal e o nó atrioventricular.

Bloqueio AV de 2º grau

Neste caso ocorrem falhas na condução atrioventricular, de maneira a nem todos os estímulos atriais conseguirem despolarizar os ventrículos.

É classicamente subdividido em dois tipos: BAV de 2º grau tipo I (ou Mobitz I), no qual ocorre o fenômeno de Wenckebach (dificuldade de condução progressiva até a ocorrência de uma falha), e BAV de 2º grau tipo II (ou Mobitz II), em que a dificuldade de condução é constante e intermitente.

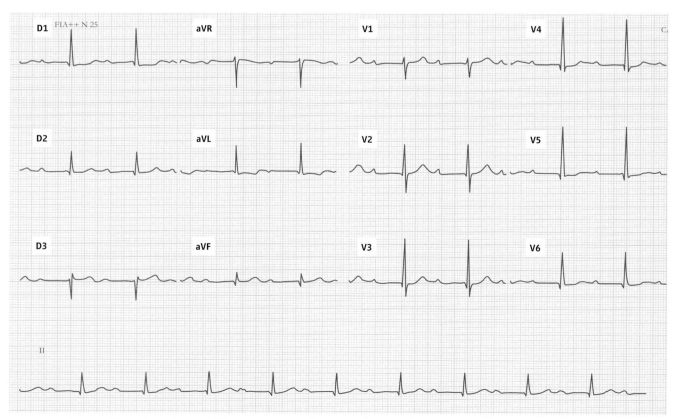

Figura 6.9 Bloqueio AV de 1º grau. Intervalo PR muito aumentado (0,48 s) e constante. Todas as ondas P são seguidas de QRS.

Bloqueio AV de 2° grau tipo I (Mobitz I)

Caracteriza-se pela dificuldade crescente na condução do estímulo sinusal aos ventrículos até que surge uma falha (Figura 6.10). Esta característica progressiva do distúrbio de condução é conhecida como fenômeno de Wenckebach.

Assim como o bloqueio AV de 1° grau, decorre de um exagero da condução decrescente no nó AV. Portanto, o prognóstico não é ruim, não causa diminuição acentuada da frequência cardíaca e não costuma evoluir para BAV de 3° grau. Pode ser encontrado em indivíduos normais vagotônicos, por ação de medicamentos e em cardiopatias.

No ECG observam-se as seguintes características:
- aumento progressivo do intervalo PR até que surge a onda P não sucedida por complexo QRS (fenômeno de Wenckebach);
- intervalo RR variável.

O fenômeno de Wenckebach é evidenciado em ciclos (desde o primeiro batimento conduzido após uma falha até a falha seguinte). Nos ciclos curtos o aumento do intervalo PR é bem evidente; nos ciclos longos, com muitos batimentos, o aumento progressivo do intervalo PR é menos evidente.

O bloqueio AV de 2° grau tipo I geralmente ocorre como evolução do BAV de 1° grau. Assim, é comum o encontro de PR aumentado em todos os batimentos conduzidos.

A concomitância de bradicardia sinusal com BAV de 2° grau tipo I sugere aumento da ação vagal sobre os dois nós (sinusal e AV). Entretanto, pode-se encontrar também taquicardia sinusal com BAV de 2° grau e fenômeno de Wenckebach; neste caso o diagnóstico é mais difícil e a causa do distúrbio de condução é sempre patológica.

Bloqueio AV de 2° grau tipo II (Mobitz II)

Ao contrário do tipo I, o bloqueio AV de 2° grau tipo II quase sempre decorre de lesão orgânica do feixe de His ou de seus ramos (pós-nodal ou hissiano). Portanto, o prognóstico é mais grave, a bradicardia é mais acentuada e acompanhada de sintomas, e pode evoluir para bloqueio AV total.

No bloqueio AV de 2° grau tipo II (Figura 6.11) ocorrem falhas na condução do estímulo dos átrios para os ventrículos, mas nos batimentos com condução AV o intervalo PR é constante, e a duração geralmente é normal. O bloqueio AV do tipo II pode ser 2:1 ou 3:1, quando a cada dois ou três estímulos atriais, respectivamente, ocorre falha de despolarização dos ventrículos (Figura 6.12).

As falhas podem ser constantes (por exemplo, BAV 2:1 constante) ou intermitentes (falha ocasional).

No ECG observam-se:
- PR constante;
- falha periódica na condução, com inscrição de onda P sem o correspondente QRS.

Como o BAV tipo II é ocasionado por lesões nos ramos dos feixes de His, é comum o encontro de bloqueio de ramo, mais frequentemente o BRE.

Quando o bloqueio AV de 2° grau apresenta relação constante 2:1, pode ser do tipo II ou do tipo I. Neste último (Figura 6.13), o fenômeno de Wenckebach não é evidenciado porque quando o intervalo PR aumenta já ocorre a falha. Assim, no BAV 2:1 nem sempre é possível caracterizar o tipo do bloqueio de 2° grau.

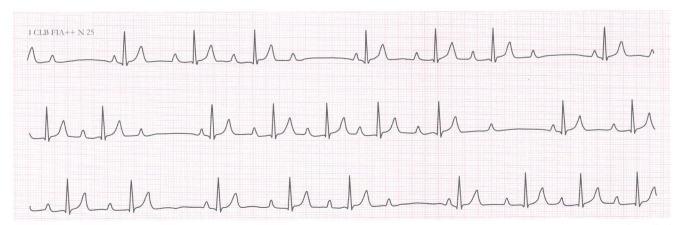

Figura 6.10 Bloqueio AV de 2° grau Mobitz I. O intervalo PR aumenta progressivamente até ocorrer uma falha na condução, em que a onda P não é seguida de QRS (fenômeno de Wenckebach).

Porém, quando se evidencia BAV 3:1, o bloqueio é sempre do tipo II.

As principais diferenças entre os dois tipos de BAV de 2º grau Mobitz I e Mobitz II estão resumidas no Quadro 6.3.

Quadro 6.3 Diferenças entre os bloqueios AV de 2º grau tipo I e tipo II.

Tipo I (BAV Mobitz I)
• geralmente nodal
• fenômeno de Wenckebach visível (exceto no BAV 2:1)
• QRS geralmente estreito
• PR quase sempre aumentado
• eventual bradicardia sinusal (ação vagal)
Tipo II (BAV Mobitz II)
• pós-nodal ou hissiano
• presença de bloqueio de ramo
• PR geralmente normal e constante nos batimentos conduzidos
• eventual BAV 3:1 ou 4:1
• eventual evolução para BAVT (BAV de grau avançado)

Bloqueio AV de 3º grau (BAV total)

Nessa bradiarritmia os estímulos sinusais não conseguem despolarizar os ventrículos, ocorrendo total assincronismo entre a atividade atrial e a ventricular. O ritmo dos átrios é sinusal, enquanto o dos ventrículos, bem mais lento, é idioventricular de escape.

No ECG (Figura 6.14) observam-se:

■ frequência ventricular muito baixa (cerca de 40 bpm) e inferior à frequência atrial;

■ a frequência atrial não é múltipla da frequência ventricular;

■ dissociação AV – ondas P e QRS não guardam relação entre si;

■ intervalos RR constantes;

■ o QRS pode ser alargado quando se origina abaixo da bifurcação do feixe de His, ou com duração normal e pouca ou nenhuma aberrância quando se origina acima da bifurcação.

Há casos de BAV de 3º grau em que o ritmo atrial não é sinusal, mas pode ser fibrilação, *flutter* ou taquicardia

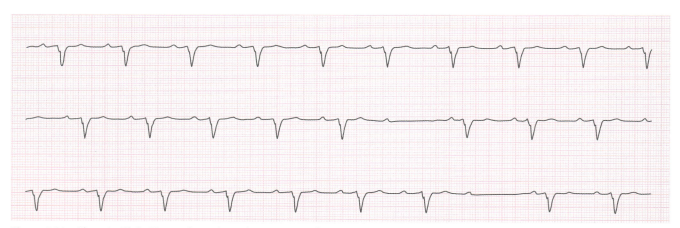

Figura 6.11 Bloqueio AV do 2º grau tipo II, intermitente. O ritmo é sinusal com falhas ocasionais (ondas P não seguidas de QRS). O intervalo PR é quase sempre constante, não havendo o fenômeno de Wenckebach. Entretanto, após as falhas o intervalo PR é um pouco menor devido ao fenômeno de facilitação de condução pós-pausa. O QRS alargado sugere doença do sistema de condução intraventricular.

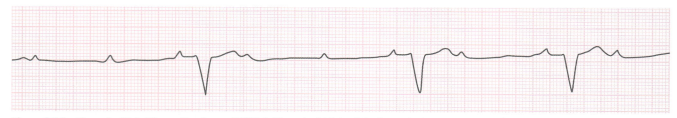

Figura 6.12 Bloqueio AV do 2º grau tipo II, com BAV 3:1. Bloqueio AV 3:1 e 2:1 e intervalo PR constante quando o impulso é conduzido pelo nó AV.

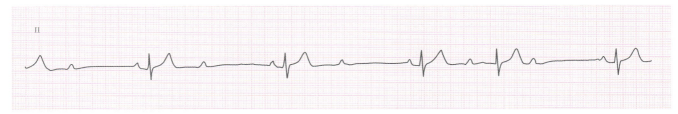

Figura 6.13 Bloqueio AV de 2° grau 2:1. No início do traçado verifica-se bloqueio AV de 2° grau com condução AV 2:1. Analisando-se os três últimos ciclos do traçado percebe-se que o intervalo PR aumenta progressivamente até ocorrer uma falha (fenômeno de Wenckebach), caracterizando o BAV de 2° grau do tipo I da classificação de Mobitz. No período de BAV 2:1, o fenômeno de Wenckebach não é visível porque o PR aumenta muito e falha.

atrial e até mesmo ritmo juncional. Nestes casos, o diagnóstico é feito pelo encontro de ritmo ventricular lento e constante, indicando marca-passo ventricular próprio, sem relação com a atividade atrial.

Assim, o BAVT deve ser diagnosticado pelo reconhecimento do ritmo ventricular de escape (RR regular e lento), e não apenas pelo achado de dissociação AV. Se houver variabilidade RR o bloqueio AV não deve ser total, mas provavelmente parcial com condução AV ocasional.

Sintomas de baixo débito cardíaco (insuficiência cardíaca) e de baixo fluxo cerebral como síncopes e até convulsões são frequentes. A indicação de marca-passo artificial deve ser sempre cogitada nestes doentes. A exceção fica para os casos de BAVT congênito, no qual a frequência ventricular média é mais elevada e a indicação do marca-passo artificial, menos frequente.

Bloqueio AV de grau avançado

É intermediário entre os bloqueios AV de 2º e 3º graus. No mesmo traçado (Figura 6.15) encontram-se períodos de BAV de 2º grau tipo II e períodos de BAVT.

Alguns cardiologistas consideram também o BAV 3:1 como BAV avançado.

FIBRILAÇÃO ATRIAL COM RESPOSTA VENTRICULAR BAIXA

Embora a fibrilação atrial aguda ou paroxística seja associada com resposta ventricular alta, a FA crônica é uma causa comum de bradiarritmia. A diminuição acentuada da frequência cardíaca pode ocorrer por efeito de medicamentos (digital ou β-bloqueadores) ou por bloqueio AV avançado. Além da diminuição da FC podem surgir pausas maiores do que 2 segundos. Se o ritmo cardíaco lento se tornar regular é porque ocorreu bloqueio AV total (Figura 6.16).

Situação semelhante à da FA pode ocorrer também com o *flutter* atrial associado a resposta ventricular baixa.

DISSOCIAÇÃO ATRIOVENTRICULAR (DAV)

A dissociação atrioventricular não é uma arritmia específica, mas sim uma condição em que há dois marca-

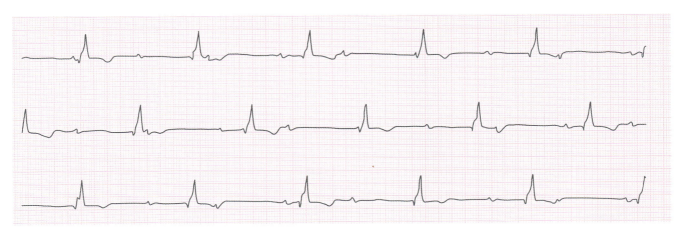

Figura 6.14 Bloqueio AV total (BAVT). O ritmo do átrio é sinusal com frequência de 58 bpm, e o ritmo do ventrículo é idioventricular de escape com frequência de 44 bpm. As frequências são diferentes e não têm relação de multiplicidade entre si. Como consequência verifica-se dissociação atrioventricular completa. O BAVT deve ser reconhecido pelo ritmo ventricular de escape: regular e lento com frequência próxima de 40 bpm. Neste traçado o intervalo RR é tão regular que permite traçar linhas diagonais paralelas unindo todos os complexos QRS.

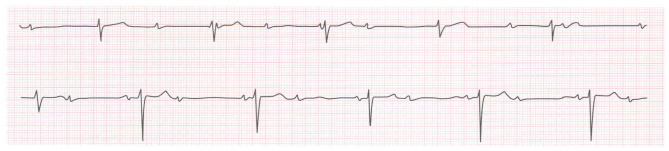

Figura 6.15 Bloqueio AV de grau avançado. Na primeira linha o bloqueio AV é de 3º grau, as ondas P estão dissociadas e o ritmo cardíaco é idioventricular de escape. Na segunda linha o bloqueio AV é de 2º grau (2:1), as ondas P conduzem o estímulo e a morfologia do QRS é um pouco diferente (morfologia supraventricular).

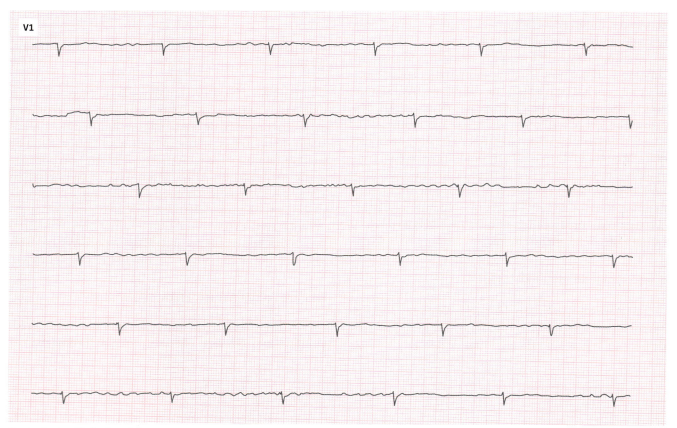

Figura 6.16 Fibrilação atrial com BAVT. Na FA habitualmente o ritmo cardíaco é irregular e a FC é elevada. Neste caso, o ritmo idioventricular (regular e lento) é consequente a bloqueio AV total.

-passos distintos e independentes, um comandando os átrios (geralmente sinusal) e o outro os ventrículos (juncional ou ventricular). Ela pode ocorrer tanto em bradiarritmias como em taquiarritmias (Quadro 6.4).

Quadro 6.4 Causas de dissociação atrioventricular.

- Bloqueio AV total
- Bradicardia sinusal
- Taquicardia ventricular
- Taquicardia juncional

Quando a frequência cardíaca é baixa há duas possibilidades: bloqueio atrioventricular total (BAVT) ou dissociação atrioventricular (DAV) propriamente dita (Figura 6.17).

No BAVT os estímulos sinusais não conseguem despolarizar os ventrículos, ocorrendo total assincronismo entre a atividade atrial e a ventricular; o ritmo dos átrios é sinusal, enquanto o dos ventrículos, bem mais lento, é idioventricular de escape. A frequência ventricular é menor do que a atrial, geralmente ao redor de 40 bpm e o

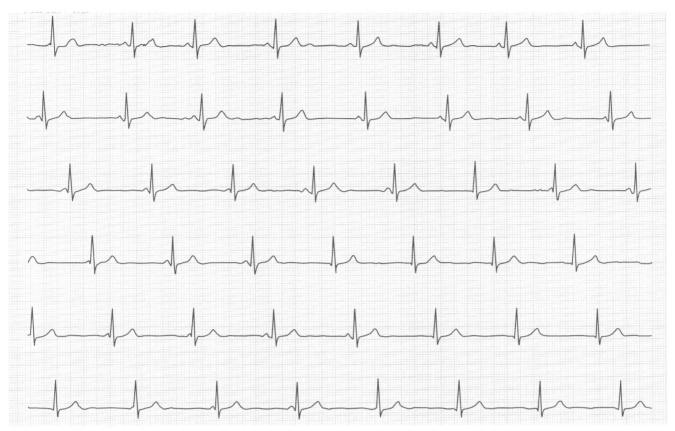

Figura 6.17 Dissociação atrioventricular. Nas duas primeiras linhas predomina o ritmo sinusal com condução AV normal. A partir da terceira linha predomina a dissociação AV, o ritmo do átrio continua sinusal, mas o ritmo do ventrículo é juncional. As ondas P dissociadas aparecem muito próximas ou coincidem com o QRS porque as frequências do átrio e do ventrículo são quase iguais (dissociação isorrítmica).

ritmo é regular. A morfologia do QRS pode ser estreita, se o foco ventricular se situa no feixe de His antes da bifurcação, ou alargada quando a origem do estímulo é distante.

Na DAV propriamente dita o mecanismo é a diminuição da frequência do nó sinusal abaixo da frequência de automatismo das células da junção AV que permite o surgimento do ritmo de escape juncional.

Neste caso, a frequência atrial é menor do que a ventricular, mas as frequências atrial e ventricular são próximas (dissociação isorrítmica), cerca de 50 a 60 bpm, e ocorrem capturas ventriculares, isto é, alguns estímulos sinusais conseguem despolarizar os ventrículos, causando irregularidades no ritmo.

Quando a FC é elevada também há duas possibilidades para a ocorrência de dissociação AV: taquicardia ventricular ou taquicardia juncional.

A primeira é uma taquicardia com QRS alargado, e na segunda o QRS é estreito ou tem a mesma morfologia dos batimentos em ritmo sinusal. Em ambos os casos a frequência ventricular é maior do que a atrial.

REFERÊNCIAS BIBLIOGRÁFICAS

1. FRIEDMANN AA, GRINDLER J. ECG – Eletrocardiologia básica. São Paulo: Sarvier; 2000.
2. FRIEDMANN AA, GRINDLER J, OLIVEIRA CAR, FONSECA AJ. Diagnóstico diferencial no eletrocardiograma. 2ª ed. Barueri: Manole; 2011.
3. FRIEDMANN AA, GRINDLER J, OLIVEIRA CAR. O paradoxo do bloqueio sinoatrial. Diagnóstico & Tratamento. 2007;12(3):131-3.
4. FRIEDMANN AA. Bloqueio sinoatrial: modalidade incomum de bradicardia. Diagnóstico & Tratamento. 2015;20(4):146-8.
5. GOLDBERGER AL. Clinical electrocardiography: a simplified approach. 8th ed. Philadelphia: Mosby Elsevier; 2012.
6. MANGRUM JM, DIMARCO JP. The evaluation and management of bradicardia. N Engl J Med. 2000;342:703-9.
7. MIRVIS DM, GOLDBERGER AL. Electrocardiography. In: Mann DL, Zipes DP, Libby P, Bonow RO. Braunwald's heart disease. A textbook of cardiovascular medicine. 10th ed. Philadelphia: Saunders Elsevier; 2015. p. 114-52.
8. MOFFA PJ, SANCHES PCR. Tranchesi – Eletrocardiograma normal e patológico. São Paulo: Roca; 2001.
9. PASTORE CA, PINHO JA, PINHO C, SAMESIMA N, PEREIRA-FILHO HG, KRUSE JCL, et al. III Diretrizes da Sociedade

Brasileira de Cardiologia sobre análise e emissão de laudos eletrocardiográficos. Arq Bras Cardiol. 2016;106(4Supl.1):1-23.

10. SANCHES PCR, MOFFA PJ. Eletrocardiograma: uma abordagem didática. São Paulo: Roca; 2010.

RESUMO

As bradiarritmias abrangem os escapes e as bradicardias.

Escapes. Ao contrário das extrassístoles, os escapes são batimentos tardios consequentes ao automatismo normal de um foco ectópico que estava latente, e se manifesta quando há uma pausa longa no ritmo cardíaco. Se após um escape o ritmo sinusal não retorna, origina-se um ritmo de escape, que pode ser atrial, juncional ou ventricular. Os escapes juncionais são mais frequentes. Os ritmos de escape evitam que a FC diminua muito.

Bradiarritmias. As bradiarritmias são os ritmos cardíacos anormais com FC abaixo de 60 bpm, ao passo que a bradicardia sinusal é definida como ritmo sinusal com FC abaixo de 50 bpm.

As bradicardias podem ser assintomáticas, como a bradicardia sinusal, comum em indivíduos com bom condicionamento físico, e os ritmos de escape.

As bradiarritmias com sintomas e indicação para marca-passo cardíaco artificial são bradicardias causadas por doença do nó sinusal ou por bloqueios atrioventriculares.

Doença do nó sinusal. As disfunções do nó sinusal causam bradicardia e pausas.

As principais arritmias que caracterizam a doença do nó sinusal são:

- bradiarritmia sinusal com pausas longas (> 2 s);
- síndrome braditaqui, quando após uma TSV surge parada ou bradicardia sinusal;
- bloqueio sinoatrial, em que as pausas têm o dobro da duração do ciclo normal.

Bloqueios atrioventriculares. Os bloqueios AV são divididos em três graus.

No BAV de 1° grau há aumento do intervalo PR acima de 0,20 s, mas não há falhas. O BAV de 2° grau se caracteriza por falhas na condução AV (ondas P não seguidas de QRS), havendo dois subtipos: tipo 1 (Mobitz I) em que o intervalo PR aumenta progressivamente até ocorrer a falha (fenômeno de Wenckebach) e tipo 2, com duas ou três ondas P para cada QRS e PR constante nos batimentos conduzidos.

No BAV de 3° grau ou BAVT, nenhum estímulo atrial passa para o ventrículo havendo, em consequência, dissociação AV completa. O ritmo do átrio continua sinusal, mas o do ventrículo é idioventricular de escape, com FC muito baixa (ao redor de 40 bpm), que não é múltipla da frequência atrial.

Aula 7

ECG no Hospital Geral

Antonio Américo Friedmann

Há uma miscelânea de doenças cardíacas e não cardíacas e de outras condições patológicas em que o eletrocardiograma apresenta alterações peculiares que permitem suspeitar e, às vezes, confirmar o diagnóstico. Entre elas incluem-se o infarto do miocárdio, outras cardiopatias como a pericardite aguda e o derrame pericárdico, doenças pulmonares como a doença pulmonar ostrutiva crônica (DPOC) e a embolia pulmonar, os distúrbios eletrolíticos, o hipotiroidismo e a hipotermia. O eletrocardiograma (ECG) no infarto do miocárdio, pela sua importância, é abordado na Aula 4 e também no Capítulo 11, e as alterações do ECG nas demais doenças serão estudadas a seguir.

Considerando que o ECG é um exame de metodologia simples, de execução rápida e de interpretação acessível a médicos não cardiologistas e até a outros profissionais da área da saúde, é extremamente relevante reconhecer as alterações eletrocardiográficas causadas por doenças cardíacas e não cardíacas encontradas no Hospital Geral.

CARDIOPATIAS

Além do infarto do miocárdio, outras cardiopatias podem determinar alterações características no ECG que são úteis para o diagnóstico, para a avaliação do comprometimento cardíaco ou para o acompanhamento evolutivo.

Pericardite aguda

A pericardite aguda produz manifestações características no ECG (Figura 7.1):

- supradesnivelamento difuso do segmento ST;
- infradesnivelamento do segmento PR;
- taquicardia sinusal.

A presença dessas alterações no eletrocardiograma é muito sugestiva de pericardite aguda e pode ser o primeiro sinal da doença.

Supradesnivelamento do segmento ST. É consequente à lesão inflamatória subepicárdica do miocárdio adjacente ao pericárdio. Ao contrário da lesão isquêmica do infarto agudo do miocárdio que causa comprometimento regional do coração, na pericardite o supradesnivelamento de ST é difuso, ocorrendo em muitas derivações, com amplitude geralmente menor, não excedendo 0,5 mV. O segmento ST na maioria das vezes apresenta concavidade superior, adquirindo a morfologia denominada "ST feliz", por analogia à figura ☺.

Infradesnivelamento do segmento PR. Decorre da lesão inflamatória na parede dos átrios. O infradesnivelamento de PR associado ao supradesnivelamento de ST é patognomônico de pericardite aguda porque caracteriza o comprometimento difuso, tanto atrial como ventricular, da membrana que envolve o coração.

Alterações da onda T. Observa-se progressivamente achatamento e inversão da onda T semelhante à encontrada na isquemia aguda do miocárdio. Entretanto, a negativação da onda T pode ocorrer após o desaparecimento da elevação de ST, não permanecendo concomitantes como no infarto em evolução.

Apesar das diferenças citadas, as alterações de ST-T de pacientes com pericardite podem simular infarto agudo do miocárdio, principal diagnóstico diferencial no ECG. O critério mais importante para esta distinção é a ausência de surgimento de ondas Q patológicas nos casos de pericardite.

Taquicardia sinusal. Resulta do comprometimento da região epicárdica do miocárdio, contígua ao pericárdio, semelhante à de uma miocardite. De fato, em muitos ca-

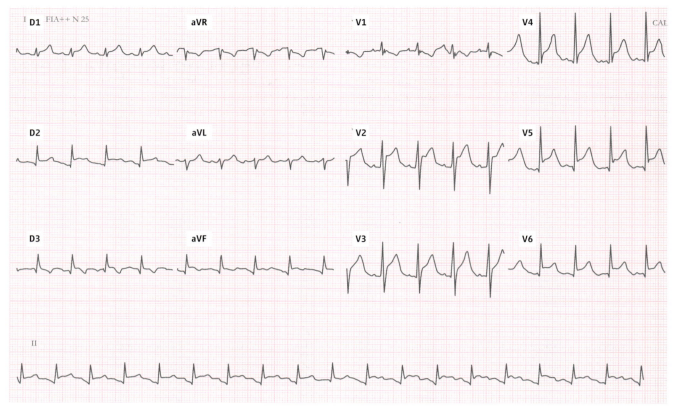

Figura 7.1 Pericardite. Taquicardia sinusal (FC = 120 bpm). Supradesnivelamento difuso do segmento ST, com predomínio da morfologia de concavidade superior. Infradesnivelamento do segmento PR mais evidente nas derivações inferiores. Ausência de ondas Q patológicas.

sos ocorre miopericardite com predomínio da inflamação do pericárdio.

Arritmias cardíacas. Na pericardite aguda encontram-se com frequência arritmias diversas, mais comumente supraventriculares, como extrassístoles e fibrilação atrial.

Derrame pericárdico

O derrame pericárdico pode ser suspeitado no ECG (Figura 7.2) pelo encontro de:
- baixa voltagem generalizada;
- taquicardia sinusal;
- alternância elétrica.

Baixa voltagem. O critério mais aceito para definir baixa voltagem generalizada é a inexistência de deflexões maiores que 0,5 mV nas derivações do plano frontal, e de 1 mV nas precordiais. A diminuição da voltagem decorre do efeito dielétrico (isolante elétrico) do líquido de derrame. É interessante observar que a diminuição de voltagem se relaciona mais com a composição do derrame do que com o volume líquido; efusões com maior teor de fibrina apresentam maior impedância elétrica. Assim, ex-

sudatos diminuem mais a voltagem no ECG do que transudatos. O encontro de baixa voltagem de todos os complexos acompanhada de taquicardia sinusal é muito sugestivo de derrame pericárdico.

Taquicardia sinusal. Resulta da insuficiência cardíaca diastólica por tamponamento cardíaco.

Alternância elétrica. É um fenômeno de natureza mecânica; decorre do movimento pendular do coração no espaço pericárdico, que se exterioriza no ECG por variação da amplitude do QRS em determinadas derivações, de batimento a batimento. É um achado menos frequente, porém muito característico da doença.

Miocardiopatias

As miocardiopatias determinam as mais diversas alterações no ECG, desde simples alterações da onda T até arritmias ventriculares, mas todas elas inespecíficas, porque podem ocorrer em outras cardiopatias.

As mais importantes são descritas a seguir.

- **Alterações da onda T.** Nas fases iniciais são comuns as alterações primárias da repolarização ventricular, encontrando-se ondas T de baixa voltagem ou negativas. O advento de sobrecargas ou bloqueios de ramo, que isoladamente produzem alterações secundárias da onda T, dificulta a valorização das mesmas.

- **Arritmias cardíacas.** São extremamente frequentes, predominando as extrassístoles e as taquiarritmias. Bradiarritmias e bloqueios AV (BAV) são mais comuns na doença de Chagas.
- **Sobrecargas.** São menos comuns nas miocardiopatias dilatadas primárias. O encontro de sobrecarga de câmaras esquerdas faz suspeitar de miocardiopatia hipertensiva ou valvar, que são mais frequentes.
- **Distúrbios de condução.** Podem ser encontrados em miocardiopatias de qualquer etiologia, mas são mais comuns na doença de Chagas devido à afinidade do parasita pelo tecido de condução.
- **Áreas inativas.** São devidas à fibrose do miocárdio e confundidas com necrose por infarto do miocárdio prévio.

O encontro de muitas dessas alterações no ECG (Figura 7.3) sugere comprometimento importante do miocárdio.

Miocardites agudas

Os achados mais comuns são taquicardia sinusal persistente e alterações inespecíficas da repolarização ventricular. O segmento ST pode estar supradesnivelado (nas miopericardites) ou infradesnivelado. A onda T diminui de voltagem, ficando achatada ou pode se tornar negativa.

Além da taquicardia sinusal inapropriada, outras taquiarritmias são também comuns, como as extrassístoles supraventriculares e ventriculares, a fibrilação atrial, a taquicardia atrial e a taquicardia ventricular não sustentada.

As bradiarritmias são mais raras e quando ocorrem são transitórias. A miocardite diftérica, hoje raramente encontrada, causava antigamente graus variáveis de bloqueio AV. Na doença reumática o aumento do intervalo PR é considerado sinal importante de atividade da doença, indicativo de miocardite.

Miocardiopatia da doença de Chagas

A evolução do comprometimento cardíaco na doença de Chagas é dividida em três fases distintas.

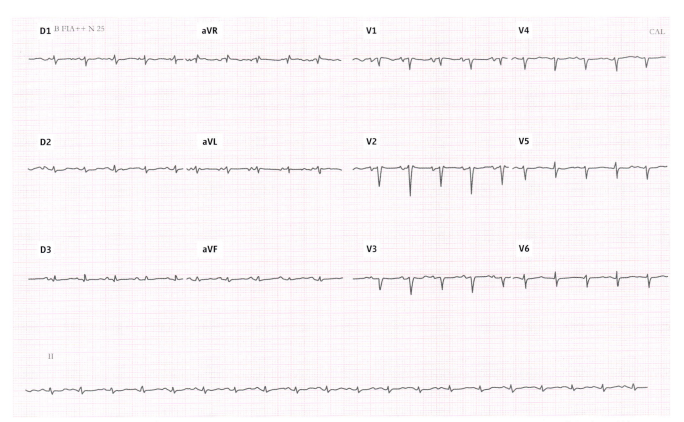

Figura 7.2 Derrame pericárdico. Taquicardia sinusal (FC = 125 bpm) com baixa voltagem generalizada. Nas derivações precordiais vê-se nitidamente a variação da voltagem do QRS de batimento a batimento. Alterações patognomônicas de derrame pericárdico.

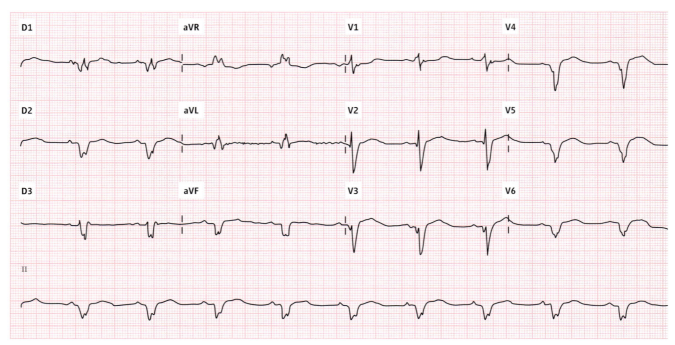

Figura 7.3 Miocardiopatia dilatada. QRS muito alargado (0,18 s) devido a distúrbio acentuado da condução intraventricular, porém sem características de BRD ou de BRE. Ondas Q em D1, aVL e de V3 a V6 indicam área inativa extensa por fibrose miocárdica.

- Na fase indeterminada não há alterações eletrocardiográficas.
- Na fase de cardiopatia clínica ocorrem as alterações típicas (Figura 7.4). Os distúrbios de condução, como bloqueio do ramo direito (BRD) e/ou bloqueio divisional anterossuperior (BDAS) e eventualmente o BAV de 1º grau, comumente aparecem antes mesmo de outras manifestações clínicas da doença. Extrassístoles ventriculares e fibrilação atrial são comuns.
- Na fase avançada (Figura 7.5) aparecem as arritmias de pior prognóstico, como extrassístoles ventriculares polimórficas, taquicardia ventricular, BAV de grau avançado e BAV total. Ondas Q devido à fibrose do miocárdio, transtornos difusos da condução e baixa voltagem são sinais sugestivos da agressão difusa do miocárdio e indicam comprometimento da função ventricular. Nesta fase é mais frequente a indicação de marca-passo artificial definitivo.

Cardiomiopatia hipertrófica

Esta modalidade de miocardiopatia de caráter genético é geralmente diagnosticada em adultos jovens. É potencialmente grave porque predispõe a taquicardias ventriculares causadoras de síncopes e de morte súbita. Há duas formas distintas que podem determinar as alterações características no ECG.

Cardiomiopatia hipertrófica septal. Determina hipertrofia ventricular com maior comprometimento do septo interventricular do que da parede livre. No ECG (Figura 7.6) observam-se ondas Q de importante magnitude em derivações inferiores e/ou laterais e ondas R em V1, que podem ser confundidas com áreas inativas, geralmente associadas a SVE.

Cardiomiopatia hipertrófica apical. Esta variedade, diagnosticada inicialmente em orientais e conhecida como doença de Yamaguchi, caracteriza-se pela hipertrofia predominante na região apical. No ECG (Figura 7.7) encontra-se padrão característico de ondas T negativas gigantes, com amplitude maior do que 10 mm, nas derivações precordiais.

Valvopatias

As valvopatias, tanto as estenoses como as insuficiências valvares, causam sobrecargas de câmaras cardíacas. As lesões mitrais e tricúspides, devido ao aumento do átrio esquerdo e/ou direito, podem causar arritmias supraventriculares, mais comumente a fibrilação atrial.

Na estenose mitral pura encontra-se padrão típico e bastante específico que é a associação de SAE com SVD (Figura 2.3). A sobrecarga do ventrículo direito (VD) é proporcional ao grau de hipertensão pulmonar e o ventrículo esquerdo (VE) é poupado. Nos casos em

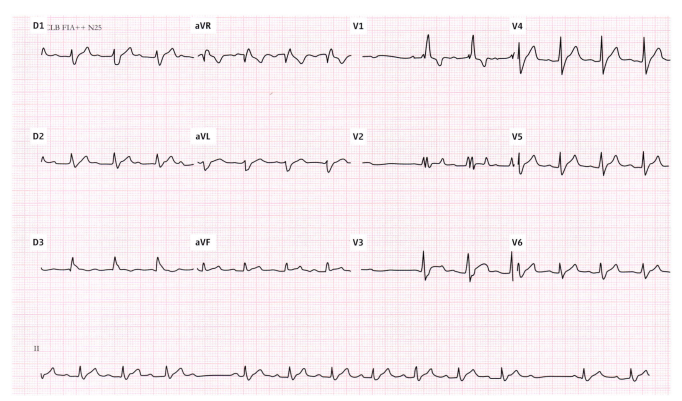

Figura 7.4 Doença de Chagas em paciente assintomático. Bloqueio AV de 2° grau e BRD.

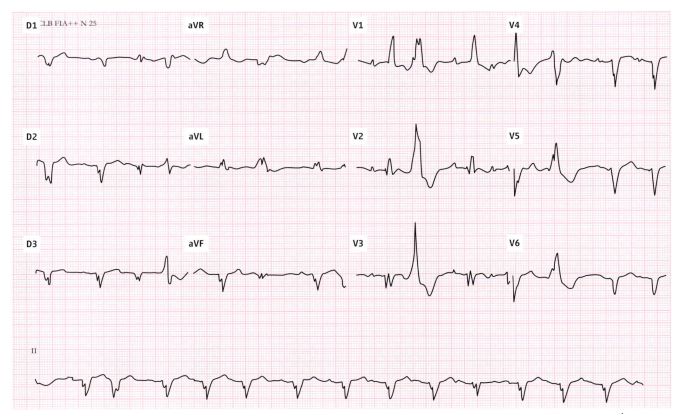

Figura 7.5 Doença de Chagas em fase avançada. Extrassístoles ventriculares. Bloqueio AV de 1° grau. Bloqueio do ramo direito e BDAS. Área inativa difusa (ondas Q em muitas derivações) indicativa de fibrose miocárdica.

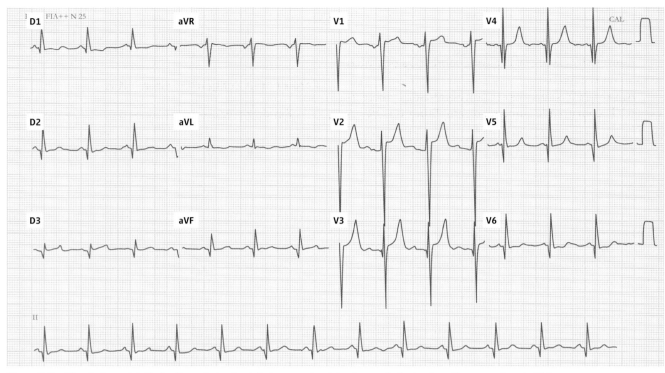

Figura 7.6 Hipertrofia septal. Ondas Q em derivações inferiores e anterolaterais e ausência de alterações expressivas de ST-T.

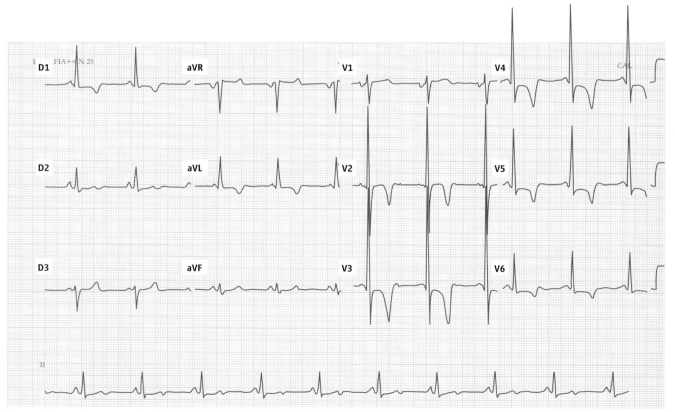

Figura 7.7 Cardiomiopatia hipertrófica apical. Ondas R proeminentes de V2 a V4 e grandes ondas T negativas associadas a sinais de sobrecarga das câmaras esquerdas.

que a sobrecarga do átrio esquerdo no ECG era muito acentuada utilizava-se, antigamente, a denominação onda P *mitrale*.

A insuficiência mitral ocasiona sobrecarga de ambas as câmaras esquerdas.

As valvopatias aórticas causam acentuadas sobrecargas do VE, com grande aumento da amplitude do QRS. A estenose aórtica determina hipertrofia ventricular esquerda com alterações secundárias da repolarização ventricular (*strain*), indistinguível da hipertensão arterial grave, porque ambas aumentam equitativamente a pós-carga do ventrículo esquerdo.

Hipertensão arterial

O achado mais característico no ECG é a sobrecarga ventricular esquerda com alterações da repolarização de padrão *strain* – ST infradesnivelado e onda T negativa nas derivações esquerdas (Figura 2.8).

Com o aumento da hipertrofia ou comprometimento do miocárdio surge o bloqueio do ramo esquerdo (BRE). É possível reconhecer a SVE na presença de BRE utilizando-se critérios de amplitude mais rígidos, já discutidos anteriormente (Aula 3).

Dada a prevalência da hipertensão arterial sistêmica entre as doenças cardiocirculatórias, ela é a causa mais comum não só de SVE como também de BRE.

Cardiopatias congênitas em adultos

Em decorrência dos avanços da cirurgia cardíaca e do cateterismo intervencionista houve um aumento da expectativa de vida para os portadores de cardiopatias congênitas.

Assim, surgiu uma nova população de doentes, os adultos que sobreviveram à cirurgia cardíaca corretiva, alguns com lesões residuais, além dos pacientes com cardiopatia congênita não operados. Dessa forma, o clínico geral não raro se defronta com ECG de adultos portadores de cardiopatias congênitas.

As cardiopatias congênitas mais comuns encontradas em adultos são a comunicação interatrial (CIA), a comunicação interventricular (CIV), a persistência do canal arterial (PCA), a estenose pulmonar (EP), a estenose aórtica (EAo), a coartação da aorta (CoAo) e a tetralogia de Fallot.

Na CIA do tipo *ostium secundum*, o ECG (Figura 7.8) exibe caracteristicamente padrão de sobrecarga diastóli-

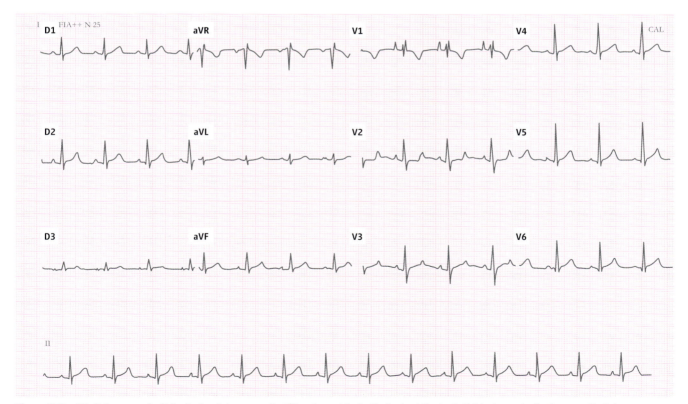

Figura 7.8 CIA. Sobrecarga do átrio direito. Sobrecarga diastólica do ventrículo direito (padrão de distúrbio de condução do ramo direito).

ca do VD: desvio do QRS para direita com morfologia de distúrbio do ramo direito em V1, e sobrecarga do átrio direito. Na CIA do tipo *ostium primum* encontra-se também BDAS. A evolução para hipertensão arterial pulmonar com aumento da resistência vascular pulmonar (síndrome de Eisenmenger) determina sinais de acentuada sobrecarga das câmaras direitas no ECG.

Nas demais cardiopatias congênitas o ECG é menos específico. Na CIV o ECG revela sobrecarga biventricular. O ECG de paciente com PCA mostra sobrecarga ventricular esquerda. A estenose pulmonar causa hipertrofia ventricular direita semelhante à da hipertensão pulmonar primária ou secundária. A estenose aórtica e a coarctação da aorta determinam hipertrofia do ventrículo esquerdo. Na tetralogia de Fallot verifica-se hipertrofia ventricular direita acentuada e, com frequência, BRD.

Distúrbios eletrolíticos e outras alterações metabólicas

Os desequilíbrios eletrolíticos determinam alterações características na repolarização ventricular e outras repercussões no ECG.

Os principais eletrólitos cujas variações na concentração sanguínea produzem alterações típicas no ECG são o potássio e o cálcio. Variações acima ou abaixo da faixa de concentração normal destes íons influenciam fases diversas do potencial de ação das células cardíacas determinando modificações específicas no ECG. É possível também diagnosticar a associação de distúrbios de mais de um eletrólito, como hiperpotassemia e hipocalcemia, que ocorre na insuficiência renal crônica.

Variações dos níveis de magnésio e de outros eletrólitos também alteram o ECG, mas as alterações são menos específicas.

Hiperpotassemia

O aumento dos níveis plasmáticos de potássio determina uma sequência de modificações no ECG. De forma prática podemos considerar que, em geral, a partir do nível de 6 mEq/L aumenta a amplitude da onda T, acima de 7 mEq/L o QRS se alarga e em níveis de potássio acima de 8 mEq/L verifica-se diminuição da amplitude da onda P.

Aumento de amplitude da onda T. É a primeira alteração que surge no ECG quando os níveis de potássio séri-

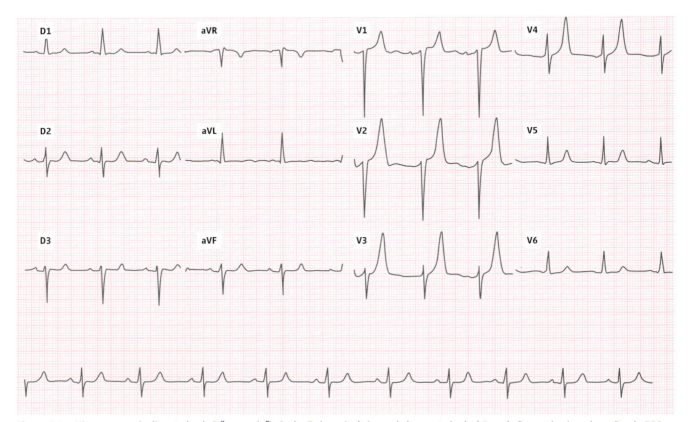

Figura 7.9 Hiperpotassemia discreta (onda T "em tenda"). Ondas T altas, simétricas e de base estreita (até 5 mm) são as primeiras alterações do ECG na hiperpotassemia. Dosagem de K = 6,3 mEq/L.

co começam a se elevar. A onda T aumenta de amplitude tornando-se alta, pontiaguda e simétrica, com base estreita, inferior a 0,20 s (Figura 7.9). A morfologia característica é classicamente descrita como padrão "em tenda", por analogia ao formato da tenda do índio norte-americano. Sua eletrogênese parece estar relacionada ao aumento da velocidade da fase 3 do potencial transmembrana, que também acarreta diminuição do intervalo QT na fase inicial da hiperpotassemia, antes do alargamento do QRS (Figura 7.10).

É frequente a ocorrência de hiperpotassemia em portadores de insuficiência renal crônica com hipertensão arterial e hipertrofia ventricular esquerda. Nos pacientes que apresentam inversão da onda T (padrão *strain*), a onda T pode tornar-se positiva (pseudonormalização) e, muitas vezes, exibir difasismo peculiar com formato *minus-plus* em alguma derivação.

Alargamento do complexo QRS. Quando os níveis de potássio estão elevados verifica-se alargamento do QRS, que simula bloqueio de ramo. Se a concentração de potássio continua subindo, o QRS se alarga ainda mais, adquirindo aspecto bizarro, semelhante aos QRS de origem idioventricular como os das extrassístoles e taquicardias

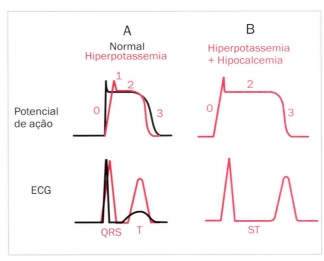

Figura 7.10 Potencial de ação e ECG na insuficiência renal crônica. A: na hiperpotassemia o aumento da velocidade de repolarização encurta a fase 3 do potencial de ação e aumenta a amplitude da onda T no ECG. A diminuição da velocidade de despolarização (fase 0) alarga o QRS. B: a hipocalcemia associada aumenta a duração da fase 2 do potencial de ação e prolonga o segmento ST no eletrocardiograma.

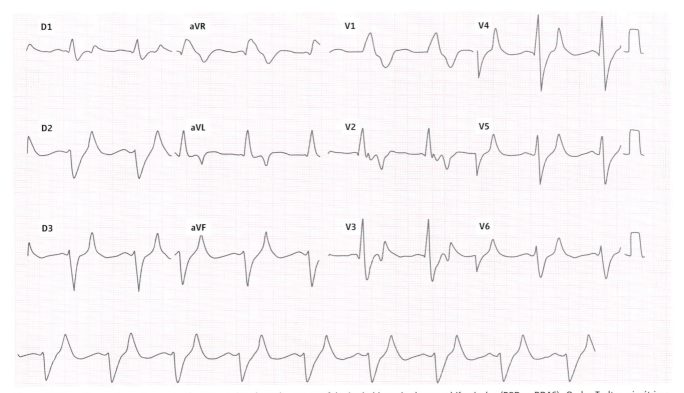

Figura 7.11a Hiperpotassemia acentuada. QRS muito alargado com morfologia de bloqueio de ramo bifascicular (BRD + BDAS). Ondas T altas, simétricas, pontiagudas e de base estreita. Em V3, morfologia *minus-plus* da onda T. Segmento ST encurtado e consequente fusão do QRS com a onda T. Diminuição da voltagem da onda P. O conjunto destas alterações é altamente sugestivo de hiperpotassemia acentuada. Dosagem de K = 9,7 mEq/L. Veja a seguir ECG após diálise.

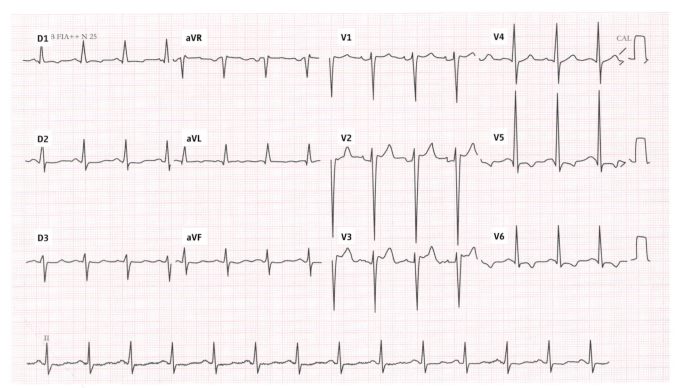

Figura 7.11b ECG após diálise. Regressão das grandes aberrâncias do QRS e da onda T. Padrão de sobrecarga ventricular esquerda com alterações secundárias da repolarização ventricular (*strain*). Aumento da voltagem da onda P em relação ao ECG anterior. Dosagem de K = 5,0 mEq/L. Obs.: paciente portador de hipertensão arterial e diabete.

ventriculares, fundindo-se com a onda T de amplitude aumentada, configurando aberração característica (Figuras 7.11a e 7.11b).

Desaparecimento da onda P. Com o aumento dos níveis de potássio a onda P diminui gradativamente de amplitude até desaparecer. Apesar da parada da despolarização atrial, a origem do estímulo continua sendo sinusal, porque as células do nó sinusal são mais resistentes à hiperpotassemia do que as do miocárdio atrial.

Neste caso o ritmo é denominado sinoventricular, e no ECG é encontrada inscrição de complexos QRS, com intervalos geralmente regulares, e ausência das ondas P, indistinguível do ritmo juncional.

Supradesnivelamento do segmento ST. Ocorre em fase avançada de hiperpotassemia e pode simular infarto agudo do miocárdio (Figura 7.12). O desvio do segmento ST é provavelmente causado por repolarização não homogênea em diferentes regiões do miocárdio.

Bradiarritmias. No paciente renal crônico as bradiarritmias (Figura 7.13) são frequentes. Nas fases iniciais é comum o aumento do intervalo PR, que pode evoluir para bloqueio atrioventricular de segundo ou terceiro graus.

Pode ocorrer também bloqueio sinoatrial. Porém, quando a onda P desaparece, o diagnóstico preciso da bradiarritmia é impraticável.

Entretanto, na insuficiência renal aguda com hiperpotassemia, quando associada a quadros sépticos ou à instabilidade hemodinâmica, verifica-se aumento da frequência cardíaca. Nestas situações a taquicardia com ausência de onda P e alargamento do QRS simula taquicardia ventricular (Figura 7.14).

Fibrilação ventricular ou parada cardíaca. São as arritmias fatais decorrentes da hiperpotassemia não controlada.

Hipopotassemia

A diminuição da concentração de potássio produz também alterações gradativas no ECG, algumas praticamente inversas às da hiperpotassemia. Assim, observam-se:

Alterações da onda T. A amplitude diminui gradualmente, devido à diminuição da velocidade da fase 3 do potencial de ação, até a onda T tornar-se achatada (Figu-

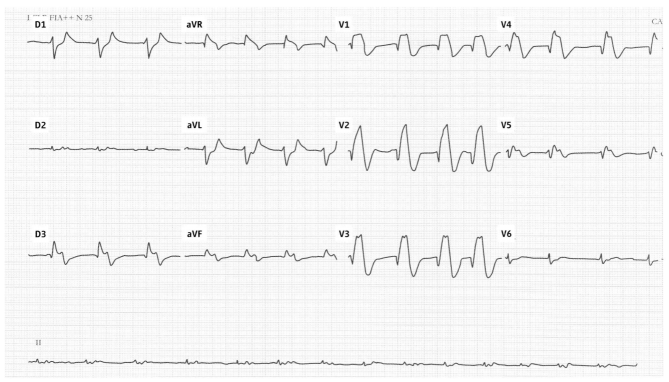

Figura 7.12 Hiperpotassemia com supradesnivelamento de ST. Supradesnivelamento importante do segmento ST, ausência de ondas P, QRS alargado e ondas T pontiagudas em D1 e aVL. Dosagem de K = 8,1 mEq/L.

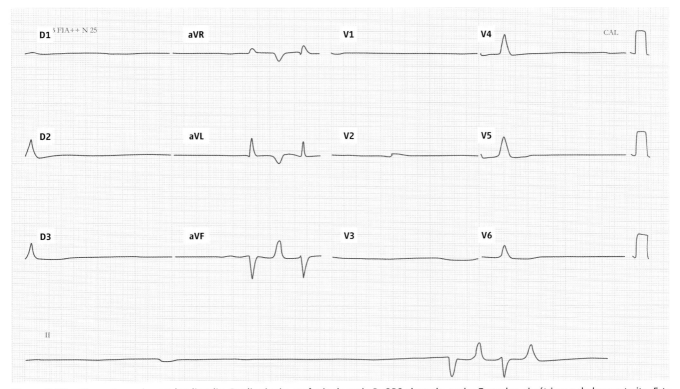

Figura 7.13 Hiperpotassemia com bradicardia. Bradiarritmia, ausência de onda P, QRS alargado, ondas T amplas, simétricas e de base estreita. Este conjunto de alterações é muito sugestivo de hiperpotassemia acentuada. Dosagem de K = 10,7 mEq/L.

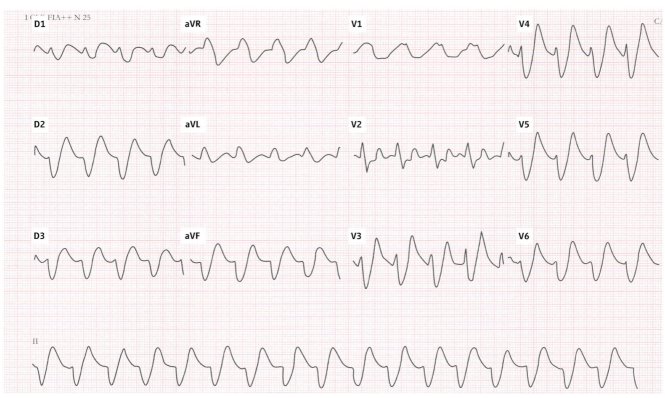

Figura 7.14 Hiperpotassemia simulando TV. Taquicardia com QRS muito alargado, ausência de P e ondas T amplas. Este ECG pode ser facilmente confundido com taquicardia ventricular. Dosagem de K = 9,1 mEq/L.

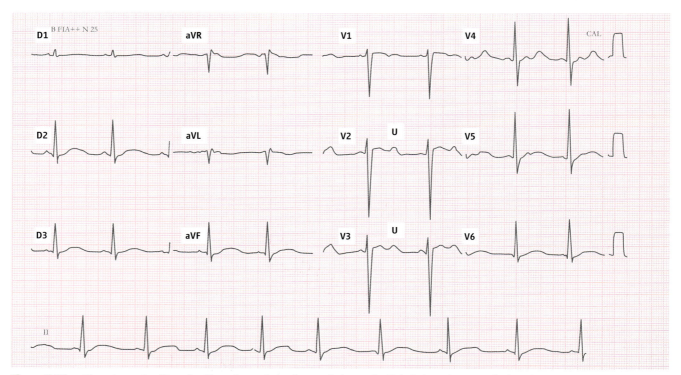

Figura 7.15a Hipopotassemia. Alteração difusa da repolarização ventricular: ondas T de baixa voltagem e de duração aumentada fundindo-se com ondas U de voltagem um pouco maior em algumas derivações determinam morfologia alargada e em platô. Nas derivações V2 a V4 observam-se ondas U proeminentes. Intervalo QT (ou QU) aumentado. Paciente portador de paralisia periódica hipocalêmica. Dosagem de K = 1,6 mEq/L.

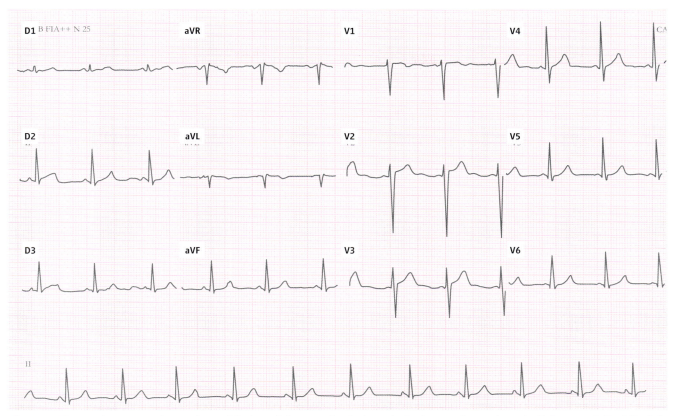

Figura 7.15b ECG do mesmo paciente após reposição de potássio. Normalização das ondas T e desaparecimento das ondas U. Dosagem de K = 3,2 mEq/L.

ra 7.15), e mais raramente negativa, às vezes acompanhada de infradesnivelamento do segmento ST. Estas alterações, embora frequentes, são bastante inespecíficas.

Proeminência da onda U. Em contraste com o esmaecimento da onda T, a onda U aparece e se torna proeminente (Figura 7.16). Frequentemente se observa onda U muito próxima e de maior amplitude que a onda T. Ao contrário da isquemia do miocárdio que pode determinar uma onda U negativa, na hipopotassemia ela é positiva.

Acredita-se que a maior amplitude da onda U decorra do aumento da duração da repolarização ventricular provocada pela hipopotassemia, permitindo que a repolarização das fibras de Purkinje (responsável pela gênese da onda U) se manifeste com maior nitidez.

O intervalo QT pode estar aumentado. Todavia, na hipopotassemia a onda T se achata e pode se fundir com a onda U. Assim, na maioria das vezes observa-se intervalo QU longo e não necessariamente QT prolongado.

Arritmias. São comuns na hipopotassemia, principalmente em pacientes sob ação digitálica. Extrassístoles e taquicardias atriais e/ou ventriculares são mais frequentes. Mais raramente podem ocorrer bloqueios AV de 1º ou de 2º grau.

Hipocalcemia

A hipocalcemia aumenta a duração da fase 2 do potencial de ação transmembrana. Em consequência verifica-se aumento do intervalo QT, às custas do prolongamento do segmento ST. No ECG aparece com evidência a linha de base isoelétrica separando o QRS da onda T (Figura 7.17). O segmento ST, além de prolongado, torna-se retificado.

A causa mais comum de hipocalcemia é a insuficiência renal crônica. Como cálcio e potássio influenciam fases distintas do potencial de ação da célula cardíaca, é possível diagnosticar associação de hiperpotassemia e hipocalcemia, quando se encontra o segmento ST bastante prolongado seguido da onda T alta e simétrica, com o aspecto em tenda. Essa associação, não rara nestes doentes, acrescida ou não de sobrecarga ventricular esquerda pela hipertensão arterial, é considerada como padrão de ECG característico do renal crônico.

Hipercalcemia

No ECG observa-se diminuição do intervalo QT, às custas de encurtamento do segmento ST. O QRS e a onda

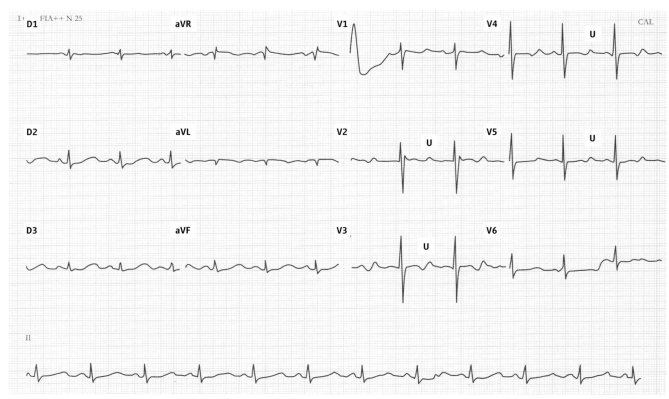

Figura 7.16 Hipopotassemia. À primeira vista o intervalo QT parece estar aumentado. A análise mais minuciosa do traçado mostra ondas T com voltagem relativamente baixa sobrepostas por ondas U proeminentes com voltagem maior. O intervalo QU está aumentado. Dosagem de K = 2,0 mEq/L.

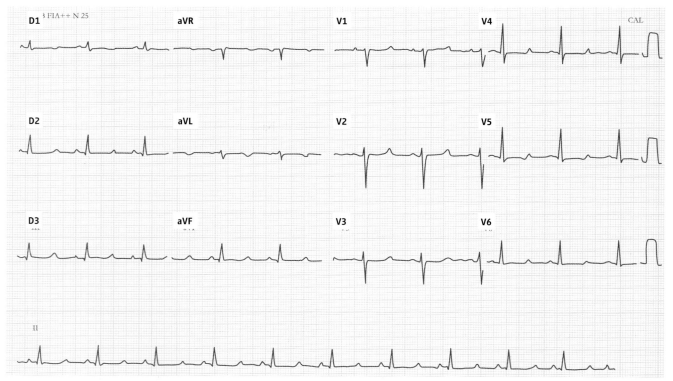

Figura 7.17 Hipocalcemia. Intervalo QT aumentado (520 ms) às custas de prolongamento do segmento ST, em portador de insuficiência renal crônica, causa mais frequente de hipocalcemia. Observe o segmento ST retificado e prolongado.

T aparecem caracteristicamente muito próximos entre si (Figura 7.18).

O encurtamento do potencial de ação da célula cardíaca na hipercalcemia pode predispor ao aparecimento de deflexão no ponto J (onda J).

Alterações da magnesemia

As alterações das concentrações sanguíneas do magnésio são raramente reconhecidas no ECG porque em geral estão mascaradas por outros distúrbios eletrolíticos associados envolvendo os íons potássio e cálcio.

Na hipomagnesemia pode haver diminuição da voltagem da onda T, depressão do segmento ST e predisposição a arritmias cardíacas, semelhante ao que ocorre na hipopotassemia. A infusão de magnésio por via venosa encurta o intervalo QT.

Hipotermia

Quando a temperatura corpórea diminui a níveis abaixo de 35°C, surgem alterações características no ECG (Figura 7.19).

Bradicardia sinusal. A bradicardia é o motivo pelo qual se realiza o ECG do paciente com hipotermia, na maioria das vezes.

Onda J ou onda O (de Osborn). Consiste no aparecimento de um entalhe final no ponto J, entre o término do QRS e o início do segmento ST, com sentido positivo nas derivações que apontam para o ventrículo esquerdo. Embora descrita pela primeira vez por Tomaszewski em 1938, ficou conhecida como onda O devido ao trabalho sobre hipotermia experimental de Osborn e seu prestígio na American Heart Association.

Demonstrou-se que o surgimento de um entalhe na fase 1 do potencial de ação devido ao encurtamento de sua duração, ocorrendo nas células epicárdicas mas não nas endocárdicas, determina o aparecimento da onda J no ECG.

Esta anormalidade do QRS, embora típica de hipotermia, pode também ser encontrada em outras condições, como na hipercalcemia, em lesões do sistema nervoso central (SNC) e até mesmo em ECG de indivíduos normais com repolarização precoce. Na hipotermia, entretanto, sua amplitude varia inversamente à temperatura corporal.

Prolongamento do intervalo QT. Predispõe ao aparecimento de taquicardias ventriculares malignas causadoras de morte súbita cardíaca, comum nos pacientes com hipotermia.

Estas três alterações no ECG – diminuição da frequência cardíaca, aumento do intervalo QT e aparecimento das ondas J – são patognomônicas de hipotermia e mais ainda quando acompanhadas de miopotenciais por tremor muscular devido ao frio.

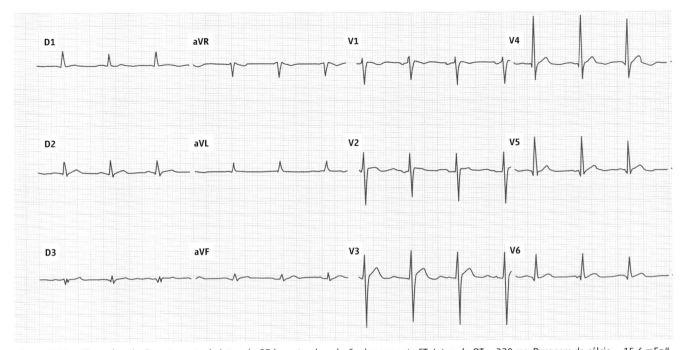

Figura 7.18 Hipercalcemia. Encurtamento do intervalo QT às custas de redução do segmento ST. Intervalo QT = 320 ms. Dosagem de cálcio = 15,6 mEq/L.

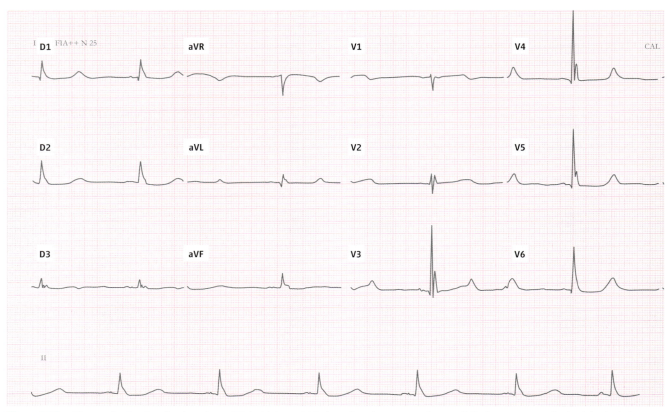

Figura 7.19 Hipotermia. Bradicardia sinusal com FC de 38 bpm. QRS alargado pela presença de uma deflexão em sua porção final (onda J) de maior amplitude nas derivações precordiais. Intervalo QT aumentado (QT = 720 ms e QTc = 576 ms).

Hipotiroidismo

É a disfunção endócrina que determina alterações mais características no ECG (Figura 7.20).

Baixa voltagem de P, QRS e T. O efeito dielétrico ou baixa voltagem generalizada no ECG é causada pelo mixedema e eventualmente agravado por derrame pericárdico, comum nesta síndrome. Consideram-se critérios para baixa voltagem a amplitude igual ou menor que 0,5 mV dos complexos QRS nas derivações do plano frontal e igual ou menor que 1,0 mV nas derivações do plano horizontal.

Bradicardia sinusal. Ao contrário do derrame pericárdico com tamponamento cardíaco de outras etiologias, que causa taquicardia, no hipotiroidismo a diminuição da amplitude é acompanhada de bradicardia. Assim, a frequência cardíaca é o melhor critério para o diagnóstico diferencial do ECG nestas duas condições.

Outros achados menos específicos são os distúrbios de condução atrioventricular e intraventricular, alterações de ST-T e aumento do intervalo QT.

DOENÇAS PULMONARES

As doenças pulmonares podem aumentar a resistência arterial pulmonar determinando hipertensão na pequena circulação e sobrecarga das câmaras direitas do coração. Assim, o encontro de sobrecarga das câmaras direitas no ECG, na ausência de obstrução da via de saída do ventrículo direito (estenose pulmonar), é um marcador de hipertensão pulmonar. Como o ECG é o exame que mais facilmente detecta as sobrecargas do átrio direito e do ventrículo direito, costuma-se denominar as sobrecargas das câmaras direitas no ECG de um adulto de padrão de hipertensão pulmonar. Entretanto, os sinais clássicos dessas sobrecargas não distinguem a cardiopatia da doença pulmonar, a hipertensão pulmonar primária e a estenose da valva pulmonar.

Doença pulmonar obstrutiva crônica

A doença pulmonar obstrutiva crônica (DPOC) associada ao enfisema pulmonar acarreta grande alteração

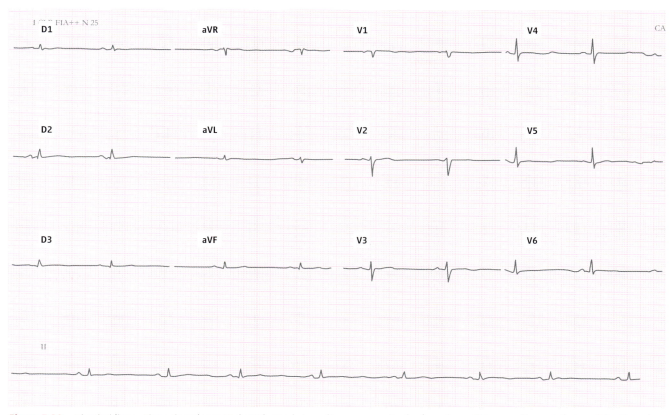

Figura 7.20 Hipotiroidismo. Ritmo sinusal com FC de 52 bpm e baixa voltagem generalizadas (complexos QRS com voltagem inferior a 0,5 mV no plano frontal e inferior a 1 mV nas precordiais). Baixa voltagem e bradicardia são alterações sugestivas de hipotiroidismo. Paciente de 40 anos do sexo feminino com TSH = 400u.

estrutural da caixa torácica. A hiperinsuflação pulmonar diminui a voltagem dos potenciais elétricos cardíacos captados na superfície do tórax. O abaixamento do diafragma e o aumento do diâmetro anteroposterior do tórax deslocam o coração para baixo em posição mais vertical e causam rotação horária em torno de seu eixo longitudinal. Esses fenômenos, por si só, determinam grandes desvios do eixo elétrico do coração, além da diminuição da amplitude dos vetores cardíacos. Com o advento da hipertensão pulmonar e da sobrecarga das câmaras direitas do coração, o ECG se modifica mais ainda, exibindo peculiaridades próprias da DPOC (Figura 7.21).

Alterações da onda P. A onda P desvia para a direita, além de +60°, tornando-se negativa em aVL, e apresentando maior amplitude em D2, D3 e aVF. Em V1 ela fica negativa devido ao deslocamento do coração para baixo.

A verticalização da onda P é característica da doença pulmonar crônica, por este motivo também é denominada de onda P *pulmonale*. Em outras doenças que acarretam sobrecarga das câmaras direitas, como nas cardiopatias congênitas, habitualmente não ocorre desvio para a direita, apenas para a frente.

A onda P *pulmonale* não implica necessariamente em sobrecarga do átrio direito. Quando esta ocorre, a amplitude de P aumenta. Entretanto, a amplitude da onda P pode ser subestimada devido à diminuição de voltagem decorrente do enfisema pulmonar.

Em pacientes idosos, sem outros antecedentes de pneumopatia, é comum verificar-se, como única anormalidade do ECG, a onda P negativa em aVL. Denominamos esse achado "sinal do cinzeiro", porque na maioria das vezes o paciente é fumante.

Alterações do QRS. A amplitude do QRS diminui, mas a baixa voltagem não é tão acentuada como nos casos de derrame pericárdico ou de mixedema.

A sobrecarga ventricular direita na DPOC determina rotação horária do QRS no plano frontal, mas no plano horizontal verificam-se complexos do tipo rS ou ondas S presentes de V1 a V6. Desaparecem, portanto, as ondas R em V1, podendo até mesmo observar complexos QS em V1 e V2 simulando área inativa septal. Essas alte-

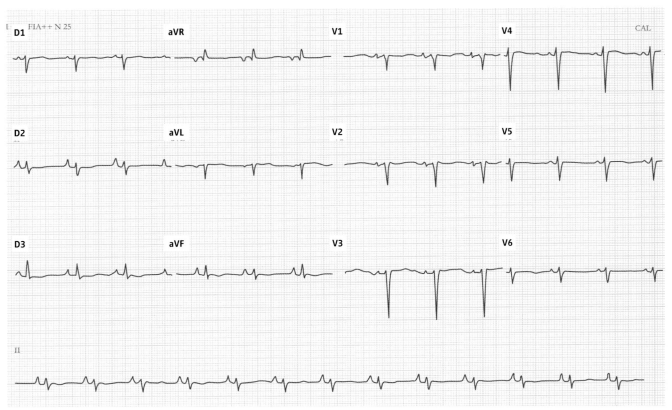

Figura 7.21 DPOC. Onda P *pulmonale*: desviada para direita (+75°). QRS muito desviado para direita (+170°) com ausência de R em V1: SVD peculiar de portador de DPOC.

rações são devidas ao deslocamento do coração pelo abaixamento do diafragma. Esse mecanismo pode ser comprovado em alguns pacientes com tórax enfisematoso e ECG com complexos rS em V1; posicionando os eletrodos 10 cm abaixo da posição original registram-se ondas R nas precordiais direitas.

Nos outros casos de cardiopatia pulmonar crônica por hipertensão arterial pulmonar, mas sem a presença de enfisema, também se encontra sobrecarga ventricular direita, mas com ondas R em V1 (padrão de hipertensão pulmonar).

Arritmias. São comuns em pacientes com DPOC e encontram-se extrassístoles, FA, *flutter* atrial e taquicardia atrial. Menos comum, porém mais específica, é a taquicardia atrial multifocal, não rara após medicação broncodilatadora com teofilina ou agonistas β-adrenérgicos.

Tromboembolismo pulmonar

O tromboembolismo pulmonar (TEP) determina hipertensão pulmonar e dilatação aguda do ventrículo direito. Na maioria das vezes as alterações são inespecíficas, mas o ECG é importante para excluir o diagnóstico de infarto agudo do miocárdio. Alterações típicas no ECG em casos suspeitos de TEP são raras, mas altamente específicas e extremamente relevantes, porque na embolia pulmonar o exame físico e o raio X de tórax são geralmente pouco esclarecedores.

As principais alterações no ECG (Figura 7.22) são descritas a seguir.

Taquicardia sinusal. É o achado mais frequente.

Alterações inespecíficas da onda T. As mais comuns são inversão da onda T em D3 e aVF e de V1 a V4, secundárias à sobrecarga aguda do ventrículo direito (*strain* de VD). Alterações do segmento ST ocorrem raramente, mas podem simular insuficiência coronária aguda.

Padrão S1Q3T3. Consiste no aparecimento de ondas S em D1 e de ondas Q e ondas T negativas em D3. Decorre do desvio do eixo do QRS para a direita, que em geral é discreto e raramente ultrapassa +90°, ao contrário do que ocorre na hipertrofia do VD por hipertensão pulmonar de longa duração. Entretanto, um pequeno desvio para a direita, quando comparado com ECG prévio, é altamente sugestivo de TEP.

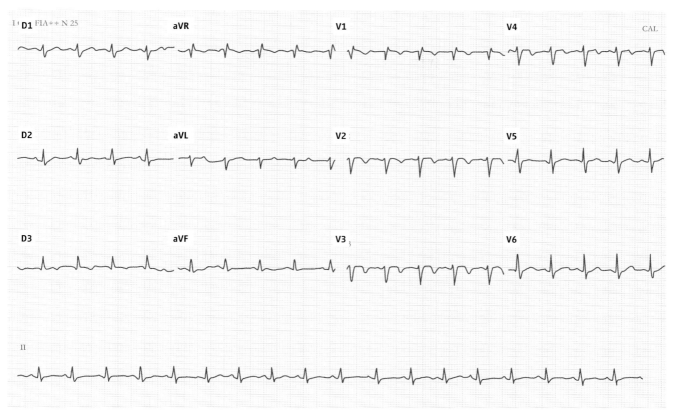

Figura 7.22 TEP. Taquicardia sinusal (FC = 115 bpm), QRS desviado para direita (+105°) com morfologia S1Q3T3 (ondas S em D1, ondas q em D3 e ondas T negativas em D3), distúrbio de condução do ramo direito (onda R em V1) e ondas T negativas de V1 a V4. O conjunto destes achados, decorrente de sobrecarga ventricular direita aguda, é altamente específico de embolia pulmonar.

Distúrbio de condução do ramo direito. Graus variáveis de distúrbio do ramo direito são comuns, determinando o aparecimento de ondas r' em V1.

Todas essas alterações podem regredir algumas semanas após o tratamento.

DOENÇAS DO SISTEMA NERVOSO

Lesões agudas do sistema nervoso central

O AVC hemorrágico e o traumatismo craniano frequentemente determinam anormalidades no ECG relacionadas a disfunção autonômica e maciça liberação de noradrenalina nos receptores adrenérgicos cardíacos. Tal é o grau de repercussão cardíaca nestas condições que autores antigos as caracterizavam como tempestades de catecolaminas. As alterações mais características são na repolarização ventricular, sendo mais frequentes na hemorragia subaracnoide, mas podem ocorrer também em outras doenças neurológicas como acidente vascular isquêmico, tumores, infecções do SNC e durante a neurocirurgia.

Ondas T cerebrais. As assim chamadas "ondas T cerebrais" (Figura 7.23) são ondas T negativas gigantes, maiores que 1 mV em uma ou mais derivações, sempre difusas, e muitas vezes acompanhadas de desnivelamento do segmento ST. O diagnóstico diferencial deve ser feito com isquemia miocárdica aguda decorrente de doença arterial coronária, e com alterações da repolarização secundárias à hipertrofia miocárdica (*strain*), como as encontradas na cardiomiopatia hipertrófica apical (doença de Yamaguchi). Alterações da onda T devidas à intensa estimulação catecolaminérgica não são exclusivas da lesão cerebral aguda, podem ocorrer também no feocromocitoma.

Prolongamento do intervalo QT. É também um achado característico na injúria cerebral aguda, decorrente da disfunção autonômica e predispõem à ocorrência de arritmias ventriculares malignas e morte súbita.

Além das alterações de ST-T, descreveu-se também surgimento transitório de ondas Q na ausência de necrose (síndrome de miocárdio atordoado), ou com elevação dos marcadores de lesão miocárdica. Estudos anatomopatológicos revelaram miocitólise focal em alguns casos e também miocardiopatia isquêmica aguda na ausência de obstrução coronária.

Arritmias diversas podem ocorrer, habitualmente bradicardia ou taquicardia sinusal, dependendo do predomínio da estimulação simpática ou parassimpática, e também extrassístoles e taquiarritmias supraventriculares e ventriculares.

Estresse emocional

Estresse emocional pode causar insuficiência coronária aguda na ausência de doença arterial coronária. O ECG apresenta padrão de infarto agudo do miocárdio e é acompanhado de elevação dos marcadores de necrose miocárdica. Mas ao contrário do infarto por aterosclerose coronária, o comprometimento do coração é difuso e o ecocardiograma mostra miocardiopatia dilatada. Esta cardiopatia é também conhecida como síndrome de Takotsubo (do japonês, vaso de pescar polvos), porque a angiografia revela coração em forma de vaso ou ampulheta, devido à dilatação aneurismática da região apical. As alterações eletrocardiográficas geralmente regridem após alguns dias.

Distrofias musculares

São doenças neuromusculares hereditárias devidas a anormalidades genéticas em que as alterações do ECG são geralmente os primeiros sinais do comprometimento cardíaco. O ECG é um marcador do prognóstico, uma vez que o óbito decorre das complicações cardíacas nesses doentes. O início da manifestação dos sintomas varia desde a infância até a segunda ou terceira décadas. O comprometimento do coração é heterogêneo neste grupo de doenças. Em algumas encontra-se cardiomiopatia pseudo-hipertrófica, em outras, atrofia de miofibrilas, fibrose intersticial e miocardiopatia dilatada. Consequentemente, no ECG os achados são diversos: sinais sugestivos de hipertrofia ou de fibrose, arritmias supraventriculares e ventriculares e distúrbios de condução intraventricular e atrioventricular.

Apesar da heterogeneidade do comprometimento cardíaco nestas doenças, nas distrofias musculares de Duchenne e de Becker o ECG (Figura 7.24) é bastante característico. Devido à distrofia miocárdica predominante nas paredes posterobasal e lateral do ventrículo esquerdo, verificam-se ondas R em V1 com relação R/S maior que 1, e ondas Q em D1, aVL, V5 e V6. Estudos de necropsias

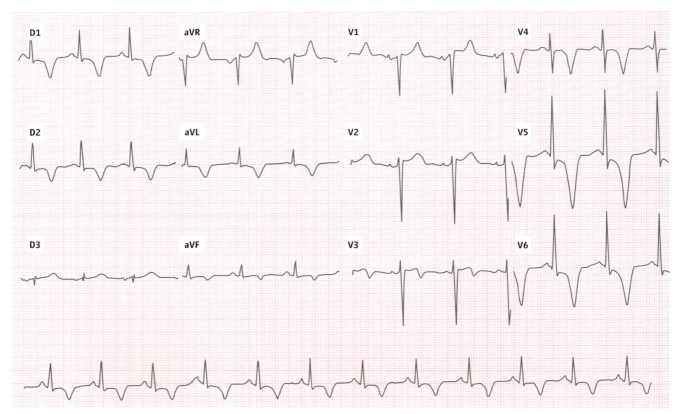

Figura 7.23 Ondas T cerebrais. Ondas T negativas gigantes (amplitude maior que 1 mV). Infradesnivelamento do segmento ST. Intervalo QT prolongado (QT = 480 ms e QTc = 536 ms). Paciente com hematoma subaracnoide por trauma de crânio.

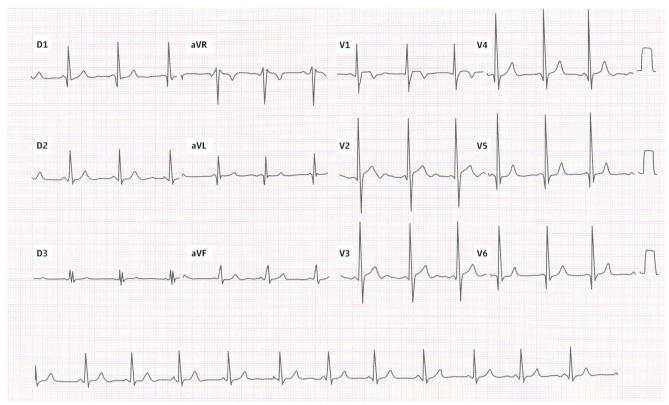

Figura 7.24 Distrofia muscular. Ondas R em V1 e V2 e ondas Q em D1, aVL e de V4 a V6 nesta paciente de 12 anos com doença de Duchenne são causadas por distrofia (pseudo-hipertrofia da parede posterobasal).

confirmam alterações ultraestruturais à microscopia eletrônica e fibrose predominantes nessas regiões.

Doença de Parkinson

O tremor somático do parkinsoniano determina miopotenciais no eletrocardiograma (Figura 7.25) que podem simular, em determinadas derivações, *flutter* atrial e até mesmo taquicardia ventricular.

OUTRAS CONDIÇÕES NÃO CARDÍACAS

Afecções torácicas não cardíacas podem causar modificações no ECG. O pneumotórax e os processos expansivos do mediastino podem deslocar o coração e desviar o eixo do QRS. A destroposição cardíaca resultante destas condições caracteristicamente aumenta a amplitude da onda R nas derivações precordiais direitas. O derrame pleural esquerdo pode causar diminuição de voltagem nas derivações laterais por efeito dielétrico.

Entre as afecções do sistema digestório, as do esôfago, principalmente a doença do refluxo gastroesofágico, podem determinar dor retroesternal e alterações de ST-T no ECG, que simulam insuficiência coronária, mas há controvérsias quanto à fisiopatologia dessas anormalidades no ECG.

As doenças difusas do tecido conectivo, causando miocardite, pericardite, arterite coronária e fibrose e hipertensão pulmonares, determinam alterações eletrocardiográficas decorrentes destas complicações. Vale ressaltar o bloqueio atrioventricular total congênito que é uma ocorrência característica em recém-nascidos de mães lúpicas.

EFEITOS DE MEDICAMENTOS NO ECG

Ação digitálica

Os medicamentos digitálicos utilizados no tratamento da insuficiência cardíaca produzem habitualmente alterações características no ECG (Figura 7.26):
- ondas T achatadas;
- segmento ST infradesnivelado e côncavo;
- intervalo QT diminuído;
- intervalo PR aumentado.

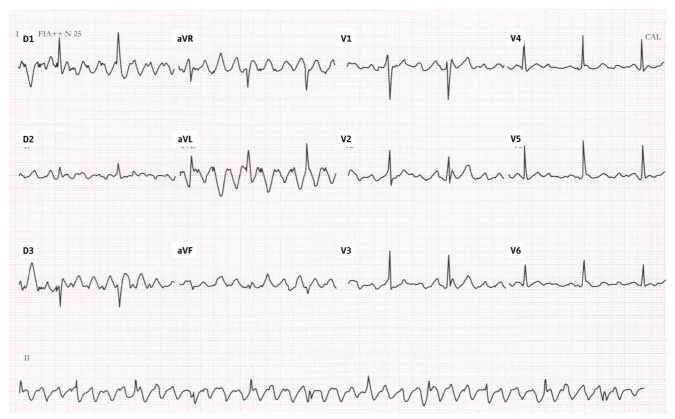

Figura 7.25 Tremor parkinsoniano simulando *flutter* atrial. Irregularidade constante e grosseira da linha de base com frequência de 300 oscilações por minuto causada pelo tremor muscular, simulando *flutter* atrial.

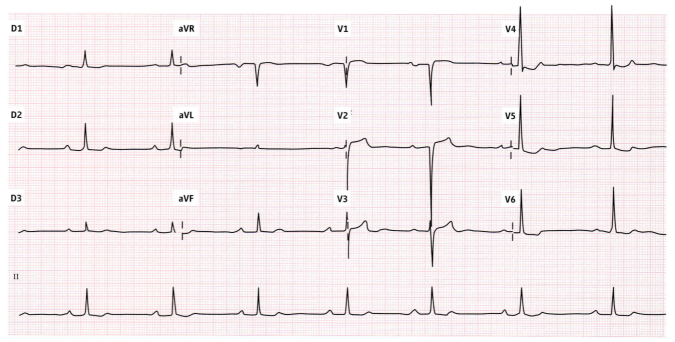

Figura 7.26 Ação digitálica. Bloqueio AV do 1° grau. Segmento ST infradesnivelado e côncavo (morfologia "em colher").

A repolarização ventricular assume aspecto característico denominado morfologia "em colher".

Tais alterações ocorrem em doses terapêuticas e são denominadas de ação digitálica. Não requerem a interrupção do medicamento.

Intoxicação digitálica

Os compostos digitálicos predispõem a arritmias cardíacas dos mais variados tipos, tanto bradiarritmias quanto taquiarritmias. A ocorrência de arritmias induzidas por digital é considerada intoxicação digitálica, quer ocorra em doses terapêuticas ou excessivas, e implica na interrupção do medicamento devido às repercussões hemodinâmicas que elas podem determinar.

Entretanto, o atraso da condução AV ou bloqueio AV parcial produzido pelo digital pode ser um efeito terapêutico desejável em certas arritmias, como na fibrilação atrial com frequência ventricular elevada e no *flutter* atrial, porque diminui a frequência cardíaca melhorando as condições cardiocirculatórias.

A ingestão acidental de doses muito altas de digital produz efeitos tóxicos diversos dependendo das condições cardíacas. Em indivíduos com coração normal, que tomam doses excessivas (tentativa de suicídio), predominam bradiarritmias menos graves causadas pela ação parassimpática sobre o automatismo sinusal e a condução AV. Nos cardiopatas predominam as taquiarritmias e as arritmias complexas, que começam a surgir mesmo em faixa terapêutica.

As arritmias desencadeadas por digital podem ser de qualquer tipo, desde simples extrassístoles até taquicardias supraventriculares ou ventriculares e bloqueios AV de grau avançado. Todavia, algumas arritmias são mais comuns e, portanto, muito sugestivas de intoxicação digitálica:

- extrassístoles ventriculares bigeminadas;
- extrassístoles ventriculares polimórficas;
- taquicardia atrial com bloqueio AV variável;
- taquicardia juncional não paroxística;
- dissociação AV;
- taquicardia bidirecional.

Estas arritmias são ocasionadas por mecanismos eletrofisiológicos diversos como hiperautomatismo em focos ectópicos, reentrada, atividade deflagrada, inibição do nó sinusal e distúrbios de condução. Fibrilação atrial e flutter atrial também podem ocorrer. Todos os tipos de bloqueio AV podem ser atribuídos ao digital. É comum a alternância entre diferentes modalidades de arritmias. Arritmias complexas como a taquicardia atrial com bloqueio AV são sugestivas de intoxicação digitálica porque implicam a associação de vários mecanismos em sua gênese.

Antiarrítmicos

Os antiarrítmicos podem produzir alterações inespecíficas no ECG de repouso, como modificações da onda T e do segmento ST. A mais importante, porém, é o aumento da duração do intervalo QT que, paradoxalmente, predispõe ao aparecimento de arritmias ventriculares graves como a taquicardia ventricular do tipo torção das pontas (*torsades de pointes*). Esta complicação surge principalmente com antiarrítmicos dos grupos IA e III da classificação internacional de medicamentos antiarrítmicos. Arritmias causadas por agentes antiarrítmicos são denominadas de pró-arritmias.

Estes conhecimentos alteraram dramaticamente o tratamento das arritmias na década de 1990 quando se descobriu que alguns medicamentos, administrados para diminuir a incidência de arritmias pós-infarto do miocárdio, aumentavam estatisticamente a ocorrência de morte súbita.

A quinidina é um dos antiarrítmicos mais antigos e os seus efeitos no ECG de repouso são bastante característicos:

- diminuição da amplitude da onda T e infradesnivelamento do segmento ST;
- prolongamento do intervalo QT;
- alargamento do QRS.

O intervalo QT aumentado é um fator de risco para arritmias ventriculares. O alargamento do QRS acima de 25% simulando bloqueio de ramo é sinal característico de intoxicação quinidínica.

Antidepressivos

Os antidepressivos tricíclicos são medicamentos muito usados no tratamento psiquiátrico, não raro em doses terapêuticas bastante elevadas. À semelhança dos fármacos antiarrítmicos, os antidepressivos tricíclicos e tetracíclicos podem prolongar o intervalo QT e predispor a taquiarritmias ventriculares.

Um sinal precoce de intoxicação é o surgimento de distúrbio de condução do ramo direito em paciente com ECG prévio sem esta alteração.

Outras drogas

Além dos fármacos antiarrítmicos e antidepressivos, outros como a cisaprida podem determinar prolongamento do intervalo QT. Por este motivo, nos ensaios clínicos atuais com novas drogas, dá-se cada vez mais atenção ao efeito de medicamentos sobre o intervalo QT.

REFERÊNCIAS BIBLIOGRÁFICAS

1. FRIEDMANN AA. O ECG em doenças não cardíacas. In: Pastore CA, Samesima N, Tobias N, Pereira Filho HG (eds.). Eletrocardiografia atual. Curso do Serviço de Eletrocardiografia do INCOR. 3ª ed. São Paulo: Atheneu; 2016. p. 289-302.

2. FRIEDMANN AA, GRINDLER J. ECG – Eletrocardiologia básica. São Paulo: Sarvier; 2000.

3. FRIEDMANN AA, GRINDLER J, OLIVEIRA CAR, FONSECA AJ. Diagnóstico diferencial no eletrocardiograma. 2ª ed. Barueri: Manole; 2011.

4. FRIEDMANN AA, GRINDLER J, OLIVEIRA CAR, FONSECA AJ. Eletrocardiograma no diagnóstico de tromboembolismo pulmonar. Diagnóstico & Tratamento. 2013;18(4):155.

5. GOLDBERGER AL. Clinical electrocardiography: a simplified approach. 8th ed. Philadelphia: Mosby Elsevier; 2012.

6. HURST JW. Naming of the waves in the ECG, with a brief account of their genesis. Circulation. 1998;98:1937-42.

7. MIEGHEM CV, SABBE M, KNOCKAERT D. The clinical value of the ECG in noncardiac conditions. Chest. 2004;125;1561-76.

8. MIRVIS DM, GOLDBERGER AL. Electrocardiography. In: Mann DL, Zipes DP, Libby P, Bonow RO. Braunwald's heart disease. A textbook of cardiovascular medicine. 10th ed. Philadelphia: Saunders Elsevier; 2015. p. 114-52.

9. MOFFA, SANCHES. Tranchesi – Eletrocardiograma normal e patológico. São Paulo: Roca; 2001.

10. OLIVEIRA CAR, FRIEDMANN AA, HABIB R. O eletrocardiograma em outras situações de grande impacto clínico. Rev Soc Cardiol Estado de São Paulo. 2009;3:362-77.

11. PASTORE CA, PINHO JA, PINHO C, SAMESIMA N, PEREIRA-FILHO HG, KRUSE JCL, et al. III Diretrizes da Sociedade Brasileira de Cardiologia sobre análise e emissão de laudos eletrocardiográficos. Arq Bras Cardiol. 2016;106(4Supl.1):1-23.

12. SANCHES PCR, MOFFA PJ. Eletrocardiograma: uma abordagem didática. São Paulo: Roca; 2010.

RESUMO

Algumas doenças encontradas em pacientes de um hospital geral determinam alterações peculiares no ECG que permitem suspeitar ou mesmo confirmar o diagnóstico.

Entre as cardiopatias temos o infarto do miocárdio com suas manifestações típicas regionais no ECG, a pericardite que eleva difusamente o segmento ST, o derrame pericárdico que causa baixa voltagem generalizada e taquicardia, a estenose mitral que associa SAE a SVD, a cardiomiopatia hipertrófica com ondas Q aumentadas e o tromboembolismo pulmonar que determina taquicardia sinusal e desvio agudo do eixo do QRS para a direita.

Todos os distúrbios eletrolíticos alteram o ECG, porém as variações das concentrações de potássio e de cálcio são as mais características.

A hiperpotassemia aumenta a amplitude da onda T (onda T "em tenda"), alarga o QRS e diminui a amplitude da onda P.

A hipopotassemia diminui a amplitude da onda T e causa surgimento ou aumento da amplitude da onda U.

A hipocalcemia alarga o segmento ST e prolonga o QT enquanto a hipercalcemia encurta o ST.

Há, ainda, uma miscelânea de outras condições que causam modificações características no ECG.

Na DPOC a onda P é verticalizada (P *pulmonale*), há SVD com ausência de ondas R em V1 e baixa voltagem do QRS em algumas derivações.

No hipotiroidismo verifica-se baixa voltagem generalizada e bradicardia.

A hemorragia cerebral e outras lesões agudas do SNC causam ondas T negativas gigantes (ondas T cerebrais).

Na hipotermia observam-se bradicardia, onda J no final do QRS e QT aumentado.

Medicamentos também podem causar alterações no ECG. A ação digitálica é reconhecida pelas alterações de ST-T (onda T "em colher"). Medicamentos podem causar arritmias (pró-arritmias) como as da intoxicação digitálica e a TV polimórfica (*torsades de pointes*) decorrente de fármacos que aumentam o intervalo QT, como antiarrítmicos, psicotrópicos e outras drogas.

Finalmente, artefatos decorrentes de erros técnicos ou de doenças como o tremor parkinsoniano também alteram o ECG, às vezes com características peculiares, e devem ser reconhecidos.

Módulo II

ECG avançado

8 ECG na infância 119

9 ECG na terceira idade 132

10 ECG no atleta 136

11 ECG na insuficiência coronária 146

12 Diagnóstico das taquicardias supraventriculares 158

13 Diagnóstico das taquicardias com QRS largo 165

14 ECG com marca-passo artificial 173

15 Disfunções do marca-passo no ECG 182

16 ECG em síncopes e morte súbita 190

17 Vias acessórias 203

18 ECG anormal em pacientes normais 209

19 Exames cardiológicos na avaliação perioperatória 214

20 Fundamentos técnicos do ECG 225

21 Diagnóstico diferencial no ECG 233

ECG na infância

Nancy Maria Martins de Oliveira Tobias

As alterações eletrocardiográficas que ocorrem no recém-nascido e na criança são consequências das grandes alterações hemodinâmicas e respiratórias devido à transição da circulação fetal para a circulação neonatal. O eletrocardiograma no recém-nascido oferece dificuldades em sua interpretação em razão das repercussões hemodinâmicas sobre o ventrículo direito, na vida intrauterina. Desta forma, pode-se considerar o ECG da criança em dois momentos distintos: o período neonatal e o da primeira infância (lactente).

ECG NO RECÉM-NASCIDO

Na vida intrauterina, o ventrículo direito (VD), além de mandar sangue para os pulmões, alimenta, através do canal arterial, grande parte da circulação sistêmica que depende da aorta descendente. Durante o desenvolvimento fetal ocorre, de forma paulatina e progressiva, uma hipertensão arterial pulmonar, com resistências vasculares arteriolares aumentadas e, em consequência, aumento da pressão sistólica do VD. Do ponto de vista anatômico, esse fenômeno manifesta-se por hipertrofia das paredes arteriolares pulmonares, com estreitamento da luz arterial – padrão fetal – e pelo aumento do peso e espessura do VD. De maneira correspondente, o traçado eletrocardiográfico reflete o domínio do VD no campo elétrico do coração.

Com a primeira respiração há abertura progressiva das arteríolas pulmonares e diminuição gradual da resistência vascular pulmonar e da hipertensão arterial pulmonar, desaparecendo o *shunt* venoarterial no nível do canal arterial.

Os principais achados eletrocardiográficos neste período da vida são (Figura 8.1):

- frequência cardíaca média de 130 bpm, ao nascimento;
- complexo QRS com duração não ultrapassando 70 ms;
- desvio do eixo do QRS (ÂQRS) para a direita (valor médio de +120°) e para a frente;
- R dominante em precordiais direitas – a onda R de V1 não pode ser superior a 18 mm. A relação R/S é igual ou maior do que 1, na maioria das crianças até 5 anos de idade;
- S dominante ou R em precordiais esquerdas – a onda S de V6 não pode ser maior do que 11 mm. A onda R de V6 cresce logo após o nascimento, e, em certas ocasiões pode-se observar morfologia Rs logo após o nascimento;
- a onda R de V1 cresce ligeiramente durante o primeiro mês e, a seguir, diminui lentamente durante vários anos. A onda R de V6 cresce mais rápido do que a diminuição da R de V1;
- nas primeiras 24 a 48 horas, o eixo de T orienta-se para a frente e para a esquerda, portanto a onda T costuma ser positiva em V1 e V2 (sobrecarga ventricular direita fisiológica);
- a partir do segundo ou terceiro dias de vida, a onda T torna-se negativa, geralmente de baixa voltagem, nas derivações precordiais direitas;
- o intervalo QT é mais longo ao nascimento, decresce progressivamente durante a primeira semana e depois aumenta ligeiramente com a idade. O intervalo QT corrigido é considerado anormal se for maior que 440 ms em todas as idades. No entanto, em alguns neonatos normais pode-se observar um QTc de 470 ms e no primeiro dia de vida valores ligeiramente maiores.

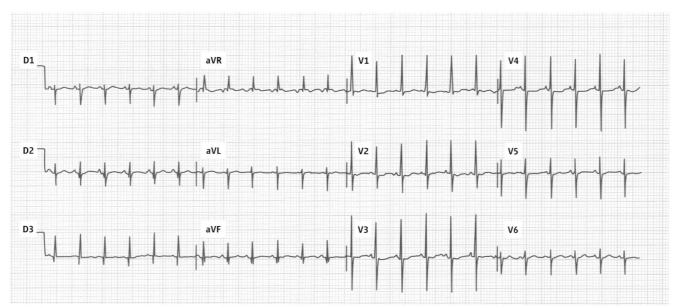

Figura 8.1 Eletrocardiograma de recém-nascido normal no primeiro dia de vida. Observe a frequência elevada e o SAQRS desviado para a direita (+140°) e para a frente. A onda T é positiva em V1.

ECG NORMAL NA INFÂNCIA

Com o crescimento da criança, a preponderância ventricular direita diminui rapidamente, à medida que aumenta o domínio fisiológico do ventrículo esquerdo. Entre o terceiro e o sexto mês de idade, as arteríolas pulmonares sofrem uma involução, adquirindo paredes delgadas, com grande luz (padrão de adulto). O ventrículo esquerdo torna-se mais espesso, pesando mais que o direito. O desvio do eixo do QRS (ÂQRS) para a direita ao nascimento e seu desvio progressivo para a esquerda com a idade refletem estas alterações anatômicas e hemodinâmicas.

Ao nascer, o ÂQRS está orientado para a direita e para baixo ao redor de +135°. Paulatinamente, ocorre desvio para esquerda, e aos 6 meses está ao redor de +65°. No plano horizontal, o eixo do QRS orienta-se para a frente e direita logo após o nascimento; a seguir, desvia-se para a esquerda determinando aumento da amplitude da onda R em V6, já a partir da primeira semana. O desvio para trás ocorre lentamente, o que explica a diminuição lenta da onda R de V1.

Os principais achados eletrocardiográficos na criança (Figura 8.2) são:

- o ritmo sinusal regular é a regra nos lactentes normais. A arritmia sinusal respiratória ocorre frequentemente na criança;
- a amplitude da onda P nas crianças não ultrapassa 2,5 mm em qualquer derivação, e a sua duração varia com a idade: de 50 a 90 ms. O eixo da onda P está ao redor de +60° (variando de 0° a +90°);
- o intervalo PR aumenta com a idade, mostrando valores médios de 100 ms aos 6 meses, alcançando 140 ms entre 10 e 15 anos;
- a duração do complexo QRS não ultrapassa 90 ms, e seu eixo tem valor médio de +60°;
- em V1 a onda R predomina sobre a onda S até os 5 anos de idade;
- nas derivações V3 e V4 é frequente registrarem-se complexos QRS amplos (parede torácica delgada) e difásicos, do tipo RS;
- em V5 e V6 a onda R apresenta grande amplitude desde a primeira semana de vida;
- a onda T é negativa nas precordiais direitas depois do terceiro dia de vida, voltando a se positivar somente na pré-adolescência;
- nas derivações de transição, entre as ondas T negativas das precordiais direitas e as positivas de precordiais esquerdas, podem ser registradas principalmente a partir dos primeiros meses ondas T de morfologia difásica *minus-plus*, com a primeira fase negativa e lenta e a segunda positiva e rápida (padrão infantil da repolarização ventricular);
- o intervalo QT corrigido é considerado anormal quando maior do que 440 ms.

Em 1979, André Davignom analisou o ECG de 2.141 crianças normais com idades distribuídas desde o nasci-

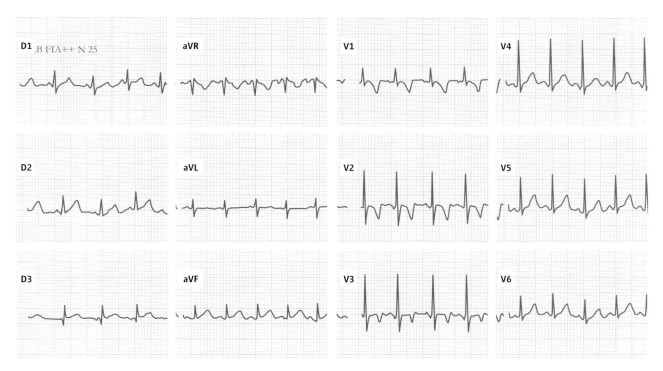

Figura 8.2 Eletrocardiograma de criança normal com 9 meses de idade. O QRS agora se orienta para a esquerda (+70°), mas permanece orientado para a frente (onda R em V1). A onda T aparece negativa de V1 a V3 (padrão infantil da repolarização ventricular).

mento até os 16 anos. Neste estudo, a aquisição de uma larga base de dados foi submetida a uma análise computadorizada das medidas e distribuídas em percentis para cada idade, em 37 diferentes planilhas, correspondentes aos segmentos eletrocardiográficos analisados. Desde então a tabela de Davignon para os valores normais das variáveis eletrocardiográficas das crianças serve de alicerce para os principais estudos do ECG pediátrico normal (Tabela 8.1).

ECG NAS CARDIOPATIAS CONGÊNITAS

Cardiopatias acianogênicas

Comunicação interatrial

Os padrões elétricos na comunicação interatrial (CIA) revelam características muito sugestivas, o que facilita o reconhecimento da anomalia. As modificações observadas decorrem da sobrecarga volumétrica de câmaras direitas, que produzem, além da dilatação, certa hipertrofia seletiva da via de saída do ventrículo direito.

O principal achado eletrocardiográfico é o registro de complexos QRS de morfologia rsR' nas precordiais direitas, geralmente de pequena amplitude, e do tipo qrS em precordiais esquerdas, com ondas S espessadas (Figura 8.3).

Arritmias do tipo extrassistolia supraventricular, fibrilação e *flutter* atriais e taquicardia paroxística atrial podem ocorrer após a terceira década de vida.

Na CIA tipo *ostium primum* é muito comum (praticamente em 100% dos casos) a ocorrência de bloqueio divisional anterossuperior do ramo esquerdo. Nessa circunstância o eixo da despolarização ventricular orienta-se para cima, aparecendo complexos rS em D2, D3 e aVF (Figura 8.4).

Comunicação interventricular

As alterações hemodinâmicas na comunicação interventricular (CIV) dependem basicamente de dois fatores: tamanho do orifício de comunicação estabelecendo gradiente pressórico entre os dois ventrículos e a resistência pulmonar. Os padrões elétricos na CIV são variáveis no que diz respeito às sobrecargas presentes em decorrência da repercussão hemodinâmica.

Assim, uma comunicação de pequeno diâmetro pode revelar desde eletrocardiograma normal até sinais de discreta sobrecarga do ventrículo esquerdo. Por sua vez, quando o diâmetro do defeito é de proporções moderadas ou grandes, registra-se, mais comumente, sobrecarga biventricular, evidenciada pela presença de complexos RS de alta voltagem nas derivações precordiais medianas – V3 e V4 (sinal de Katz-Wachtel) (Figura 8.5).

Tabela 8.1 Tabela de Davignon. Valores de referência dos parâmetros eletrocardiográficos em crianças nas diversas idades.

	0-1 dia	1-3 dias	3-7 dias	7-30 dias	1-3 meses	3-6 meses	6-12 meses	1-3 anos	3-5 anos	5-8 anos	8-12 anos	12-16 anos
FC (bpm)	94 / 155	91 / 158	90 / 166	106 / 182	120 / 179	105 / 185	108 / 169	89 / 152	73 / 137	65 / 133	62 / 130	60 / 120
ÂQRS	59 / 189	64 / 197	76 / 191	70 / 160	30 / 115	7 / 105	6 / 98	7 / 102	6 / 104	10 / 139	6 / 116	9 / 128
PRDII (ms)	0,08 / 0,20	0,08 / 0,14	0,07 / 0,15	0,07 / 0,14	0,07 / 0,13	0,07 / 0,15	0,07 / 0,16	0,08 / 0,15	0,08 / 0,16	0,09 / 0,16	0,09 / 0,17	0,09 / 0,18
QRS V5 (ms)	0,02 / 0,10	0,02 / 0,07	0,02 / 0,07	0,02 / 0,08	0,02 / 0,08	0,02 / 0,08	0,03 / 0,08	0,03 / 0,08	0,03 / 0,07	0,03 / 0,08	0,04 / 0,09	0,04 / 0,09
P DII (mV)	0,01 / 0,28	0,03 / 0,28	0,07 / 0,29	0,07 / 0,30	0,07 / 0,26	0,04 / 0,27	0,06 / 0,25	0,07 / 0,25	0,03 / 0,25	0,04 / 0,25	0,03 / 0,25	0,03 / 0,25
QaVF (mV)	0,01 / 0,34	0,01 / 0,33	0,01 / 0,35	0,01 / 0,35	0,01 / 0,34	0,00 / 0,32	0,00 / 0,33	0,00 / 0,32	0,00 / 0,29	0,00 / 0,25	0,00 / 0,27	0,00 / 0,24
Q V1 (mV)	0,00 / 0,00	0,00 / 0,00	0,00 / 0,00	0,00 / 0,00	0,00 / 0,00	0,00 / 0,00	0,00 / 0,00	0,00 / 0,00	0,00 / 0,00	0,00 / 0,00	0,00 / 0,00	0,00 / 0,00
Q V6 (mV)	0,00 / 0,17	0,00 / 0,22	0,00 / 0,28	0,00 / 0,28	0,00 / 0,26	0,00 / 0,26	0,00 / 0,30	0,00 / 0,28	0,01 / 0,33	0,01 / 0,46	0,01 / 0,28	0,00 / 0,29
R V1 (mV)	0,50 / 2,60	0,50 / 2,70	0,30 / 2,50	0,30 / 1,20	0,30 / 1,90	0,30 / 2,00	0,20 / 2,00	0,20 / 1,80	0,10 / 1,80	0,10 / 1,40	0,10 / 1,20	0,10 / 1,00
R V6 (mV)	0,00 / 1,20	0,00 / 1,20	0,10 / 1,20	0,03 / 1,60	0,50 / 2,10	0,60 / 2,20	0,60 / 2,30	0,60 / 2,30	0,80 / 2,50	0,80 / 2,60	0,90 / 2,50	0,70 / 2,30
S V1 (mV)	0,10 / 2,30	0,10 / 2,00	0,10 / 1,70	0,00 / 1,10	0,00 / 1,30	0,00 / 1,70	0,10 / 1,80	0,10 / 2,10	0,20 / 2,20	0,30 / 2,30	0,30 / 2,50	0,30 / 2,20
S V6 (mV)	0,00 / 1,00	0,00 / 0,90	0,00 / 1,00	0,00 / 1,00	0,00 / 0,70	0,00 / 1,00	0,00 / 0,80	0,00 / 0,70	0,00 / 0,60	0,00 / 0,40	0,00 / 0,40	0,00 / 0,40
T V1 (mV)	-0,30 / 0,40	-0,40 / 0,40	-0,50 / 0,30	-0,50 / -0,10	-0,60 / -0,10	-0,60 / -0,10	-0,60 / -0,20	-0,60 / -0,10	-0,60 / 0,00	-0,50 / 0,20	-0,40 / 0,30	-0,40 / 0,30
T V6 (mV)	-0,05 / 0,35	0,00 / 0,35	0,00 / 0,40	0,10 / 0,50	0,10 / 0,50	0,10 / 0,60	0,10 / 0,55	0,10 / 0,60	0,15 / 0,70	0,20 / 0,75	0,20 / 0,70	0,10 / 0,70
R/S V1	0,10 / 9,90	0,10 / 6,00	0,10 / 9,80	1,00 / 7,00	0,30 / 7,40	0,10 / 6,00	0,10 / 4,00	0,10 / 4,30	0,03 / 2,70	0,02 / 2,00	0,02 / 1,90	0,02 / 1,80
R/S V2	0,10 / 9,00	0,10 / 12,00	0,10 / 10,00	0,10 / 12,00	0,20 / 14,00	0,20 / 18,00	0,20 / 22,00	0,30 / 27,00	0,60 / 30,00	0,90 / 30,00	1,50 / 33,00	1,40 / 39,00

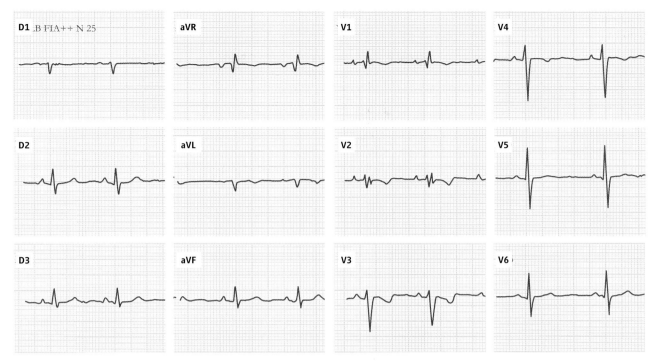

Figura 8.3 Exemplo de CIA tipo *ostium secundum*. Sobrecarga diastólica de VD: sobrecarga ventricular direita com padrão de distúrbio do ramo direito (QRS polifásico em V1).

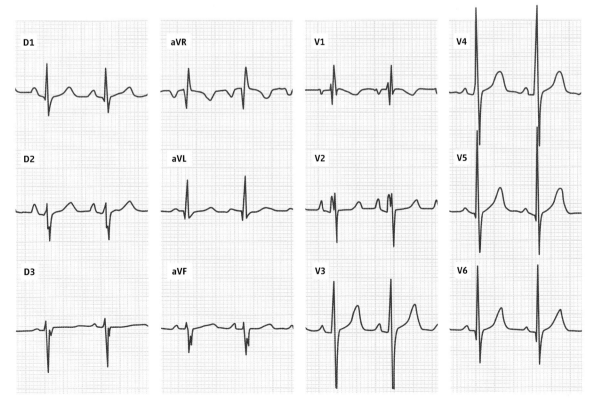

Figura 8.4 Exemplo de CIA tipo *ostium primum*. ECG com padrão de sobrecarga diastólica de VD e BDAS.

Quando à CIV se associa importante elevação da pressão pulmonar, ou na presença de hiper-resistência pulmonar, ocorre hipertrofia e hipertensão sistólica acentuada do ventrículo direito, com diminuição progressiva da sobrecarga ventricular esquerda.

Persistência do canal arterial

Na persistência do canal arterial (PCA) as alterações eletrocardiográficas serão dependentes do fluxo entre aorta e a artéria pulmonar que, por sua vez, depende do comprimento e do diâmetro interno do canal arterial, bem como da resistência pulmonar. Assim, quando o diâmetro da comunicação é pequeno, observam-se padrões eletrocardiográficos normais.

Nos casos que apresentam comunicação de maior importância, o fluxo pulmonar acha-se aumentado, determinando o aparecimento de padrão eletrocardiográfico de sobrecarga do ventrículo esquerdo. Nesses casos, nas derivações V5 e V6, inscrevem-se ondas R de alta voltagem precedidas por deflexões q importantes e ondas T positivas de grande voltagem e apiculadas (Figura 8.6).

Nos casos de PCA que apresentam hipertensão venocapilar pulmonar, observam-se, frequentemente, sinais sugestivos de sobrecarga biventricular.

Com o aumento progressivo da resistência pulmonar existe tendência à diminuição acentuada do fluxo aortapulmonar, ocorrendo desaparecimento dos sinais de sobrecarga ventricular esquerda.

Dessa forma, na presença de grande hipertensão pulmonar, aparecem sinais evidentes de sobrecarga de câmaras direitas.

Estenose pulmonar

Nessa afecção existe um gradiente de pressão sistólica entre o ventrículo direito e a artéria pulmonar, sendo essa a alteração fisiopatológica fundamental dessa patologia (Figura 8.7).

Nos portadores de obstrução pulmonar acentuada tipo valvar, quando a pressão sistólica de ventrículo direito é maior do que a do esquerdo, o eletrocardiograma mostra sinais de sobrecarga ventricular direita acentuada: presença de complexos qR ou R pura de V1 a V3 com ondas T negativas e simétricas em várias precordiais. A presença de ondas P altas e pontiagudas em D2 e D3 indica sobrecarga atrial direita.

Quando a pressão no ventrículo direito é igual a do esquerdo, o eletrocardiograma mostra complexos tipo Rs em V1, com espessamento inicial da onda R.

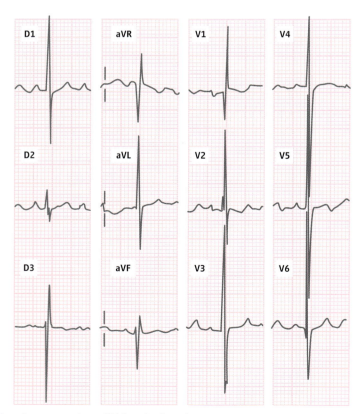

Figura 8.5 Exemplo de CIV. Traçado com complexos difásicos de alta voltagem nas derivações precordiais V2 a V5, compatível com sobrecarga biventricular (sinal de Katz-Wachtel).

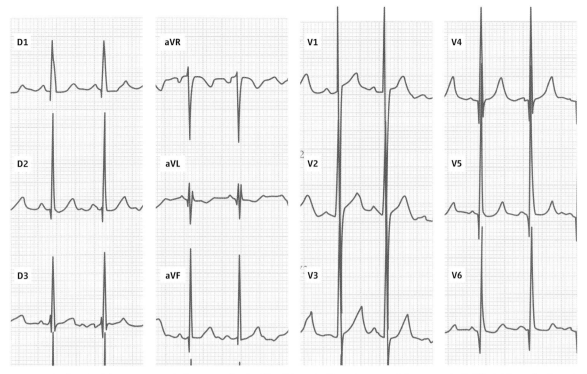

Figura 8.6 Exemplo de PCA. Sobrecarga ventricular esquerda. Em V5 e V6, ondas R amplas precedidas por onda Q. Não há inversão da onda T.

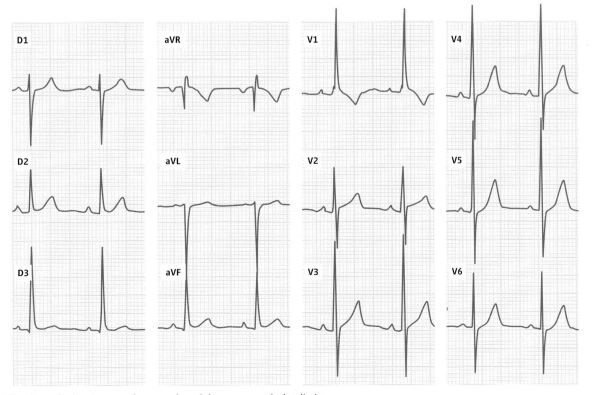

Figura 8.7 Exemplo de estenose pulmonar valvar. Sobrecarga ventricular direita.

Nos portadores de estenose pulmonar pouco importante, quando a pressão sistólica de ventrículo direito é menor que a do esquerdo, o eletrocardiograma é muito variável. Nessa circunstância, o traçado pode ser normal ou apresentar sinais de sobrecarga diastólica de VD, com complexos tipo rsr' em precordiais direitas.

Atrioventricular comum

Os defeitos da formação do coxim endocárdico produzem anormalidades na região onde os septos interatrial e interventricular entram em contato com as valvas mitral e tricúspide. Essa patologia, denominada atrioventricular comum (AVC), caracteriza-se por CIA tipo *ostium primum*, CIV e fenda na cúspide anterior da valva mitral e na cúspide septal da tricúspide. Pelo fato de as comunicações serem amplas, aliadas à insuficiência do aparelho valvar mitral, acarretam acentuada hipertensão pulmonar, que evolui mais facilmente para hiper-resistência pulmonar.

As principais alterações eletrocardiográficas no AVC (Figura 8.8) são:

- bloqueio AV de 1º grau (PR longo);
- desvio do eixo elétrico de QRS para cima (bloqueio da divisão anterossuperior do ramo esquerdo – BDAS);
- distúrbio de condução pelo ramo direito do feixe de His;
- sinais de sobrecarga biventricular, principalmente quando ocorre regurgitação mitral importante.

Coarctação da aorta

O eletrocardiograma na coarctação da aorta (CoAo) apresenta características distintas, de acordo com a idade do paciente, o grau de obstrução, a localização em relação ao canal arterial, as lesões associadas e o tempo de evolução.

Na coarctação dita infantil ou pré-ductal há normotensão no território da aorta proximal e distal durante a vida intrauterina, consequentemente não existirá estímulo para a criação de circulação colateral. No nascimento, fechando-se o canal arterial, ocorre rápida falência ventricular nos primeiros dias de vida devido ao aumento abrupto de pressão na aorta proximal pela ausência de via de escape. Registra-se, nesta situação, sobrecarga ventricular direita, geralmente acompanhada de sobrecarga atrial direita.

Sinais de sobrecarga biventricular ocorrem na presença de CoAo de grau moderado. Esses casos, em geral,

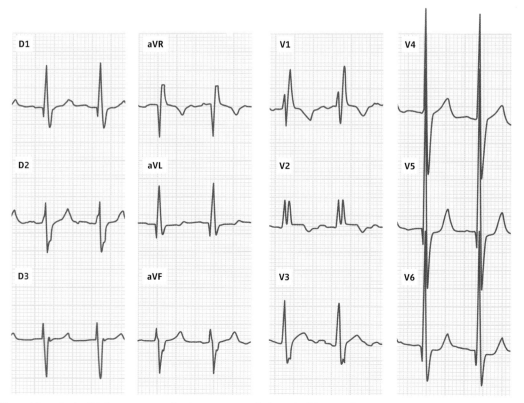

Figura 8.8 ECG com bloqueio da divisão anterossuperior do ramo esquerdo (BDAS) e bloqueio do ramo direito. Exemplo de atrioventricular comum.

evoluem para padrão de sobrecarga ventricular esquerda isolada com o aumento da idade do paciente.

Estenose aórtica valvar

Na maioria dos casos de estenose aórtica (EAo), a morfologia das ondas P é normal. Em cerca de 25% dos portadores desta afecção, entretanto, sinais de sobrecarga atrial esquerda estão presentes.

A orientação do QRS geralmente é normal, sendo raro a observação de desvio para cima. Em casos de estenose aórtica valvar estão presentes ondas R amplas em V5 e V6, e ondas S profundas em V1 e V2. Ondas Q importantes habitualmente não são observadas, e raramente ocorrem em D1, V5 e V6.

A orientação da onda T é concordante com a do QRS na maioria dos casos de estenose aórtica valvar. Em cerca de 6 a 36% dos seus portadores, que mostram estenose de grau moderado a grave, há discordância na orientação espacial dos vetores de QRS e de T.

Coronária anômala

A origem anômala da artéria coronária esquerda (OACE) do tronco pulmonar, apesar de rara, é uma anomalia congênita bem definida.

O eletrocardiograma (Figura 8.9) apresenta características que são importantes para o diagnóstico desta entidade:
- eixo do QRS desviado para cima (BDAS) (64%);
- padrão de isquemia/necrose em parede anterolateral em lactentes (100%);
- onda Q profunda em aVL (64%);
- ausência de onda Q nas derivações inferiores (82%).

Cardiopatias congênitas cianogênicas

Tétrade de Fallot

As alterações do eletrocardiograma estão relacionadas à importante sobrecarga ventricular direita (tipo sistólico) e ao hipodesenvolvimento do ventrículo esquerdo.

Os principais achados eletrocardiográficos (Figura 8.10) são:
- eixo do QRS em torno de +130º no plano frontal;
- complexos QRS com morfologia Rs ou onda R pura, com espessamento inicial, em V1;
- registro de complexos tipo rS ou qrS nas precordiais esquerdas. A ocorrência de ondas q e R mais amplas sugere maior desenvolvimento da câmara ventricular esquerda;

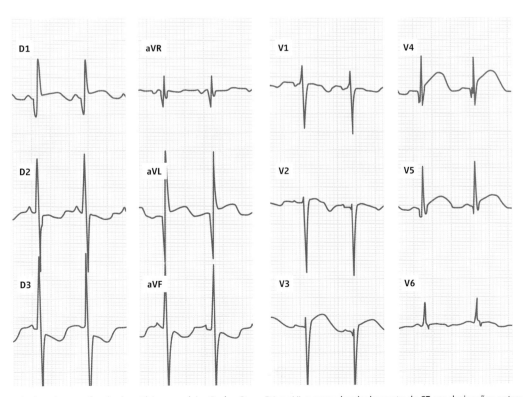

Figura 8.9 Exemplo de origem anômala de artéria coronária. Ondas Q em D1 e aVL e supradesnivelamento de ST em derivações anterolaterais.

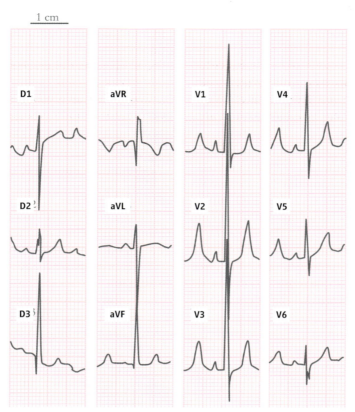

Figura 8.10   Traçado evidenciando sobrecarga acentuada de câmaras direitas. Eletrocardiograma sugestivo de tétrade de Fallot.

- ondas T do tipo menos-mais ou positivas na derivação V1, sendo infrequente a ocorrência de ondas T negativas nas precordiais direitas.

Transposição das grandes artérias

Os aspectos eletrocardiográficos nesta cardiopatia congênita dependem, fundamentalmente, da idade e da magnitude e tipo de alterações associadas.

No recém-nascido e até os 2 meses de idade, o traçado eletrocardiográfico na transposição das grandes artérias (TGA) é frequentemente compatível com a normalidade, devido ao predomínio fisiológico do VD.

Na TGA associada à CIA, observa-se frequentemente:
- sinais de sobrecarga atrial direita, com ondas P amplas e pontiagudas nas derivações D2 e D3;
- eixo de QRS no plano frontal fortemente desviado para direita, determinando o aparecimento de ondas S importantes em D1;
- ondas R amplas, seguidas ou não de pequenas ondas s, em V1. As ondas R diminuem de amplitude à medida que se observam as derivações de V1 a V6. Assim, em V5 e V6 as ondas r têm pequena amplitude e as ondas S são relativamente profundas;

- ondas T positivas em V1 e frequentemente de maior amplitude que em V5 e V6 (sinal de Zuckermann).

A TGA associada à CIV caracteriza-se por apresentar sinais de sobrecarga de volume das câmaras esquerdas e de sobrecarga sistólica de VD. Com o desenvolvimento da hiper-resistência pulmonar, há queda do fluxo sanguíneo pulmonar, com diminuição da sobrecarga do ventrículo esquerdo, dominando, no quadro, os sinais de sobrecarga ventricular direita. Os principais achados eletrocardiográficos são:
- sobrecarga biatrial: ondas P altas e pontiagudas, compatíveis com sobrecarga atrial direita, em D2; em V1 nota-se a presença de ondas P com importante fase negativa lenta, correspondente ao potencial elétrico do átrio esquerdo;
- eixo de QRS situa-se em torno de +130° no plano frontal na maioria dos casos;
- complexos QRS com morfologia Rs ou RS em V1. Em V6 a presença de ondas R evidentes indica sobrecarga do ventrículo esquerdo e a ocorrência de ondas S importantes, o aumento do ventrículo direito;
- onda T mostra maior positividade nas precordiais direitas e, quando existe acentuada hiper-resistência pul-

monar, começa a opor-se ao complexo QRS, tornando-se negativa nestas mesmas derivações.

Na TGA associada a estenose pulmonar e CIV, em virtude do reduzido fluxo pulmonar, o ventrículo esquerdo não se desenvolve, não ocorrendo, portanto, sinais de sobrecarga ventricular esquerda. O eletrocardiograma mostra sinais de sobrecarga de câmaras direitas:

- onda P característica de sobrecarga atrial direita;
- no plano frontal o eixo do QRS revela importante desvio para a direita, originando onda S em D1;
- em V1 registra-se morfologia Rs em decorrência da sobrecarga sistólica de ventrículo direito;
- a onda T orienta-se para a esquerda e para baixo com maior oposição em relação ao eixo do QRS. Em V1 a onda T é negativa e profunda e em V6 é positiva.

Atresia tricúspide

O diagnóstico de atresia tricúspide deve ser sugerido quando, em paciente cianótico, observa-se sobrecarga de átrio direito ou biatrial, associada à de ventrículo esquerdo, particularmente quando acompanhada do bloqueio divisional anterossuperior do ramo esquerdo. As principais alterações eletrocardiográficas (Figura 8.11) são:

- onda P com voltagem acima de 0,25 mV na derivação D2, refletindo sobrecarga atrial direita; outras vezes ela é de duração aumentada e entalhada, sugerindo aumento concomitante de átrio esquerdo;
- sinais de sobrecarga diastólica de ventrículo esquerdo;
- bloqueio divisional anterossuperior do ramo esquerdo.

Anomalia de Ebstein

O eletrocardiograma é de grande importância na anomalia de Ebstein, por apresentar características que, associadas a alterações clínicas, como cianose e hipofluxo pulmonar, permitem o diagnóstico desse tipo de cardiopatia congênita.

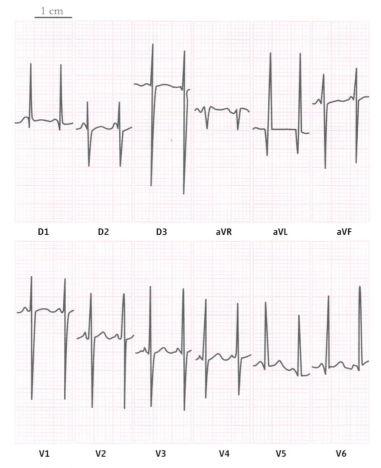

Figura 8.11 Exemplo de atresia tricúspide. Sobrecarga ventricular esquerda e BDAS.

Registram-se, além da acentuada sobrecarga atrial direita acompanhada de ventricular direita pouco expressiva (aspecto de sobrecarga tipo diastólico), alterações do ritmo de origem supraventricular e distúrbio da condução pelo ramo direito, com características bizarras que os diferenciam do clássico bloqueio de ramo direito.

Os principais achados do eletrocardiograma (Figura 8.12) são:

- taquicardia paroxística supraventricular, *flutter* ou fibrilação atrial podem ocorrer em decorrência do aumento do átrio direito;
- síndrome de Wolff-Parkinson-White tipo B acompanhada ou não de taquicardia paroxística, com distúrbio inicial de condução orientado posteriormente, são encontrados em 5 a 10% dos pacientes;
- sobrecarga atrial direita é encontrada em 90% dos casos, sendo caracterizada por ondas P pontiagudas e de grande amplitude, às vezes de maior voltagem que os complexos QRS, principalmente em V1, V2 e D2;
- complexo QRS mostra duração aumentada, eixo geralmente orientado para baixo e com sinais de distúrbio de condução no ramo direito. Em V1 e V2 observam-se complexos polifásicos de relativa baixa voltagem, com morfologia qr' ou qR'.

Drenagem anômala total das veias pulmonares

Os achados eletrocardiográficos no diagnóstico da drenagem anômala total das veias pulmonares são basicamente a sobrecarga das câmaras direitas, por vezes acompanhada de distúrbio final de condução:

- onda P com os sinais habituais de sobrecarga direita, de maior ou menor grau, dependendo em geral do tamanho da comunicação entre os átrios;
- eixo do QRS encontra-se desviado para a direita, em torno de +120° e +130°;
- complexos rsR' ou qR em V1 e V4R e nas precordiais esquerdas RS ou rS;
- onda T opõe-se ao QRS no tipo volumétrico (negativa de V1 – V3); esta oposição não ocorre na forma obstrutiva (onda T positiva ou *minus-plus* em V1).

Atresia pulmonar com septo interventricular íntegro

Dois tipos de atresia pulmonar com septo interventricular íntegro podem ser reconhecidos: tipo I, em que o ventrículo direito revela pequena cavidade, paredes hipertróficas e valva tricúspide hipoplásica. No tipo II, a valva tricúspide é malformada e incompetente, criando condições que acarretam maior cavidade ventricular e, particularmente, grande aumento do átrio direito.

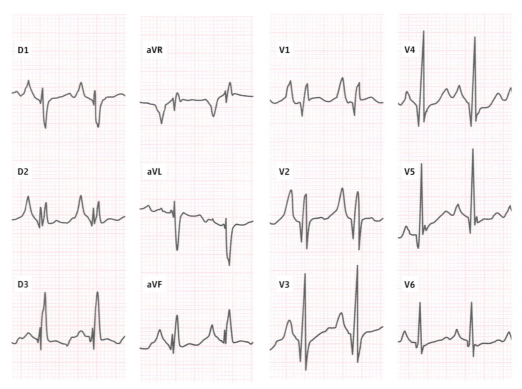

Figura 8.12 Exemplo de anomalia de Ebstein. BAV de 1° grau. Sobrecarga do átrio direito. Distúrbio de condução pelo ramo direito.

Na atresia pulmonar tipo I sem insuficiência tricúspide, as principais características do eletrocardiograma são:

- eixo de QRS geralmente está localizado em torno de +50°;
- sinais de sobrecarga ventricular esquerda poderão estar presentes, traduzidos por morfologias dos complexos QRS tipos rS em V1 e V4R e qRs em V6.

No tipo II de atresia pulmonar observam-se:
- sinais evidentes de sobrecarga atrial direita com onda P de amplitude acima de 4 mm na derivação D2;
- desvio do QRS para direita acentuado (+120°);
- morfologia tipo qR em V4R e RS em V6 refletindo o ventrículo direito nitidamente aumentado por acentuada regurgitação tricúspide.

Síndrome de hipoplasia do coração esquerdo

Esta síndrome compreende diferentes tipos de cardiopatias congênitas cianogênicas. Dentre eles, as mais comuns são a atresia mitral, a atresia aórtica, a hipoplasia mitral, a estenose mitral congênita e a hipoplasia do arco aórtico. Como característica comum dessas malformações, observa-se a ocorrência de exagerado desenvolvimento das câmaras direitas.

O eletrocardiograma reflete o predomínio das câmaras direitas, com eixo elétrico desviado para a direita e eventualmente para cima, sendo frequente o registro de morfologia qR na derivação V1.

Embora os sinais de sobrecarga atrial direita predominem nesta síndrome, não são infrequentes os achados sugestivos de sobrecarga atrial esquerda associada.

Má posição cardíaca

Dextrocardia

Dentro da cavidade torácica o coração pode ocupar duas posições extremas: no hemitórax direito ou o esquerdo, sendo denominadas, respectivamente, dextrocardia e levocardia.

Dextrocardia é a condição em que o coração encontra-se à direita do mediastino, independentemente da orientação de sua ponta.

Na dextrocardia propriamente dita, a ponta do coração está voltada para a direita e as câmaras cardíacas guardam uma disposição correspondente à "imagem em espelho" da habitual.

No eletrocardiograma, observa-se:
- onda P negativa em D1 e V6 e positiva em D2, D3 e aVF;
- "imagem em espelho" do registro habitual do QRS em D1;
- inversão dos padrões normais nas derivações precordiais, isto é, qRs e T positivo em V1 e rS e T negativo em V6.

REFERÊNCIAS BIBLIOGRÁFICAS

1. BAYÉS DE LUNA A. Electrocardiologia clínica. I - Semiologia electro-vectocardiográfica. Barcelona: Editorial Científico-Médica; 1977.
2. BENSON DW Jr. The normal electrocardiogram. In: Moss and Adams' heart disease in infants, children and adolescents. 5th ed. Baltimore: Williams & Wilkins; 1995.
3. DAVIGNON A, RAUTAHARJU P, BARSELLE E, et al. Normal ECG standards for infants and children. Pediatr Cardiol. 1979/80;1:123-34.
4. DEL NERO JUNIOR E, PAPALEO NETTO M, MOFFA P, ORTIZ J. Semiologia cardiológica não-invasiva. Rio de Janeiro: EPUME; 1979.
5. GARSON A. Recording the sequence of cardiac activity. In: Electrocardiogram in infants and children. Philadelphia: Lea & Febiger; 1983.
6. LIEBMAN J. Tables of normal standard. In: Liebman J, Plonsey R, Gillette PC (eds.). Pediatric electrocardiography. Baltimore: Williams & Wilkins; 1982. p. 82-133.
7. MIRVIS DM, GOLDBERGER AL. Electrocardiography. In: Mann DL, Zipes DP, Libby P, Bonow RO. Braunwald's heart disease. A textbook of cardiovascular medicine. 10th ed. Philadelphia: Saunders Elsevier; 2015. p. 114-52.
8. MOFFA, SANCHES. Tranchesi – Eletrocardiograma normal e patológico. São Paulo: Roca; 2001.
9. PASTORE CA, PINHO JA, PINHO C, SAMESIMA N, PEREIRA-FILHO HG, KRUSE JCL, et al. III Diretrizes da Sociedade Brasileira de Cardiologia sobre análise e emissão de laudos eletrocardiográficos. Arq Bras Cardiol. 2016;106(4Supl.1):1-23.
10. WALSH EP. Electrocardiography and introduction to electrophysiologic techniques. In: Nadas' pediatric cardiology. Philadelphia: Hanley & Belfus; 1992.

ECG na terceira idade

Antonio Américo Friedmann

O envelhecimento determina alterações anatômicas e funcionais no aparelho cardiocirculatório e na caixa torácica que, por sua vez, são responsáveis por modificações no eletrocardiograma. No sistema elétrico do coração, são comuns alterações degenerativas no nó sinusal, no nó atrioventricular e no sistema de condução intraventricular que determinam arritmias cardíacas e distúrbios dromótropos. A menor resposta às estimulações autonômicas simpática e parassimpática acarreta modificações dinâmicas no ECG, como a incompetência cronotrópica ao esforço físico e a redução na variabilidade da frequência cardíaca. Por outro lado, a prevalência de doenças cardiovasculares no idoso, notadamente a hipertensão arterial e a doença arterial coronária, torna difícil diferenciar envelhecimento normal de doença. Assim, o eletrocardiograma no paciente idoso pode ser completamente normal, pode mostrar alterações decorrentes do envelhecimento que não indicam necessariamente a presença de doença subjacente ou então apresentar alterações resultantes de doença cardíaca. As alterações mais comuns do ECG na terceira idade são as arritmias cardíacas e os distúrbios de condução.

VARIAÇÕES DA NORMALIDADE

O intervalo PR aumenta progressivamente com a idade, como se depreende da Tabela 1.1 de Ashman et al. (Capítulo 1). No idoso são comuns intervalos PR acima de 210 ms sem outras manifestações de cardiopatia. O intervalo QT pode estar aumentado em idosos saudáveis, porém, na maioria das vezes o aumento decorre do efeito de medicamentos. O envelhecimento dos tecidos determina diminuição da voltagem de todos os complexos no ECG. O eixo do QRS habitualmente se desvia para a esquerda,

mesmo sem critérios para o diagnóstico de BDAS (Figura 9.1). Deformidades da coluna vertebral e da caixa torácica podem aumentar a voltagem das ondas R em V1. Alterações inespecíficas da repolarização, como achatamento ou inversão de ondas T, são também frequentes no idoso.

A frequência cardíaca em repouso não apresenta modificações relevantes. As maiores alterações são observadas na FC máxima, que diminui ano a ano, e a redução da variabilidade RR, que decorre da menor resposta do nó sinusal à estimulação autonômica.

FIBRILAÇÃO ATRIAL

A FA é a arritmia sustentada mais prevalente na população e a sua incidência aumenta com a idade (Figura 9.2).

Nas últimas décadas, tem-se observado aumento da prevalência da FA em decorrência da maior sobrevida populacional e do maior acesso aos exames diagnósticos. Estudos epidemiológicos demonstram clara associação entre FA e AVC. Em pacientes com insuficiência cardíaca, a FA é considerada como fator de risco independente para mortalidade. A FA pode ocorrer em idosos sem cardiopatia prévia (Figura 9.3), mas é mais frequente em portadores de doenças como valvopatia, coronariopatia, hipertensão arterial e DPOC. Em decorrência da alta morbidade e da alta mortalidade consequentes da insuficiência cardíaca e do tromboembolismo arterial, o aparecimento de FA no ECG de rotina do idoso é quase sempre problemático. Todavia, novas perspectivas terapêuticas estão surgindo, como o tratamento farmacológico com novos anticoagulantes orais e também não farmacológicos, como a ablação por radiofrequência.

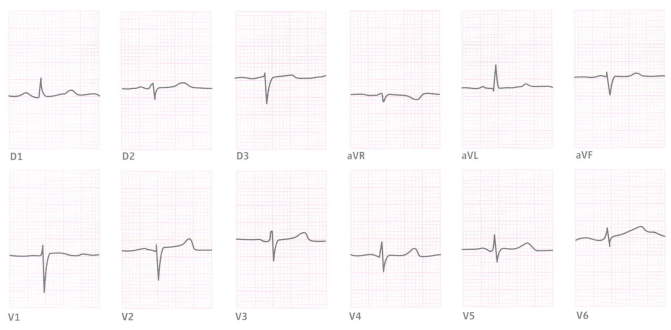

Figura 9.1 ECG de paciente com 105 anos de idade sem antecedentes de doença cardíaca. QRS desviado para a esquerda (−35°).

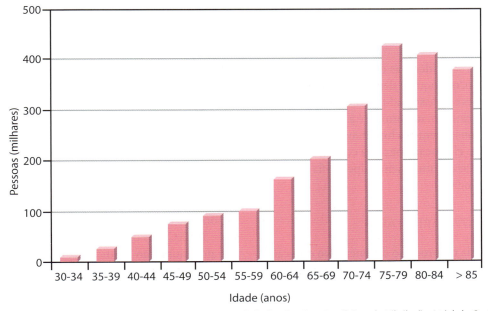

Figura 9.2 Prevalência de fibrilação atrial associada ao incremento na idade (II Diretrizes Brasileiras de Fibrilação Atrial da Sociedade Brasileira de Cardiologia).

DISTÚRBIOS DA CONDUÇÃO INTRAVENTRICULAR

Os distúrbios da condução intraventricular ocorrem habitualmente nos indivíduos idosos por degeneração do sistema de condução, mas também podem ser consequentes a cardiopatias como a doença arterial coronária e a hipertrofia ventricular esquerda decorrente da hipertensão arterial ou da valvopatia aórtica.

Os bloqueios de ramo alargam o QRS e os bloqueios fasciculares ou divisionais do ramo esquerdo causam desvios anormais do eixo elétrico. O bloqueio do ramo direito (BRD) e o bloqueio divisional anterossuperior esquerdo (BDAS) são os mais comuns porque são os feixes mais finos do sistema de condução intraventricular e também os primeiros que são acometidos. Esses dois distúrbios, isolados ou associados, são os mais frequentes em idosos

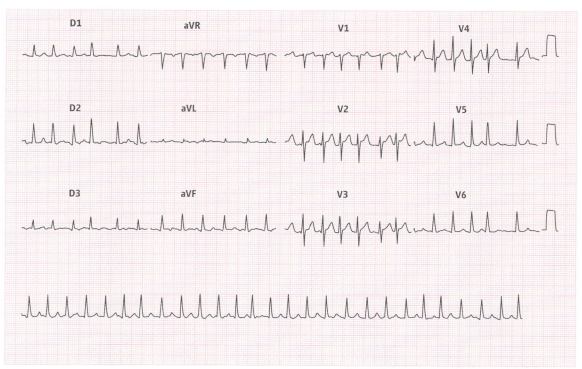

Figura 9.3 Fibrilação atrial com resposta ventricular alta. ECG de paciente de 82 anos sem antecedentes cardiológicos relevantes até a realização do ECG.

saudáveis sem outras evidências de cardiopatia (Figura 9.4). Por outro lado, o bloqueio de ramo esquerdo (BRE) na maioria das vezes está associado à existência de cardiopatia estrutural. A causa mais comum é a hipertrofia ventricular esquerda consequente da hipertensão arterial. Nesse caso, a análise do eletrocardiograma com BRE permite também diagnosticar eventualmente hipertrofia ventricular esquerda associada.

BLOQUEIOS ATRIOVENTRICULARES

Em decorrência do processo degenerativo e da calcificação de estruturas comprometendo o sistema elétrico, próprios da idade avançada, os idosos apresentam maior risco de bloqueio atrioventricular (AV).

Os bloqueios AV de 2º grau do tipo II (Mobitz II) e de 3º grau (BAVT) são os mais graves porque estão associados a comprometimento avançado do sistema de condução intraventricular. A sua prevalência aumenta com o progredir da idade e podem causar síncope e morte súbita. Quando a bradicardia determina sintomas de baixo fluxo cerebral como tonturas ou síncopes, ou manifestações de insuficiência cardíaca, há necessidade de implante de marca-passo cardíaco artificial para o controle da frequência cardíaca.

DOENÇA DO NÓ SINUSAL

Caracteriza-se por bradicardias resultantes de alterações na produção do estímulo pelas células automáticas do nó sinusal ou por distúrbio de condução na junção sinoatrial. O comprometimento do nó sinusal pode ser causado por fatores intrínsecos como envelhecimento, coronariopatia ou miocardiopatia ou pode ser secundário a causas extrínsecas por disfunções autonômicas, como a síncope situacional do idoso e medicamentos, como betabloqueadores.

No ECG as bradicardias que caracterizam a doença do nó sinusal são bradicardia sinusal inapropriada, pausas longas ou parada sinusal, síndrome taquicardia-bradicardia e bloqueio sinoatrial.

Assim como nos casos de bloqueio AV com bradicardia acentuada, o tratamento da doença do nó sinusal é o implante de marca-passo definitivo nos pacientes sintomáticos.

OUTRAS ARRITMIAS

Extrassístoles são as arritmias mais comuns encontradas na população em geral. São encontradas comumente no ECG de rotina de idosos saudáveis e com maior frequência em cardiopatas.

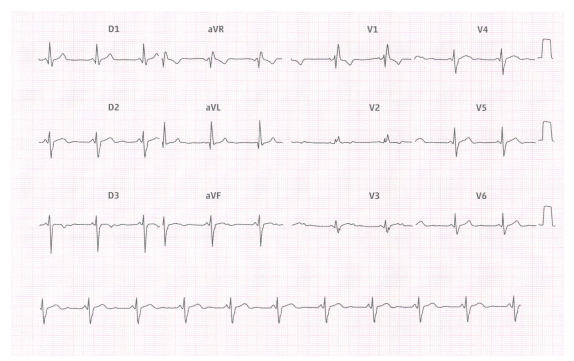

Figura 9.4 BRD + BDAS. ECG de indivíduo de 79 anos hígido e assintomático.

Tanto as extrassístoles ventriculares como as supraventriculares podem aparecer isoladas ou agrupadas em pares, bigeminismo ou taquicardias não sustentadas. Essas ectopias, quando não causam repercussão hemodinâmica, não requerem tratamento.

As extrassístoles ventriculares complexas (muito frequentes ou polimórficas) e as taquicardias ventriculares não sustentadas (TVNS) podem ser assintomáticas, mas devem ser investigadas quanto à presença de cardiopatia subjacente.

O *flutter* atrial e as taquicardias atrial e ventricular são mais comuns em idosos com cardiopatia e, portanto, têm indicação de investigação diagnóstica mais ampla e tratamento.

ÁREAS INATIVAS

O encontro de onda Q patológica no ECG sugere a existência de área eletricamente inativa. Pode estar associado a história pregressa de infarto do miocárdio ou a isquemia coronariana silenciosa. A presença de área inativa correlaciona-se a maior incidência de novos eventos coronarianos.

REFERÊNCIAS BIBLIOGRÁFICAS

1. CARVALHO FILHO ET, MIOTTA ST, ALVES AT, et al. Chronic atrial fibrillation in the elderly. Arq Bras Cardiol. 1991;57(2):109-14.
2. FRIEDMANN AA, GRINDLER J. Aplicações clínicas do eletrocardiograma no idoso. Rev Soc Cardiol Estado de São Paulo. 1999 Mai/Jun;9(3):286-92.
3. FURBERG CD, MANOLIO TA, PSATY BM, et al. Major electrocardiographic abnormalities in persons aged 65 years and older (The Cardiovascular Health Study). Cardiovascular Health Study Collaborative Research Group. Am J Cardiol. 1992;69(16):1369-85.
4. KANNEL WB, ABBOTT RD, SAVAGE DD, MCNAMARA PM. Epidemiologic features of chronic atrial fibrillation. The Framingham Study. N Eng J Med. 1982;306:1018-22.
5. REARDON M, MALIK M. QT interval change with age in an overtly healthy older population. Clin Cardiol. 1996;19(12):949-52.
6. SCHWARTZ JB, ZIPES DP. Cardiovascular disease in the elderly. In: Mann DL, Zipes DP, Libby P, Bonow RO. Braunwald's heart disease. A textbook of cardiovascular medicine. 10th ed. Philadelphia: Saunders Elsevier; 2015. p. 1711-43.

10

ECG no atleta

Alfredo José da Fonseca
Antonio Américo Friedmann

O treinamento físico intensivo e prolongado resulta em melhor desempenho cardíaco e aptidão física. Entretanto, a adaptação do sistema cardiocirculatório ao exercício pode induzir alterações funcionais e anatômicas no coração que muitas vezes se situam fora da faixa da normalidade. Estas alterações que caracterizam o "coração de atleta" podem ser tão marcantes que o limite entre o conceito de normalidade e o de doença muitas vezes torna-se um grande desafio diagnóstico.

As alterações mais comuns verificadas no coração de atletas são a bradicardia sinusal e a cardiomegalia, mas várias outras podem surgir, alterando o eletrocardiograma e simulando cardiopatia (Figura 10.1). Essas alterações podem ser revertidas com o afastamento temporário do exercício físico, e assim esta conduta torna-se uma ferramenta a mais no arsenal diagnóstico. É fundamental conhecer esses padrões diferenciados encontrados no ECG do atleta para não os confundir com doenças que podem simular.

O ECG no atleta pode também contribuir para diagnosticar doenças cardíacas, como a cardiomiopatia hipertrófica, causa mais comum de morte súbita em atletas jovens durante o exercício.

De modo didático, classificaremos as alterações do eletrocardiograma no atleta em três grupos: distúrbios do ritmo e da condução do estímulo elétrico, sobrecargas ventriculares e alterações da repolarização ventricular.

DISTÚRBIOS DO RITMO E DA CONDUÇÃO DO ESTÍMULO ELÉTRICO

Bradicardia sinusal

A bradicardia sinusal do atleta verificada no ECG de repouso decorre de adaptação fisiológica, transitória e re-

versível, do treinamento físico intensivo, e é causada por aumento do tono vagal.

Enquanto as bradiarritmias são conceituadas como os ritmos com frequência cardíaca (FC) abaixo de 60 bpm, a bradicardia sinusal propriamente dita é definida como ritmo sinusal com FC abaixo de 50 bpm, porque a maioria dos indivíduos normais apresenta FC entre 50 e 60 bpm em repouso. Entretanto, pode-se encontrar frequências inferiores a 40 bpm no ECG de atletas competitivos em repouso e até frequências abaixo de 30 bpm durante o sono e registradas pelo sistema Holter.

Frequências cardíacas muito baixas predispõem ao aparecimento de ritmos de escape (Figura 10.2), sendo comum o ritmo juncional de escape, que atua como um marca-passo fisiológico protetor, evitando que a FC diminua ainda mais. Esse fenômeno ocorre porque a frequência sinusal cai abaixo da frequência de disparo de um foco ectópico que estava latente. Esses ritmos ectópicos desaparecem quando a FC aumenta com o exercício.

O aumento do tono vagal acentua a variabilidade da FC. Assim, além de arritmia sinusal podem ser encontradas pausas maiores do que 2 segundos no ECG de repouso e até pausas superiores a 3 segundos na monitoração do ECG durante o sono em atletas assintomáticos.

Extrassístoles e taquicardias

Extrassístoles ventriculares e supraventriculares, assim como taquicardias não sustentadas, podem ser encontradas em indivíduos assintomáticos sem cardiopatia estrutural e também em atletas. Estas arritmias tendem a desaparecer com o aumento da FC induzido pelo esforço, o que caracteriza o prognóstico benigno delas.

10 ECG no atleta **137**

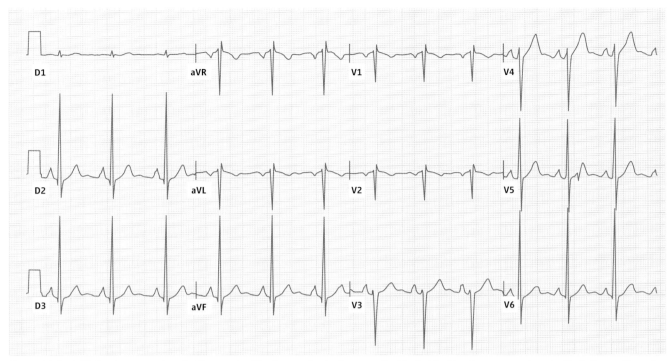

Figura 10.1 ECG de atleta masculino de 60 anos classificado em primeiro lugar na Corrida de São Silvestre em sua categoria. Onda P com dimensões aumentadas sugestivas de sobrecarga biatrial e aumento da amplitude do QRS sugerindo sobrecarga ventricular. Atraso final de condução.

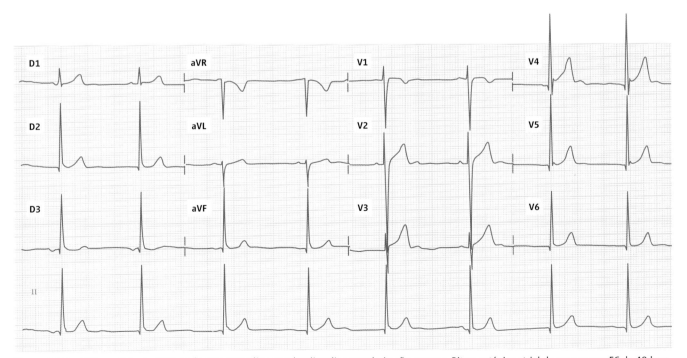

Figura 10.2 ECG de atleta de 20 anos do sexo masculino com bradicardia e repolarização precoce. Ritmo ectópico atrial de escape com FC de 49 bpm, QRS com amplitude muito aumentada e elevação do segmento ST nas derivações precordiais (repolarização precoce).

As taquicardias supraventriculares sustentadas como a fibrilação atrial e o *flutter* atrial são raramente encontradas em atletas e quando ocorrem são indicadoras de cardiopatia subjacente.

Taquicardias supraventriculares por reentrada como a taquicardia por reentrada nodal e a taquicardia atrioventricular por via acessória da síndrome de Wolff-Parkinson-White surgem habitualmente em indivíduos com coração estruturalmente normal e não costumam apresentar maior incidência durante o esforço em relação ao repouso.

Estas taquicardias paroxísticas com frequências ao redor de 200 bpm são satisfatoriamente toleradas quando a função ventricular é normal. Os portadores de Wolff-Parkinson-White, entretanto, correm o risco de apresentar fibrilação atrial, que neles eleva excessivamente a FC, com graves consequências hemodinâmicas.

Taquicardias ventriculares polimórficas e taquicardias ventriculares sustentadas são causas de síncope e morte súbita em atletas. O ECG de repouso pode identificar marcadores de risco ou potenciais causas de arritmias ventriculares malignas, tornando o atleta inelegível para o esporte. Assim, o ECG permite diagnosticar alterações compatíveis com cardiomiopatia hipertrófica, displasia arritmogênica do ventrículo direito, síndrome do QT longo e síndrome de Brugada, mas há outras, como a taquicardia ventricular catecolaminérgica, que ocorrem em indivíduos com ECG de repouso normal.

Bloqueios atrioventriculares

O bloqueio atrioventricular (AV) de primeiro grau é um achado comum em ECG de atletas em repouso, concomitante com a bradicardia sinusal (Figura 10.3). Estas duas alterações caracterizam o aumento da atividade vagal sobre os dois nós: a diminuição da FC no nó sinusal e a diminuição da velocidade de condução no atrioventricular e consequente aumento do intervalo PR.

Mais raramente pode ser encontrado também o bloqueio AV do segundo grau do tipo I (Mobitz I) com o fenômeno de Wenckebach no ECG de atletas bem treinados em repouso (Figura 10.4). Entretanto, na monitorização de 24 horas do ECG (Holter) o encontro de bloqueio AV de 2° grau (Mobitz I) durante o sono é bem mais frequente do que se imagina.

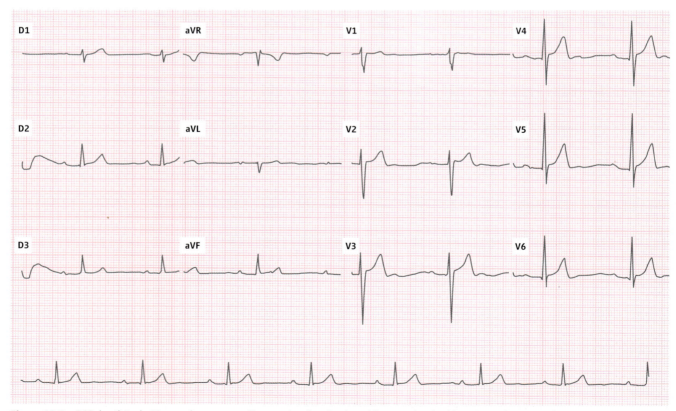

Figura 10.3 ECG de atleta de 22 anos do sexo masculino com bradicardia sinusal (FC = 46 bpm) e bloqueio AV de 1° grau (PR = 0,29 s).

No atleta, tanto o bloqueio AV de 1º grau como o do 2º grau (Mobitz I) têm caráter benigno porque resultam do aumento do tono vagal, que acentua a característica fisiológica do nó AV, que é a propriedade de condução decrescente. Ambos revertem com o aumento da frequência cardíaca.

O bloqueio AV do segundo grau do tipo II (Mobitz II) é pós-nodal ou hissiano, isto é, decorre do comprometimento dos dois ramos, direito e esquerdo, do feixe de His. Indica, portanto, a existência de cardiopatia estrutural. Tanto o bloqueio AV de 2º grau (Mobitz II) como o bloqueio AV do 3º grau (BAV total) são contraindicações para a prática esportiva.

Distúrbio de condução intraventricular

Os distúrbios de condução do ramo direito em seus diversos graus, desde atraso final da condução até bloqueio do ramo direito, são comuns em indivíduos assintomáticos, sem outras anormalidades cardíacas. Entretanto, sua prevalência em atletas é um pouco maior do que na população em geral, talvez por dilatação ou hipertrofia fisiológica do ventrículo direito, que pode ser reversível após a interrupção da prática esportiva.

Por sua vez, o bloqueio do ramo esquerdo tem prognóstico mais grave porque na maioria das vezes decorre de cardiopatia estrutural. Deve ser sempre investigado com outros exames cardiológicos complementares, como o ecocardiograma.

SOBRECARGAS VENTRICULARES

Há muito se sabe que os atletas de alto nível aeróbico, que praticam esportes de resistência, apresentam dilatação e hipertrofia de ambos os ventrículos. Em geral, a hipertrofia ventricular fisiológica do atleta tem padrão simétrico e é reversível com a interrupção do esporte. A preocupação é diferenciá-la da miocardiopatia hipertrófica, que pode cursar assintomática e é causa de morte súbita por taquicardia ventricular induzida por esforço.

Assim, o maior desafio na avaliação do atleta é a distinção entre a hipertrofia ventricular fisiológica e a cardiomiopatia hipertrófica, nem sempre possível pela análise do ECG isoladamente. A presença de ondas Q proeminentes associadas ao aumento de voltagem do QRS sugere hipertrofia septal. A inversão da onda T é inespecífica.

O ecocardiograma é considerado padrão ouro para avaliar a dilatação dos ventrículos, a hipertrofia das paredes e a massa cardíaca. A espessura da parede igual ou maior que 16 mm ou uma distribuição assimétrica, com predomínio da massa do septo ou da região apical, indica geralmente a miocardiopatia. Entretanto, há casos limítrofes e duvidosos, principalmente em atletas jovens.

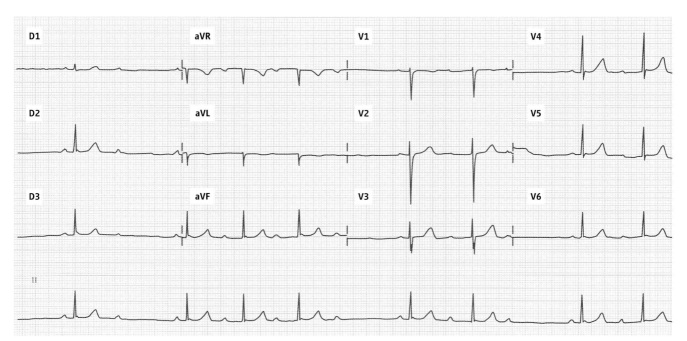

Figura 10.4 ECG de jovem de 13 anos do sexo feminino com bloqueio AV de 2º grau. Bradicardia (FC = 56 bpm) e bloqueio atrioventricular do segundo grau tipo I (Mobitz I).

Os eletrocardiogramas de atletas mostram habitualmente QRS muito amplos, que preenchem critérios de amplitude para o diagnóstico de hipertrofias ventriculares. O critério mais utilizado para diagnóstico de hipertrofia ventricular esquerda é o índice de Sokolow e Lyon (S de V1 + R de V5 > 35 mm em adultos de meia-idade e > 40 mm em jovens com idade inferior a 25 anos), que, embora pouco sensível, é bastante específico. No caso de atletas, entretanto, há maior incidência de falsos-positivos, porque eles, em sua maioria, são jovens e magros, exibindo maiores voltagens de QRS. Outros critérios, como o de Cornell (S de V3 + R de aVL > 28 mm em homens, e > 20 mm em mulheres) e o sistema de escore de pontos de Romhilt-Estes, são também úteis para diagnosticar a sobrecarga ventricular esquerda.

Além do aumento de voltagem, em atletas jovens podem ser verificados desvios do eixo do QRS para direita, além de +90°, atribuídos ao biótipo longilíneo ou, eventualmente, à hipertrofia do ventrículo direito concomitante.

Desvios do QRS para a esquerda são mais comuns em atletas máster, de maior idade, na maioria dos casos resultantes de distúrbio de condução da divisão anterossuperior do ramo esquerdo.

ALTERAÇÕES DA REPOLARIZAÇÃO VENTRICULAR

As anomalias da repolarização ventricular abrangem os desnivelamentos do segmento ST, as alterações da onda T e as variações do intervalo QT. Alterações destes parâmetros em indivíduos com alto desempenho físico suscitam dúvidas quanto à existência de cardiopatia orgânica ou apenas decorrência da adaptação fisiológica do coração de atleta.

Três padrões de modificação da repolarização ventricular são mais comumente encontrados em atletas: repolarização precoce, persistência do padrão juvenil e inversão da onda T simulando isquemia.

Repolarização precoce

Estudos mostram que a elevação do segmento ST igual ou maior que 1 mm em uma ou mais derivações precordiais direitas é encontrada em mais de 50% dos adultos jovens do sexo masculino. Este padrão, denominado de repolarização precoce, apesar de o mecanismo eletrofisiológico não estar bem estabelecido, é mais frequente em atletas.

O segmento ST supradesnivelado é côncavo e inicia-se geralmente em um ponto J (último ponto do QRS) mais elevado (Figura 10.2). Às vezes o QRS exibe uma deflexão final positiva (onda J) semelhante à encontrada na hipotermia. A onda T pode apresentar amplitude muito aumentada, mas difere da onda T da hiperpotassemia porque é assimétrica. Esta onda T ampla associada à bradicardia sinusal é considerada padrão de vagotonia (Figura 10.5).

Onda T juvenil

No recém-nascido, a onda T em V1 é positiva. Nos primeiros dias ela se torna negativa e assim permanece até a juventude. Esta característica é tão importante que a presença de onda T positiva em crianças pequenas é critério diagnóstico de sobrecarga ventricular direita.

A persistência da onda T negativa nas precordiais direitas de V1 a V3 em adultos normais é denominada padrão juvenil. Este padrão, mais comum em pessoas da raça negra, é também encontrado com maior frequência em atletas.

Ondas T negativas

Uma pequena porcentagem de atletas jovens e bem treinados apresenta ondas T negativas difusas e profundas, sugestivas de cardiopatia estrutural (Figura 10.6). Estas alterações marcantes do ECG levantam uma importante questão: este padrão da repolarização ventricular representa a manifestação inicial de uma cardiopatia (cardiomiopatia hipertrófica ou outra miocardiopatia), ou é apenas a expressão benigna do condicionamento atlético intensivo?

Pelliccia estudou grande número de atletas em treinamento na Itália, onde o ECG de repouso é obrigatório em todos, e constatou um pequeno grupo com ondas T negativas iguais ou maiores que 2 mm em três ou mais derivações, exceto D3 e aVR. Em alguns destes indivíduos foram evidenciadas cardiopatias (displasia arritmogênica do ventrículo direito, cardiomiopatia hipertrófica e miocardiopatia dilatada), enquanto nos outros, mesmo com hipertrofia ventricular, o acompanhamento permitiu concluir que as alterações da repolarização ventricular eram consequência do remodelamento benigno dos ventrículos devido ao condicionamento intensivo (coração do atleta).

Assim, considera-se que as alterações da repolarização ventricular, como as ondas T negativas nas derivações anteriores e/ou laterais, podem ser a expressão de miocardiopatia subjacente, que pode não ser evidente no ecocardiograma, e manifestar-se tardiamente com consequências graves. A regressão das alterações após a interrupção da atividade física evidencia o caráter benigno da hipertrofia.

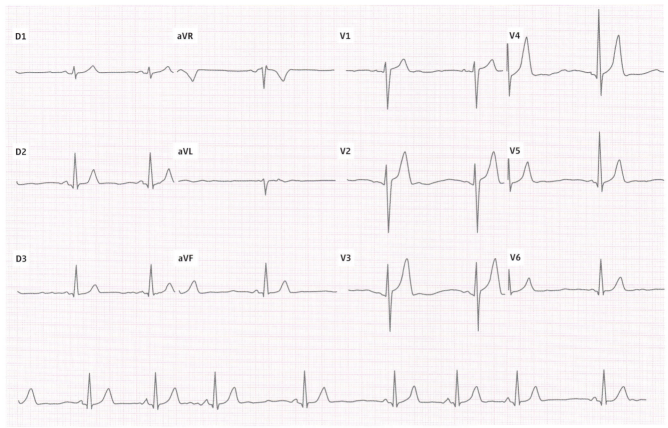

Figura 10.5 ECG de atleta de 32 anos. Bradicardia (FC = 48 bpm) e arritmia sinusal respiratória. Ondas T com grande voltagem (> 1 mV em V2, V3 e V4), padrão de vagotonia.

MORTE SÚBITA CARDÍACA EM ATLETAS

Morte súbita cardíaca (MSC) em atleta é um evento raro e de repercussão devastadora porque acomete indivíduos aparentemente saudáveis e geralmente jovens. Essa ocorrência é atribuída a arritmias ventriculares malignas, como a taquicardia ventricular ou a fibrilação ventricular, em portadores de cardiopatia geralmente não diagnosticada até o evento fatal.

A atividade atlética poderia estar relacionada com a MSC de duas formas: ou a atividade física intensa pode ser o gatilho para deflagrar a taquiarritmia em pessoas propensas porque apresentam cardiopatia prévia, ou o treinamento intenso levando à remodelação ventricular, como dilatação e hipertrofia, poderia criar um substrato arritmogênico causador de arritmias ventriculares.

Apesar das controvérsias, há enorme interesse em detectar anormalidades cardíacas em esportistas com o intuito de prevenir a MSC. Nesse sentido, o ECG é uma ferramenta útil para a avaliação cardiológica em larga escala e sem grande custo.

As causas de MSC em atletas dependem da faixa etária considerada. Em atletas jovens com idade inferior a 35 anos, as principais causas de MSC em atletas competitivos no maior estudo realizado nos Estados Unidos foram:

- cardiomiopatia hipertrófica;
- origem anômala de artérias coronárias;
- miocardite;
- outras causas.

Na Itália, entretanto, as estatísticas são diferentes devido à prevalência, na região do Vêneto, de cardiopatia arritmogênica do ventrículo direito, que foi a causa mais frequente de MSC diagnosticada nos atletas italianos em várias publicações.

Nos indivíduos com mais de 35 anos, também denominados atletas máster ou sênior, a doença arterial coronária é, indiscutivelmente, a causa mais comum de morte súbita relacionada ao exercício físico.

A seguir será estudada a importância do ECG em algumas cardiopatias com anormalidades estruturais associadas à MSC. Estas doenças são raras e não são causadas

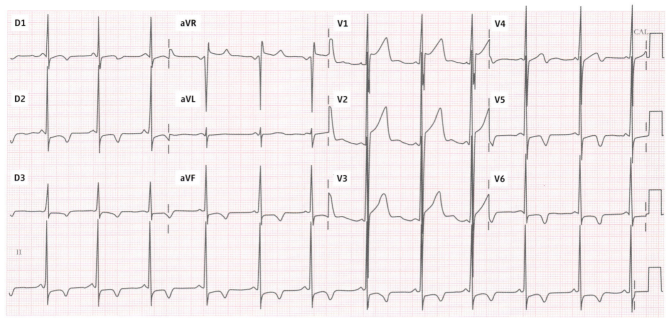

Figura 10.6 ECG de jovem atleta de 15 anos do sexo masculino com alterações da repolarização ventricular. QRS com amplitude aumentada. Ondas T negativas em D1, D2, D3, aVF e de V4 a V6. O ecocardiograma deste paciente foi normal.

pela atividade esportiva, mas o seu conhecimento é relevante para a prevenção da morte súbita de origem cardíaca. As figuras com ECG que serão apresentadas não são de atletas, mas foram incluídas neste capítulo para exemplificar doenças com risco de MSC que devem ser reconhecidas em candidatos à prática esportiva.

Cardiomiopatia hipertrófica

Esta doença familiar de natureza genética caracteriza-se histologicamente pelo desarranjo na disposição das miofibrilas, que gera tensões desiguais estimulando a hipertrofia assimétrica. É esta desorganização estrutural que constitui o substrato anatômico para a ocorrência de circuitos de reentrada. Em indivíduos muito jovens, entretanto, a hipertrofia pode não ser detectada, ou, em outros casos, pode ser confundida com o remodelamento fisiológico dos ventrículos (coração de atleta). De fato, na maioria dos atletas que morreram por arritmias desencadeadas por esta doença o diagnóstico não havia sido estabelecido previamente.

O ECG pode revelar sinais de hipertrofia septal como ondas Q proeminentes em derivações anterolaterais e/ou inferiores (Figura 10.7). O ecocardiograma mostra o espessamento da parede livre e a eventual assimetria pelo predomínio da hipertrofia do septo, porém nem sempre é possível distinguir entre a doença e a hipertrofia resultante do treinamento intensivo.

Há também uma variante de cardiomiopatia hipertrófica assimétrica com hipertrofia predominante da região apical, mais comum em orientais, que foi descrita por Yamaguchi. Também predispõe a taquiarritmias, mas é mais benigna porque não há incidência expressiva de morte súbita cardíaca. O ECG exibe, caracteristicamente, ondas T negativas profundas nas derivações precordiais (Figura 10.8).

Anormalidades congênitas das artérias coronárias

A origem anômala das artérias coronárias pode determinar isquemia e consequentemente arritmias ventriculares durante o exercício. O paciente pode ter angina, mas a morte súbita pode ser a primeira manifestação. O ECG pode ser normal ou exibir inversão de ondas T, que também é uma alteração inespecífica da repolarização ventricular.

O ECG de esforço é mais específico e a angiografia por métodos não invasivos ou por cateterismo cardíaco é decisiva.

Displasia arritmogênica do ventrículo direito

É uma cardiopatia rara de causa desconhecida em que ocorre infiltração fibroadiposa no ventrículo direito e predisposição a taquicardia ventricular originada em sua via de saída. É mais frequente no norte da Itália. O ECG

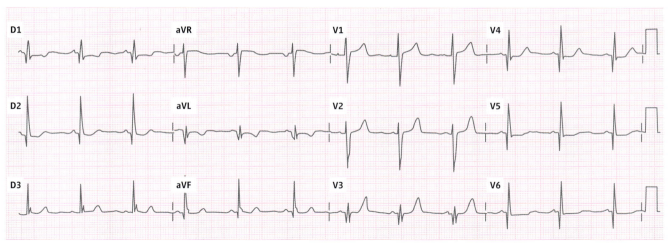

Figura 10.7 ECG de jovem de 17 anos do sexo feminino, característico de cardiomiopatia hipertrófica com hipertrofia septal. Ondas Q nas derivações D1, D2, aVL e de V3 a V6. Onda R ampla em V1. Alterações de ST-T nas derivações laterais.

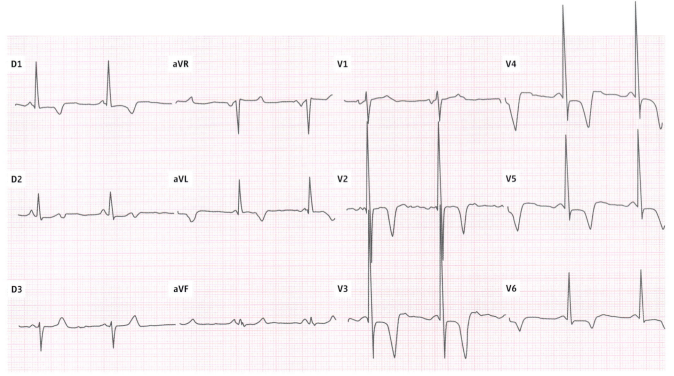

Figura 10.8 Cardiomiopatia hipertrófica assimétrica com hipertrofia apical. Transição brusca das ondas R de V1 para V2, com voltagem aumentada nas derivações anteriores. Ondas T negativas gigantes (> 1 mV) nas derivações precordiais. O ecocardiograma deste paciente de 62 anos do sexo masculino confirmou a hipertrofia apical com a clássica imagem de "naipe de espadas".

pode sugerir o diagnóstico quando aparece uma onda J positiva, empastada, alargando o QRS na derivação V1, denominada onda epsilon, acompanhada de ondas T negativas nas derivações precordiais direitas (Figura 10.9). Mas este sinal é pouco sensível, ocorrendo apenas em cerca de um terço dos casos.

Miocardites

Causam alterações inespecíficas da repolarização ventricular e frequentes arritmias cardíacas. A gravidade das arritmias está relacionada ao grau de disfunção ventricular. Podem evoluir para miocardiopatia dilatada.

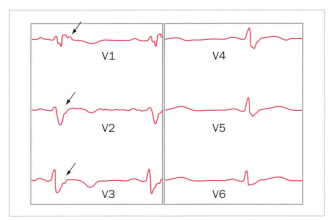

Figura 10.9   Displasia arritmogênica de VD. Onda epsilon em V1 e ondas T negativas de V1 a V4.

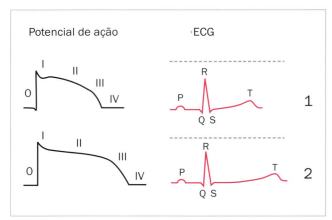

Figura 10.10   Síndrome do QT longo: 1) normal e 2) QT longo.

Outras cardiopatias

Outras doenças, como prolapso de valva mitral, cardiopatias congênitas e a síndrome de Marfan foram diagnosticadas em casos de MSC relacionada a treinamento intensivo. Nos portadores de Marfan, ao contrário das outras doenças causadoras de arritmias, a causa da morte foi dissecção da aorta.

Além das doenças referidas, há outras cardiopatias que predispõem à morte súbita por arritmias ventriculares malignas e que não apresentam comprometimento estrutural do coração. São elas:
- síndrome do QT longo;
- síndrome de Brugada;
- taquicardia ventricular polimórfica catecolaminérgica.

Como não apresentam modificações estruturais, são diagnosticadas por alterações eletrocardiográficas em portadores de síncopes ou sobreviventes de parada cardíaca.

Síndrome do QT longo

A síndrome do QT longo congênito é uma doença dos canais iônicos diagnosticada pelo prolongamento do intervalo QT no ECG (Figura 10.10) e que predispõe a taquicardias ventriculares polimórficas do tipo *torsades de pointes*. Há diferentes subtipos classificados pela mutação genética, e no mais frequente (LQTS 1) as arritmias ventriculares são deflagradas pelo exercício.

Síndrome de Brugada

É também uma canalopatia de caráter genético caracterizada pelo achado de supradesnivelamento e morfologia de BRD nas derivações precordiais V1 a V3 e predisposição a morte súbita (Figura 10.11). Predomina em adultos jovens orientais do sexo masculino. Nesta síndrome, entretanto, as arritmias ocorrem com maior frequência à noite, durante o sono.

Taquicardia ventricular polimórfica catecolaminérgica

Esta doença, também hereditária, acomete crianças e adolescentes sem cardiopatia estrutural e com ECG de repouso normal. Manifesta-se por taquicardias ventriculares polimórficas ou mais raramente taquicardia bidirecional, induzidas por esforço físico ou estresse emocional.

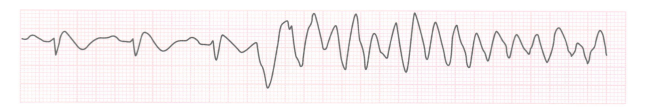

Figura 10.11   Síndrome de Brugada. O ECG inicia em ritmo sinusal com supradesnivelamento de ST e morfologia de BRD (derivação V1) e termina com taquicardia ventricular polimórfica do tipo *torsades de pointes*.

REFERÊNCIAS BIBLIOGRÁFICAS

1. AMATUZZI MM, CARAZZATO JG. Medicina do esporte. São Paulo: Atheneu; 2004.

2. BARRY J, MARON BJ, THOMPSON PD, ACKERMAN MJ, et al. Recommendations and considerations related to preparticipation screening for cardiovascular abnormalities in competitive athletes: 2007 update. A Scientific Statement from the American Heart Association Council on Nutrition, Physical Activity, and Metabolism. Endorsed by the American College of Cardiology Foundation. Circulation. 2007;115:1643-55.

3. BATLOUNI M. Coração de atleta. In: Ghorayeb N, Barros T. O exercício. São Paulo: Atheneu; 1999. p. 147-72.

4. FRIEDMANN AA, GRINDLER J, OLIVEIRA CAR. Diagnóstico diferencial no eletrocardiograma. 2. ed. Barueri: Manole; 2011.

5. GHORAYEB N, DIOGUARDI GS. Tratado de cardiologia do exercício e do esporte. São Paulo: Roca; 2007.

6. OLIVEIRA PA, RODRIGUES AG, ALVES MJN. O ECG no atleta. In: Pastore CA, Samesima N, Tobias N, Pereira Filho HG (eds.). Eletrocardiografia atual. Curso do Serviço de Eletrocardiografia do INCOR. 3ª ed. São Paulo: Atheneu; 2016. p. 279-88.

7. PASTORE CA, PINHO JA, PINHO C, SAMESIMA N, PEREIRA-FILHO HG, KRUSE JCL, et al. III Diretrizes da Sociedade Brasileira de Cardiologia sobre Análise e Emissão de Laudos Eletrocardiográficos. Arq Bras Cardiol. 2016;106(4Supl.1):1-23.

8. PELLICCIA A, DI PAOLO FM, QUATTRINI FM, et al. Outcomes in athletes with marked ECG repolarization abnormalities. N Engl J Med. 2008;358(2):152-61.

11

ECG na insuficiência coronária

Antonio Américo Friedmann

A doença arterial coronária pode se manifestar como insuficiência coronária aguda ou crônica, dependendo do quadro clínico, e o eletrocardiograma tem papel preponderante na classificação.

As síndromes coronarianas agudas (SCA) são classificadas em:
- SCA com supradesnivelamento de ST;
- SCA sem supradesnivelamento de ST.

A insuficiência coronária aguda com supradesnivelamento do segmento ST no eletrocardiograma é mais grave e geralmente evolui para infarto agudo do miocárdio (IAM) com ondas Q no eletrocardiograma (ECG) que indicam a presença de necrose no miocárdio.

Entretanto, a história natural do infarto do miocárdio mudou nas últimas décadas com o advento dos tratamentos modernos de reperfusão, como a trombólise farmacológica por agentes fibrinolíticos administrados por via endovenosa e a angioplastia realizada através de cateterismo cardíaco. Quando eficazes, podem evitar ou minimizar a necrose do miocárdio.

Mais rara é a insuficiência coronária aguda com supradesnivelamento transitório de ST causada por vasoespasmo coronário (síndrome de Prinzmetal) que reverte com medicação vasodilatadora por via sublingual.

A insuficiência coronária aguda sem supradesnivelamento de ST é menos grave, mas apresenta maior porcentagem de novos eventos. Pode evoluir para IAM (infarto sem onda Q) diagnosticado por marcadores de necrose do miocárdio, como as dosagens de troponina e da enzima CK-MB, ou pode não determinar necrose (angina instável). Assim, existem três possibilidades mais comuns de evolução da insuficiência coronária aguda (Algoritmo 11.1):

- infarto com supradesnivelamento do segmento ST (IAM com ondas Q);
- infarto sem supradesnivelamento do segmento ST (IAM sem ondas Q);
- angina instável.

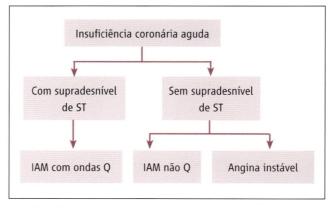

Algoritmo 11.1 Evolução mais comum da insuficiência coronária aguda.

A insuficiência coronária crônica pode se manifestar clinicamente como angina estável ou, mais raramente, como insuficiência cardíaca. Entretanto, o paciente portador de doença arterial coronária pode estar assintomático.

A angina estável pode ser diagnosticada no ECG de esforço (teste ergométrico) cujo achado mais característico é o infradesnivelamento de ST.

A insuficiência cardíaca pode resultar de aneurisma de ventrículo pós-infarto do miocárdio, que pode ser suspeitado no ECG pelo encontro de supradesnivelamento persistente do segmento ST.

O paciente assintomático pode ter ECG normal, alterações inespecíficas ou sinais de infarto prévio (ondas Q indicativas de área eletricamente inativa).

O ECG no infarto com supradesnivelamento de ST (IAM com ondas Q) foi estudado com detalhes na Aula 4. Neste capítulo são abordados outros aspectos e as alterações do ECG nas demais modalidades de insuficiência coronária aguda e crônica.

INFARTO COM SUPRADESNIVELAMENTO DE ST

Quando há suspeita de IAM, o ECG de doze derivações deve ser realizado no prazo máximo de dez minutos após a admissão do paciente para a tomada de decisão quanto ao tratamento a ser realizado.

As alterações do ECG permitem não só o diagnóstico como também localizar a parede com infarto, identificar a artéria relacionada e o provável nível da oclusão. Deve-se ressaltar que quanto maior o número das derivações envolvidas e quanto maior o desnível do segmento ST, maior a extensão do infarto e pior o prognóstico.

A elevação do segmento ST igual ou maior que 1 mm (0,1 mm) em pelo menos duas derivações contíguas identifica o paciente com IAM e o aparecimento de ondas Q confirma o diagnóstico. Entretanto, nas derivações V1 a V4 o critério mais seguro para diagnosticar infarto anterosseptal é o supradesnivelamento maior que 2 mm, porque é comum o encontro de supradesnível discreto nestas derivações em indivíduos normais com repolarização precoce.

No infarto de parede inferior é fundamental acrescentar as derivações direitas V3R e V4R e as posteriores V7 e V8 para o diagnóstico, respectivamente de infarto de ventrículo direito e da parede posterior.

LOCALIZAÇÃO DO IAM E IDENTIFICAÇÃO DA ARTÉRIA RELACIONADA

Apesar do consenso sobre a identificação das paredes anterior e inferior do coração, há controvérsias sobre a caracterização das paredes lateral e posterior. Estas quatro paredes são identificadas facilmente no estudo anatômico do coração isolado. Entretanto, quando o coração é analisado dentro do tórax, por exames de imagem como o ecocardiograma e a ressonância magnética, a "parede posterior" localiza-se lateralmente na maioria dos indivíduos. Por esse motivo, diretrizes atuais de ECG propõem abolir o termo parede posterior e considerar esta localização como parede lateral. Entretanto, muitos autores continuam se referindo à parede posterior ou dorsal no ECG quando observam alterações recíprocas em V1, como on-

das R anormais ou infradesnivelamento de ST, que correspondem, respectivamente, a ondas Q ou elevação de ST nas derivações V7 e V8. Nós consideramos essa abordagem mais didática e continuamos a utilizá-la neste livro.

As Figuras 11.1 e 11.2 a seguir são algoritmos simplificados para auxiliar no reconhecimento da região comprometida e da artéria obstruída através do ECG nos infartos da parede inferior e da parede anterior, os mais comuns.

O ECG NO DIAGNÓSTICO DA REPERFUSÃO

O ECG é fundamental para a avaliação do sucesso do tratamento de reperfusão no infarto agudo do miocárdio (Figuras 11.3A e 11.3B).

Os critérios que indicam reperfusão são os seguintes:

■ normalização do supradesnivelamento do segmento ST;

■ regressão de 70% do supradesnível de ST após 90 minutos;

■ inversão precoce das ondas T nas primeiras quatro horas.

ECG COM BLOQUEIOS DE RAMO

O bloqueio do ramo esquerdo (BRE) geralmente mascara os sinais de infarto do miocárdio. Assim, o BRE novo durante uma síndrome coronariana aguda é considerado sinal de alta probabilidade de IAM com supradesnível de ST. Todavia, alguns detalhes podem contribuir para o diagnóstico, como será visto em seguida.

Sabe-se que o BRE isoladamente determina alterações secundárias da repolarização ventricular (alterações de ST-T). O desnivelamento do segmento ST e a onda T se opõem ao QRS, porém, o desnivelamento de ST é sempre discordante, isto é, em sentido oposto à maior polaridade do QRS. Sgarbossa, em 1996, estudando um grande número de ECG de pacientes com infarto, estabeleceu critérios para o diagnóstico de IAM na presença de BRE. Estes critérios têm baixa sensibilidade, porém alta especificidade, e os mais importantes são:

■ supradesnivelamento de ST discordante do QRS > 5 mm nas derivações V1 a V3;

■ supradesnivelamento de ST concordante com o QRS > 1 mm;

■ infradesnivelamento de ST concordante com o QRS > 1 mm.

Na Figura 11.4 é apresentado um ECG com BRE novo e desnivelamentos concordantes do segmento ST.

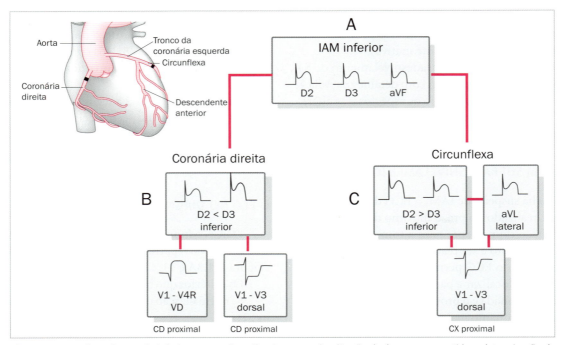

Figura 11.1 Infarto de parede inferior e extensões. Algoritmo para localização da área comprometida e determinação da artéria responsável. A – O supradesnivelamento de ST nas derivações inferiores D2, D3 e aVF indica infarto de parede inferior, que tanto pode ocorrer por obstrução da coronária direita (80% dos casos) como da artéria circunflexa esquerda. B – Se o desnível em D3 é maior do que em D2, a artéria comprometida é a coronária direita. A concomitante elevação de ST em V1 (que corresponde a V2R) e nas outras derivações direitas V3R e V4R evidencia o infarto do ventrículo direito. O infradesnivelamento de ST nas precordiais V1 a V3 (acompanhado de supra em V7 e V8) mostra extensão dorsal do infarto. Estas extensões do infarto inferior ocorrem quando a obstrução da artéria é proximal. C – Quando o supradesnível de ST é maior em D2 do que em D3 ou se houver elevação de ST em aVL a artéria responsável é a circunflexa. Havendo também depressão de ST de V1 a V3 o infarto é inferodorsal ou laterodorsal e o nível de obstrução é proximal. CD = coronária direita, CX = circunflexa.

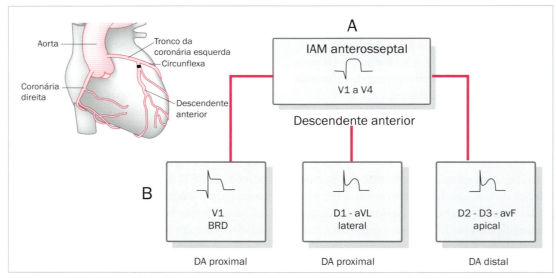

Figura 11.2 Infarto anterosseptal. Algoritmo para localização da área comprometida e do nível da obstrução. A – O supradesnivelamento do segmento ST de V1 a V4 indica infarto anterosseptal na região irrigada pela artéria descendente anterior. B – O surgimento de bloqueio do ramo direito ocorre quando a lesão da artéria DA é proximal, antes da primeira artéria perfurante septal. O supradesnivelamento de ST concomitante nas derivações D1 e aVL (parede lateral) também indica maior extensão do infarto (infarto anterolateral ou anterior extenso) e, portanto, lesão proximal da artéria. Já a concomitância de alterações nas derivações inferiores D2, D3 e aVR, que à primeira vista poderia sugerir dois infartos, é geralmente devida ao comprometimento distal de uma artéria descendente anterior longa que ultrapassa a ponta do coração e compromete as porções anterior e inferior da região apical (infarto apical). DA = descendente anterior.

11 ECG na insuficiência coronária

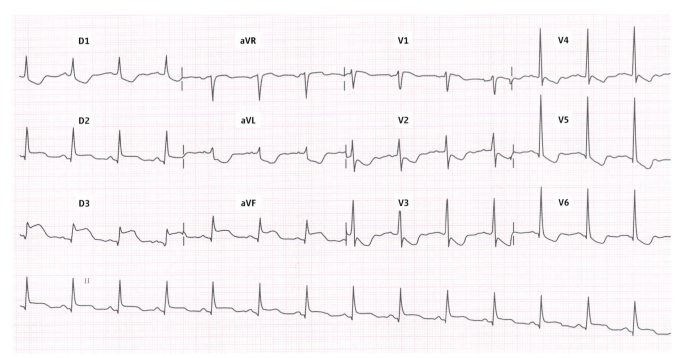

Figura 11.3a Infarto agudo inferior e de ventrículo direito antes do tratamento. Supradesnivelamentos de ST em D2, D3, aVF e em V1, sugestivos de infarto agudo em parede inferior e ventrículo direito por oclusão proximal da artéria coronária direita. A ausência de ondas Q patológicas (maiores que um terço da amplitude do QRS) sugere que a duração do processo seja inferior a seis horas, ideal para tratamento de reperfusão (trombólise ou angioplastia). Veja a seguir o ECG após tratamento.

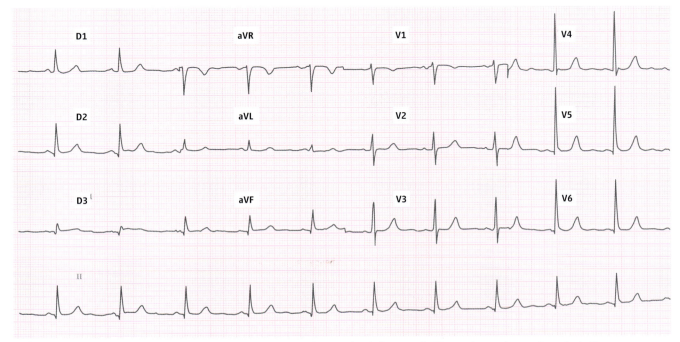

Figura 11.3b ECG de IAM após reperfusão. Regressão significativa do supradesnivelamento de ST cerca de uma hora após angioplastia.

O bloqueio do ramo direito (BRD), ao contrário do BRE, não impede o diagnóstico e não dificulta o acompanhamento evolutivo do IAM no ECG. O aparecimento de BRD no infarto da parede anterior (Figura 11.3) indica oclusão proximal da DA, antes da primeira artéria septal, portanto mais grave.

ARRITMIAS NO IAM

No infarto agudo do miocárdio são comuns as extrassístoles e as taquicardias tanto ventriculares como supraventriculares. Enquanto as taquiarritmias podem surgir em qualquer tipo de IAM, as bradiarritmias dependem da região comprometida.

O nó sinusal é irrigado pela artéria coronária direita (CD) em 60% dos pacientes e em 40% pela artéria circunflexa, enquanto o nó atrioventricular é suprido pela CD em 90% dos casos e pela circunflexa em 10%. As bradiarritmias são mais comuns nos infartos da parede inferior ou posterior e, na maioria das vezes, devidas à obstrução da artéria coronária direita, que é, com maior frequência, a artéria responsável pela irrigação dos dois nós.

No infarto da parede inferior, a bradicardia sinusal é comum nas primeiras horas devido ao aumento da ação vagal e melhora com atropina. Os bloqueios atrioventriculares são um pouco mais tardios, não respondem à atropina e são devidos à isquemia do nó AV. O bloqueio atrioventricular total (BAVT) (Figura 11.6) causa bradicardia mais acentuada, mas pode regredir, não havendo obrigatoriamente indicação de marca-passo.

Entretanto, o BAVT associado ao infarto da parede anterior é mais grave porque indica bloqueio AV pós-hissiano devido à necrose do septo interventricular.

INFARTO SEM SUPRADESNIVELAMENTO DE ST

O IAM sem supradesnivelamento de ST é diagnosticado pela associação de quadro clínico sugestivo e elevação dos marcadores de necrose miocárdica. É também denominado de infarto não Q (sem ondas Q). No ECG (Figura 11.7) podem ser encontrados dois tipos principais de alterações:

- depressão do segmento ST ($\geq 0,5$ mm) em duas ou mais derivações;
- inversão de ondas T (amplitude ≥ 2 mm).

O infradesnivelamento do segmento pode ser explicado pela localização subendocárdica do infarto agudo e é a manifestação mais característica de IAM sem supra de ST ou infarto não Q.

A inversão das ondas T é uma alteração inespecífica que ocorre em várias outras condições além da isquemia miocárdica.

Estas alterações de ST-T, tanto o infradesnivelamento de ST como a inversão das ondas T, podem ocorrer igualmente na angina instável. Não havendo surgimento de ondas Q patológicas, o diagnóstico de necrose é esta-

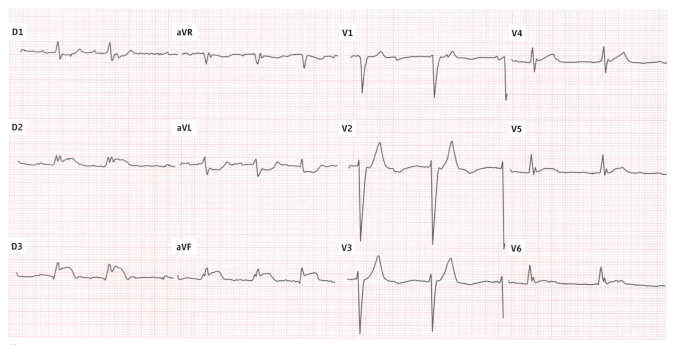

Figura 11.4 IAM com BRE novo. Supradesnivelamento de ST concordante com o QRS em D2, D3 e aVF e em V5 e V6. Infradesnivelamento de ST concordante com o QRS em V2.

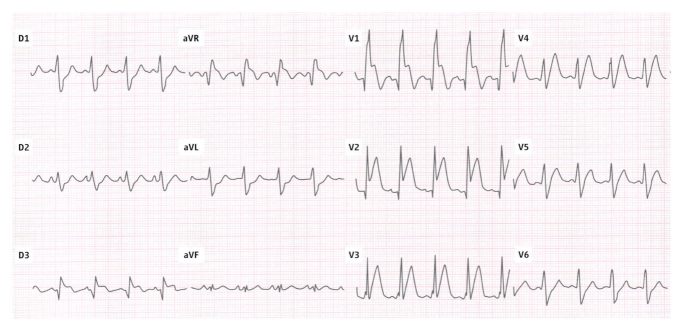

Figura 11.5a IAM com BRD. QRS alargado com morfologia QR em V1 (BRD). Supradesnivelamento de ST de V1 a V4 (IAM anterosseptal).

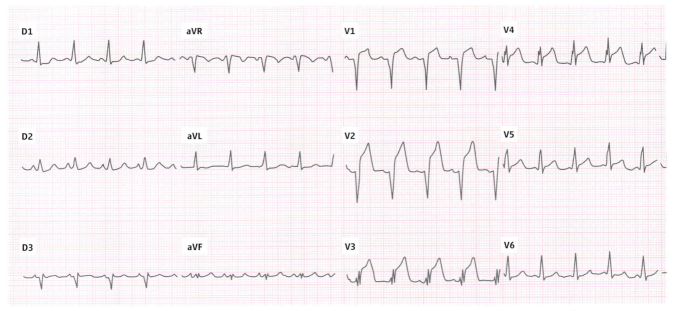

Figura 11.5b IAM anterosseptal. ECG do mesmo paciente realizado 15 minutos após mostra regressão do BRD (BRD intermitente).

belecido por exames de laboratório, como as dosagens de troponina e de CK-MB.

INFARTO ATRIAL

É geralmente associado a infarto ventricular e muitas vezes passa despercebido. Deve ser suspeitado quando uma arritmia atrial surge em paciente com infarto agudo do miocárdio e se observa o segmento PR infradesnivelado. As alterações da onda P são inespecíficas. O diagnóstico é difícil.

As alterações mais sugestivas de infarto atrial são:
- infradesnivelamento ou supradesnivelamento do segmento PR;
- segmento PR infradesnivelado associado a arritmia supraventricular;

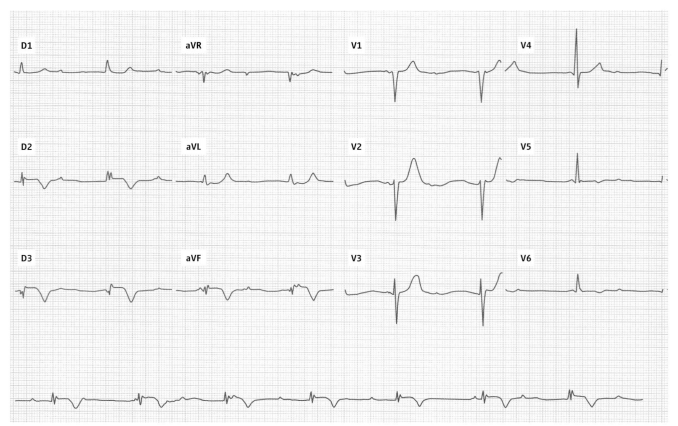

Figura 11.6 IAM com BAVT. Ritmo sinusal com frequência de 80 bpm e ritmo idioventricular dissociado com FC de 45 bpm. Elevação de ST e ondas T negativas em D2, D3 e aVF, sugestivas de IAM inferior em evolução. O supradesnível de ST em D3 maior do que em D2 indica que a artéria obstruída é a coronária direita.

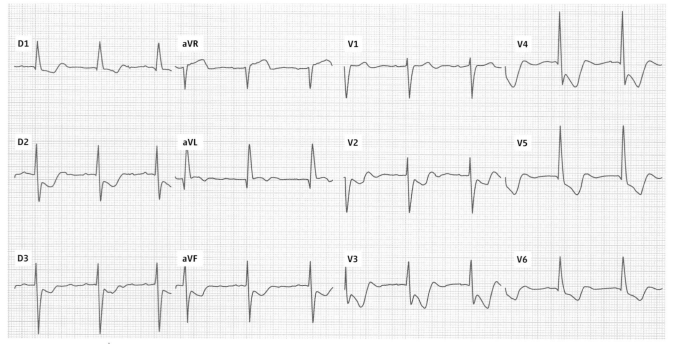

Figura 11.7 IAM subendocárdico. Infradesnivelamento difuso de ST em paciente de 93 anos do sexo feminino com quadro clínico sugestivo de infarto agudo e elevação dos marcadores de necrose miocárdica.

- segmento PR infradesnivelado associado a ondas P anormalmente entalhadas, semelhantes a bloqueio intra-atrial.

ANGINA INSTÁVEL

O diagnóstico é feito pelos sintomas clínicos e pela exclusão de sinais de necrose no ECG (ausência de aparecimento de área inativa) e nos exames de laboratório (enzimas normais).

Na maioria dos casos não há um padrão eletrocardiográfico característico. O ECG pode ser normal ou exibir as seguintes alterações de ST-T:
- inversão de ondas T;
- infradesnivelamento de ST;
- supradesnivelamento de ST.

O achado de ondas T negativas, como já foi referido, é uma alteração inespecífica. Entretanto, a inversão de ondas T concomitante com sintomas sugestivos de síndrome coronariana aguda é um sinal altamente sugestivo de isquemia miocárdica (Figura 11.8). Quando as alterações da onda T ocorrem nas derivações precordiais direitas (V1 a V4), às vezes com morfologia *plus-minus* ou com ondas T negativas profundas, o quadro também conhecido como síndrome de Wellens é sugestivo de obstrução crítica da artéria descendente anterior.

O infradesnível de ST é mais frequente e mais característico de isquemia miocárdica, geralmente surge com a elevação da frequência cardíaca e pode permanecer durante vários minutos, acompanhado ou não de sintomas. É o sinal de isquemia mais comum detectado pela monitorização ambulatorial do ECG (sistema Holter).

O supradesnivelamento de ST é raro na angina instável (síndrome de Prinzmetal) porque, na maioria dos casos de síndrome coronariana aguda é a manifestação inicial de IAM com supra de ST, precedendo o aparecimento das ondas Q.

Angina de Prinzmetal. É uma síndrome de insuficiência coronária aguda diagnosticada no ECG por supradesnivelamento transitório do segmento ST (Figura 11.9), causada por vasoespasmo de artéria coronária. A suspeita inicial é sempre de infarto agudo do miocárdio, mas o diagnóstico é estabelecido quando o supradesnivelamento regride após administração de medicação vasodilatadora de ação rápida (como a isossorbida por via sublingual). A coronariografia do paciente durante a crise confirma o vasoespasmo mostrando interrupção transitória do fluxo sanguíneo em uma determinada artéria coronária, geralmente isenta de placa obstrutiva.

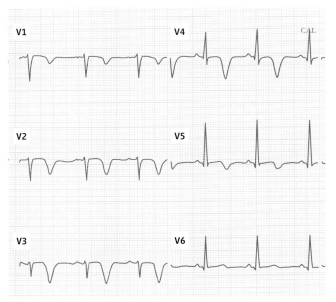

Figura 11.8a Angina instável. Ondas T negativas amplas nas derivações precordiais em paciente de 74 anos portadora de fatores de risco para doença arterial coronária. A inversão das ondas T foi concomitante com o aparecimento de sintomas de angina instável. Veja ECG prévio a seguir.

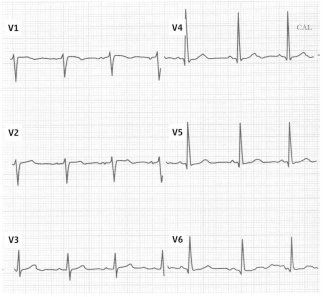

Figura 11.8b ECG anterior normal. Paciente em tratamento de fatores de risco para doença arterial coronária e angina estável.

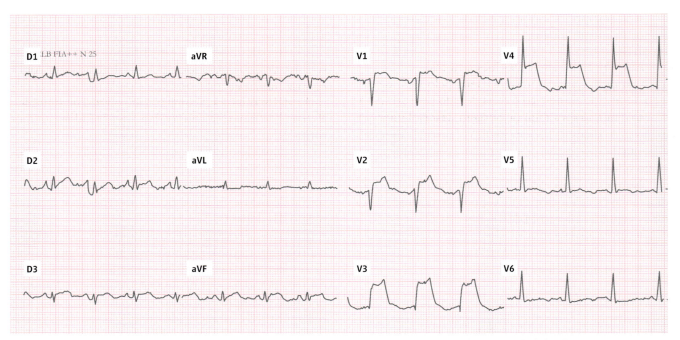

Figura 11.9a Supradesnivelamento acentuado do segmento ST de V1 a V4 em mulher de 50 anos com dor precordial há duas horas.

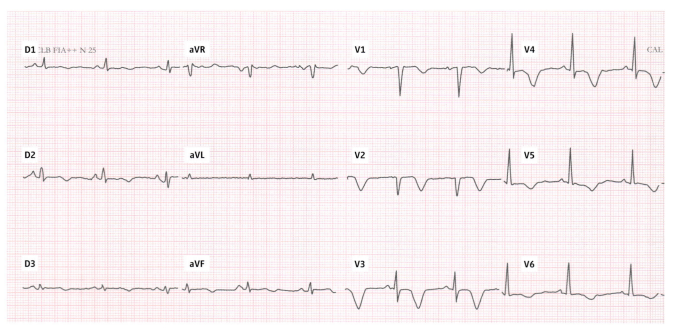

Figura 11.9b Regressão do supradesnivelamento de ST após isossorbida sublingual enquanto a paciente aguardava outro procedimento. Este comportamento do segmento ST é característico de vasoespasmo da artéria coronária (síndrome de Prinzmetal). A inversão precoce de ondas T é sinal de reperfusão.

INSUFICIÊNCIA CORONÁRIA CRÔNICA

No paciente portador de angina estável o ECG pode ser normal ou exibir alterações inespecíficas.

A confirmação diagnóstica é feita pelo ECG de esforço. O teste ergométrico é considerado positivo para isquemia miocárdica quando surgem desnivelamentos significativos do segmento ST, arritmias ventriculares e/ou dor precordial. Essas manifestações são discutidas no Capítulo 23.

O encontro de áreas eletricamente inativas, indicativas de infarto do miocárdio prévio, confirma o diagnóstico de doença arterial coronária (Figuras 11.10, 11.11 e 11.12). A persistência tardia do supradesnivelamento de ST após o infarto indica aneurisma de ventrículo (Figura 11.13).

REFERÊNCIAS BIBLIOGRÁFICAS

1. FRIEDMANN AA, GRINDLER J. ECG. Eletrocardiologia básica. São Paulo: Sarvier; 2000.
2. FRIEDMANN AA, GRINDLER J, OLIVEIRA CAR. Diagnóstico diferencial no eletrocardiograma. 2ª ed. Barueri: Manole; 2011.
3. FRIEDMANN AA, GRINDLER J, OLIVEIRA CAR, FONSECA AJ. Infarto agudo com bloqueio do ramo esquerdo. Diagnóstico & Tratamento. 2012;17(3):128.
4. GOLBERGER AL. Clinical electrocardiography. A simplified approach. 8th ed. Philadelphia: Mosby Elsevier; 2012.
5. MOFFA PJ, SANCHES PCR. Tranchesi – Eletrocardiograma normal e patológico. São Paulo: Roca; 2001.
6. MIRVIS DM, GOLDBERGER AL. Electrocardiography. In: Mann DL, Zipes DP, Libby P, Bonow RO. Braunwald's heart disease. A textbook of cardiovascular medicine. 10th ed. Philadelphia: Saunders Elsevier; 2015. p. 114-52.
7. PASTORE CA, PINHO JA, PINHO C, SAMESIMA N, PEREIRA-FILHO HG, KRUSE JCL, et al. III Diretrizes da Sociedade Brasileira de Cardiologia sobre análise e emissão de laudos eletrocardiográficos. Arq Bras Cardiol. 2016;106(4Supl.1):1-23.
8. SANCHES PCR, MOFFA PJ. O ECG na doença coronariana aguda e crônica. In: Pastore CA, Samesima N, Tobias N, Pereira Filho HG (eds.). Eletrocardiografia atual. Curso do Serviço de Eletrocardiografia do INCOR. 3ª ed. São Paulo: Atheneu; 2016. p. 99-132.

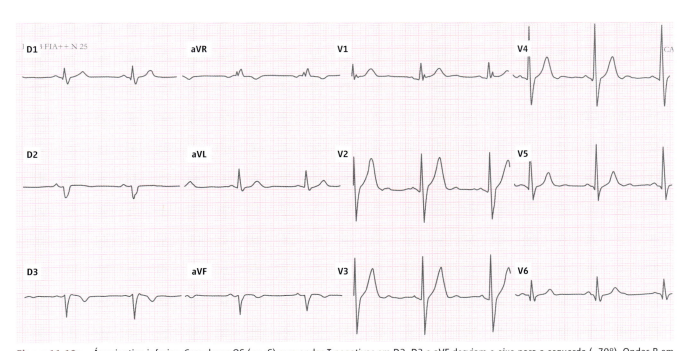

Figura 11.10a Área inativa inferior. Complexos QS (ou rS) com ondas T negativas em D2, D3 e aVF desviam o eixo para a esquerda (−70°). Ondas R em V1 sugerem extensão da área inativa para a parede posterior (imagem em espelho).

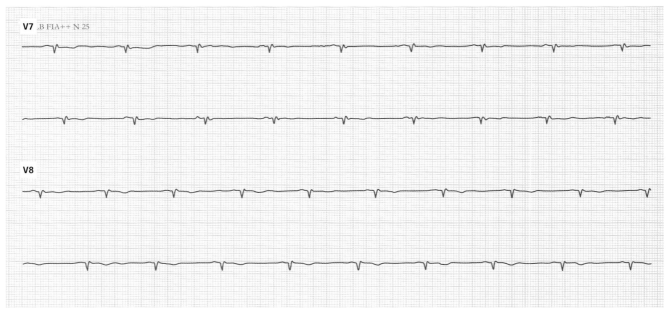

Figura 11.10b Extensão dorsal. Derivações V7 e V8. Ondas Q em V7 e V8 comprovam a extensão dorsal do infarto antigo da parede inferior.

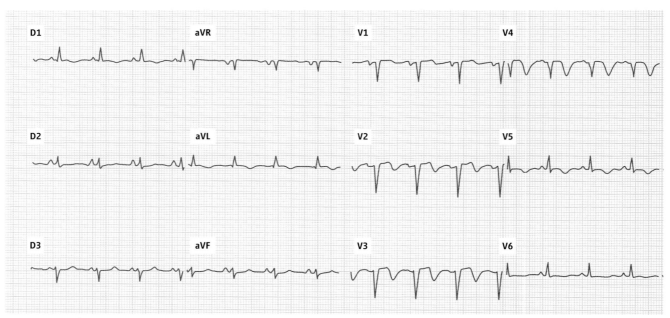

Figura 11.11 Área inativa anterosseptal. Ondas Q e ondas T negativas de V1 a V4. Infarto do miocárdio pregresso anterosseptal.

11 ECG na insuficiência coronária 157

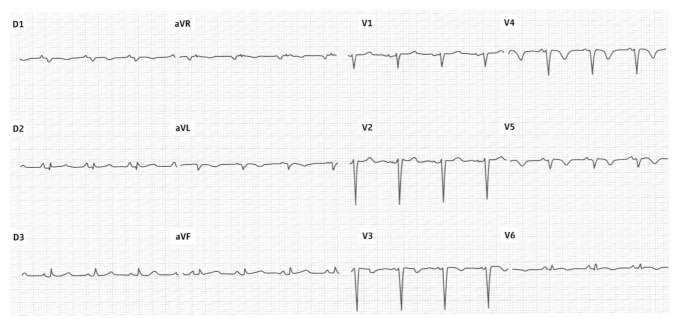

Figura 11.12 Área inativa lateral. Ondas Q em D1 e aVL desviam o eixo elétrico para a direita (+100°). Ondas Q e ondas T negativas em derivações laterais e anteriores revelam infarto do miocárdio prévio, em parede lateral e anterior.

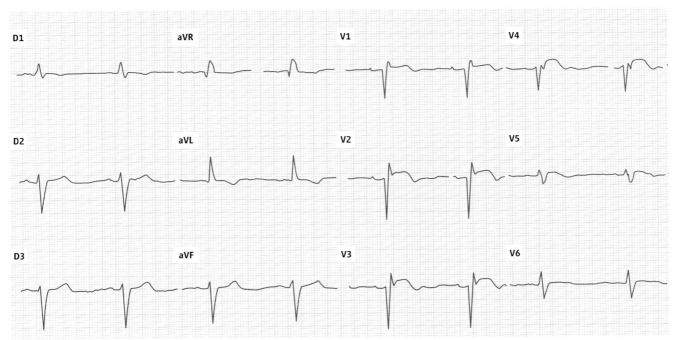

Figura 11.13 Aneurisma de ventrículo. Área inativa anterosseptal com ondas Q e supradesnivelamento de ST persistente em paciente assintomático com antecedente de IAM há quinze anos. Observa-se também a presença de bloqueio de ramo bifascicular (BDAS + BRD).

Diagnóstico das taquicardias supraventriculares

Antonio Américo Friedmann
Willy Akira Takata Nishizawa

As taquicardias supraventriculares (TSV) apresentam frequência atrial e/ou ventricular acima de 100 bpm e complexos QRS geralmente estreitos (duração menor que 120 ms) ou com a morfologia semelhante à do ritmo sinusal de base.

Quando as TSV exibem QRS alargado, podem ser confundidas com taquicardia ventricular e o diagnóstico diferencial entre ambas é discutido no Capítulo 13.

As TSV abrangem seis tipos diversos de taquicardia, com diferentes modos de despolarização atrial (Tabela 12.1), mas a diferenciação entre elas nem sempre é fácil.

Tabela 12.1 Taquicardias supraventriculares.

Taquicardias supraventriculares	Atividade atrial no ECG
Taquicardia sinusal (TS)	Onda P sinusal (orientação normal)
Fibrilação atrial (FA)	Ondas f de FA
Flutter atrial (*flutter*)	Ondas F de *flutter*
Taquicardia paroxística (TPSV) • Taquicardia por reentrada nodal (TRN) • Taquicardia por reentrada atrioventricular (TAV)	Ausência de P precedendo o QRS
Taquicardia atrial (TA) • Taquicardia atrial com bloqueio AV 2:1 • Taquicardia atrial multifocal (TAM)	Onda P ectópica precedendo o QRS
Taquicardia juncional (TJ)	Onda P sinusal dissociada ou onda P retrógrada

Para facilitar o diagnóstico diferencial das TSV, elas são divididas conforme a regularidade do intervalo RR e a atividade atrial (Algoritmos 12.1 e 12.2).

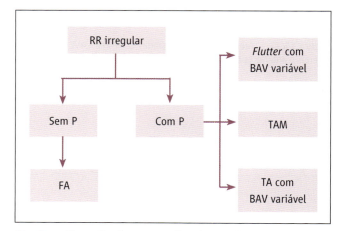

Algoritmo 12.1 Algoritmo para o diagnóstico diferencial das taquicardias supraventriculares com RR irregular.

TAQUICARDIAS DE QRS ESTREITO E RR IRREGULAR

Quando a onda P não é visível e a ativação atrial está irregular e caótica com uma frequência geralmente acima de 400 bpm (ondas f), o diagnóstico é de fibrilação atrial (Figura 12.1), a arritmia sustentada mais prevalente na prática clínica.

A frequência ventricular da fibrilação atrial pode ser estimada ao se multiplicar o número total de complexos QRS no traçado D2 longo por seis (FC = nQRS x 6).

A presença de uma atividade atrial organizada, com três ou mais ondas P de morfologias diferentes na mesma derivação, caracteriza a taquicardia atrial multifocal (Figura 12.2), arritmia muito encontrada em pacientes com doença pulmonar obstrutiva crônica (DPOC).

Uma linha isoelétrica entre duas ativações atriais nas derivações inferiores (D2, D3 e aVF) e a frequência atrial abaixo de 250 bpm fala a favor de taquicardia atrial com bloqueio atrioventricular (BAV) variável (Figura 12.3), sugerindo a intoxicação digitálica como a etiologia mais provável. A frequência atrial (geralmente menor que 200 bpm) é maior do que a ventricular (usualmente menor que 150 bpm), existindo duas ou mais ondas P para cada complexo QRS. O intervalo PR também varia na mesma derivação eletrocardiográfica.

Se a ativação atrial é exibida como um serrilhado organizado (ondas F) nas derivações inferiores (D2, D3 e aVF), com frequência próxima de 300 bpm (acima de 250 bpm e abaixo de 400 bpm), e o intervalo RR é irregular, o diagnóstico é de *flutter* atrial com BAV variável (Figura 12.4).

TAQUICARDIAS DE QRS ESTREITO E RR REGULAR

Quando a onda P não é visível precedendo o QRS e o intervalo RR é regular, três diagnósticos devem ser considerados: taquicardia de reentrada nodal (TRN), taquicardia atrioventricular (TAV) e taquicardia juncional (TJ).

A TRN e a TAV, classificadas como taquicardias paroxísticas supraventriculares devido ao início e término súbito da taquiarritmia, têm como desencadeante o fenômeno da reentrada após um batimento extrassistólico. Correspondem a 90% das taquiarritmias deste subgrupo.

Na TRN comum (Figura 12.5a) a onda P coincidente com o QRS pode não ser visível, mas frequentemente se observa a sua porção final, negativa em D2, D3 e aVF

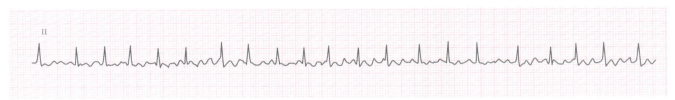

Figura 12.1 Fibrilação atrial (frequência ventricular = 21 x 6 = 126 bpm).

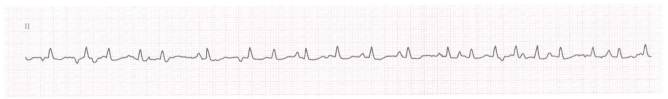

Figura 12.2 Taquicardia atrial multifocal (observar a presença de três ou mais ondas P diferentes na mesma derivação).

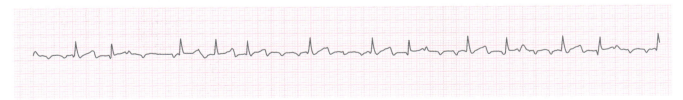

Figura 12.3 Taquicardia atrial com BAV variável.

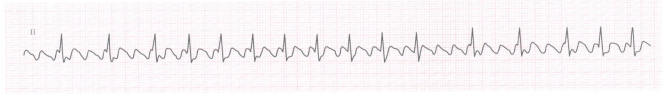

Figura 12.4 *Flutter* atrial com BAV variável.

que simula uma onda s nessas derivações (pseudo-s) ou r' em V1 (pseudo-r'). Clinicamente, além do início súbito da taquicardia, a presença do sinal de "frog" (proeminência das ondas A do pulso jugular devida à contração atrial contra a valva tricúspide fechada) e a sensação de palpitação, ambas no pescoço, sugerem o diagnóstico de TRN.

A TAV costuma apresentar-se com frequência cardíaca elevada (entre 150 a 250 bpm), ocasionalmente com um infradesnivelamento do segmento ST-T e o fenômeno de alternância elétrica dos complexos QRS, e a onda P pode eventualmente ser visível após o QRS e negativa nas derivações inferiores (onda P retrógrada), com intervalo RP menor do que o intervalo PR (Figura 12.6). Após a reversão da taquicardia, o ECG pode apresentar sinais de pré-excitação (PR curto e QRS alargado por onda delta) devido à presença de via acessória. Esta associação de taquicardia e pré-excitação constitui a síndrome de Wolff-Parkinson-White (WPW).

Os outros 10% correspondem à TJ, diagnóstico de exclusão, de início insidioso e geralmente presente em casos de intoxicação digitálica.

Quando é possível identificar uma ativação atrial precedendo o QRS e o intervalo RR é regular, deve-se verifi-

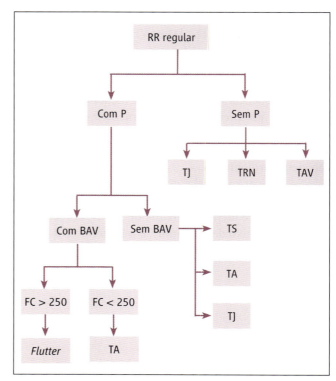

Algoritmo 12.2 Algoritmo para diagnóstico diferencial das taquicardias supraventriculares com RR regular.

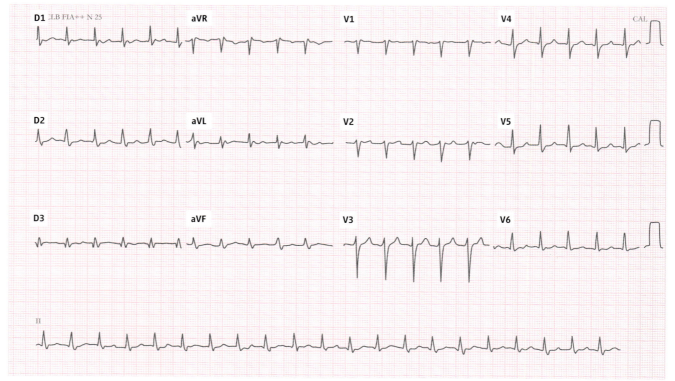

Figura 12.5a Taquicardia de reentrada nodal (TRN). Notar pseudo-s em D2, D3 e aVF e pseudo-r' em V1.

12 Diagnóstico das taquicardias supraventriculares   **161**

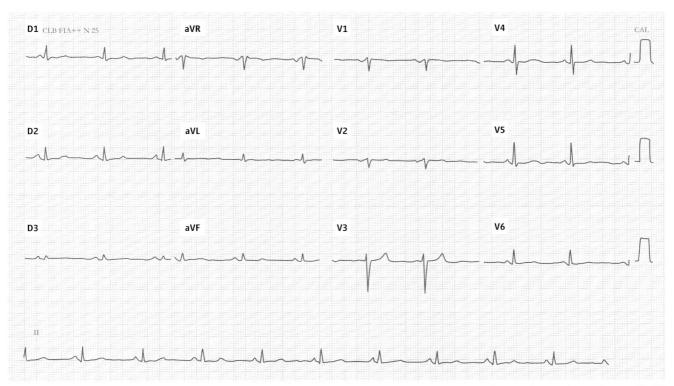

Figura 12.5b ECG após reversão da taquicardia paroxística (TRN). Comparar com o ECG anterior e observar o desaparecimento de pseudo-s em D2, D3 e aVF e pseudo-r′ em V1.

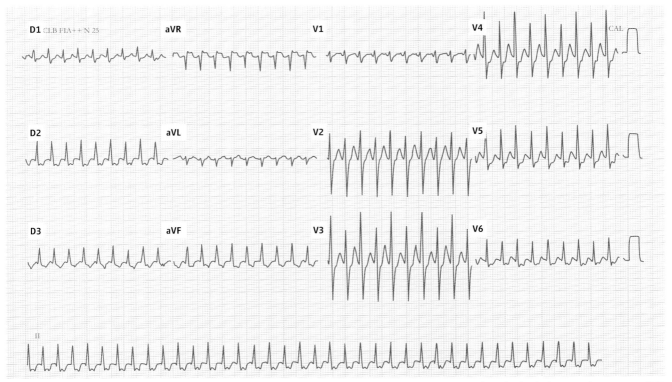

Figura 12.6 Taquicardia atrioventricular. Notar a presença de alternância elétrica (mais evidente de V2 a V5) e infradesnivelamento do segmento ST-T. Observar também ondas P retrógradas logo após o QRS (RP < PR) em D2, D3 e aVF.

car se existe mais de uma onda P para cada complexo QRS.

Na presença de uma onda P para cada complexo QRS, deve-se observar a onda P na derivação D2 e também determinar a sua orientação espacial (ver o Gráfico 12.1):

- Ritmo sinusal (RS) e ritmo de átrio direito alto (RADA): onda P entre 0° e +90°.
- Ritmo de átrio direito baixo (RADB): onda P entre −30° e −90°.
- Ritmo juncional (RJ): onda P entre −30° e −90° com PR curto, ou onda P após o QRS (retrógrada).
- Ritmo de átrio esquerdo baixo (RAEB): onda P entre −90° e 180°, positiva em aVR e negativa em V6.
- Ritmo de átrio esquerdo alto (RAEA): onda P entre +90° e 180° e negativa em V6.

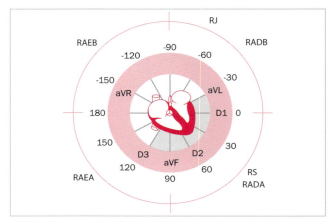

Gráfico 12.1 Localização da onda P na rosa-dos-ventos.

Caso a onda P tenha orientação normal (entre 0° e +90°), a taquicardia é sinusal (TS) e suas causas geralmente não são de origem cardíaca, como febre, dor, ansiedade ou hipovolemia.

Quando a onda P exibe morfologia diferente da onda P sinusal e está desviada para outros quadrantes (Figura 12.7), a taquicardia é atrial (TA). Também pode ocorrer BAV 2:1 na TA, mas a frequência atrial é menor que a do *flutter*.

Se a onda P é negativa em D2 (entre −30° e −90°) ou está dissociada do QRS, a taquicardia é juncional (TJ).

Às vezes é possível registrar alternância entre os períodos com onda P dissociada e onda P retrógrada (Figura 12.8).

Se a atividade atrial é regular e apresenta aspecto serrilhado (ondas F), havendo duas ou mais ondulações para cada QRS, trata-se de *flutter* atrial. No *flutter*, a frequência atrial está ao redor de 300 bpm e, devido à diminuição da velocidade de condução no nó atrioventricular, ocorre BAV funcional 2:1 ou maior. Quando o *flutter* atrial apresenta BAV 2:1 o diagnóstico pode ser difícil porque uma das ondas F se superpõe ao QRS precedente (Figu-

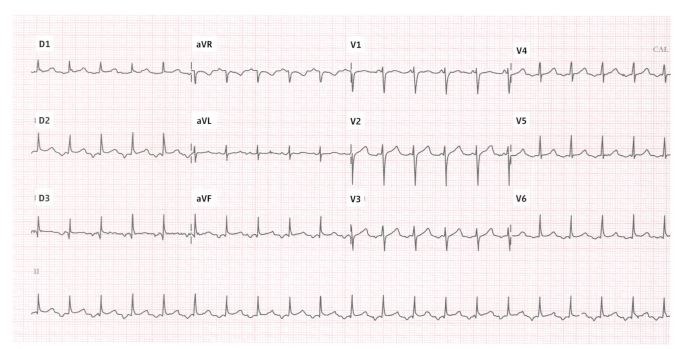

Figura 12.7 Taquicardia atrial. Onda P orientada a −110° e negativa em V5 e V6. Ritmo de átrio esquerdo baixo.

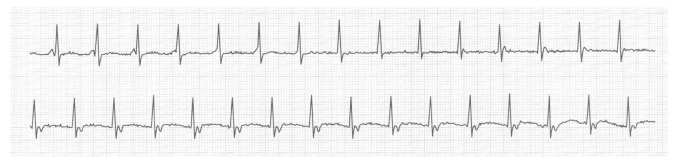

Figura 12.8 Taquicardia juncional. Na primeira linha a onda P está dissociada do QRS e na segunda linha a onda P é retrógrada.

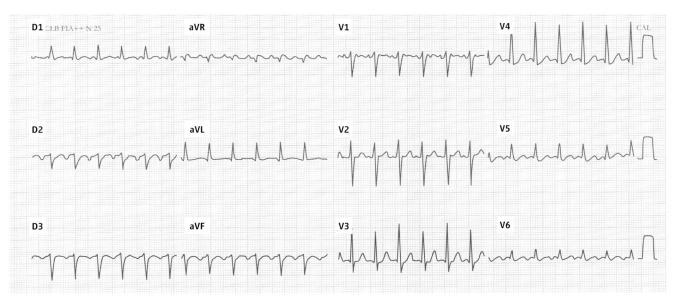

Figura 12.9a *Flutter* atrial com BAV 2:1. Diagnóstico difícil.

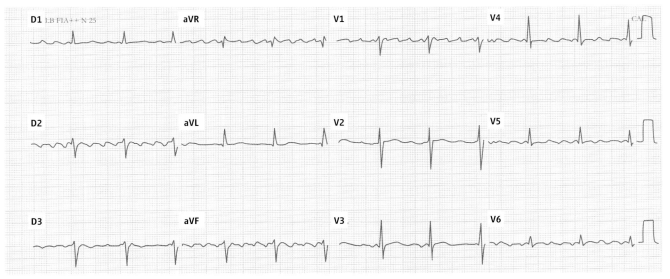

Figura 12.9b Mesmo caso após medicação: *flutter* atrial com BAV 4:1. Diagnóstico fácil.

ra 12.9a). Se o BAV é 3:1 ou maior o diagnóstico de *flutter* geralmente é fácil (Figura 12.9b).

A taquicardia atrial, a taquicardia atrial multifocal e a taquicardia juncional são arritmias causadas geralmente por hiperautomatismo de focos ectópicos.

TSV COM ONDA P RETRÓGRADA

Na taquicardia sinusal, os átrios são despolarizados de cima para baixo e a onda P é positiva nas derivações inferiores. Quando os átrios se despolarizam em sentido contrário, de baixo para cima, porque o estímulo se origina em foco juncional (nó AV ou início do feixe de His) ou provém de circuito reentrante nodal ou atrioventricular e a onda P é negativa nas derivações inferiores e aparece após o QRS, ela é denominada onda P retrógrada.

Conforme a inter-relação entre o QRS e a onda P retrógrada é possível diagnosticar algumas taquicardias supraventriculares (Tabela 12.2).

Tabela 12.2 Diagnóstico das TSV com ondas P retrógradas baseado na relação QRS/P.

P coincidente com o QRS	TRN comum
Intervalo RP curto	TAV
	TJ
Intervalo RP longo	TRN incomum
	TAV de Coumel
	TA

Na TRN comum (Figura 12.5a), a onda P coincide com o QRS, mas a sua porção final pode ser visível (pseudo-s e pseudo-r').

Na TAV e na TJ, a onda P retrógrada incide logo após o QRS, geralmente no segmento ST, e o intervalo RP é curto, menor do que o PR (RP < PR). Eventualmente pode ser difícil o diagnóstico diferencial entre ambas.

Na TRN incomum (Figura 12.10) o RP é longo (RP > PR) porque a reentrada para o átrio corre pela via lenta. Bem mais comum é a taquicardia atrial com onda P negativa precedendo o QRS (PR < RP), mas neste caso a onda não é retrógrada, e sim anterógrada.

A taquicardia atrioventricular descrita por Coumel é uma forma de taquicardia paroxística (TPSV) em que a conexão anômala apresenta a propriedade de diminuir a velocidade de condução (condução decremental) semelhante à do nó AV. Ocorre em crianças e se caracteriza clinicamente por ser incessante. O ECG durante a taquicardia exibe QRS estreito e RP longo. Em ritmo sinusal, o ECG é normal (via anômala oculta).

REFERÊNCIAS BIBLIOGRÁFICAS

1. BEZERRA HG, FRIEDMANN AA. Diagnóstico diferencial das taquicardias supraventriculares. In: Friedmann AA, Grindler J. ECG. Eletrocardiologia básica. São Paulo: Sarvier; 2000. p. 172-8.
2. DELACRETAZ E. Supraventricular tachycardia. N Engl J Med. 2006;354:1039-51.
3. Diretrizes para avaliação e tratamento de pacientes com arritmias cardíacas. Arq Bras Cardiol. 2002;79(supl. V):1-50.
4. FRIEDMANN AA, NISHIZAWA WAT, GRINDLER J, OLIVEIRA CAR. Taquicardias supraventriculares. In: Friedmann AA, Grindler J, Oliveira CAR. Diagnóstico diferencial no eletrocardiograma. 2ª ed. Barueri: Manole; 2011. p. 183-204.
5. GANZ LI, FRIEDMAN PL. Supraventricular tachycardia. N Engl J Med. 1995;332:162-73.
6. MIRVIS DM, GOLDBERGER AL. Electrocardiography. In: Mann DL, Zipes DP, Libby P, Bonow RO. Braunwald's heart disease. A textbook of cardiovascular medicine. 10th ed. Philadelphia: Saunders Elsevier; 2015. p. 114-52.
7. PASTORE CA, PINHO JA, PINHO C, SAMESIMA N, PEREIRA-FILHO HG, KRUSE JCL, et al. III Diretrizes da Sociedade Brasileira de Cardiologia sobre análise e emissão de laudos eletrocardiográficos. Arq Bras Cardiol. 2016;106(4Supl.1):1-23.
8. PASTORE CA, SAMESIMA N, TOBIAS N, PEREIRA FILHO HG (eds.). Eletrocardiografia atual. Curso do Serviço de Eletrocardiografia do INCOR. 3ª ed. São Paulo: Atheneu; 2016.

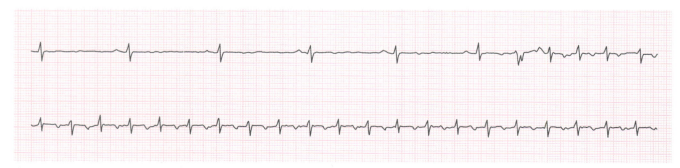

Figura 12.10 Taquicardia por reentrada nodal incomum. TPSV com RP longo. Observe a extrassístole ventricular desencadeando a taquicardia supraventricular (mecanismo característico de reentrada) e as ondas P negativas distantes do QRS (RP > PR).

Diagnóstico das taquicardias com QRS largo

Antonio Américo Friedmann
Willy Akira Takata Nishizawa

As taquicardias de QRS largo são aquelas em que a frequência ventricular está acima de 100 bpm e os complexos QRS são alargados, isto é, têm duração igual ou maior que 120 ms (ou 3 quadrados menores ao eletrocardiograma). Podem ser ventriculares (TV), em praticamente 80% dos casos, ou supraventriculares (TSV) com bloqueio de ramo preexistente, com aberrância de condução frequência-dependente ou com pré-excitação ventricular.

Na prática médica, o diagnóstico diferencial entre as taquicardias de QRS largo é realizado nos casos em que o paciente encontra-se clinicamente estável de maneira a oferecer o melhor tratamento possível. Não se pode afirmar que a taquicardia é de origem ventricular devido à instabilidade clínica ou à frequência cardíaca elevada. Várias medicações utilizadas no tratamento de TSV não devem ser utilizadas em TV pelo risco de agravar o quadro clínico de maneira iatrogênica. Em caso de instabilidade clínica – síncope, dispneia, dor torácica isquêmica ou diminuição da pressão arterial atribuíveis à taquiarritmia –, o tratamento, independentemente da origem supra ou ventricular, consiste na cardioversão elétrica após a sedação adequada do paciente.

Existem vários critérios eletrocardiográficos para tentar diferenciar a TV da TSV com aberrância de condução ou com bloqueio de ramo preexistente. No Quadro 13.1 estão listados diversos achados eletrocardiográficos que sugerem que a taquicardia de QRS largo é de origem ventricular.

Entre todos estes critérios, o único que é 100% específico para o diagnóstico de TV é a presença de dissociação atrioventricular (AV) em taquicardia de QRS largo. Os fenômenos de captura e fusão são evidências indiretas de dissociação AV. Os demais, em raras condições, poderiam ser alterações preexistentes.

Quadro 13.1 Critérios para o diagnóstico de TV em taquicardia de QRS largo.

- Duração do QRS > 140 ms na presença de morfologia de bloqueio de ramo direito (BRD) ou > 160 ms com morfologia de bloqueio de ramo esquerdo (BRE)
- Eixo do QRS entre −90° e 180° (QRS negativo nas derivações D1, D2 e D3)
- Eixo do QRS entre +90° e 180° (QRS negativo em D1 e positivo em aVF)
- QRS com morfologia que não se enquadra em BRD ou BRE
- Concordância negativa do QRS nas derivações precordiais (QS ou rS de V1 a V6)
- Dissociação atrioventricular
- Fenômeno de captura
- Fenômeno de fusão
- Morfologia do QRS idêntica à de eventual extrassístole ventricular observada fora da taquicardia

Na Aula 5 há um exemplo de TV com dissociação atrioventricular (Figura 5.27) e outro com captura (Figura 5.28) que merecem ser revistos. Veja também a Figura 5.26, que revela uma TVNS com morfologia do QRS idêntica à de uma extrassístole ventricular observada em ritmo sinusal após a reversão da taquicardia.

Nas Figuras 13.1 e 13.2 a seguir observam-se taquicardias com QRS largo que preenchem outros critérios para o diagnóstico de TV.

Alguns critérios morfológicos podem ser muito úteis na diferenciação entre TV e TSV, conforme a morfologia em V1 seja de BRD ou BRE.

Na presença de morfologia de bloqueio de ramo direito, uma onda R monofásica ou morfologia qR em V1 sugerem fortemente TV, e uma onda R monofásica ou R < S em V6 também.

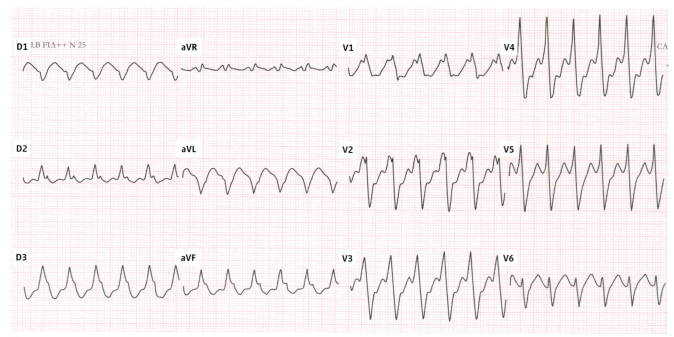

Figura 13.1 TV monomórfica. Taquicardia com QRS largo, morfologia de BRD e duração > 140 ms (220 ms). No plano frontal, o QRS está desviado para a direita, orientado a +120°. Nas derivações V2 a V5, observa-se morfologia RS em que a onda R é lenta (> 30 ms) e a distância do início da onda R ao nadir da onda S é grande, maior que 100 ms (160 ms).

Quando a morfologia é de bloqueio de ramo esquerdo, havendo morfologia rS em V1, V2 ou V3, uma onda R lenta (> 30 ms) ou uma descida lenta para o nadir da onda S em uma dessas derivações ou então onda Q em V6 são elementos que indicam TV.

Apesar dos diversos critérios descritos o diagnóstico de certeza de TV em considerável número de casos continua difícil.

O diagnóstico diferencial das taquicardias de QRS largo foi facilitado com o algoritmo de Brugada (Algoritmo 13.1), publicado em 1991, com sensibilidade de 98,7% e especificidade de 96,5% para o diagnóstico de TV.

São quatro os critérios eletrocardiográficos a serem analisados pelo algoritmo de Brugada e a resposta SIM para uma das questões listadas a seguir sugere o diagnóstico de TV.

1. Ausência de RS nas precordiais?
   - Sim – TV.
   - Não – passar para o próximo item.

Observe nas Figuras 13.2 e 13.3 a ausência de RS nas derivações precordiais.

2. Início do R ao nadir do S > 100 ms (= 2½ quadrados menores)?

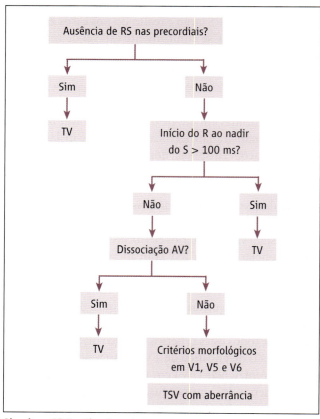

Algoritmo 13.1 Algoritmo de Brugada.

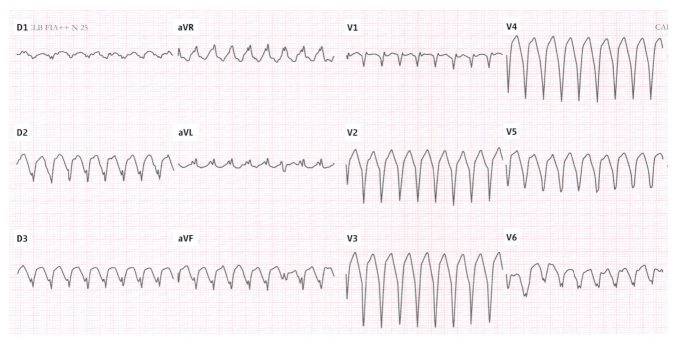

Figura 13.2 TV monomórfica. Taquicardia com QRS largo e morfologia de BRE. O QRS no plano frontal está orientado a –110° (negativo em D1, D2 e D3) e no plano horizontal exibe concordância negativa de V1 a V6.

- Sim – TV.
- Não – passar para o próximo item.

A Figura 13.1 é um exemplo de taquicardia com RS nas precordiais em que a distância do início do R ao nadir do S é grande, bem maior do que 100 ms.

3. Presença de dissociação atrioventricular?
- Sim – TV.
- Não – passar para o próximo item.

4. Critérios morfológicos para TV (Tabela 13.1)?
- Sim – TV.
- Não – TSV.

O algoritmo é complementado por uma tabela de critérios morfológicos (Tabela 13.1).

O algoritmo de Brugada, entretanto, falha em um determinado viés; se nenhum dos critérios para TV for identificado, ele não distingue TV de taquicardia atrioventricular por reentrada antidrômica em via acessória.

A aplicação dos critérios para o diagnóstico de TV e do algoritmo de Brugada não é difícil, mas requer uma fonte para consulta ou conhecimento prévio. Algoritmos mais simples para o diagnóstico diferencial das taquicardias de QRS largo conforme a regularidade do intervalo RR são apresentados adiante (Algoritmos 13.2 e 13.3).

Se a taquicardia de QRS largo possuir um intervalo RR regular, ela pode ser uma TV monomórfica ou uma TSV com aberrância de condução ou com pré-excitação ventricular (Figura 13.5). Na presença de estabilidade clínica, a aplicação dos critérios de Brugada é de grande valia na diferenciação entre TV e TSV, bem como a comparação com o QRS do ritmo sinusal de base, quando presente.

A Figura 13.4 é um bom exemplo de TSV com bloqueio de ramo preexistente.

Tabela 13.1 Critérios morfológicos para diagnóstico diferencial entre TV e TSV.

	Morfologia de BRD		Morfologia de BRE	
	TV	TSV	TV	TSV
V1 V2	R monofásico QR ou RS	R trifásico (rsR′)	R > 30 ms R ao nadir do S > 60 ms	
V6	R/S < 1 QS ou QR	R trifásico (qRs)	QS ou QR	R monofásico

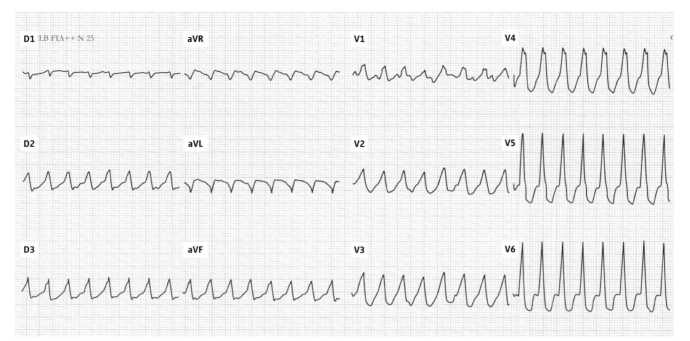

Figura 13.3 TV monomórfica. Taquicardia com QRS largo e morfologia de BRD. No plano frontal, o QRS está ligeiramente desviado para a direita, orientado a +100°. Nas derivações precordiais, observam-se ondas R de V1 a V6. Estes parâmetros sugerem fortemente TV, mas não excluem a possibilidade de TAV com reentrada antidrômica.

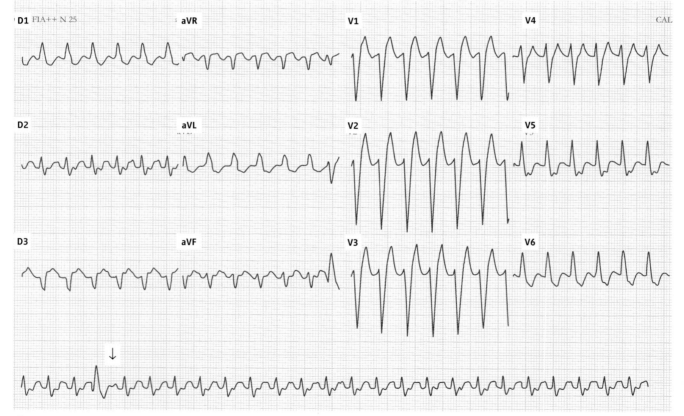

Figura 13.4 TSV com bloqueio de ramo preexistente. Taquicardia de QRS largo com morfologia típica de BRE e ritmo regular. A onda P não é bem visível. Entretanto, há um detalhe (seta) que esclarece o diagnóstico. A pausa pós-extrassistólica evidencia uma onda P normal. Trata-se de taquicardia sinusal, em que a onda P está sobreposta à onda T.

13 Diagnóstico das taquicardias com QRS largo **169**

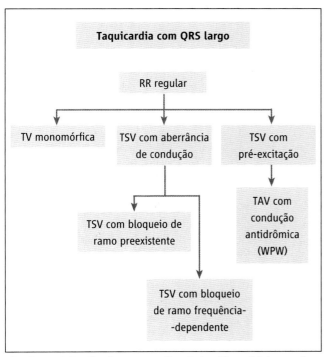

Algoritmo 13.2 Algoritmo para o diagnóstico diferencial das taquicardias com QRS largo e RR regular.

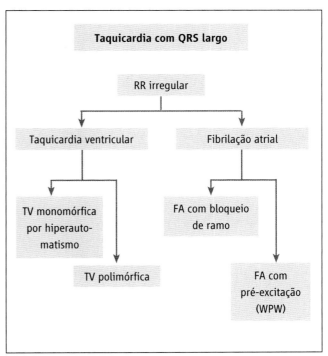

Algoritmo 13.3 Algoritmo para o diagnóstico diferencial das taquicardias com QRS largo e RR irregular.

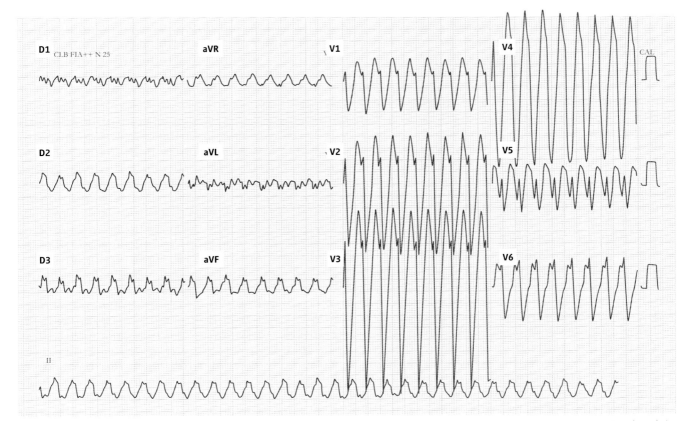

Figura 13.5a Taquicardia com QRS largo e morfologia de BRE. Trata-se de ECG de paciente portador de síndrome de Wolff-Parkinson-White (WPW) durante taquicardia com reentrada antidrômica. O QRS muito alargado com orientação para a direita no plano frontal e morfologia de BRE em V1 simula TV.

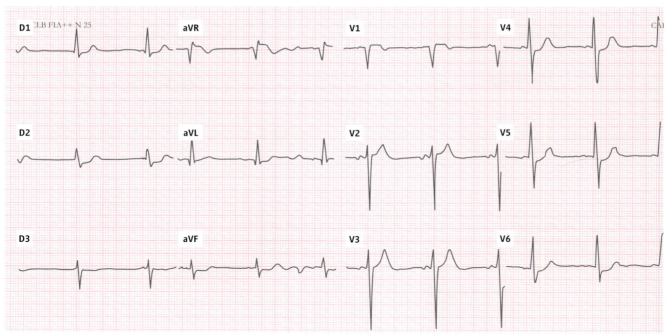

Figura 13.5b ECG do paciente com WPW após reversão da taquicardia. Presença de sinais de pré-excitação (PR curto por alargamento inicial do QRS).

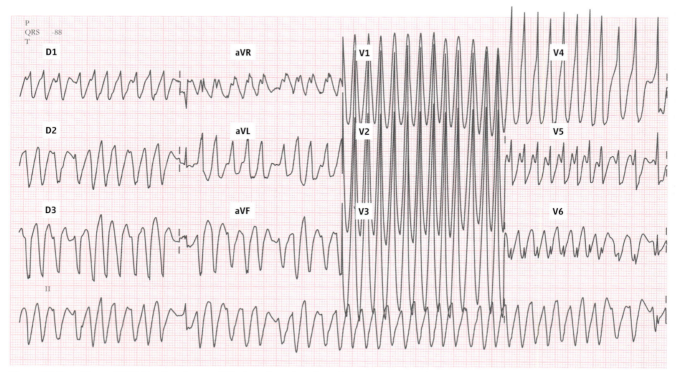

Figura 13.6a FA com WPW. Taquicardia com QRS alargado e ritmo irregular, com FC muito elevada, próxima de 300 bpm. O primeiro complexo em aVR, aVL e aVF é um QRS normal e o último de V4, V5 e V6 é um batimento de fusão. A irregularidade do ritmo sugere FA, mas a FC tão elevada indica a passagem dos estímulos por via acessória com velocidade de condução rápida. Ocasionalmente, o impulso atravessa o nó AV determinando uma despolarização normal ou uma fusão. Veja ECG a seguir após reversão da FA.

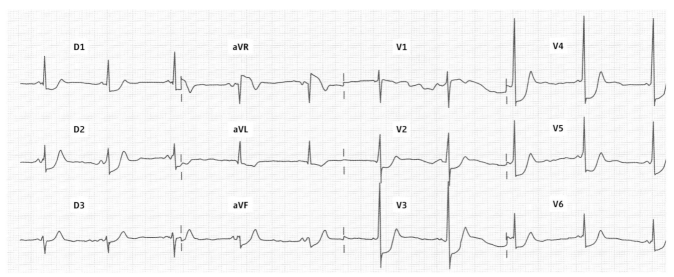

Figura 13.6b ECG após reversão. ECG realizado 5 minutos após o anterior. Retorno ao ritmo sinusal com sinais de pré-excitação (PR curto e onda delta). O infradesnivelamento do segmento ST é uma alteração inespecífica da repolarização ventricular (memória elétrica).

O outro subgrupo, de RR irregular, compreende taquicardia ventricular e fibrilação atrial. Neste algoritmo estão a TV polimórfica e a FA com síndrome de Wolff--Parkinson-White.

As Figuras 5.25 e 5.26 da Aula 5 são exemplos de TVNS com RR irregular devido a aceleração ou desaceleração de um foco ectópico (hiperautomatismo). E a Figura 5.29 mostra uma TV polimórfica do tipo *torsades de pointes*.

No paciente com Wolff-Parkinson-White, quando surge fibrilação atrial, a frequência ventricular atinge níveis altíssimos porque os potenciais atriais são transmitidos diretamente aos ventrículos pela via acessória, causando uma taquicardia de QRS alargado com importante repercussão hemodinâmica (Figura 13.6).

Outro algoritmo para o diagnóstico diferencial das taquicardias de QRS largo foi proposto por Vereckei baseando-se na derivação aVR (Algoritmo 13.4). A maior dificuldade é a determinação da relação entre as voltagens iniciais e finais do QRS.

REFERÊNCIAS BIBLIOGRÁFICAS

1. BEZERRA HG, FRIEDMANN AA. Diagnóstico diferencial das taquicardias com QRS largo. In: Friedmann AA, Grindler J. ECG: Eletrocardiologia básica. São Paulo: Sarvier; 2000. p. 179-83.
2. BRUGADA P, BRUGADA J, MONT L, SMEETS J, ANDRIES EW. A new approach to the differential diagnosis of a regular tachycardia with a wide QRS complex. Circulation. 1991;83:1649-59.

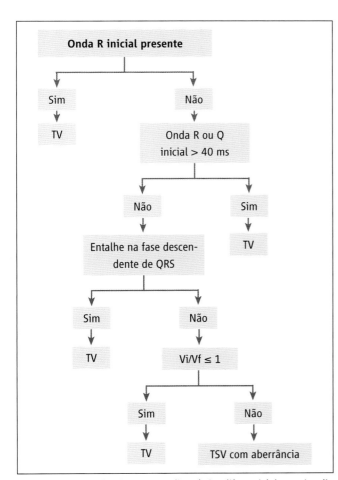

Algoritmo 13.4 Algoritmo para o diagnóstico diferencial da taquicardia de QRS largo baseando-se na derivação aVR. A relação Vi/Vf significa relação entre a voltagem dos 40 ms iniciais do complexo QRS em qualquer derivação e os 40 ms finais, na mesma derivação.

3. ECKARDT L, BREITHARDT G, KIRCHHOF P. Approach to wide complex tachycardias in patients without structural heart disease. Heart. 2006;92:704-11.

4. FRIEDMANN AA, NISHIZAWA, GRINDLER J, OLIVEIRA CAR. Taquicardias com QRS largo. In: Friedmann AA, Grindler J, Oliveira CAR. Diagnóstico diferencial no eletrocardiograma. 2ª ed. Barueri: Manole; 2011. p. 219-36.

5. HUDSON KB, BRADY WJ, CHAN TC, POLLACK M, HARRIGAN RA. Electrocardiographic manifestations: ventricular tachycardia. J Emerg Med. 2003 Oct;25(3):303-14.

6. PASTORE CA, PINHO JA, PINHO C, SAMESIMA N, PEREIRA-FILHO HG, KRUSE JCL, et al. III Diretrizes da Sociedade Brasileira de Cardiologia sobre Análise e Emissão de Laudos Eletrocardiográficos. Arq Bras Cardiol. 2016;106(4Supl.1):1-23.

7. PASTORE CA, SAMESIMA N, TOBIAS N, PEREIRA FILHO HG (eds.). Eletrocardiografia atual. Curso do Serviço de Eletrocardiografia do INCOR. 3ª ed. São Paulo: Atheneu; 2016.

8. PIMENTA J, CURIMBABA J, MOREIRA JM. Diagnóstico diferencial e tratamento das taquicardias com QRS largo. Rev Soc Cardiol Estado de São Paulo; 2009;19(2):150-61.

9. VERECKEI A, DURAY G, SZÉNÁSI G, et al. A new algorythm in the the differential diagnosis of wide QRS complex tachycardia. Eur Heart J. 2007;28(5):589-600.

10. WELLENS HJ. Electrophysiology: ventricular tachycardia: diagnosis of broad QRS complex tachycardia. Heart. 2001;86(5):579-85.

ECG com marca-passo artificial

Ricardo Alkmim Teixeira
Silvana A. D'Ório Nishióka
Martino Martinelli Filho

INTRODUÇÃO

O marca-passo (MP) é um dispositivo eletrônico implantável que estimula os batimentos cardíacos por meio da emissão de energia elétrica em frequências programáveis. O sistema é composto por um gerador de pulsos conectado a um ou mais cabos-eletrodos cujas extremidades distais habitualmente são alocadas, via venosa (cefálica, subclávia, jugular ou femoral), no interior do coração em íntimo contato com o endocárdio.

Eventualmente, o acesso epicárdico via toracotomia lateral esquerda ou por cateterização do seio coronário, restrito a situações especiais, também pode ser utilizado. Todas as câmaras cardíacas podem ser estimuladas e a escolha do local e da modalidade de estimulação dependem de alguns fatores, principalmente do tipo de doença que acometeu o sistema de condução[1].

A emissão de energia pelo gerador de pulsos é identificada ao eletrocardiograma de superfície (ECG) pelo reconhecimento de espículas que provocam, artificialmente, a despolarização da câmara cardíaca (captura) a partir do local onde a extremidade do eletrodo foi posicionada.

Desta forma, sintomas de baixo fluxo cerebral, insuficiência cardíaca e até a morte súbita relacionados a bradiarritmias podem ser prevenidos.

A aplicabilidade clínica da estimulação cardíaca artificial foi introduzida em 1958 por Furman, ao transformar cateteres utilizados em estudos hemodinâmicos em cabos condutores de pulsos elétricos[2]. Embora seja, desta forma, uma especialidade cardiológica relativamente recente, a evolução tecnológica e a rápida ampliação das indicações fazem que o clínico encontre cada vez mais pacientes portadores de próteses de estimulação cardíaca artificial, especialmente MP.

Apesar desses avanços, o ECG segue como o principal indicador funcional e, portanto, o guia mais importante para o seguimento dos pacientes submetidos ao implante de MP.

Para a correta interpretação do ECG do paciente portador de MP, deve-se observar atentamente o ritmo de base, buscando, inicialmente, segmentos do traçado onde não haja espículas. A partir daí, busca-se estabelecer possíveis associações entre os sinais elétricos intrínsecos e aqueles proporcionados pela estimulação artificial.

A ausência de ritmo próprio entre as espículas ocorre principalmente quando o paciente é totalmente dependente do MP ou quando a frequência da estimulação é superior à espontânea. Sempre que se identifica a presença de onda P e QRS, é importante pesquisar a existência de condução atrioventricular espontânea, já que os bloqueios da junção AV são alterações frequentemente tratadas com o implante de MP.

Identificando-se a estimulação, deve-se estabelecer quantas espículas ocorrem em cada intervalo R-R e qual o resultado delas; ou seja, se as despolarizações atrial e/ou ventricular se iniciam a partir daquele artefato ou não.

Em razão do desenvolvimento tecnológico, os recursos dos MP atuais são inúmeros e de complexidade variável. Apesar disso, algumas características básicas e universais devem ser do conhecimento do cardiologista não especialista.

Neste capítulo são abordados os aspectos funcionais básicos dos diversos modos de estimulação cardíaca artificial e, no capítulo seguinte, algumas das principais disfunções do sistema que podem ser identificadas ao ECG.

CONFIGURAÇÃO BÁSICA E CARACTERÍSTICAS FUNCIONAIS DO MARCA-PASSO

Denomina-se MP o conjunto cabo-eletrodo e gerador de pulsos (Figura 14.1). Os MP podem ser constituídos de sistemas de câmara única (átrio ou ventrículo, habitualmente à direita), câmara dupla (envolvendo uma cavidade atrial e uma ventricular) e ainda os sistemas multissítios, em que mais de um cabo-eletrodo é posicionado nos átrios e/ou nos ventrículos (sistemas biatrial-ventricular, atriobiventricular, biventricular e, mais raramente, quatro-câmaras).

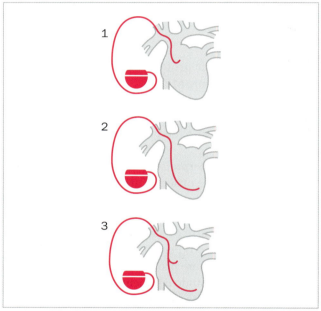

Figura 14.1 Esquema representativo do conjunto (gerador-eletrodo) de marca-passos: atrial (1), ventricular (2) e atrioventricular (3).

Gerador de pulsos

O gerador de pulsos tem quatro componentes básicos: o sistema de sensibilidade, o circuito de saída (bateria e acumulador), o sistema de lógica e o contador de tempo (Figura 14.2).

Os primeiros sistemas de estimulação desenvolvidos eram unicamerais ventriculares, com frequência de estimulação fixa e modo assíncrono (sem circuito de sensibilidade). Neste caso, a emissão da espícula ocorre em intervalos fixos (intervalo básico) à revelia do ritmo cardíaco de base (Figura 14.3).

Com a incorporação da sensibilidade [capacidade de reconhecer sinais elétricos provenientes da despolarização cardíaca espontânea atrial (onda P) ou ventricular (QRS)], os sistemas de estimulação tornaram-se capazes de reconhecer o ritmo próprio do paciente (MP de demanda). Este circuito de sensibilidade, ao identificar um batimento espontâneo, inibe-se e reinicia a contagem do intervalo básico (Figura 14.4). Esta propriedade pode ser caracterizada ao ECG identificando-se a ausência de espícula diante da onda P espontânea (inibição atrial) e/ou ao QRS (inibição ventricular).

A sensibilidade do MP deve ser ajustada por meio da programação por telemetria. A aposição de um ímã sobre o gerador de pulsos habitualmente faz que o MP altere seu modo de estimulação para o modo assíncrono (como se "desligasse" o circuito de sensibilidade). Ainda como resultado deste procedimento, geralmente, a frequência (chamada frequência magnética – FM) e a energia de estimulação se alteram para valores fixos e não programáveis. No caso de MP dupla-câmara, o intervalo atrioventricular (IAV) também se encurta com o objetivo de garantir a despolarização ventricular artificial. Estas alte-

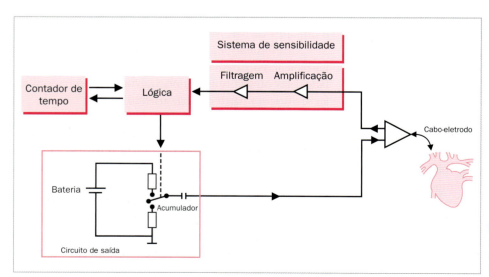

Figura 14.2 Componentes básicos de um marca-passo, destacando: sistema de sensibilidade, de lógica, contador de tempo e circuito de saída.

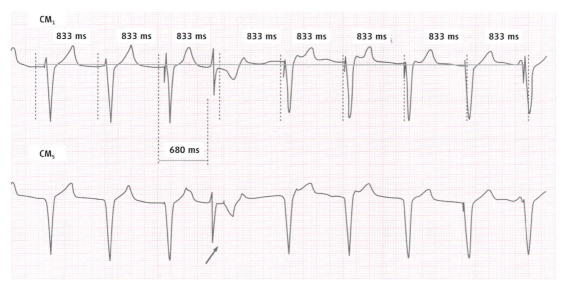

Figura 14.3 Traçado de ECG de paciente portador de marca-passo câmara única ventricular programado em modo assíncrono. Intervalo de escape programado em 833 ms (72 ppm). Após o terceiro batimento estimulado ocorre um batimento espontâneo dentro do intervalo de escape (680 ms) que não é sentido (modo VOO). Desta forma, o MP mantém a emissão de nova espícula atendendo ao intervalo programado. A quarta espícula, então, incide sobre o período refratário ventricular, razão pela qual não se observa nova despolarização.

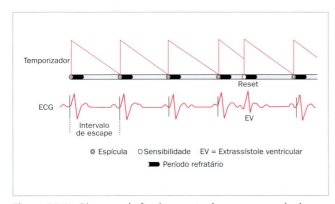

Figura 14.4 Diagrama de funcionamento de marca-passo de demanda (VVI). Os quatro primeiros batimentos são comandados pelo estímulo do marca-passo, obedecendo à temporização (frequência básica) e sem guardar qualquer relação com a onda atrial. Segue-se um batimento extrassistólico que é sentido pelo marca-passo, reiniciando o contador de tempo (*reset*). Por fim, um batimento comandado pelo marca-passo após o término do intervalo de estimulação.

rações podem persistir durante todo o período em que o ímã permanece sobre o gerador ou então, em outros casos, apenas por alguns batimentos até que se retoma a programação original. Este comportamento foi desenvolvido como um dos parâmetros de avaliação da integridade da bateria (por exemplo, à medida que ocorre desgaste da bateria, a FM diminui), podendo também ser útil para tornar o MP menos sensível a interferências eletromagnéticas e também para interromper taquiarritmias mediadas pelo MP (vide capítulo de disfunções do MP).

A utilização do ímã durante procedimentos cirúrgicos que envolvem o uso de bisturi elétrico é um recurso que pode ser utilizado em cirurgias de emergência para evitar a inibição inapropriada do MP diante dos "ruídos" provocados, desde que o sistema opere em modo assíncrono durante todo o período de aposição do ímã sobre o gerador. Idealmente, recomenda-se a reprogramação por telemetria do modo de estimulação previamente ao procedimento (AOO, VOO ou DOO – vide "Código de Letras e Modos de Estimulação", a seguir).

Além da capacidade de se inibir, o MP pode utilizar o ritmo próprio do paciente como disparador (*trigger*) do estímulo. Neste caso, haverá emissão de espícula sempre que houver a detecção de despolarização espontânea; ou seja, o MP emite a espícula em vez de inibi-la na presença de onda P ou QRS. Em sistemas unicamerais, esta modalidade não tem muita utilidade prática; entretanto, funciona como excelente ferramenta para verificar se o MP identifica corretamente a despolarização intrínseca.

Em sistemas dupla-câmara, a presença da despolarização atrial funciona como a referência a partir da qual o MP contará um intervalo de tempo (AV) para estimular o ventrículo, simulando o intervalo PR. Assim, a emissão da espícula ventricular será deflagrada em função da presença da onda P (Figura 14.5). Em outras palavras, a função de *trigger* nos sistemas de dupla-câmara será responsável pelo sincronismo atrioventricular elétrico e mecânico do coração.

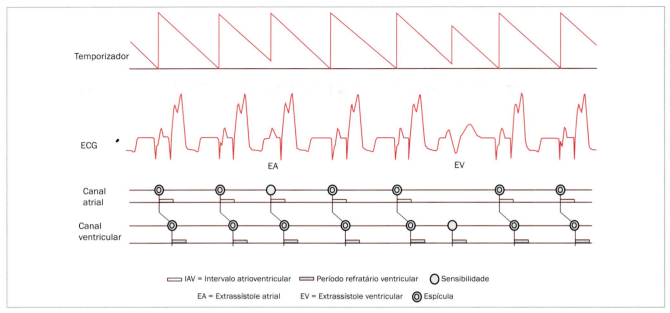

Figura 14.5 Diagrama de funcionamento de marca-passo DDD. Os dois primeiros batimentos são comandados por estímulos atriais e ventriculares. O tempo entre a espícula atrial e a ventricular é dado pelo intervalo AV (IAV) programado. Em seguida, surge um batimento extrassistólico atrial que é sentido pelo marca-passo e que deflagra um estímulo ventricular após o IAV. Mais um batimento com comando atrial e ventricular é registrado. Uma extrassístole ventricular é sentida pelo marca-passo que reinicia a contagem de um intervalo ventrículo-atrial (VA) e emitindo ao seu final uma espícula atrial, IAV e novo estímulo ventricular. Finalizando mais um ciclo com comando atrial e ventricular.

A frequência de estimulação do MP e, consequentemente, os intervalos entre as espículas podem ser fixos ou variáveis. Embora algumas disfunções possam resultar em oscilações da frequência de estimulação, habitualmente tal comportamento não corresponde à verdadeira disfunção. Em MP unicamerais, estas oscilações geralmente se devem ao acionamento do sensor de variação de frequência (SVF). Este recurso, quando ativado, busca alterar a frequência cardíaca de forma semelhante às adaptações fisiológicas (por exemplo, atividade física, taquipneia, variação da temperatura corporal). Por sua vez, nos sistemas atrioventriculares, a oscilação da frequência cardíaca deve ser interpretada à luz do distúrbio elétrico primário do paciente. Nos casos em que há doença do nó sinusal, por exemplo, em que os átrios serão estimulados na maior parte do tempo, o incremento da FC será determinado pelo sensor. Já nos casos em que a função sinusal é normal apenas com doença infra-Hissiana (bloqueios atrioventriculares), a própria frequência atrial normal determinará a modulação da FC, já que a onda P será responsável pela estimulação ventricular (função *trigger*).

Eventualmente, algumas bradiarritmias sintomáticas tratadas com o implante de MP permanente podem se manifestar de forma intermitente (por exemplo, bloqueios atrioventriculares intermitentes, suporte terapêutico para uso de β-bloqueadores etc.). Nestes casos é desejável que o MP busque, sempre que possível, preservar o ritmo próprio do paciente em vez de estimular artificialmente o coração o tempo todo, principalmente em razão dos efeitos deletérios da estimulação artificial sobre a função ventricular[3]. Este princípio, além de propiciar menos desgaste da bateria, privilegia a propagação do estímulo elétrico pelo sistema de condução próprio do paciente, com importante benefício fisiológico. Nesse sentido, o recurso denominado histerese foi criado para prolongar o intervalo básico sempre que houver despolarização intrínseca dando a oportunidade de o ritmo espontâneo assumir as despolarizações subsequentes, inibindo o MP (Figura 14.6).

O intervalo de histerese, sempre após um batimento espontâneo, frequentemente é responsável pela variação súbita da frequência encontrada em ECG de portadores de MP, especialmente em gravações de Holter. Recursos mais modernos, disponíveis nos sistemas de última geração, são capazes de alterar o modo de estimulação de acordo com o ritmo de cada paciente (alteração automática de modo: AAI – DDD) preservando a condução espontânea de forma significativa[4]. O detalhamento destes algoritmos foge do escopo deste capítulo.

Cabo-eletrodo

Existem basicamente duas configurações de cabo-eletrodo, envolvendo características de uni ou bipolaridade. O eletrodo chamado unipolar se caracteriza por apresen-

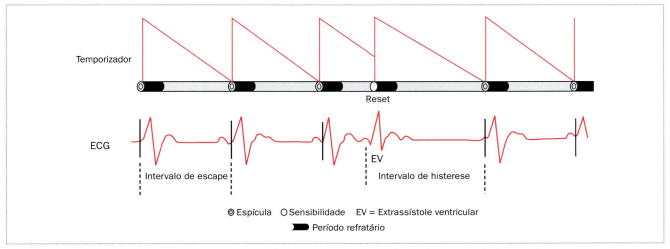

Figura 14.6 Diagrama de funcionamento de marca-passo câmara-única ventricular (VVI). Os três primeiros batimentos são comandados pelo estímulo do marca-passo, obedecendo à temporização (frequência básica) e sem guardar qualquer relação com a onda atrial. Segue-se um batimento extrassistólico que é sentido pelo marca-passo, reiniciando o contador de tempo (*reset*). Porém, neste momento, o intervalo é prolongado para aguardar um possível ritmo próprio (intervalo de histerese). Por fim, dois batimentos comandados pelo marca-passo após o término do intervalo de estimulação.

tar, em sua extremidade distal, o polo negativo do circuito (o polo positivo fica representado pela carcaça do gerador de pulsos). No caso dos eletrodos bipolares, um anel metálico próximo da extremidade distal do eletrodo assume o polo positivo (Figura 14.7). Esta proximidade entre os polos do eletrodo bipolar dificulta a interferência de ruídos estranhos ao coração, como sinais elétricos gerados pela contração da musculatura esquelética (miopotenciais) ou mesmo ondas eletromagnéticas presentes no meio ambiente devido ao menor campo que separa os dois polos. A projeção vetorial é normalmente baixa no traçado eletrocardiográfico de pacientes com a configuração bipolar (a espícula é menor, portanto menos visível).

Esta influência direta nas funções de sensibilidade e captura do MP faz que os sistemas atuais sejam habitualmente programados para sentir em configuração bipolar e estimular em unipolar.

CARACTERÍSTICAS FUNCIONAIS DOS MARCA-PASSOS

A integração entre os componentes básicos de um gerador de MP é realizada pelo sistema de lógica que, baseado no contador de tempo, controla os intervalos dos ciclos e dos períodos refratários, sincronizando as funções básicas de um sistema de estimulação cardíaca artificial.

O conhecimento dos eventos tempo-dependentes controlados por esse sistema é fundamental para a correta interpretação eletrocardiográfica do portador de MP. Os eventos básicos mais importantes são os seguintes.

- Frequência básica: é a frequência em que o MP estimula o coração (átrio e/ou ventrículo) sem a interferência de batimentos espontâneos.
- Intervalo de escape do MP: intervalo de tempo determinado por duas espículas; corresponde à frequência de estimulação programada.
- Intervalo ventrículo-atrial (IVA): intervalo de tempo que se inicia com a despolarização ventricular espontânea ou estimulada e termina com a espícula atrial.
- Intervalo atrioventricular (IAV): intervalo entre uma atividade atrial espontânea (sentida) ou estimulada e o estímulo ventricular.
- Limite máximo de frequência (LMF): é a frequência máxima de estimulação do MP. Nos geradores de câmara única a frequência máxima é atingida com a ativação do sensor de variação de frequência; nos geradores de câmara dupla a frequência máxima é alcançada em resposta à sensibilidade atrial (frequência das ondas P) ou também por ativação do sensor.

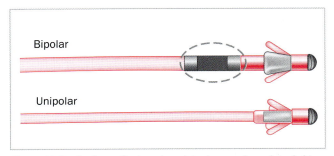

Figura 14.7 Configuração dos cabos-eletrodos: em cima, eletrodo bipolar; embaixo, eletrodo unipolar.

■ Período refratário atrial pós-ventricular (PRAPV ou PVARP): período de tempo que segue uma atividade ventricular estimulada ou sentida em que não há sensibilidade do canal atrial.

■ Período refratário atrial total (PRAT): compreende o intervalo atrioventricular mais o PVARP programado.

■ Período refratário ventricular (PRV): período de tempo que segue uma atividade ventricular estimulada ou sentida em que não há sensibilidade ventricular.

■ *Blanking* ventricular: curto período de tempo que segue a estimulação atrial em que a sensibilidade ventricular é cortada.

■ *Reset*: reinício da contagem do intervalo de escape.

■ Histerese: retardo na estimulação após uma atividade ventricular sentida, permitindo uma frequência cardíaca abaixo da frequência básica programada, visando ao aproveitamento do ritmo próprio do paciente.

CÓDIGO DE LETRAS E MODOS DE ESTIMULAÇÃO

Para normatizar a descrição do modo de funcionamento dos MP de acordo com suas funções básicas e as câmaras envolvidas, foi criado, em 1974, o código de identificação de MP pela Intersociety Commission for Heart Disease.

Esse documento, posteriormente, sofreu algumas adaptações até que em sua última revisão, de 2002, realizada pela North American Society of Pacing and Electrophysiology (NASPE) e pelo British Pacing and Electrophysiology Group (BPEG), passasse a utilizar o código de cinco letras com o objetivo de incluir a identificação dos dispositivos multissítios[5].

Atualmente, todos os MP possibilitam diversas opções de modos de estimulação, selecionados por telemetria. Evidentemente, o número de modos disponíveis varia de acordo com o número de câmaras estimuladas e com a evolução tecnológica do dispositivo. Por isso, estes dispositivos são considerados multifuncionais ou universais devido à grande versatilidade programável.

O código atual de identificação dos modos de estimulação está sumarizado na Tabela 14.1. Designa-se com a primeira letra qual a câmara estimulada (A: átrio; V: ventrículo; D: átrio e ventrículo). A segunda letra diz respeito às câmaras que são sentidas pelo MP (da mesma forma, A: átrio; V: ventrículo; D: átrio e ventrículo). A terceira letra indica qual o comportamento do MP diante da sensibilidade (I: inibe-se; T: triga; D: tanto pode se inibir como trigar). A quarta letra se refere ao acionamento de SVF (R: acionado; O: desligado) e a quinta letra identifica a presença de estimulação multissítio (A: atrial; V: ventricular ou O: nenhuma).

Os modos de estimulação atualmente disponíveis, dependendo do sistema implantado, estão resumidos na Tabela 14.2[6].

Tabela 14.1 Código de cinco letras para marca-passos e ressincronizadores.

1ª letra	2ª letra	3ª letra	4ª letra	5ª letra
Câmara estimulada	Câmara sentida	Resposta à sensibilidade	Sensor de resposta de frequência	Funções multissítio
O	O	O	O	O
A	A	T		A
V	V	I		V
D	D	D		D
			R	

Referente à primeira, segunda e terceira letras: O = nenhuma; A = átrio; V = ventrículo; D = as duas opções; T = deflagra; I = inibe. Referente à quarta letra: O = sensor de resposta de frequência desativado; R = sensor de resposta de frequência ativado. Referente à quinta letra: O = nenhuma, A = multissítio atrial, V = multissítio ventricular, D = multissítio atrial e ventricular.

Alguns exemplos de traçados de ECG de pacientes portadores de MP estão demonstrados nas Figuras 14.8 a 14.12.

A familiaridade com o ECG do paciente portador de MP normofuncionante facilita bastante a identificação de disfunções. No próximo capítulo serão apresentadas algumas das principais situações em que existe funcionamento anormal de MP identificado ao ECG e também situações que parecem corresponder a disfunções, mas que são, na verdade, variações do comportamento normal do sistema ("pseudodisfunções").

REFERÊNCIAS BIBLIOGRÁFICAS

1. MARTINELLI FILHO M, ZIMERMAN LI, LORGA AM, VASCONCELOS JTM, RASSI A Jr. Guidelines for implantable electronic cardiac devices of the Brazilian Society of Cardiology. Arq Bras Cardiol. 2007;89(6):e210-e238.

2. FURMAN S, ROBINSON G. The use of an intracardiac pacemaker in the correction of total heart block. Surg Forum. 1958;9:245-8.

3. WILKOFF BL, COOK JR, EPSTEIN AE, GREENE HL, HALLSTROM AP, HSIA H, KUTALEK SP, SHARMA A. Dual chamber and VVI implantable defibrillator trial investigators. JAMA. 2002;288(24):3115-23.

4. SWEENEY MO. Minimizing right ventricular pacing: a new paradigm for cardiac pacing in sinus node dysfunction. Am Heart J. 2007;153(4 suppl):34-43.

5. BERNSTEIN AD, DAUBERT JC, FLETCHER RD, et al. PACE. 2002;25:260-4.

6. MARTINELLI FILHO M. Atlas de marca-passo. 1ª ed. São Paulo: Atheneu; 2000.

7. SWERDLOW CD, WANG PJ, ZIPES DP. Pacemakers and implantable cardioverter-defibrillators. In: Mann DL, Zipes DP, Libby P, Bonow RO. Braunwald's heart disease. A textbook of cardiovascular medicine. 10th ed. Philadelphia: Saunders Elsevier; 2015. p. 721-47.

8. TEIXEIRA RA, NISHIOKA SAD, MARTINELLI FILHO M. Bases para interpretação do eletrocardiograma em portadores de marca-passo. In: Pastore CA, Samesima N, Tobias N, Pereira Filho HG (eds.). Eletrocardiografia atual. Curso do Serviço de Eletrocardiografia do INCOR. 3ª ed. São Paulo: Atheneu; 2016. p. 317-30.

Tabela 14.2 Modos de estimulação cardíaca artificial: marca-passos e ressincronizadores.

Código NASPE/BPEG	Descrição
VOO, VOOO, VOOOO	Estimulação unicameral ventricular, assíncrono, frequência fixa
VVIRV	Estimulação inibitória multissítio ventricular (biventricular), com resposta de frequência (sensor)
AAI, AAIO, AAIOO	Estimulação unicameral atrial, assíncrono, frequência fixa
AAT, AATO, AATOO	Estimulação atrial deflagrada pela sensibilidade da despolarização espontânea
AATOA	Estimulação multissítio atrial deflagrada pela sensibilidade da despolarização espontânea
DDD, DDDO, DDDOO	Estimulação inibitória atrioventricular, com a estimulação ventricular deflagrada a partir da sensibilidade de despolarização atrial
DDI, DDIO, DDIOO	Estimulação inibitória atrioventricular, sem estimulação ventricular sincronizada pela onda P
DDDR, DDDRO	Estimulação inibitória atrioventricular, com a estimulação ventricular deflagrada a partir da sensibilidade de despolarização atrial e resposta de frequência (sensor)
DDDRA	Estimulação inibitória atrioventricular, com a estimulação ventricular deflagrada a partir da sensibilidade de despolarização atrial, resposta de frequência (sensor) e estimulação multissítio atrial
DDDOV	Estimulação inibitória atrioventricular, com a estimulação ventricular deflagrada a partir da sensibilidade de despolarização atrial, sem resposta de frequência (sensor) e estimulação multissítio ventricular (biventricular)
DDDRD	Estimulação inibitória atrioventricular, com a estimulação ventricular deflagrada a partir da sensibilidade de despolarização atrial, com resposta de frequência (sensor) e estimulação multissítio ventricular (biventricular)

Fonte: NASPE/BPEG – Bernstein AD, Daubert JC, Fletcher RD, et al. 2002; 25: 260-4.

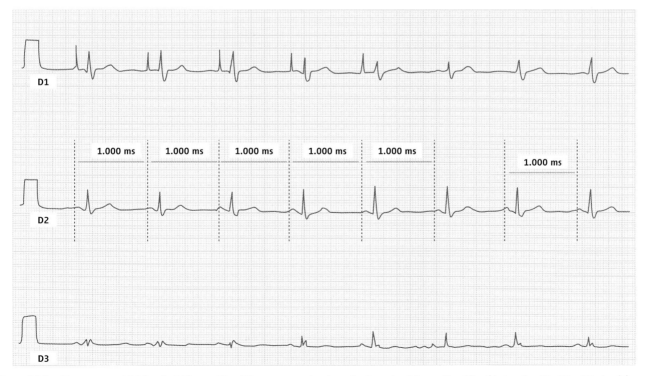

Figura 14.8 Marca-passo atrial (modo AAI) com FE = 60 ppm, normofuncionante. Traçado eletrocardiográfico (derivações D1, D2 e D3 simultâneas) demonstrando seis capturas atriais com condução atrioventricular normal seguidas por uma onda P "sentida" (sinusal) que provoca *reset* do sistema e depois nova captura atrial.

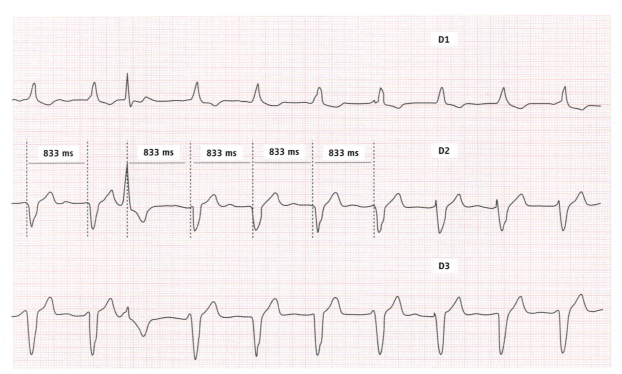

Figura 14.9 Marca-passo ventricular (modo VVI) com FE = 72 ppm, normofuncionante. Traçado eletrocardiográfico (derivações D1, D2 e D3 simultâneas) demonstrando 2 capturas ventriculares com intervalo de escape de 833 ms seguidas por extrassístole ventricular "sentida" que provoca *reset* do sistema. Seguem-se sete capturas ventriculares sem relação com a despolarização atrial espontânea (onda P).

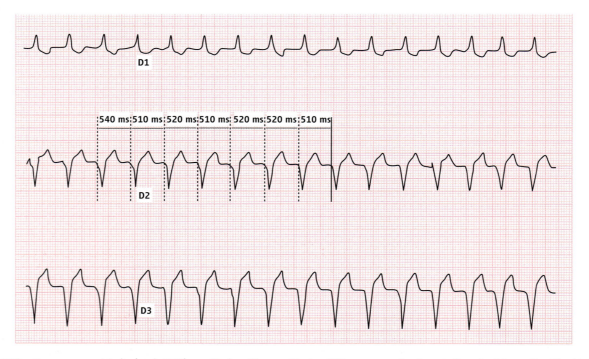

Figura 14.10 Marca-passo ventricular (modo VVIR) com FEmín = 60 ppm e FEmáx = 120 ppm, normofuncionante. Traçado eletrocardiográfico (derivações D1, D2 e D3 simultâneas) demonstrando 16 capturas ventriculares com intervalos sucessivamente menores, o que determina variação da frequência de estimulação (sensor ativado). As espículas do marca-passo são de pequena amplitude (às vezes imperceptíveis), caracterizando estimulação bipolar.

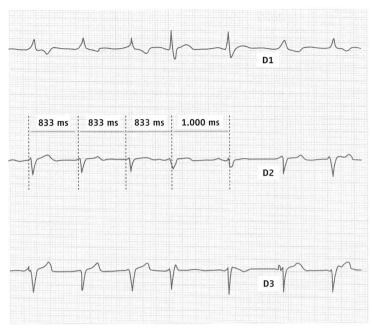

Figura 14.11 Marca-passo ventricular (modo VVI) com FE = 72 ppm e histerese programada para FC = 60 ppm, normofuncionante. Traçado eletrocardiográfico (derivações D1, D2 e D3 simultâneas) demonstrando 3 capturas ventriculares com intervalo de escape de 833 ms seguidas por despolarização ventricular espontânea, após a qual ocorre intervalo de histerese. A seguir ocorre uma pseudofusão ventricular e, finalmente, outras duas capturas ventriculares. As espículas são de grande amplitude, caracterizando estimulação unipolar.

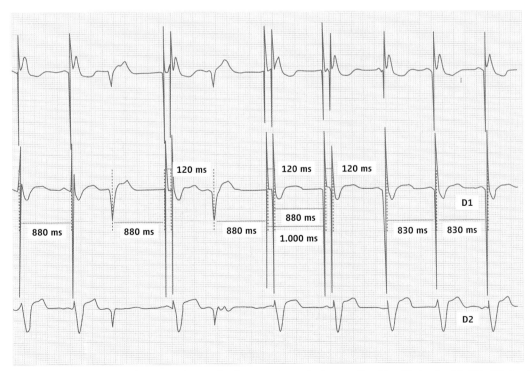

Figura 14.12 Marca-passo atrioventricular (modo DDD) normofuncionante. O traçado eletrocardiográfico (derivações D1, D2 e D3 simultâneas) se inicia com onda P (sinusal) sincronizada com a captura ventricular (modo VAT) e IAV de 120 ms. Essa sequência se repete e depois segue uma extrassístole ventricular que provoca *reset* do sistema com intervalo VA de 880 ms. Em seguida, ocorre uma captura atrial e respectiva captura ventricular; outra extrassístole ventricular provoca *reset* do sistema e a seguir ocorrem duas capturas atriais (FE mínima) com respectivas capturas ventriculares. Os 3 batimentos seguintes são semelhantes aos 2 primeiros do traçado (modo VAT).

15

Disfunções do marca-passo no ECG

Ricardo Alkmim Teixeira
Silvana A. D'Ório Nishióka
Martino Martinelli Filho

Uma vez reconhecidas as características básicas dos sistemas de estimulação cardíaca artificial e os conceitos da apresentação eletrocardiográfica dos diversos modos de estimulação, torna-se fundamental conseguir identificar as principais disfunções de marca-passo (MP) ao eletrocardiograma (ECG). Essas anormalidades costumam ser facilmente identificadas ao ECG de superfície, ao Holter de 24h e, menos frequentemente, por meio do registro de monitores de eventos (*Looper*).

Algumas situações, no entanto, podem ser confundidas com mau funcionamentos. Alguns destes *pseudo-mau-funcionamentos* também devem ser conhecidos e identificados para prevenir mudanças desnecessárias na programação dos dispositivos ou até alterações equivocadas do tratamento clínico.

PSEUDODISFUNÇÕES

Variação da frequência e do intervalo AV

Conforme já apontado no capítulo anterior, habitualmente as oscilações da frequência de estimulação e do intervalo atrioventricular (IAV) identificadas ao traçado do ECG não correspondem a disfunções verdadeiras. A colocação do ímã sobre o gerador (*frequência magnética*), a ativação do *sensor* de variação de frequência (SVF) (por exemplo, reação às atividades físicas) e a taquicardia sinusal *disparando* a estimulação ventricular (função *trigger*) são as situações mais comuns em que o aumento da frequência cardíaca (FC) pode ser encontrado. Em contrapartida, a *histerese* e a *frequência de sono* são as condições mais relacionadas com a diminuição da FC.

Com o incremento da FC, o intervalo AV, semelhante ao que ocorre ao intervalo PR espontâneo, pode ser programado para se encurtar (*IAV dinâmico*) para tornar o acoplamento AV mais fisiológico.

Alguns algoritmos desenvolvidos para prevenção de taquiarritmias atriais foram recentemente incluídos nos recursos programáveis dos MP. Estes mecanismos buscam estimular os átrios a maior parte do tempo para evitar a ocorrência de ectopias, ciclos longo-curtos e dispersão da refratariedade do tecido atrial, o que resultaria em substrato eletrofisiológico para arritmias por reentrada. Esta propriedade de *sobre-estimulação* pode ser eficiente em grupos selecionados de pacientes[1].

O recurso chamado *Rate Smoothing* se refere a uma função programável, presente em muitos geradores de pulsos, que proporciona monitoração e controle, batimento a batimento, da frequência atrial e ventricular com o objetivo de evitar variações súbitas do intervalo de estimulação. Outro recurso, o *Rate-Drop-Response*, procura identificar precocemente quedas abruptas da frequência cardíaca espontâneas relacionadas a respostas neuromediadas, como na hipersensibilidade do seio carotídeo e na síncope vasovagal. Logo que há detecção deste componente de cardioinibição, este parâmetro programável inicia a estimulação num patamar de FC mais elevado (por exemplo, 90 ppm) durante alguns minutos para prevenir os sintomas de baixo fluxo cerebral[2].

Variação abrupta do IAV também pode ocorrer quando ocorre *safety-pace*. Esta função tem por finalidade a prevenção da inibição da estimulação ventricular causada por interferências após a emissão da espícula atrial (100 a 110 ms – intervalo de *cross-talk*) (Figura 15.1).

Apesar de esses e de outros mecanismos de comportamento normal do MP poderem confundir o diagnóstico eletrocardiográfico, deve-se estar atento às *verdadeiras* disfunções que podem resultar em variações anormais

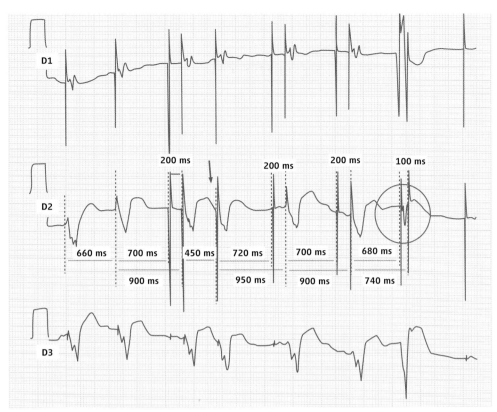

Figura 15.1 Traçado eletrocardiográfico de paciente portador de marca-passo câmara-dupla atrioventricular. Os dois primeiros ciclos ocorrem a partir da sensibilidade de ondas P espontâneas seguidas de batimentos ventriculares estimulados (modo VAT). O terceiro ciclo apresenta espícula precedendo tanto a onda P como o QRS e o quarto batimento ventricular é deflagrado por extrassístole atrial (seta). Os dois batimentos seguintes também são atrioventriculares e no último ciclo percebe-se a ocorrência de extrassístole ventricular simultânea à emissão da espícula atrial. A sensibilidade de atividade elétrica no começo do IAV (100 ms) aciona a emissão de espícula de segurança (*safety-pace*) para prevenir a inibição anormal do canal ventricular.

da FC, algumas vezes expondo o paciente a riscos de graus variáveis.

Comportamento de frequência máxima

Marca-passos unicamerais estarão sujeitos a variação da frequência de estimulação dentro de limites programados quando o SVF estiver ativado (*FC mínima* e *FC máxima*). Já os sistemas bicamerais, embora operem também dentro destes limites, podem encontrar conflitos quando a taquicardia sinusal própria do paciente supera a FC máxima programada. Neste caso, o incremento da frequência ventricular acompanhará a frequência das ondas P somente até aquele limite. Para isto o sistema lançará mão de um mecanismo que se inicia simulando um fenômeno de Wenckebach até atingir a proporção 2:1 (2 ondas P para 1 QRS) (Figura 15.2).

Automatic Mode Switching (AMS)

Quando ocorre a detecção de ondas atriais espontâneas em alta frequência pelo MP (acima de um limite programado, por exemplo, 160 bpm) o recurso AMS faz que o MP reverta seu modo de estimulação de atrioventricular (DDD) para ventricular (VVI), ignorando os batimentos atriais e evitando a ocorrência de disparos do canal ventricular em alta frequência (prevenção de taquicardia conduzida pelo MP). Logo que a taquiarritmia atrial se interrompa, o sistema é capaz de detectá-lo e voltar ao modo DDD, preservando a sequência fisiológica de estimulação (Figura 15.3).

Batimentos de pseudofusão

Quando a emissão da *espícula* do MP ocorre de forma simultânea à ativação ventricular espontânea, mas mantendo a morfologia do QRS espontâneo, tem-se a pseudofusão ventricular.

Este fenômeno também pode ocorrer na câmara atrial e caracteriza a pseudofusão atrial. Em ambos os casos não se caracteriza disfunção do sistema, apenas não houve tempo suficiente para que o circuito de sensibilidade identificasse um batimento intrínseco resultando na inibição do estímulo (Figura 15.4).

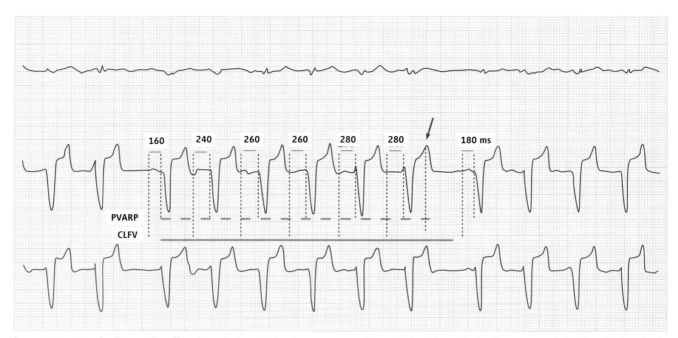

Figura 15.2 Traçado eletrocardiográfico de paciente portador de marca-passo câmara-dupla atrioventricular. Na presença de taquicardia sinusal cuja frequência ultrapassa o limite máximo programado, a estimulação ventricular ocorrerá após IAV progressivamente maior até que uma onda P (seta) não seja conduzida (fenômeno de Wenckebach eletrônico).

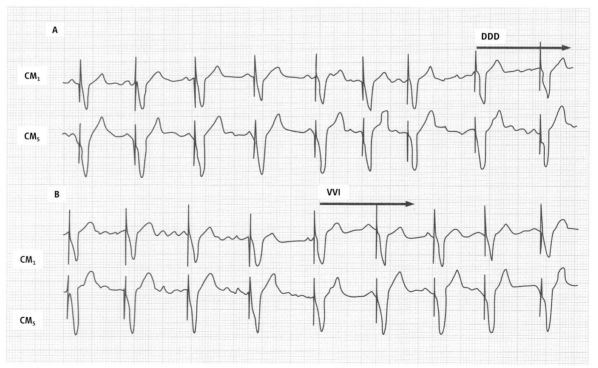

Figura 15.3 Traçado eletrocardiográfico de paciente portador de marca-passo câmara-dupla atrioventricular. Na presença de taquiarritmia supraventricular cuja frequência das ondas P ultrapassa o limite programado ocorre reversão automática do modo de estimulação (DDD para VVI) para prevenir taquicardia conduzida pelo marca-passo. Ao fim da arritmia, o sistema reconhece o restabelecimento do ritmo e volta novamente para modo DDD.

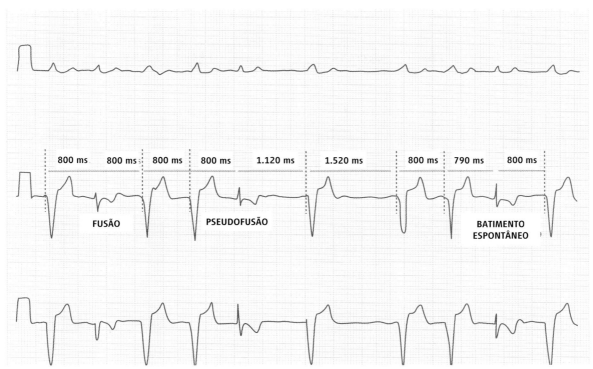

Figura 15.4 Traçado eletrocardiográfico de paciente portador de marca-passo câmara única ventricular. O penúltimo batimento do traçado, espontâneo, representa o QRS próprio do paciente. Percebe-se que o segundo batimento (rS) foi modificado pela presença de espícula (batimento de fusão), enquanto o quinto batimento preserva a mesma morfologia do QRS espontâneo apesar da presença da espícula, que não foi capaz de alterá-lo (pseudofusão).

Batimentos de fusão

Quando a ativação ventricular artificial e a espontânea ocorrem de forma simultânea mas resultando em complexos híbridos – isto é, uma espícula de MP acompanhada de um complexo cuja morfologia tem algumas características do QRS capturado e outras do QRS espontâneo –, tem-se um batimento de fusão ventricular. Também aqui este fenômeno pode envolver eventos atriais (fusão atrial) (Figura 15.4).

Testes automáticos de limiar de estimulação

Marca-passos de última geração são capazes de testar periodicamente e de forma automática o limiar de estimulação, especialmente da cavidade ventricular, a fim de ajustar a energia de estimulação em níveis próximos do limiar com o intuito de proporcionar a máxima economia de bateria possível.[3] Durante o teste, pode-se flagrar a emissão de espículas de segurança para o caso de perda de captura (semelhante ao *safety-pace*). Assim, a identificação de uma espícula precedento o QRS não corresponde necessariamente à disfunção do sistema.

DISFUNÇÕES

Perda de captura

Consiste na incapacidade de uma espícula de MP, sob condições eletrofisiológicas favoráveis, provocar despolarização tecidual do átrio ou do ventrículo. Esta perda da captura da câmara estimulada pode ocorrer por aumento do limiar de estimulação (mínimo valor de energia necessário para provocar captura), disfunção do eletrodo (fratura, desposicionamento ou perfuração miocárdica), disfunção do gerador (bateria esgotada ou bloqueio de saída) e erro de programação (energia inadequada) (Figura 15.5).

Ausência de espícula

A única condição que normalmente justifica a ausência da emissão de uma espícula de MP é a inibição correta ocasionada por uma despolarização intrínseca (onda P ou QRS). No entanto, falhas de sensibilidade, esgotamento de bateria ou sensibilidade cruzada (*cross-talk*) podem resultar em inibição anormal do sistema.

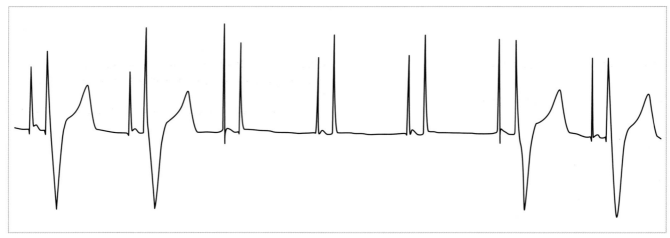

Figura 15.5 Traçado eletrocardiográfico de paciente portador de marca-passo câmara-dupla. Os ciclos 3, 4 e 5 evidenciam a presença de espículas atriais e ventriculares, mas com captura adequada apenas da câmara atrial (presença de ondas P). Nota-se que existe falha de captura ventricular, neste caso por elevação do limiar de estimulação. As pausas resultantes desta disfunção podem resultar em tonturas e síncopes e devem ser corrigidas dentro da maior brevidade possível.

A exaustão da bateria pode ser identificada por meio da observação de parâmetros eletrônicos específicos, como a redução da frequência magnética e da voltagem da bateria, além da elevação de sua impedância. As disfunções de sensibilidade, em especial o *oversensing* ventricular, estão descritas a seguir. O *cross-talk* se caracteriza por ser um fenômeno em que a emissão da espícula ventricular está exclusivamente relacionada à presença da espícula atrial. O canal ventricular interpreta a espícula atrial como se fosse uma onda R, reiniciando a contagem do intervalo básico (Figura 15.6).

Undersensing

Quando o MP "deixa de sentir" sinais elétricos de despolarização atrial ou ventricular, tem-se o chamado *undersensing*. Esta falta de sensibilidade resultará em emissão da espícula apesar da ocorrência de batimentos espontâneos. Clinicamente, as repercussões desta disfunção não costumam ter grande impacto, mas podem resultar em consumo desnecessário da bateria. Raras vezes se descreveu a ocorrência de taquiarritmias em razão da emissão da espícula durante o período vulnerável do

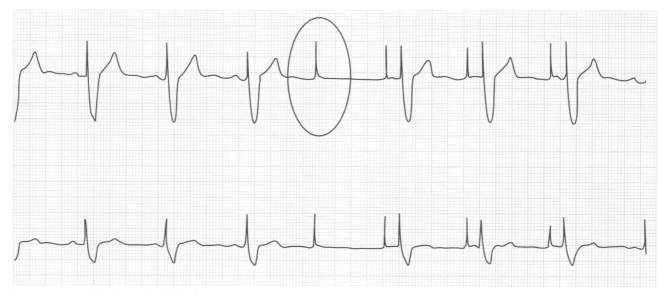

Figura 15.6 Traçado eletrocardiográfico de paciente portador de marca-passo câmara-dupla. O círculo chama a atenção para um fenômeno de *cross-talk*, em que a espícula atrial é responsável pela inibição indevida do canal ventricular, resultando em reinício da contagem do intervalo básico. Geralmente o ajuste da sensibilidade ventricular e/ou o prolongamento do *blanking* ventricular são suficientes para solucionar a disfunção.

potencial de ação da câmara estimulada, resultando em fibrilação atrial ou taquicardia ventricular polimórfica (fenômeno *R sobre T*), dependendo da câmara em que o *undersensing* ocorre (Figura 15.7).

Oversensing (atrial/ventricular)

A sensibilidade inadequada de qualquer sinal intracavitário diferente da despolarização atrial e/ou ventricular (ondas P e QRS) é chamada de *oversensing*. Esta sensibilidade equivocadamente exagerada provoca a inibição do MP quando ocorre no canal ventricular, podendo resultar em longos períodos de assistolia em pacientes dependentes. No canal atrial, em sistemas programados em modo DDD, pode resultar em disparos do canal ventricular em frequência elevada (modo *VAT*) ou até a ativação inadequado do AMS.

As situações mais comumente relacionadas à ocorrência de *oversensing* estão relacionadas a miopotenciais esqueléticos (geralmente por contração dos músculos peitorais), sensibilidade inadequada da onda T, sensibilidade cruzada (canal atrial sente a espícula ventricular ou o canal ventricular sente a espícula atrial – *cross-talk*) e interferências eletromagnéticas causadas por ímã ou outros objetos que envolvem a formação de campos magnéticos (Figura 15.8).

O ajuste da sensibilidade do canal envolvido na disfunção soluciona o problema na maioria dos casos. Quando a disfunção é resultado de lesão do eletrodo, o tratamento cirúrgico com a troca do cabo-eletrodo pode ser necessária.

Taquiarritmias relacionadas ao marca-passo

Taquicardia conduzida pelo marca-passo

A identificação de taquiarritmia supraventricular pelo canal atrial do MP de pacientes portadores de sistemas atrioventriculares pode resultar em disparos do canal ventricular em frequências elevadas. Dessa forma, o MP *conduz* a arritmia atrial aos ventrículos (Figura 15.3).

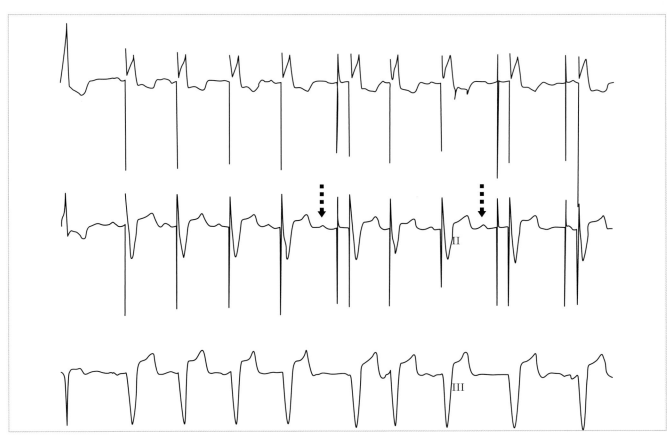

Figura 15.7 Traçado eletrocardiográfico de paciente portador de marca-passo câmara-dupla. As setas indicam ondas P que não foram "sentidas" pelo marca-passo (*undersensing*); em consequência, houve emissão desnecessária da espícula atrial que não foi capaz de despolarizar o tecido atrial.

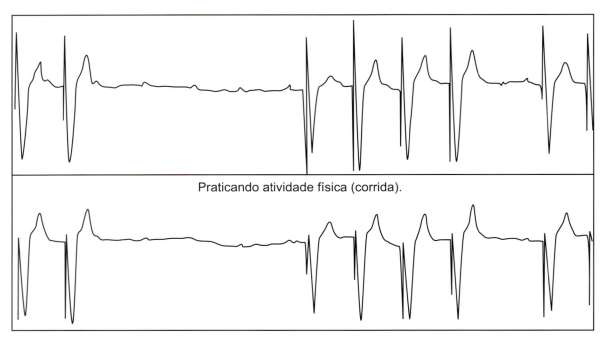

Figura 15.8 Traçado de Holter de 24h demonstrando inibição anormal do canal ventricular do marca-passo câmara-dupla durante atividade física devido à sensibilidade inadequada de potenciais músculo-esqueléticos (*oversensing* de miopotenciais).

Taquicardia mediada pelo MP

A ocorrência de onda P retrógrada, resultado da estimulação ventricular, pode resultar na deflagração de nova estimulação ventricular que, ao conduzir outra onda P retrógrada estabelece uma arritmia por movimento circular em que o MP funciona como o componente anterógrado do circuito (Figura 15.9).

Taquicardia induzida pelo MP

Quando ocorrem arritmias que resultam de disfunções de sensibilidade (por exemplo, um *oversensing* no canal atrial deflagrando a estimulação no canal ventricular em frequência elevada semelhante ao que ocorre nas taquicardias conduzidas pelo MP, ou mesmo por interferências eletromagnéticas).

A interpretação do ECG de pacientes portadores de MP e, em consequência, a identificação de anormalidades do funcionamento do sistema devem seguir uma rotina para que nenhum detalhe escape da avaliação.

O treinamento, baseado no constante manuseio destes traçados, associado ao conhecimento das inovações tecnológicas dos sistemas é a única maneira de se adquirir a capacitação que habilita ao médico ter a segurança de considerar o registro eletrocardiográfico como normal ou descrever os diversos tipos de comportamentos incomuns ou defeituosos.

REFERÊNCIAS BIBLIOGRÁFICAS

1. CARLSON MD, IP J, MESSENGER J, BEAU S, KALBFLEISCH S, GERVAIS P, CAMERON DA, DURAN A, VAL-MEJIAS J, MACKALL J, GOLD M. Atrial Dynamic Overdrive Pacing Trial (ADOPT) investigators. A new pacemaker algorithm for the treatment of atrial fibrillation: results of the Atrial Dynamic Overdrive Pacing Trial (ADOPT). J Am Coll Cardiol. 2003;42(4):627-33.

2. MARTINELLI FILHO M. Atlas de marca-passo. 1ª ed. Rio de Janeiro: Atheneu; 2000.

3. CHEN RH, CHEN KB, WANG FZ, HUA W, ZHANG S. Impact of automatic threshold capture on pulse generator longevity. Chin Med J (Engl). 2006;119(11):925-9.

4. TEIXEIRA RA, NISHIOKA SAD, MARTINELLI FILHO M. O ECG no marca-passo artificial – disfunções. In: Pastore CA, Samesima N, Tobias N, Pereira Filho HG (eds.). Eletrocardiografia atual. Curso do Serviço de Eletrocardiografia do INCOR. 3ª ed. São Paulo: Atheneu; 2016. p. 331-40.

5. PEDROSA AAA, OLIVEIRA JC. O ECG nas arritmias relacionadas ao marca-passo artificial. In: Pastore CA, Samesima N, Tobias N, Pereira Filho HG (eds.). Eletrocardiografia atual. Curso do Serviço de Eletrocardiografia do INCOR. 3ª edição. São Paulo: Atheneu; 2016. p. 341-50.

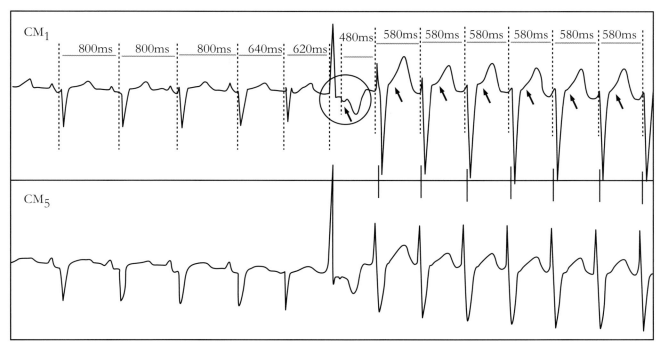

Figura 15.9 A ocorrência de uma extrassístole atrial ou uma extrassístole ventricular com condução VA retrógrada (onda P após o QRS) pode resultar na formação de uma arritmia por movimento circular em que o marca-passo funciona como o componente anterógrado do circuito, uma vez que cada estimulação ventricular resulta em nova onda P retrógrada que deflagra nova estimulação ventricular e assim por diante, caracterizando a taquicardia mediada pelo marca-passo.

16

ECG em síncopes e morte súbita

Fernanda Coutinho Storti
José Grindler

Um grande desafio da eletrocardiologia tem sido identificar alterações no eletrocardiograma, principalmente em grupos selecionados de pacientes que pudessem ser preditores de síncope e de morte súbita por arritmia cardíaca.

Algumas enfermidades, como a doença arterial coronária, a cardiomiopatia dilatada e a cardiomiopatia hipertrófica, são sobejamente conhecidas como potenciais causadoras de arritmias ventriculares fatais. Também bastante estabelecido está o conhecimento do efeito pró-arrítmico dos antiarrítmicos e outras drogas que, aumentando o intervalo QT, predispõem à ocorrência de taquicardias ventriculares malignas.

Nos últimos anos tem-se verificado interesse crescente no estudo das anormalidades da repolarização ventricular associadas a determinados grupos populacionais que estariam relacionados a maior frequência de morte súbita. Assim, neste capítulo são abordadas a síndrome do QT longo, a síndrome de Brugada, a displasia arritmogênica do ventrículo direito e a síndrome do QT curto. Por último, são feitas considerações sobre as chamadas síndromes da onda J.

Outras condições causadoras de síncopes, como a síndrome de pré-excitação, os bloqueios atrioventriculares e a doença do nó sinusal, são abordadas em capítulos diferentes.

SÍNDROME DO QT LONGO

A descrição definitiva da síndrome do QT longo congênito (SQTL) foi realizada em 1957, por Anton Jervell e Fred Lange-Nielsen[1], que descreveram uma forma rara associada a surdez, de caráter autossômico recessivo e o prolongamento do QTc de caráter dominante com dois alelos mutantes. Pacientes com essa síndrome são predispostos a taquiarritmia ventricular tipo *torsades de pointes*, que causa síncope e morte súbita, durante exercício e estresse emocional. Posteriormente, foi descrita em 1963 por Romano et al.[2], e em 1964 por Ward[3], uma síndrome clínica semelhante, mais comum, mas com audição normal. Essas duas formas de SQTL congênito são conhecidas como síndromes de Jervell, Lange-Nielsen e Romano-Ward, respectivamente, sendo a primeira a mais grave, com manifestações mais precoces e intervalo QT mais prolongado[4].

A SQTL é uma doença hereditária que acomete os canais iônicos e é causada por mutações nos genes que codificam proteínas dos canais transmembrana de potássio e sódio. Sete genes e seis cromossomos responsáveis pela SQTL congênita foram identificados[5] (Tabela 16.1). As mutações causam retardo na corrente de repolarização de potássio ou lentificam a inativação da corrente de sódio

Tabela 16.1 Genes causadores da SQTL congênita.

Tipo de QTL	Gene	Cromossomo	Canal iônico
QTL1	KCNQ1 (KvLQT1)	11p15.5	IKs
QTL2	HERG	7q35-36	IKr
QTL3	SCN5A	3q21-24	INA
QTL4	Incerto	4q25-27	Incerto
QTL5	KCNE1 (Mink)	21q22.1-2	IKs
QTL6	KCNE2 (MiRP1)	21q22.1	IKr
QTL7	KCNJ2	17q23	IKir2.1
JLN1	KCNQ1 (KVLQT1)	11p15.5	a IKs
JLN2 (1997)	KCNE1 (minK)	21q22.1–22.2	ß IKs

de despolarização, determinando pós-despolarizações e dispersão da repolarização, que contribuem para o fenótipo final dessa síndrome. Parece que 95% dos casos de SQTL são causados por mutações dos genes de potássio, enquanto 4 a 5% acometem os canais de sódio e menos de 1% é determinada por Jervell, Lange-Nielsen.

Sua prevalência nos Estados Unidos é estimada em 1: 7.000 indivíduos, causando ao redor de 2 mil a 3 mil mortes súbitas em crianças e adultos jovens ao ano[6]. A variante Romano-Ward ultrapassa 99% dos casos. Jervel, Lange-Nielsen é rara, bem menos de 1% dos casos diagnosticados atualmente. A SQTL afeta todas as raças e grupos étnicos, mas não está bem definido se a prevalência é a mesma em todos os grupos.

Manifestações clínicas

Os sintomas são síncope e morte súbita, devido a taquiarritmia ventricular tipo *torsades de pointes* (TdP). Mais frequentemente, a TdP é autolimitada, produzindo o episódio de síncope. Na minoria dos casos ela degenera em fibrilação ventricular e óbito.

Geralmente essa doença se manifesta antes dos 40 anos, principalmente na infância e adolescência.

A síncope é o sintoma predominante, e pacientes podem ter um a centenas de episódios. Uma das questões mais interessantes é o fato de que alguns pacientes apresentam centenas de eventos e não morrem, enquanto outros têm morte súbita como o primeiro sintoma. O genótipo e o tipo de mutação não respondem a essa pergunta, e ambas as situações são observadas em membros de uma mesma família.

Deve-se suspeitar de SQTL na presença de história de morte súbita inexplicada ou síncopes repetitivas em criança ou adulto jovem. Entretanto, no mínimo um terço e provavelmente mais da metade dos portadores dessa doença nunca apresentam sintomas, e não é incomum a história familiar ser negativa na época do diagnóstico de um membro da família. Atualmente foi descrita uma correlação de até 10% entre morte súbita do lactente e SQTL congênito[7].

Os preditores de alto risco de morte súbita em portadores de SQTL congênita incluem surdez congênita, episódios recorrentes de síncope, paciente que já foi reanimado, sexo feminino[8,9], QTc > 500 ms[8,9], genótipo LQT2[9], bradicardia relativa, falha na terapia convencional, familiar sintomático e morte súbita cardíaca em jovem da família. O diagnóstico diferencial da síncope é particularmente importante, pois a síncope vasovagal é comum na população normal, e ocorre na mesma taxa em pacientes com SQTL. Não se pode, portanto, assumir que um episódio de perda de consciência em um paciente com SQTL é devido ao QT longo.

Os detalhes da história clínica da síncope são usualmente a chave para o diagnóstico correto. Na SQTL, ela é súbita e sem sinais prévios na maioria dos casos. Palpitações e pré-síncope antecedendo ou ocorrendo junto da síncope são incomuns no QT longo. A razão disso é que a frequência cardíaca usual da TdP é ao redor de 300 a 350 bpm, e a arritmia se inicia com essa frequência. Não há mecanismo cardíaco que funcione com essa frequência tão alta, não havendo, portanto, tempo para causar palpitações. É muito mais provável uma história de palpitações e pré-síncope ter etiologia vasovagal, ortostática ou outra causa ou ser um tipo de taquicardia ventricular. O diagnóstico diferencial também inclui outras causas que prolongam o intervalo QT, como distúrbios eletrolíticos, medicamentos, neuropatia diabética e cardiomiopatias. O prolongamento adquirido do intervalo QT mais comum é o induzido por drogas. Para que o diagnóstico de SQTL seja definido deve-se excluir essas condições que podem levar ao prolongamento do intervalo QT.

O eletrocardiograma

Os sinais eletrocardiográficos característicos são intervalo QT longo e anormalidades da onda T. O QT demonstra penetrância reduzida e sua expressão é variável, tornando muitas vezes difícil o diagnóstico desse parâmetro.

Intervalo QT

O intervalo QT é caracterizado pelo período de tempo entre o início do complexo QRS e o final da onda T, correspondendo à duração total da sístole elétrica ventricular. O intervalo QT é mais longo nas mulheres, idosos e durante o sono, e é inversamente proporcional à frequência cardíaca (FC), ou seja, quanto menor a FC maior o intervalo QT.

Assim, ele deve ser corrigido em relação à FC por meio da fórmula de Bazett ($QTc = QT / \sqrt{RR}$), gerando o QTc, que é preferencialmente usado[10-13].

O prolongamento do intervalo QT (Figura 16.1) é geralmente mais facilmente identificado nas derivações II, V1, V3 ou V5, mas todas as doze derivações devem ser analisadas[12-14], lembrando que em D2 é um pouco mais longo. O valor de corte comumente usado é QTc > 460 ms[15,16]. Apesar de 40% dos portadores das mutações do LQT1 e LQT2 demonstrarem valores de QTc (410-470 ms) que sobrepõem os valores de indivíduos saudáveis[17,18].

Nesse limiar de variação do QTc, o diagnóstico fenotípico do ECG torna-se impreciso e exames adicionais

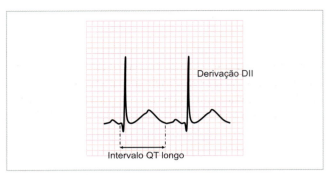

Figura 16.1 QT longo.

como ECG seriado[19], Holter, teste de esforço e estudos genéticos[20] auxiliam o diagnóstico da SQTL congênito. Quando um QTc ≥ 460 ms é utilizado, a acurácia preditiva positiva para essa síndrome é de 96% para mulheres e 91% para homens, quase 100% quando utiliza ≥ 470 ms para homens e ≥ 480 ms para mulheres[6,16]. Finalmente, o intervalo QT tende a ser mais longo em pacientes com LQT3 do que naqueles com LQT1 e 2[15,17,18].

Dispersão do intervalo QT

A dispersão do intervalo QT pode ser medida como a variabilidade no intervalo QT derivação a derivação[21-23]. É questionável se esse fenômeno reflete diferenças regionais nos tempos da repolarização ventricular[24,25]. Em indivíduos normais, a diferença entre os intervalos QT máximo e mínimo medidos no ECG de repouso varia entre 48 ± 18 ms[12] e 54 ± 27 ms[26] (média ± DP). Em pacientes com SQTL congênito, entretanto, o tempo da dispersão regional da repolarização ventricular variou de 93 ± 39 ms para 185 ± 26 ms[21,22,26,27,113]. Nos portadores de SQTL, a dispersão do QT pode correlacionar-se com risco de arritmia ventricular[21,28], enquanto uma redução nessa dispersão poderia ser usada como um marcador de eficácia terapêutica[23].

Morfologia da onda T

A onda T pode apresentar morfologia bifásica[29], bífida, achatada[29-31] ou apresentar alternância, sendo mais proeminente nas derivações precordiais[2,30]. A alternância da onda T é um marcador eletrocardiográfico infrequente e altamente arritmogênico[32-34].

Bradicardia e pausas sinusais

Sinais de disfunção do nó sinusal, como bradicardia sinusal ou pausas sinusais[35-37] e FC menor do que a esperada no exercício[38-41], foram descritos. Durante um teste de esforço (TE) submáximo, muitos pacientes com SQTL congênito atingem uma FC menor do que aqueles de grupos controles saudáveis combinados por sexo e idade[42,43]. Pausas sinusais podem ter um papel na iniciação da TdP pausa-dependente[44-46].

Essa síndrome também pode ser complicada por distúrbios na condução atrioventricular, que geralmente está associada a pior prognóstico[41,47,48].

Teste de esforço

O ECG de repouso como um critério diagnóstico pode ser insuficiente para estratificação familiar da SQTL congênito[16,49,50].

Entretanto, a acurácia diagnóstica do TE pode ser melhorada quando ocorrer um encurtamento inadequado do QT durante o exercício em portadores de SQTL congênito[1,51-55]. A FC máxima atingida no TE pode estar reduzida[42,47,49,53]. Na fase de recuperação pode ocorrer um prolongamento exagerado do intervalo QT[49].

SÍNDROME DE BRUGADA

A síndrome de Brugada é uma canalopatia com transmissão autossômica dominante e penetrância incompleta variável, com características fenotípicas clínico-eletrocardiográficas peculiares[56,57].

Há maior incidência em indivíduos sem doença estrutural aparente[56,57]. Existem diferentes mutações que limitam o adequado funcionamento dos canais iônicos. Quando ocorrem nos canais de sódio, são responsáveis pelas síndromes do QT longo, Brugada e defeitos da condução[58].

Quando acometem os canais de potássio estão relacionadas a síndromes do QT longo, QT curto e fibrilação atrial familiar. De alguma forma, as síndromes do QTL3 e de Brugada podem ser consideradas imagens em espelho com inativação mais rápida do canal iônico na síndrome de Brugada e mais lenta na síndrome do QT3 longo.

Características clínicas

Essa síndrome é caracterizada por uma história eventual de antecedente de morte súbita em familiares próximos, relativamente jovens (≤ 40 anos) e elevada tendência a episódios de taquicardia ventricular polimórfica (TVP) muito rápida, que podem ser autolimitados ou degenerar em fibrilação ventricular, levando a síncope ou morte súbita. A TV é normalmente desencadeada por um batimento prematuro de mesma morfologia com fenômeno R sobre T[59].

A síndrome de Brugada acomete principalmente adultos jovens, a maioria do sexo masculino (8:1) e de raça amarela (65%), aparecendo mais comumente durante o sono noturno, não sendo relacionada a desequilíbrio eletrolítico, isquemia ou efeito de fármacos ou drogas. O intervalo QTc geralmente é normal, podendo ser discretamente aumentado nas precordiais direitas[60]. Uma variante dessa síndrome associada a um intervalo QT curto ($\leq$ 360ms)[61] ocorre devido ao comprometimento do canal lento de cálcio. Apesar de ocorrer em coração sem cardiopatia estrutural aparente, confirmado através de exames invasivos, atualmente tem sido descrito que a biópsia endomiocárdica biventricular tem revelado alterações estruturais, como miocardite, microaneurismas do ventrículo direito ou esquerdo, miocardiopatia do ventrículo direito e alterações compatíveis com miocardiopatia[62,63].

Quadro 16.1 Características clínicas da síndrome de Brugada.

1. História familiar de morte súbita
2. Idade < 40 anos
3. Episódios de taquicardia ventricular polimórfica
4. Síncope
5. Morte súbita
6. Maior incidência no sexo masculino
7. Manifestações mais comuns durante o sono noturno

Características eletrocardiográficas

As alterações eletrocardiográficas da síndrome de Brugada ocorrem particularmente no ponto J, no segmento ST e na onda T.

Atualmente são reconhecidos três tipos de alterações da repolarização ventricular, tipos 1, 2 e 3[64,65]. Os tipos 2 e 3 são mais frequentes e podem ser confundidos com variantes do normal, como bloqueio incompleto do ramo direito e atraso final de condução pelo ramo direito.

O padrão do ECG é relacionado ao desbalanço entre as correntes Ito e Ica como consequência da mutação do canal iônico. Essa mutação aumenta a corrente de K e gera a elevação do segmento ST. Todas as manobras que aumentam a corrente de cálcio, por sua vez, diminuem a elevação do ST[66,67].

O eletrocardiograma pode ter aspecto normal, pois essa síndrome pode ser intermitente, dinâmica ou só aparecer após a administração de algumas drogas antiarrítmicas que bloqueiam os canais rápidos de sódio, da classe IA (ajmalina e procainamida) e classe IC (flecainida e propafenona)[68] e ocasionalmente pode estar ausente (forma oculta).

Os três padrões podem ser observados espontaneamente em eletrocardiogramas seriados em casos de hipotermia[69], febre[70], hiperinsulinemia[71], alterações eletrolíticas (hipercalemia[72], hipocalemia[73] e hipercalcemia[74]), após a administração de antiarrítmicos da classe IA e IC[75], antidepressivos tricíclicos[76], tetracíclicos[77], lítio[78], agonistas α-adrenérgicos[79], anti-histamínicos antagonistas do receptor H1[80], alguns anestésicos (bupicarpina)[81] e após uso de cocaína[82].

TIPO 1

Conhecido também como sinal de Brugada, sendo esse fenótipo característico e diagnóstico dessa síndrome. É caracterizado pela presença de supradesnível do ponto J e da porção inicial do segmento ST, de convexidade superior e para a esquerda (tipo arredondado) ou oblíquo retilíneo e descendente de 2 mm ou mais, nas precordiais direitas (V1 e V2) e na parede anteroseptal (V1 a V3); apresentando a porção final da onda T com polaridade negativa. O tipo 1 está relacionado a pior prognóstico, principalmente quando aparece apenas com a mudança de localização dos eletrodos, descrita mais adiante[83].

Riera et al.[84] defendem que o tipo 1 pode ser dividido em três subtipos: 1A, 1B e 1C. Acreditam que essa subdivisão possa melhorar a sensibilidade para detecção deste importante sinal eletrocardiográfico.

Subtipo 1A – Caracterizado por supradesnivelamento inicial do ponto J e do segmento ST maior ou igual a 2 mm, sendo o perfil do segmento ST de convexidade superior e à esquerda, seguido de onda T negativa em V1 e V2 ou de V1 a V3 (Figura 16.2).

Subtipo 1B – Caracterizado por supradesnivelamento inicial do ponto J e do segmento ST maior ou igual a 2 mm, sendo o perfil do segmento ST oblíquo descendente, seguido de onda T negativa em V1 e V2 ou de V1 a V3 (Figura 16.3).

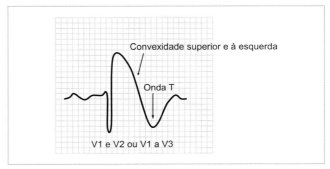

Figura 16.2 Brugada subtipo 1A.

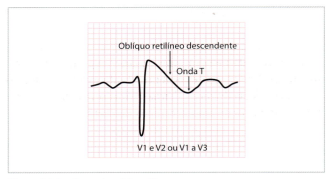

Figura 16.3   Brugada subtipo 1B.

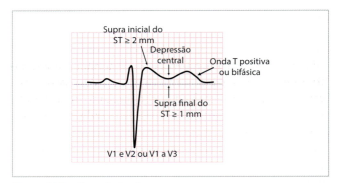

Figura 16.5   Brugada tipo 2.

Subtipo 1C – Caracterizado por uma onda J idiopática, conhecida como onda de Osborn que é semelhante à letra grega lambda (λ), nas derivações inferiores e região apical ou lateral baixa (V6). Observa-se uma imagem recíproca ou em espelho na parede anterior de V1 a V5 (Figura 16.4).

TIPO 2

Observa-se um supradesnivelamento do ponto J e da porção inicial do segmento ST maior ou igual a 2 mm nas derivações precordiais direitas (V1 e V2) ou de V1 a V3; com uma depressão central de concavidade superior do segmento ST que lembra uma "sela de montaria" equestre, e sua porção final maior ou igual a 1 mm, seguido de uma onda T positiva ou bifásica (Figura 16.5).

TIPO 3

Caracteriza-se pelo supradesnivelamento maior ou igual a 2 mm do ponto J e da porção inicial do segmento ST, com uma depressão central "em sela de montaria" de concavidade superior do segmento ST, apresentando sua porção terminal com supradesnivelamento menor ou igual a 1 mm, seguido de onda T positiva (Figura 16.6).

Melhorando a sensibilidade do eletrocardiograma

É de fundamental importância para a elucidação diagnóstica dessa síndrome a colocação dos eletrodos precordiais direitos altos (V1 e V2) no segundo ou terceiro espaço intercostal (V1H e V2H), pois aumenta a sensibilidade diagnóstica, sendo essencial durante a realização da prova provocativa com drogas antiarrítmicas[85].

DISPLASIA ARRITMOGÊNICA DO VENTRÍCULO DIREITO

A displasia arritmogênica do ventrículo direito (DAVD) é uma doença progressiva predominantemente do ventrículo direito (VD), cujo diagnóstico permanece um desafio para o médico. É caracterizada por arritmia ventricular que pode levar a morte súbita, sendo uma das causas mais comuns de morte súbita em jovens[86]. Desde 1996 foi classificada como cardiomiopatia[87] com infiltração fibrogordurosa do VD. Inicialmente, a infiltração é regional, com a evolução torna-se difusa, acometendo até o ventrículo esquerdo, com relativa proteção do septo[88]. No momento, a infiltração é vista como um processo cicatricial[89] devido à morte celular programada (apoptose)[90].

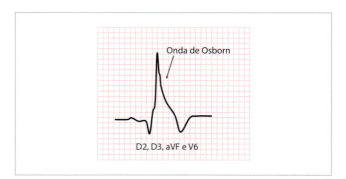

Figura 16.4   Brugada subtipo 1C.

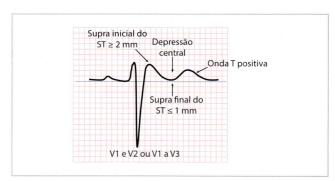

Figura 16.6   Brugada tipo 3.

Predisposição genética

A predisposição genética foi confirmada há mais de 15 anos[91]. As formas de DAVD são de caráter autossômico dominante e a outra forma, a doença de Naxos[92], é de caráter recessivo. Esta foi descrita inicialmente em 1986: é uma forma de cardiomiopatia associada com cabelo oleoso e queratodermia palmoplantar. A síndrome de Carvajal, um subtipo da doença de Naxos, apresenta as mesmas características, porém, com um envolvimento predominante do ventrículo esquerdo[93,94].

Características clínicas

A sua incidência é ao redor de 1 para cada 1.000 a 1.250 indivíduos[95]. A DAVD contribui marcadamente para morte súbita em jovens. Ambos os sexos são igualmente afetados com um risco mais alto na quarta década de vida[96].

Do ponto de vista anatômico, a infiltração acomete o epicárdio e o miocárdio, poupando relativamente o endocárdio[97,98]. A infiltração fibrogordurosa é encontrada em segmentos com miócitos residuais interpostos entre tecido adiposo e fibroso, criando um substrato para a reentrada de arritmias[89,99].

Thiene[100] descreveu duas variantes da DAVD:

1) forma gordurosa: a infiltração transmural está presente em todas as camadas, possibilitando seu espessamento. Pequenas áreas de fibrose tecidual são fortemente destacadas. Essa forma é geralmente restrita ao VD;

2) forma fibrogordurosa: a parede ventricular é fina possibilitando a presença de aneurismas. O ventrículo esquerdo é acometido em 50% dos casos.

A infiltração gordurosa isolada não é suficiente para estabelecer o diagnóstico de DAVD[101]. É necessário detectar fibrose significativa na forma fibrogordurosa e alterações degenerativas na forma gordurosa[102].

As anormalidades estruturais incluem: dilatação, hipocinesia difusa e anormalidades da contração segmentar com possível formação aneurismática. O acometimento quase exclusivo do VD pode ser relacionado a maior distensibilidade de sua parede livre comparado ao ventrículo esquerdo[103]. A ventriculografia contrastada é o exame mais confiável para avaliar anormalidades estruturais[98], além de exames com imagem como ecocardiografia, tomografia computadorizada e ressonância magnética. Atualmente tem-se avaliado o papel da ressonância magnética nessa doença, demonstrando alta sensibilidade, mas podendo superestimar o diagnóstico[104].

As alterações ocorrem predominantemente em áreas de maior estresse, como o trato de via de saída do VD, ápice e região subtricuspídea, conhecidas como "o triângulo da displasia"[105].

Existem casos em que foram observados apoptose[89] e infiltrado inflamatório (linfocítico)[106] sugerindo miocardite focal. A miocardite focal possibilita explicar casos esporádicos dessa doença[98]. Viroses cardiotrópicas (enterovírus e adenovírus) são mais frequentemente observadas em pacientes com DAVD quando comparados com grupo controle. Seu papel é incerto, não se sabe se eles podem contribuir para a doença ou tornar o miocárdio acometido mais suscetível à infecção viral.

Manifestações clínicas

As manifestações clínicas variam desde uma forma assintomática com um episódio de morte súbita como o primeiro sintoma, a pacientes cronicamente sintomáticos com episódios de palpitações recorrentes e/ou falência do VD ou biventricular[107]. Os sinais principais são arritmias ventriculares originadas em áreas com condução lenta. Elas se manifestam como: palpitações, extrassístoles ou taquicardia ventricular (VT) sustentada e morte súbita.

Diagnóstico

Para confirmar o diagnóstico é importante uma combinação de história clínica, eletrocardiograma, arritmia e critérios estruturais. Conforme os critérios citados na Tabela 16.2, para estabelecer o diagnóstico são necessários dois critérios maiores, ou um maior e dois menores ou quatro critérios menores.

Os critérios convencionais deveriam ser aplicados em familiares de pacientes com DAVD. Ele possibilita o diagnóstico quando existe inversão de onda T em precordiais V2 e V3, pós-potenciais no ECGAR, TV com morfologia de bloqueio de ramo esquerdo e alterações ecocardiográficas discretas[108]. A TV em geral é facilmente induzível no estudo eletrofisiológico[109,110].

A biópsia endomiocárdica melhora a acurácia diagnóstica na DAVC devido a característica topográfica e histológica[87], sendo recomendada a retirada de uma amostra da parede livre do VD mesmo com o risco de perfuração[111] ou da conexão do septo com a parede livre[112]. O diagnóstico histológico *in vivo* de DAVD baseia-se em certa quantidade de tecido fibrótico e/ou gorduroso: atrofia miocárdica com menos de 45% de miócitos residuais, fibrose em mais de 40% e tecido gorduroso em mais de 3%. A sensibilidade e especificidade desses marcadores é de 67 e 92%, respectivamente[113].

A classificação da DAVD baseada em achados clínicos foi descrita primeiro em 1998[114].

Tabela 16.2 Critérios para o diagnóstico de displasia arritmogênica do VD.

Fatores	Critério maior	Critério menor
História familiar	Doença familiar confirmada por biópsia ou necrópsia	Morte súbita precoce (< 35 anos) suspeitada de DAVD, história familiar de DAVD (diagnóstico clínico)
ECG: anormalidades da condução e despolarização	Ondas epsilon ou QRS prolongado (> 110 ms) em precordiais (V1-V3)	Pós-potenciais no sinal eletrocardiográfico médio
ECG: anormalidades da repolarização		Ondas T invertidas nas precordiais (V2-V3) em maiores de 12 anos, na ausência de BRD
Arritmias		TV sustentada ou não sustentada com morfologia de BRE no ECG, Holter, teste ergométrico ou estudo eletrofisiológico EV frequentes (> 1.000/24 horas no Holter)
Comprometimento segmentar e/ou difuso e anormalidades estruturais	Dilatação severa e redução da fração de ejeção do VD, com ou sem comprometimento do VE Aneurisma no VD Dilatação segmentar severa do VD	Dilatação global leve do VD ou redução da fração de ejeção com VE normal Dilatação segmentar leve do VD Hipocinesia regional do VD
Características teciduais da parede	Infiltração miocárdica fibrogordurosa na biópsia endomiocárdica do VD	

DAVD = displasia arritmogênica do ventrículo direito, ECG = eletrocardiograma, VD = ventrículo direito, VE = ventrículo esquerdo, TV = taquicardia ventricular, EV = extrassístole ventricular, BRD = bloqueio de ramo direito, BRE = bloqueio de ramo esquerdo.

O diagnóstico diferencial inclui: anomalia de Uhl, taquicardia do trato de via de saída do VD e síndrome de Brugada[115,116].

A progressão da DAVD é caracterizada pela dilatação ventricular e anormalidades ecocardiográficas do ventrículo esquerdo, ambas consideradas como principais fatores de risco de arritmias ventriculares fatais e morte súbita[117].

Dados restritos na estratificação de risco sugerem que pacientes com disfunção grave do VD, envolvimento do VE e história de síncope ou parada cardíaca são mais suscetíveis à morte súbita[118]. A presença de anormalidades do VD e VE concomitantes é descrita como displasia biventricular[119], assemelhando-se a cardiomiopatia dilatada[117].

Características eletrocardiográficas

As alterações eletrocardiográficas incluem onda T invertida nas precordiais e pós-potenciais nas derivações do VD, vistas como a onda epsilon no ECG convencional (Figuras 16.7 e 16.8). Para melhorar a identificação das ondas epsilon é recomendado um registro eletrocardiográfico altamente amplificado com velocidade de 50 mm/s, usando um filtro de 40 Hz[120]. Inversões de onda T em precordiais além de V1 foram observadas em 54%, ondas epsilon em 23 a 75% e QRS mais longo de V1 a V3 do que de V4 a V6 em 98%[121].

Atualmente foi estudado o valor dos diferentes critérios eletrocardiográficos como:

1) QRS prolongado nas precordiais direitas, definido como a duração do QRS em (V1+V2+V3)/(V4+V5+V6) ≥ 1.2;

2) QRS prolongado em precordiais direitas com QRS em V1 a V3 ≥ 110 ms;

3) ondas epsilon nas precordiais direitas, observadas como uma deflexão aguda na porção terminal do QRS;

4) onda S em V1 a V3 ≥ 55 ms;

5) inversão de onda T em precordiais.

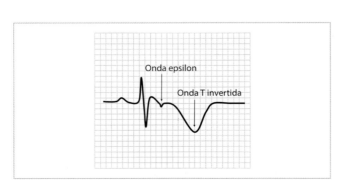

Figura 16.7 DAVD. Derivação V1: onda epsilon negativa.

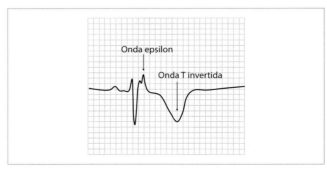

Figura 16.8 DAVD. Derivação V1: onda epsilon positiva.

Foi demonstrado que QRS prolongado nas precordiais direitas, onda S prolongada e ondas epsilon contribuem de forma mais significativa para o diagnóstico não invasivo de DAVD[122], superando os critérios previamente descritos[95]. A onda S prolongada é altamente prevalente (95%), correlaciona-se com severidade da doença e indução de TV no estudo eletrofisiológico, além de contribuir para o diagnóstico diferencial da taquicardia do trato de via de saída do VD[123]. Uma duração do QRS em V1 maior ou igual a 110 ms, sendo essa duração maior nas precordiais direitas do que esquerdas[124] sugere comprometimento parietal do VD.

Tratamento

O tratamento é baseado em drogas antiarrítmicas, ablação com cateter e implante de cardiodesfibrilador, além do tratamento da insuficiência cardíaca se presente.

SÍNDROME DO QT CURTO

A síndrome do QT curto é uma canalopatia de manifestação clínico-eletrocardiográfica rara, com caráter familiar autossômico dominante ou de aparecimento esporádico.

É uma entidade recentemente descrita, que pode afetar o feto, recém-nascidos, crianças, adolescentes ou jovens adultos, não associada à cardiopatia estrutural aparente, levando a arritmias ventriculares malignas, que se assemelham a variantes da *torsades de pointes*[125]. Um possível substrato eletrofisiológico para o desenvolvimento das arritmias é a dispersão transmural da repolarização, por encurtamento heterogêneo do potencial de ação e do período refratário nos átrios e ventrículos[126]. Esse comprometimento resulta em anormalidades do segmento ST, da onda T, onda U e intervalo QT, que podem promover o desenvolvimento das síndromes de Brugada, QT longo e QT curto[127].

Classificação

Essa síndrome foi descrita inicialmente em 2000, em uma adolescente que apresentou fibrilação atrial paroxística no pós-operatório imediato de uma colecistectomia. Atualmente existem três subtipos descritos da síndrome do QT curto:

- Tipo 1 – pode ser causada por dois diferentes tipos de mutação no gene KCNH2 ou HERG[128].
- Tipo 2 – a mutação ocorre no gene KCNQ1[129].
- Tipo 3 – causada por uma mutação no gene KCNJ2[130].

Características clínicas

A expressão fenotípica dessa síndrome é variável devido à heterogeneidade genética, correlação com outros problemas genéticos e numerosas vias moleculares[131]. Portanto, as manifestações clínicas variam desde um indivíduo assintomático (38%) até aqueles com morte súbita[132].

Aspectos relevantes da história clínica:
- história de morte súbita em parentes de primeiro grau;
- história familiar de fibrilação atrial paroxística;
- alta tendência a fibrilação atrial;
- palpitações (31% dos casos);
- síncope (24% dos casos);
- morte súbita pode ocorrer como a primeira manifestação em 28% dos casos.

Características eletrocardiográficas

O padrão eletrocardiográfico típico da SQTC (Figura 16.9) inclui:
- intervalo QT corrigido inferior a 300 ou 320 ms. Deve-se suspeitar da SQTC quando o intervalo QT corrigido for inferior a 360 ms;
- segmento ST muito curto ou ausente;
- onda T pontiaguda, de grande amplitude e base estreita;
- onda U proeminente;
- episódios de fibrilação atrial são frequentes;
- episódios de taquicardia ventricular polimórfica foram descritos.

Durante o teste de esforço há pouca variabilidade na duração do intervalo QT, mesmo com a elevação da frequência cardíaca[133].

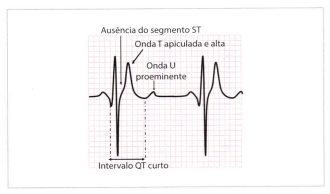

Figura 16.9 QT curto.

SÍNDROMES DA ONDA J

A onda J é uma onda que surge logo após o término do complexo QRS, na transição com o início do segmento ST, e de mesma polaridade que o QRS precedente. Manifesta-se caracteristicamente na hipotermia (Figura 7.19), mas ocorre também no ECG de rotina de indivíduos normais, concomitante com supradesnivelamento côncavo do segmento ST, mais comumente nas derivações precordiais. Tais alterações são denominadas de repolarização precoce e são consideradas variação da normalidade.

Nos últimos anos, a onda J tem sido investigada e hoje é considerada[134] marcador de diferentes síndromes que têm em comum alterações no ECG de repouso e predisposição a arritmias ventriculares malignas, como a síndrome de Brugada, a displasia arritmogênica do ventrículo direito e a repolarização precoce.

Mais recentemente, tem sido demonstrada[135] correlação de portadores de ECG com sinais de repolarização precoce nas derivações inferolaterais com fibrilação ventricular idiopática e morte súbita.

Deve-se ponderar, portanto, que alterações no ponto J podem ser marcadores de mau prognóstico. Todavia, deve-se ter cautela na afirmação de tais suposições para não estigmatizar indivíduos saudáveis.

REFERÊNCIAS BIBLIOGRÁFICAS

1. JERVELL A, LANGE-NIELSEN F. Congenital deaf-mutism, functional heart disease with prolongation of the QT interval, and sudden death. Am Heart J. 1957;54:59-68.

2. ROMANO C, GENRME G, PONGIGLIONE R. Aritmie cardiache rare dell'eta pediatrica. Clin Pediatr. 1963;45:656-83.

3. WARD OC. A new familial cardiac syndrome in children. J Ir Med Assoc. 1964;54:103-6.

4. SCHWARTZ P, SPAZZOLINI C, CROTTI L, et al. The Jervell and Lange-Nielsen syndrome: natural history, molecular basis, and clinical outcome. Circulation. 2006;113:783-90.

5. SPLAWSKI I, SHEN J, TIMOTHY KW, LEHMANN MH, PRIORI S, ROBINSON JL, MOSS AJ, SCHWARTZ PJ, TOWBIN JA, VINCENT GM, KEATING MT. Spectrum of mutations in long- QT syndrome genes KVLQT1, HERG, SCN5A, KCNE1, and KCNE2. Circulation. 2000;102:1178-85.

6. VINCENT GM. The long QT syndrome. Indian Pacing Electrophysiol J. 2002;2(4):127.

7. ARNESTAD M, CROTTI L, ROGNUM T, et al. Prevalence of long-QT syndrome gene variants in sudden infant death syndrome. Circulation. 2007;115:361-7.

8. PRIORI S, SCHWARTZ P, NAPOLITANO C, et al. Risk stratification in the long-QT syndrome. N Engl J Med. 2003;348:1866-74.

9. SAUER A, MOSS A, MCNITT S, et al. Long-QT syndrome in adults. J Am Coll Cardiol. 2007;49:329-37.

10. BAZETT HC. An analysis of the time-relations of electrocardiograms. Heart. 1920;7:353-70.

11. SCHWARTZ PJ, MOSS AJ, VINCENT GM, CRAMPTON RS. Diagnostic criteria for the long QT syndrome. An update. Circulation. 1993;88:782-4.

12. COWAN JC, YUSOFF K, MOORE M, AMOS PA, GOLD AE, BOURKE JP, et al. Importance of lead selection in QT interval measurement. Am J Cardiol. 1988;61:83-7 [PMID: 3337022].

13. GARSON A Jr. How to measure the QT interval – what is normal? Am J Cardiol. 1993;72:14B-16B.

14. MORGANROTH J, BROWN AM, CRITZ S, CRUMB WJ, KUNZE DL, LACERDA AE, et al. Variability of the QTc interval: impact on defining drug effect and low frequency cardiac event. Am J Cardiol. 1993;72:26B-31B.

15. SCHWARTZ PJ, PRIORI SG, SPAZZOLINI C, MOSS AJ, VINCENT GM, NAPOLITANO C, et al. Genotype-phenotype correlation in the long-QT syndrome: gene-specific triggers for life-threatening arrhythmias. Circulation. 2001;103:89-95.

16. VINCENT GM, TIMOTHY KW, LEPPERT M, KEATING M. The spectrum of symptoms and QT intervals in carriers of the gene for the long-QT syndrome. N Engl J Med. 1992;327:846-52.

17. ZAREBA W, MOSS AJ, SCHWARTZ PJ, VINCENT GM, ROBINSON JL, PRIORI SG, et al. Influence of genotype on the clinical course of the long-QT syndrome. International Long-QT Syndrome Registry Research Group. N Engl J Med. 1998;339:960-5.

18. LOCATI EH, ZAREBA W, MOSS AJ, SCHWARTZ PJ, VINCENT GM, LEHMANN MH, et al. Age and sex-related differences in clinical manifestations in patients with congenital long--QT syndrome: findings from the International LQTS Registry. Circulation. 1998;97:2237-44.

19. GOLDENBERG I, MATHEW J, MOSS A, et al. Corrected QT variability in serial electrocardiograms in long QT syndrome: the importance of the maximum corrected QT for risk stratification. J Am Coll Cardiol. 2006;48:1047-52.

20. TESTER DJ, WILL ML, HAGLUND CM, et al. Compendium of cardiac channel mutations in 541 consecutive unrelated patients referred for long QT syndrome genetic testing. Heart Rhythm. 2005;2:507-17.

21. DAY CP, MCCOMB JM, CAMPBELL RW. QT dispersion: an indication of arrhythmia risk in patients with long QT intervals. Br Heart J. 1990;63:342-4.

22. LINKER NJ, COLONNA P, KEKWICK CA, TILL J, CAMM AJ, WARD DE. Assessment of QT dispersion in symptomatic patients with congenital long QT syndromes. Am J Cardiol. 1992;69:634-8.

23. PRIORI SG, NAPOLITANO C, DIEHL L, SCHWARTZ PJ. Dispersion of the QT interval. A marker of therapeutic efficacy in the idiopathic long QT syndrome. Circulation. 1994;89:1681-9.

24. WILSON FN, MACLEOD AG, BARKER PS, JOHNSTON FD. The determination and the significance of the areas of the ventricular deflections of the electrocardiogram. Am Heart J. 1934;10:46-61.

25. MALIK M, ACAR B, GANG Y, YAP YG, HNATKOVA K, CAMM AJ. QT dispersion does not represent electrocardiographic interlead heterogeneity of ventricular repolarization. J Cardiovasc Electrophysiol. 2000;11:835-43.

26. SYLVÉN JC, HORACEK BM, SPENCER CA, KLASSEN GA, MONTAGUE TJ. QT interval variability on the body surface. J Electrocardiol. 1984;17:179-88.

27. VASSALLO JA, CASSIDY DM, KINDWALL KE, MARCHLINSKI FE, JOSEPHSON ME. Nonuniform recovery of excitability in the left ventricle. Circulation. 1988;78:1365-72.

28. HII JT, WYSE DG, GILLIS AM, DUFF HJ, SOLYLO MA, MITCHELL LB. Precordial QT interval dispersion as a marker of torsade de pointes. Disparate effects of class Ia antiarrhythmic drugs and amiodarone. Circulation. 1992;86:1376-82.

29. MALFATTO G, BERIA G, SALA S, BONAZZI O, SCHWARTZ PJ. Quantitative analysis of T wave abnormalities and their prognostic implications in the idiopathic long QT syndrome. J Am Coll Cardiol. 1994;23:296-301.

30. LEHMANN MH, SUZUKI F, FROMM BS, FRANKOVICH D, ELKO P, STEINMAN RT, et al. T wave "humps" as a potential electrocardiographic marker of the long QT syndrome. J Am Coll Cardiol. 1994;24:746-54.

31. JACKMAN WM, FRIDAY KJ, ANDERSON JL, ALIOT EM, CLARK M, LAZZARA R. The long QT syndromes: a critical review, new clinical observations and a unifying hypothesis. Prog Cardiovasc Dis. 1988;31:115-72.

32. NEARING BD, HUANG AH, VERRIER RL. Dynamic tracking of cardiac vulnerability by complex demodulation of the T wave. Science. 1991;252:437-40.

33. SCHWARTZ PJ, MALLIANI A. Electrical alternation of the T-wave: clinical and experimental evidence of its relationship with the sympathetic nervous system and with the long Q-T syndrome. Am Heart J. 1975;89:45-50.

34. HIEJIMA K, SANO T. Electrical alternans of TU wave in Romano-Ward syndrome. Br Heart J. 1976;38:767-70.

35. JAMES TN. Congenital deafness and cardiac arrhythmias. Am J Cardiol. 1967;19:627-43.

36. SCHWARTZ PJ. The long QT syndrome. In: Kulbertus HE, Wellens HJ (eds.). Sudden death. The Hague: Martinus Nijhoff; 1980. p. 358-78.

37. SCHWARTZ PJ. Idiopathic long QT syndrome: progress and questions. Am Heart J. 1985;109:399-411.

38. MOSS AJ, SCHWARTZ PJ, CRAMPTON RS, TZIVONI D, LOCATI EH, MACCLUER J, et al. The long QT syndrome. Prospective longitudinal study of 328 families. Circulation. 1991;84:1136-44.

39. HIEJIMA K, SUZUKI F, SATAKE S, ISHIHARA K. Electrophysiologic studies of Jervell, Lange-Nielsen syndrome. Chest. 1981;79:446-8.

40. VINCENT GM. The heart rate of Romano-Ward syndrome patients. Am Heart J. 1986;112:61-4.

41. GORGELS AP, AL FADLEY F, ZAMAN L, KANTOCH MJ, AL HALEES Z. The long QT syndrome with impaired atrioventricular conduction: a malignant variant in infants. J Cardiovasc Electrophysiol. 1998;9:1225-32.

42. KUGLER JD. Sinus nodal dysfunction in young patients with long QT syndrome. Am Heart J. 1991;121:1132-6.

43. CURTISS EI, HEIBEL RH, SHAVER JA. Autonomic maneuvers in hereditary Q-T interval prolongation (Romano-Ward syndrome). Am Heart J. 1978;95:420-8.

44. BRACHMANN J, SCHERLAG BJ, ROSENSHTRAUKH LV, LAZZARA R. Bradycardiadependent triggered activity: relevance to drug-induced multiform ventricular tachycardia. Circulation. 1983;68:846-56.

45. CRANEFIELD PF, ARONSON RS. Torsade de pointes and other pause-induced ventricular tachycardias: the short-long-short sequence and early afterdepolarizations. Pacing Clin Electrophysiol. 1988;11:670-8.

46. VISWANATHAN PC, RUDY Y. Pause induced early afterdepolarizations in the long QT syndrome: a simulation study. Cardiovasc Res. 1999;42:530-42.

47. SCHWARTZ PJ, PERITI M, MALLIANI A. The long Q-T syndrome. Am Heart J. 1975;89:378-90.

48. SCOTT WA, DICK M 2nd. Two: one atrioventricular block in infants with congenital long QT syndrome. Am J Cardiol. 1987;60:1409-10.

49. SWAN H, VIITASALO M, PIIPPO K, LAITINEN P, KONTULA K, TOIVONEN L. Sinus node function and ventricular repolarization during exercise stress test in long QT syndrome patients with KvLQT1 and HERG potassium channel defects. J Am Coll Cardiol. 1999;34:823-9.

50. SCHWARTZ SP, DE SALO POOL N. Transient ventricular fibrillation. III. The effects of bodily rest, atropine sulphate, and exercise on patients with transient ventricular fibrillation during established auriculoventricular dissociation. A study of the influence of the extrinsic nerves on the idioventricular pacemaker of the heart. Am Heart J. 1958;39:361-86.

51. MARON BJ, MOLLER JH, SEIDMAN CE, VINCENT GM, DIETZ HC, MOSS AJ, et al. Impact of laboratory molecular diagnosis on contemporary diagnostic criteria for genetically transmitted cardiovascular diseases: hypertrophic cardiomyopathy, long-QT syndrome, and Marfan syndrome. A statement for healthcare professionals from the Councils on Clinical Cardiology, Cardiovascular Disease in the Young, and Basic Science, American Heart Association. Circulation. 1998;98:1460-71.

52. PHILLIPS J, ICHINOSE H. Clinical and pathologic studies in the hereditary syndrome of a long QT interval, syncopal spells and sudden death. Chest. 1970;58:236-43.

53. VINCENT GM, JAISWAL D, TIMOTHY KW. Effects of exercise on heart rate, QT, QTc and QT/QS2 in the Romano-Ward inherited long QT syndrome. Am J Cardiol. 1991;68:498-503.

54. SHIMIZU W, OHE T, KURITA T, SHIMOMURA K. Differential response of QTU interval to exercise, isoproterenol, and atrial pacing in patients with congenital long QT syndrome. Pacing Clin Electrophysiol. 1991;14:1966-70.

55. MERRI M, MOSS AJ, BENHORIN J, LOCATI EH, ALBERTI M, BADILINI F. Relation between ventricular repolarization duration and cardiac cycle length during 24-hour Holter recordings. Findings in normal patients and patients with long QT syndrome. Circulation. 1992;85:1816-21.

56. BRUGADA P, BRUGADA J. A disitinct clinical and electrophysiologic syndrome. Right bundle branch block, persistent ST segment elevation and sudden cardiac death. A multicenter report. J Am Coll Cardiol. 1992;20:1391-6.

57. BRUGADA R, ROBERTS R. Brugada syndrome: why multiple answers to a simple question? Circulation. 2001;104:3017-9.

58. BRUGADA J, BRUGADA R, BRUGADA P. Channelopathies: a new category of diseases causing sudden death. Herz. 2007 May;32(3):185-91.

59. BRUGADA J, BRUGADA R, BRUGADA P. Right bundle-branch block and ST-segment elevation in leads V1 through V3. A marker for sudden death in patients without demonstrable structural heart disease. Circulation. 1998;87:457-60.

60. PITZALIS MV, ANACLERIO M, LACOVIELLO M, FORLEO C, GUIDA P, TROCCOLI R, MASSARI F, MASTROPASQUA F, SORRENTINO S, MANGHISI A, RIZZON P. QT-interval prolongation in right precordial leads: an additional electrocar-

diographic hallmark of Brugada syndrome. J Am Coll Cardiol. 2003;42:1632-7.

61. ANTZELEVITCH C, POLLEVICK GD, CORDEIRO JM, CASIS O, SANGUINETTI MC, AIZAWA Y, GUERCHICOFF A, PFEIFFER R, OLIVA A, WOLLNIK B, GELBER P, BONAROS EP JR, BURASHNIKOV E, WU Y, SARGENT JD, SCHICKEL S, OBERHEIDEN R, BHATIA A, HSU LF, HAISSAGUERRE M, SCHIMPF R, BORGGREFE M, WOLPERT C. Loss-of-function mutations in the cardiac calcium channel underlie a new clinical entity characterized by ST-segment elevation, short QT intervals, and sudden cardiac death. Circulation. 2007;115:442-9.

62. FRUSTACI A, PRIORI SG, PIERONI M, CHIMENTI C, NAPOLITANO C, RIVOLTA I, SANNA T, BELLOCCI F, RUSSO MA. Cardiac histological substrate in patients with clinical phenotype of Brugada syndrome. Circulation. 2005;112:3680-7.

63. KIM H, CHO Y, PARK Y, LEE H, KANG H, NAH DY, PARK T, YANG DH, PARK HS. Underlying cardiomyopathy in patients with ST-segment elevation in the right precordial leads. Circ J. 2006;70:719-25.

64. WILDE AA, ANTZELEVITCH C, BORGGREFE M, BRUGADA J, BRUGADA R, et al. Study Group on the Molecular Basis of Arrhythmias of the European Society of Cardiology. Proposed diagnostic criteria for the Brugada syndrome. Eur Heart J. 2002;23:1648-54.

65. WILDE AAM, ANTZELEVITCH C, BORGGREFE M, BRUGADA J, BRUGADA R, BRUGADA P, CORRADO D, HAUER RNW, KASS RS, NADEMANEE K, PRIORI SG, TOWBIN JA, for the study group on the molecular basis of arrhythmias of the European Society of Cardiology. Diagnostic criteria for the Brugada syndrome. A consensus report. Circulation. 2002A;106:2514-9.

66. DUMAINE R, TOWBIN JA, BRUGADA P, VATTA M, NESTERENKO DV, NESTERENKO VV, BRUGADA J, BRUGADA R, ANTZELEVITH C. Ionic mechanisms responsible for the electrocardiographic phenotype of the Brugada syndrome are temperature dependent. Circ Res. 1999;85:803-9.

67. BRUGADA R, BRUGADA J, KIRSCH GE, ANTZELEVITCH CH, POTENZA D, TOWBIN JA, BRUGADA P. Sodium channel blockers identify risk for sudden death in patients with ST segment elevation and right bundle branch block but structurally normal hearts. Circulation. 2000;101:510-5.

68. RICHTER S. The surface ECG in the diagnosis of cardiac arrhythmias: the value of the right precordial leads. Herzschrittmacherther Elektrophysiol. 2007;18:8-16.

69. MORITA H, ZIPES DP, MORITA ST, WU J. Temperature modulation of ventricular arrhythmogenicity in a canine tissue model of Brugada syndrome. Heart Rhythm. 2007;4:188-97.

70. GAVRIELATOS G, LETSAS KP, PAPPAS LK, EFREMIDIS M, SIDERIS A, KARDARAS F. Brugada electrocardiographic pattern induced during febrile state with marked leukocytosis. Pacing Clin Electrophysiol. 2007;30:135-6.

71. NOGAMI A, NAKAO M, KUBOTA S, SUGIYASU A, DOI H, YOKOYAMA K, YUMOTO K, TAMAKI T, KATO K, HOSOKAWA N, SAGAI H, NAKAMURA H, NITTA J, YAMAUCHI Y, AONUMA K. Enhancement of J-ST-segment elevation by the glucose and insulin test in Brugada syndrome. Pacing Clin Electrophysiol. 2003;26:332-7.

72. LITTMANN L, MONROE MH, TAYLOR L 3RD, BREARLEY WD Jr. The hyperkalemic Brugada sign. J Electrocardiol. 2007;40:53-9.

73. NIMMANNIT S, MALASIT P, CHAOVAKUL V, SUSAENGRAT W, VASUVATTAKUL S, NILWARANGKUR S. Pathogenesis of sudden unexplained nocturnal death (lai tai) and endemic distal renal tubular acidosis. Lancet. 1991;338(8772):930-2.

74. LITTMANN L, TAYLOR L 3RD, BREARLEY WD JR. ST-segment elevation: a common finding in severe hypercalcemia. J Electrocardiol. 2007;40:60-2.

75. BRUGADA R, BRUGADA P, BRUGADA J. Electrocardiogram interpretation and class I blocker challenge in Brugada syndrome. J Electrocardiol. 2006;39(4 Suppl):S115-118.

76. BEBARTA VS, WAKSMAN JC. Amitriptyline-induced Brugada pattern fails to respond to sodium bicarbonate. Clin Toxicol (Phila). 2007;45:186-8.

77. JO SH, HONG HK, JUNG SJ, CHONG SH, YUN JH, KOH YS, CHOE H. Maprotiline block of the human ether-a-go-go-related gene (HERG) K+ channel. Arch Pharm Res. 2007;30:453-60.

78. STROHMER B, SCHERNTHANER C. Brugada syndrome unmasked by lithium therapy. Wien Klin Wochenschr. 2007;119(9-10):282.

79. ANTZELEVITCH C, FISH JM. Therapy for the Brugada syndrome. Handb Exp Pharmacol. 2006;171:305-30.

80. PASTOR A, NÚÑEZ A, CANTALE C, COSÍO FG. Asymptomatic brugada syndrome case unmasked during dimenhydrinate infusion. J Cardiovasc Electrophysiol. 2001;12:1192-4.

81. WILDE AA, LANGENDIJK PN. Brugada syndrome and the use of anesthetics. Heart Rhythm. 2006;3:1079-81.

82. BEBARTA VS, SUMMERS S. Brugada electrocardiographic pattern induced by cocaine toxicity. Ann Emerg Med. 2007;49:827-9.

83. MIYAMOTO K, YOKOKAWA M, TANAKA K, NAGAI T, OKAMURA H, NODA T, SATOMI K, SUYAMA K, KURITA T, AIHARA N, KAMAKURA S, SHIMIZU W. Diagnostic and prognostic value of a type 1 Brugada electrocardiogram at higher (third or second) v(1) to v(2) recording in men with Brugada syndrome. Am J Cardiol. 2007;99:53-7.

84. ANTZELEVITCH C, BRUGADA P, BORGGREFE M, BRUGADA J, BRUGADA R, CORRADO D, GUSSAK I, LEMAREC H, NADEMANEE K, PEREZ RIERA AR, SHIMIZU W, SCHULZE-BAHR E, TAN H, WILDE A. Brugada syndrome: report of the second consensus conference. Circulation. 2005;111:659-70.

85. TEIJEIRO R, GARRO HA, ACUNZO RS, ALBINO E, CHIALE PA. Recording of high V1-V3 precordial leads may be essential to the diagnosis of Brugada syndrome during the ajmaline test. J Cardiovasc Pharmacol Ther. 2006;11:153-5.

86. TOMÉ ESTEBAN MT, GARCÍA-PINILLA JM, MCKENNA WJ. Update in arrhythmogenic right ventricular cardiomyopathy: genetic, clinical presentation and risk stratification. Rev Esp Cardiol. 2004 Aug;57(8):757-67.

87. RICHARDSON P, MCKENNA W, BRISTOW M, MAISCH B, MAUTNER B, O'CONNELL J, OLSEN E, THIENE G, GOODWIN J, GYARFAS I, MARTIN I, NORDET P. Report of the 1995 World Health Organization/International Society and Federation of Cardiology Task Force on the Definition and Classification of cardiomyopathies. Circulation. 1996;93(5):841-2.

88. MCKENNA WJ, THIENE G, NAVA A, et al. Diagnosis of arrythmogenic right ventricular dysplasia/cardiomyopathy. Brit Heart J. 1994;71;215-8.

89. THIENE G, BASSO C, CALABRESE F, ANGELINI A, VALENTE M. Pathology and pathogenesis of arrhythmogenic right ventricular cardiomyopathy. Herz. 2000 May;25(3):210-5.

90. VALENTE M, CALABRESE F, THIENE G, ANGELINI A, BASSO C, NAVA A, ROSSI L. In vivo evidence of apoptosis in arrhythmogenic right ventricular cardiomyopathy. Am J Pathol. 1998 Feb;152(2):479-84.

91. NAVA A, THIENE G, CANCIANI B, SCOGNAMIGLIO R, DALIENTO L, BUJA G, MARTINI B, STRITONI P, FASOLI G. Familial occurrence of right ventricular dysplasia: a study involving nine families. J Am Coll Cardiol. 1988 Nov;12(5):1222-8.

92. PROTONOTARIOS N, TSATSOPOULOU A, PATSOURAKOS P, et al. Cardiac abnormalities in familial palmo-plantar keratosis. Br Heart J. 1986;56:321-6.

93. PROTONOTARIOS N, TSATSOPOULOU A. Naxos disease and Carvajal syndrome: cardiocutaneous disorders that highlight the pathogenesis and broaden the spectrum of arrhythmogenic right ventricular cardiomyopathy. Cardiovasc Pathol. 2004 Jul-Aug;13(4):185-94.

94. CARVAJAL-HUERTA L. Epidermolytic palmoplantar keratoderma with woolly hair and dilated cardiomyopathy. J Am Acad Dermatol. 1998 Sep;39(3):418-21.

95. PETERS S. Advances in the diagnostic management of arrhythmogenic right ventricular dysplasia-cardiomyopathy. Int J Cardiol. 2006 Oct 26;113(1):4-11.

96. TABIB A, LOIRE R, CHALABREYSSE L, MEYRONNET D, MIRAS A, MALICIER D, THIVOLET F, CHEVALIER P, BOUVAGNET P. Circumstances of death and gross and microscopic observations in a series of 200 cases of sudden death associated with arrhythmogenic right ventricular cardiomyopathy and/or dysplasia. Circulation. 2003 Dec 16;108(24):3000-5.

97. MARCUS FI. Update of arrhythmogenic right ventricular dysplasia. Card Electrophysiol Rev. 2002 Feb;6(1-2):54-6.

98. INDIK JH, MARCUS FI. Arrhythmogenic right ventricular cardiomyopathy/dysplasia. First International Symposium on Arrhytmogenic Right Ventricular Dysplasia; 2005.

99. BASSO C, THIENE G, CORRADO D, ANGELINI A, NAVA A, VALENTE M. Arrhythmogenic right ventricular cardiomyopathy. Dysplasia, dystrophy, or myocarditis? Circulation. 1996 Sep 1;94(5):983-91.

100. THIENE G, NAVA A, CORRADO D, ROSSI L, PENNELLI N. Right ventricular cardiomyopathy and sudden death in young people. N Engl J Med. 1988 Jan 21;318(3):129-33.

101. BURKE AP, FARB A, TASHKO G, VIRMANI R. Arrhythmogenic right ventricular cardiomyopathy and fatty replacement of the right ventricular myocardium: are they different diseases? Circulation. 1998 Apr 28;97(16):1571-80.

102. THIENE G, BASSO C. Pathology of arrhythmogenic right ventricular cardiomyopathy. First International Symposium on Arrhytmogenic Right Ventricular Dysplasia; 2005.

103. RAMPAZZO A, NAVA A, MALACRIDA S, BEFFAGNA G, BAUCE B, ROSSI V, ZIMBELLO R, SIMIONATI B, BASSO C, THIENE G, TOWBIN JA, DANIELI GA. Mutation in human desmoplakin domain binding to plakoglobin causes a dominant form of arrhythmogenic right ventricular cardiomyopathy. Am J Hum Genet. 2002 Nov;71(5):1200-6.

104. CALKINS H. Arrhythmogenic right-ventricular dysplasia/cardiomyopathy. Curr Opin Cardiol. 2006 Jan;21(1):55-63.

105. RAMPAZZO A, DANIELI GA. Genetic background of ARVDs. First International Symposium on Arrhytmogenic Right Ventricular Dysplasia; 2005.

106. THIENE G, CORRADO D, NAVA A, ROSSI L, POLETTI A, BOFFA GM, DALIENTO L, PENNELLI N. Right ventricular

cardiomyopathy: is there evidence of an inflammatory aetiology? Eur Heart J. 1991 Aug;12(Suppl D):22-5.

107. FRANCÉS RJ. Arrhythmogenic right ventricular dysplasia/cardiomyopathy. A review and update. Int J Cardiol. 2006 Jun 28;110(3):279-87.

108. NAVA A, BAUCE B, BASSO C, et al. Clinical profile and long-term follow-up of 37 families with arrhythmogenic right ventricular cardiomyopathy/dysplasia reveals a need to broaden diagnostic criteria. J Amer Coll Cardiol. 2002;40:1445-50.

109. CORRADO D, LEONI L, LINK MS, DELLA BELLA P, GAITA F, CURNIS A, SALERNO JU, IGIDBASHIAN D, RAVIELE A, DISERTORI M, ZANOTTO G, VERLATO R, VERGARA G, DELISE P, TURRINI P, BASSO C, NACCARELLA F, MADDALENA F, ESTES NA 3RD, BUJA G, THIENE G. Implantable cardioverter-defibrillator therapy for prevention of sudden death in patients with arrhythmogenic right ventricular cardiomyopathy/dysplasia. Circulation. 2003 Dec 23;108(25):3084-91.

110. WICHTER T, PAUL M, WOLLMANN C, ACIL T, GERDES P, ASHRAF O, TJAN T, et al. Implantable cardioverter/defibrillator therapy in arrhythmogenic right ventricular cardiomyopathy single-center experience of long-term follow-up and complications in 60 patients. Circulation. 2004;109:1503-8.

111. ANGELINI A, BASSO C, NAVA A, THIENE G. Endomyocardial biopsy in arrhythmogenic right ventricular cardiomyopathy. Am Heart J. 1996 Jul;132(1 Pt 1):203-6.

112. FONTAINE G, FONTALIRAN F, HEBERT JL, CHEMLA D, ZENATI O, LECARPENTIER Y, FRANK R. Arrhythmogenic right ventricular dysplasia. Annu Rev Med. 1999;50:17-35.

113. BASSO C, THIENE G. Endomyocardial biopsy in ARVC. First International Symposium on Arrhytmogenic Right Ventricular Dysplasia; 2005.

114. FONTAINE G, FONTALIRAN F, FRANK R. Arrhythmogenic right ventricular cardiomyopathies clinical forms and main differential diagnoses. Circulation. 1998;97:1532-5.

115. FONTAINE G. A mini-atlas of ARVD pathology. First International Symposium on Arrhytmogenic Right Ventricular Dysplasia; 2005.

116. PÉREZ RIERA AR, ANTZELEVITCH C, SCHAPACKNIK E, DUBNER S, FERREIRA C. Is there an overlap between Brugada syndrome and arrhythmogenic right ventricular cardiomyopathy/dysplasia? J Electrocardiol. 2005 Jul;38(3):260-3.

117. PETERS S, PETERS H, THIERFELDER L. Risk stratification of sudden cardiac death and malignant ventricular arrhythmias in right ventricular dysplasia-cardiomyopathy. Int J Cardiol. 1999 Dec 1;71(3):243-50.

118. WICHTER T, PAUL TM, BREITHARDT G. Arrhythmogenic right ventricular cardiomyopathy. Antiarrhythmic drugs, catheter ablation, or ICD? First International Symposium on Arrhytmogenic Right Ventricular Dysplasia; 2005.

119. BJERREGAARD P, MOLGAARD H. Electrocardiographic curiosities. A patient with biventricular dysplasia. J Electrocardiol. 2002;35(4):289-90.

120. MARCUS FI. Arrhythmogenic right ventricular dysplasia. Cardiac Electrophys Rev. 1999;3:205-6.

121. PETERS S, TRÜMMEL M. Diagnosis of arrhythmogenic right ventricular dysplasia-cardiomyopathy: value of standard ECG revisited. Ann Noninvasive Electrocardiol. 2003 Jul;8(3):238-45.

122. PETERS S, TRÜMMEL M, KOEHLER B, WESTERMANN KU. The value of different electrocardiographic depolari-

zation criteria in the diagnosis of arrhythmogenic right ventricular dysplasia/cardiomyopathy. J Electrocardiol. 2007 Jan;40(1):34-7.

123. NASIR K, BOMMA C, TANDRI H, ROGUIN A, DALAL D, PRAKASA K, TICHNELL C, JAMES C, SPEVAK PJ, MARCUS F, CALKINS H. Electrocardiographic features of arrhythmogenic right ventricular dysplasia/cardiomyopathy according to disease severity: a need to broaden diagnostic criteria. Circulation. 2004 Sep 21;110(12):1527-34.

124. TURRINI P, CORRADO D, BASSO C, NAVA A, THIENE G. Noninvasive risk stratification in arrhythmogenic right ventricular cardiomyopathy. Ann Noninvasive Electrocardiol. 2003 Apr;8(2):161-9.

125. LU LX, ZHOU W, ZHANG X. Short QT syndrome: a case report and review of literature. Resuscitation. 2006;71:115-21.

126. SCHIMPF R, WOLPERT C, GAITA F. Short QT syndrome. Cardiovasc Res. 2005;67:357-66.

127. ANTZELEVITCH C. Cellular basis for the repolarization waves of the ECG. Ann N Y Acad Sci. 2006;1080:268-81.

128. BRUGADA R, HONG K, DUMAINE R, et al. Sudden death associated with short-QT syndrome linked to mutations in HERG. Circulation. 2004;109:30-5.

129. BELLOCQ C, VAN GINNEKEN AC, BEZZINA CR, et al. Mutation in the KCNQ1 gene leading to the short QT-interval syndrome. Circulation. 2004;109:2394-7.

130. PRIORI SG, PANDIT SV, RIVOLTA I, et al. A novel form of short QT syndrome (SQT3) is caused by a mutation in the KCNJ2 gene. Circ Res. 2005;96:800-7.

131. BORCHERT B, LAWRENZ T, STELLBRINK C. Long and short QT syndrome. Herzschrittmacherther Elektrophysiol. 2006;17:205-10.

132. LUPOQLAZOFF JM, DENJOY I. Familial short QT syndrome. Rev Prat. 2007;57:121-5.

133. BORGGREFE M, WOLPERT C, ANTZELEVITCH C, et al. Short QT syndrome. Genotype-phenotype correlations. J Electrocardiol. 2005;38:75-80.

134. PASTORE CA. O eletrocardiograma nas síndromes da onda J. In: Pastore CA, Samesima N, Tobias N, Pereira Filho HG (eds.). Eletrocardiografia atual. Curso do Serviço de Eletrocardiografia do INCOR. 3ª ed. São Paulo: Atheneu; 2016. p. 245-8.

135. TESTER DJ, ACKERMAN MJ. Genetics of cardiac arrhythmias. In: Mann DL, Zipes DP, Libby P, Bonow RO. Braunwald's heart disease. A textbook of cardiovascular medicine. 10th ed. Philadelphia: Saunders Elsevier; 2015. p. 617-28.

17
Vias acessórias

Antonio Américo Friedmann
Alfredo José da Fonseca

No coração normal, o estímulo elétrico que despolariza os átrios não alcança diretamente os ventrículos, apesar de sua proximidade, devido à existência de uma camada de tecido fibroso isolante elétrico que é o plano de sustentação das valvas atrioventriculares. Dessa forma, o impulso sinusal deve obrigatoriamente atravessar o nó atrioventricular, para depois percorrer o sistema His-Purkinje e despolarizar os ventrículos.

Assim, qualquer ponto da junção entre átrios e ventrículos que permita a passagem anormal do estímulo elétrico, paralelamente ao sistema de condução atrioventricular normal, é denominado via acessória, e pode permitir a despolarização mais precoce de uma porção do miocárdio ventricular (pré-excitação) antes da chegada do impulso sinusal pelo sistema His-Purkinje. As vias acessórias são também designadas feixes anômalos de condução.

A presença de duas vias de condução (nó AV e via acessória) com velocidades de condução diferentes constitui o substrato anatômico de um circuito de reentrada que predispõe à ocorrência de taquicardias paroxísticas.

PRÉ-EXCITAÇÃO

O nó AV, determinando atraso fisiológico da condução atrioventricular, mantém o intervalo PR entre 0,12 e 020 s. Havendo pré-excitação, o intervalo PR encurta e a despolarização ventricular precoce da região pré-excitada pela via acessória causa um empastamento inicial do QRS denominado onda delta (Figura 17.1).

A onda delta resulta da despolarização mais precoce de uma parte do miocárdio ventricular, porém com velocidade de condução mais lenta. É ela que encurta o intervalo PR e alarga o QRS. Apesar de o intervalo PR apresentar-se curto, o intervalo PJ está inalterado.

Quando a condução pela via acessória é anterógrada, ou seja, no sentido atrioventricular, ela determina pré-excitação e produz alterações constantes ou intermitentes no eletrocardiograma em ritmo sinusal. Essas alterações são também denominadas padrão Wolff-Parkinson-White (WPW).

Se a via acessória só permite a condução no sentido retrógrado, não há pré-excitação. Nesse caso ela é denominada via oculta porque não se manifesta no ECG de superfície e é suspeitada após uma taquicardia paroxística sugestiva de reentrada atrioventricular.

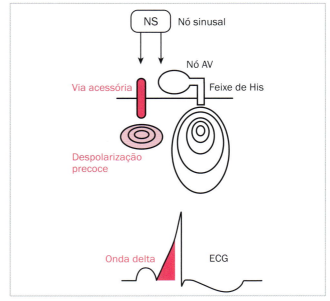

Figura 17.1 Esquema de pré-excitação. Em ritmo sinusal, o estímulo se propaga paralelamente pela via acessória e pelo nó AV. A despolarização precoce pela via acessória determina a onda delta, que encurta o intervalo PR e alarga o QRS.

REENTRADA

A existência de uma via acessória de condução rápida, paralela ao nó AV (que apresenta condução lenta), cria condições para o estabelecimento de um circuito de reentrada.

Ao contrário da reentrada nodal que é considerada uma microrreentrada, a via acessória determina uma macrorreentrada porque o estímulo elétrico percorre um circuito longo que envolve câmaras atriais e ventriculares.

A reentrada é geralmente desencadeada por uma extrassístole. Esta, sendo precoce, pode encontrar uma das duas vias de condução em período refratário e propagar pela segunda, voltando depois pela primeira, agora fora do período refratário. Assim, um único estímulo, originário de um foco ectópico, se perpetua pelo circuito reentrante e determina uma taquicardia paroxística.

O sentido da condução na via acessória pode ser anterógrado ou retrógrado.

Dependendo do sentido do movimento circular de reentrada pelas vias de condução normal e acessória a reentrada é classificada em dois tipos (Figura 17.2):

1. Ortodrômica: quando o impulso elétrico percorre o sistema His-Purkinje em seu sentido normal anterógrado e retorna pela via acessória em sentido retrógrado.
2. Antidrômica: quando o estímulo despolariza o ventrículo a partir da via anômala e retorna retrogradamente pelo sistema normal de condução.

A reentrada ortodrômica é muito mais frequente, ocorrendo em cerca de 90% das taquicardias.

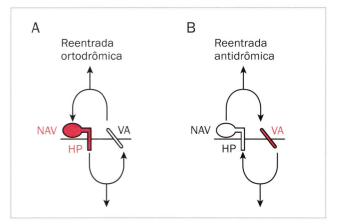

Figura 17.2 Sentidos da condução na reentrada atrioventricular. A = Ortodrômica: o estímulo elétrico percorre o nó AV (NAV), sistema His-Purkinje (HP) e retorna pela via acessória (VA). B = Antidrômica: o estímulo elétrico passa para o ventrículo pela via acessória e volta para o átrio pelo sistema normal de condução.

SÍNDROME DE WOLFF-PARKINSON-WHITE (WPW)

Wolff, Parkinson e White publicaram em 1930 um trabalho intitulado "Bloqueio de ramo com intervalo PR curto em jovens sadios propensos a taquicardia paroxística". Durante a década que se seguiu, o fenômeno foi atribuído à presença de uma via anômala atrioventricular, já descrita por Kent anos antes. O termo "pré-excitação" foi utilizado a partir da década de 1940. E finalmente essas observações foram confirmadas com estudos invasivos eletrofisiológicos na década de 1960.

Consideram-se portadores da síndrome de Wolff-Parkinson-White os pacientes com história de taquicardia paroxística que apresentam sinais de pré-excitação no ECG em ritmo sinusal.

WPW em ritmo sinusal

Quando em ritmo sinusal, o ECG revela sinais de pré-excitação:

- Intervalo PR curto.
- QRS alargado pela presença de onda delta, que deforma o início do complexo QRS, simulando bloqueio de ramo ou eventualmente área inativa.
- Alterações do segmento ST e da onda T secundárias à condução anormal.

A onda delta é a expressão eletrocardiográfica da pré-excitação ventricular. O complexo QRS aberrante é, portanto, uma fusão da despolarização precoce pela via anômala com a despolarização normal pelo sistema His-Purkinje.

O intervalo PR é curto por causa da pré-excitação (interposição da onda delta), mas o intervalo PJ está inalterado, com ou sem onda delta, porque a condução normal com o atraso fisiológico pelo nó AV continua ocorrendo.

A onda delta pode ser intermitente e suas dimensões podem variar dependendo da frequência cardíaca (FC). Em frequências elevadas, mantendo-se o ritmo sinusal, a condução nodal é facilitada diminuindo a aberrância do complexo QRS.

Nem sempre ocorre pré-excitação. Em cerca de 25% dos casos, o feixe anômalo permite apenas condução retrógrada ventrículo-atrial e a via é denominada oculta, não se manifestando no ECG convencional. A síndrome de WPW tem incidência estimada em 0,2% em uma população geral, sendo mais frequente em homens e diagnosticada em qualquer faixa etária.

Na maioria das vezes os pacientes com síndrome de WPW têm coração estruturalmente normal, mas ela pode estar associada tanto a cardiopatias congênitas como adquiridas.

Localização da via acessória (VA)

A localização anatômica da via acessória em pacientes com síndrome de WPW é variável. As mais frequentes são laterais esquerdas, posterosseptais, laterais direitas e anterosseptais. Podem também ser múltiplas.

O estudo eletrofisiológico por cateterismo cardíaco possibilita localizar com precisão o feixe anômalo e proceder a sua ablação por radiofrequência. A abordagem é mais fácil para os feixes localizados do lado esquerdo, ao passo que no lado direito, particularmente na região septal, há risco de lesar o nó atrioventricular e causar BAVT.

Por esse motivo foram desenvolvidos fluxogramas (Figuras 17.3 e 17.4) para localizar o feixe anômalo a partir do ECG e orientar o encaminhamento dos pacientes para tratamento adequado. Esses fluxogramas utilizam como parâmetros a polaridade da onda delta ou a orientação espacial do QRS.

Os métodos de localização baseados na polaridade da onda delta basicamente permitem determinar o lado da via acessória: quando a onda delta é positiva na derivação V1 o feixe está à esquerda, e quando a onda delta é negativa em V1 o feixe se localiza à direita. Esses métodos tornam-se complexos porque a determinação da polaridade da onda delta nem sempre é fácil, além de outras dificuldades como a presença de múltiplas vias, a fusão ventricular variável, a superposição da onda P com a onda delta e a existência de cardiopatias estruturais congênitas ou adquiridas.

Os fluxogramas baseados na orientação espacial do QRS são mais práticos e têm acurácia de até 92%, como o algoritmo da Figura 17.4. Este também utiliza inicialmente a derivação V1, observando-se a polaridade do QRS e depois as derivações D3, aVL, D2 e V2 que, mediante o mesmo critério, vão discriminar oito possíveis localizações.

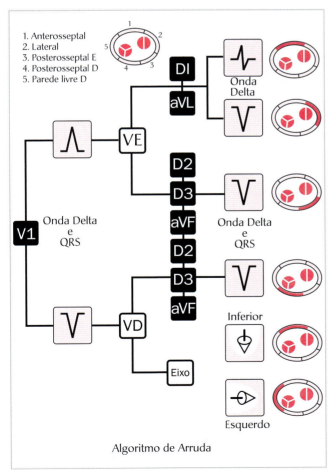

Figura 17.3 Fluxograma para localização da via acessória, tendo como parâmetro a polaridade da onda delta.

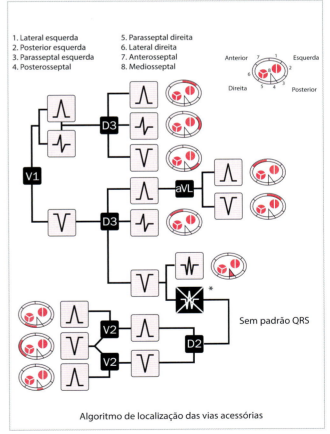

Figura 17.4 Fluxograma para localização da via acessória baseado na orientação espacial do QRS.

* Padrão de despolarização não QRS, ou seja, sem os três vetores expressos.

O ECG a seguir (Figura 17.5) apresenta a pré-excitação como exemplo para aplicação dos fluxogramas de localização da via acessória.

A Figura 17.5 é um exemplo típico de WPW com intervalo PR curto e QRS alargado por onda delta.

Ao se aplicar o fluxograma de localização da via acessória, tendo como parâmetro a polaridade da onda delta, verifica-se que em V1 o QRS negativo indica que o feixe se localiza à direita. A seguir, observa-se em D3 a onda negativa que corresponde à localização posteroseptal direita.

Ao se aplicar o fluxograma de localização da via acessória baseado na orientação espacial do QRS verifica-se em V1 o QRS negativo indicando que o feixe se localiza à direita. Prosseguindo no fluxograma e observando sucessivamente D3, D2 e V2, conclui-se que a localização é posteroseptal. A transição abrupta da polaridade do QRS de V1 para V2 também indica localização no septo e proximidade ao nó AV, havendo maior risco de BAVT em caso de ablação.

WPW com taquicardia

Os pacientes com a síndrome de WPW são propensos a taquicardias paroxísticas por reentrada, mas podem também apresentar fibrilação atrial com resposta ventricular muito elevada.

A taquicardia supraventricular mais comum dos portadores de WPW é a taquicardia atrioventricular com reentrada ortodrômica (Figura 5.19). Esse comportamento ocorre porque as células do feixe anômalo, apesar de exibirem velocidade de condução maior, têm período refratário menor que as do nó AV. Assim, a ocorrência de uma extrassístole ventricular determina condução retrógrada pelo feixe anômalo e ortodrômica (normal) pelo sistema His-Purkinje. Em consequência, durante a taquicardia a despolarização ventricular é normal e o QRS é estreito (Figura 17.6), contrastando com o QRS em ritmo sinusal que é alargado e aberrante devido à pré-excitação.

A reentrada é raramente antidrômica. Nesse caso a taquicardia supraventricular exibe QRS alargado e muito aberrante, semelhante ao de uma taquicardia ventricular (TV). O diagnóstico diferencial entre ambas é difícil durante a taquicardia, mas é evidente quando se obtém outro ECG registrado antes ou após a reversão da taquicardia exibindo pré-excitação (Figura 13.5).

A fibrilação atrial (FA) nos pacientes com WPW é mais rara que as taquicardias por reentrada, mas é mais frequente que na população da mesma faixa etária porque a reentrada atrioventricular pode degenerar em FA. Durante a FA os impulsos elétricos dos átrios descem para os ventrículos preferencialmente pela via acessória que apresenta menor período refratário. Como o feixe anô-

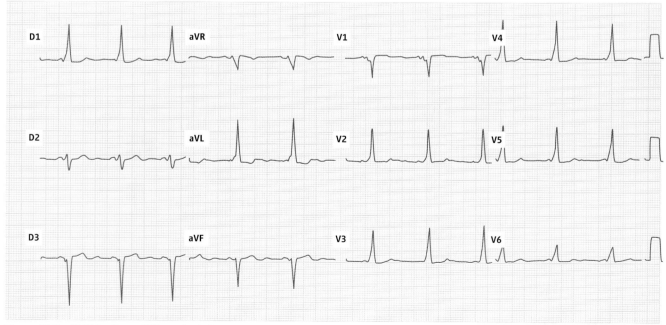

Figura 17.5 Wolff-Parkinson-White. Feixe à direita.

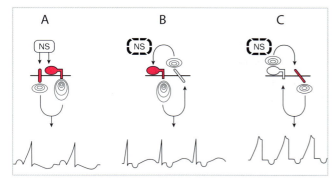

Figura 17.6 Taquicardias por reentrada atrioventricular. A = Ritmo sinusal. O estímulo elétrico caminha paralelamente pela via acessória e pelo nó AV. A despolarização precoce pela via anômala determina a onda delta no ECG (pré-excitação). B = Reentrada ortodrômica. O estímulo atravessa o nó AV e despolariza os ventrículos pelas vias normais de condução (QRS estreito) e reentra para os átrios pela via acessória (onda P retrógrada após o QRS). C = Reentrada antidrômica. O estímulo despolariza os ventrículos pela via acessória (QRS alargado) e reentra para os átrios pelo nó AV (onda P retrógrada após o QRS).

malo não possui a propriedade de diminuir a velocidade de condução, que é característica das células do nó AV, a frequência ventricular durante a FA é muito alta, e pode levar a fibrilação ventricular. Os complexos QRS são muito aberrantes porque os ventrículos são despolarizados a partir da via acessória, mas ocasionalmente verificam-se QRS estreitos (Figura 13.6), quando o estímulo passa pelo sistema normal de condução ou com morfologia intermediária quando a passagem do estímulo ocorre simultaneamente pelas duas vias (fusão).

Mais rara ainda é a ocorrência de *flutter* atrial em portadores de WPW, o que também determina frequências ventriculares elevadas.

Na Figura 17.7 observam-se os principais tipos de taquicardia da síndrome de WPW. Nas taquicardias por reentrada ortodrômica (A e B), os QRS são estreitos, com morfologia normal e apresentam ondas P retrógradas logo após o QRS. A taquicardia por reentrada antidrômica (C) exibe QRS muito aberrante e semelhante ao de uma TV. Na FA da síndrome de WPW (D), os QRS são aberrantes e a FC é muito elevada devido à passagem do estímulo pela via acessória. Ocasionalmente um QRS normal indica condução pelo nó AV e sistema His-Purkinje.

Uma modalidade diferente de via acessória, com propriedade de condução decremental, semelhante à das células do nó AV, foi descrita por Coumel em crianças. Essas vias anômalas, com maior período refratário, permitem apenas condução retrógrada e causam taquicardias ortodrômicas incessantes. Durante a reentrada, como o estímulo atrasa na via acessória, a onda P retrógrada é inscrita longe do QRS e verifica-se no ECG uma taquicardia com intervalo RP maior do que o PR.

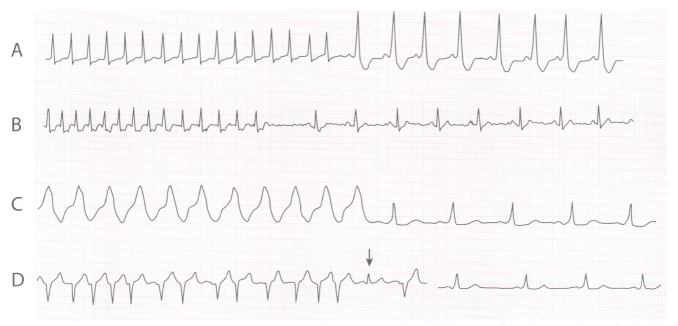

Figura 17.7 Taquicardias da síndrome de WPW. A = Taquicardia paroxística por reentrada ortodrômica e reversão ao ritmo sinusal com pré-excitação. B = Taquicardia paroxística por reentrada ortodrômica e reversão ao ritmo sinusal sem pré-excitação (via acessória oculta). C = Taquicardia paroxística por reentrada antidrômica e reversão ao ritmo sinusal com pré-excitação. D = Fibrilação atrial em portador de via acessória (a seta indica QRS conduzido pela via normal) e reversão ao ritmo sinusal com pré-excitação.

Formas variantes

Outras formas de pré-excitação no ECG foram descritas, com diferentes substratos anatômicos, embora não tão bem esclarecidas como a síndrome de WPW.

A síndrome de Lown-Ganong-Levine, ou simplesmente síndrome do PR curto, caracteriza-se no ECG por intervalo PR curto e QRS normal.

A base anatômica dessa síndrome consiste na presença de um feixe, que conecta o átrio diretamente ao feixe de His, resultando em *bypass* do nó AV, encurtamento do intervalo PR e despolarização ventricular normal. James identificou o trato internodal posterior anômalo como causador da síndrome. Entretanto, o intervalo PR curto é um achado muito frequente em ECG de pessoas normais sem história de taquicardia, atribuído a condução AV acelerada.

Fibras de Mahaim são outras variantes de vias acessórias causadoras de pré-excitação ventricular. Dois tipos são descritos: fibras nodoventriculares que conectam o nó AV diretamente ao miocárdio ventricular, e fibras fasciculoventriculares que conectam anormalmente o feixe de His ou um dos ramos diretamente ao ventrículo. Nessas variedades o ECG exibe QRS alargado por onda delta e intervalo PR normal.

Essas formas variantes são raras e a sua existência é controversa.

REFERÊNCIAS BIBLIOGRÁFICAS

1. CHEITLIN MD, SOKOLOW M, MCLLROY MB. Cardiologia clínica. Rio de Janeiro: Prentice-Hall do Brasil; 1993.

2. D'AVILA A, et al. A fast and reliable algorithm to localize acessory pathways based on the polarity of the QRS complex on the surface ECG during sinus rhythm. PACE. 1995;18:1615-27.

3. CARNEIRO EF. O eletrocardiograma 10 anos depois. Rio de Janeiro: Livraria Editora Enéas Ferreira Carneiro; 1997.

4. FRIEDMANN AA. Fibrilação atrial na síndrome de Wolff-Parkinson-White. Diagn Tratamento. 2014;19(3):141-3.

5. GANZ LI, FRIEDMAN PL. Medical progress: supraventricular tachycardia. N Engl J Med. 1995;332:162-73.

6. MAIA IG, CRUZ FILHO FES. Eletrocardiografia atual. Rio de Janeiro: Revinter; 1999.

7. MIRVIS DM, GOLDBERGER AL. Electrocardiography. In: Mann DL, Zipes DP, Libby P, Bonow RO. Braunwald's heart disease. A textbook of cardiovascular medicine. 10th ed. Philadelphia: Saunders Elsevier; 2015. p. 114-52.

8. PASTORE CA, PINHO JA, PINHO C, SAMESIMA N, PEREIRA-FILHO HG, KRUSE JCL, et al. III Diretrizes da Sociedade Brasileira de Cardiologia sobre Análise e Emissão de Laudos Eletrocardiográficos. Arq Bras Cardiol. 2016;106(4Supl.1):1-23.

9. PASTORE CA, SAMESIMA N, TOBIAS N, PEREIRA FILHO HG (eds.). Eletrocardiografia atual. Curso do Serviço de Eletrocardiografia do INCOR. 3ª ed. São Paulo: Atheneu; 2016.

10. PEREIRA KRP, SERRA JCU, SILVA GG, DE PAOLA AAVA. Aplicações clínicas do eletrocardiograma nas taquicardias supraventriculares. Rev Soc Cardiol Estado de São Paulo. 1999;9:454-64.

18

ECG anormal em pacientes normais

Antonio Américo Friedmann

O eletrocardiograma é o registro da atividade elétrica do coração por meio do qual se almeja deduzir um diagnóstico anatômico ou funcional do coração baseado em estudos prévios de correlação clínica. Como o ECG reflete apenas um fenômeno elétrico, não é de se surpreender o encontro de ECG normal na presença de cardiopatia e de ECG anormal na ausência de anormalidades cardíacas.

Assim, em ECG de indivíduos normais podem ser encontradas alterações do QRS, do segmento ST e da onda T, e até mesmo arritmias, sem expressão clínica. Essas anormalidades devem ser conhecidas porque podem trazer preocupações desnecessárias para o paciente.

Nos pacientes jovens, o ECG anormal, na ausência de outra manifestação clínica de cardiopatia, deve ser avaliado mais cuidadosamente porque a prevalência de doenças cardíacas é mais baixa e, portanto, a probabilidade de resultado falso-positivo para anormalidade cardíaca é mais alta.

INFLUÊNCIA DO BIOTIPO

Comumente se observa que indivíduos longilíneos têm coração verticalizado, com eixo de QRS em torno de +90°, que pode ser confundido com sobrecarga do ventrículo direito (SVD) ou pode levantar a suspeita de bloqueio divisional posteroinferior (BDPI), que é um distúrbio de condução muito raro.

Nos brevilíneos, o coração horizontalizado com QRS ao redor de −30°, não raramente é diagnosticado erroneamente como bloqueio divisional anterossuperior (BDAS). É frequente também o encontro de ondas Q em D3 simulando área inativa em parede inferior.

INFLUÊNCIA DA IDADE

O padrão normal do ECG da criança difere consideravelmente do padrão do adulto. O recém-nascido normal apresenta taquicardia sinusal e predominância elétrica do ventrículo direito. O ECG é semelhante ao da SVD, com orientação do eixo elétrico para a direita e para a frente, porém o complexo QRS é muito estreito, com duração inferior a 0,07 s. A onda T é positiva em V1 e a partir do segundo ou do terceiro dia se torna negativa. Durante o primeiro ano de vida da criança o ventrículo esquerdo passa a predominar sobre o direito e o eixo do QRS paulatinamente se orienta para a esquerda, mas o QRS continua orientado para a frente. Na primeira década de vida, as ondas R continuam predominantes em V1 e as ondas T permanecem negativas nas derivações precordiais direitas, de V1 a V3. Essas características podem persistir até a adolescência, sendo então denominadas de padrão juvenil.

O processo de envelhecimento, por sua vez, determina alterações anatômicas e funcionais no sistema cardiovascular e na caixa torácica. No coração de pessoas idosas saudáveis são comuns as alterações do miocárdio, das valvas e do sistema de condução, sem repercussão clínica. A caixa torácica sofre modificações volumétricas e dinâmicas porque a coluna vertebral, seu eixo de sustentação, perde altura por causa da redução dos espaços intervertebrais e são frequentes o rebaixamento do diafragma e o aumento do diâmetro anteroposterior do tórax. Surgem, então, condições para a mudança da posição anatômica do coração, o que repercute no eixo elétrico. Por sua vez, as doenças cardiocirculatórias são tão prevalentes na população de idosos, em que é difícil diferenciar envelhecimento normal de doença.

No eletrocardiograma normal do idoso é comum o encontro de intervalo PR no limite superior da normalidade e QRS desviado para a esquerda, próximo de –30°.

A incidência das alterações eletrocardiográficas nos pacientes idosos aumenta paralelamente à faixa etária considerada. As mais frequentes são alterações da onda T, arritmias (extrassístoles e fibrilação atrial), distúrbios de condução intraventricular (BRD, BDAS e BRE) e bloqueio atrioventricular (BAV) de 1º grau.

Algumas alterações, como as da onda T, as extrassístoles, o BRD e/ou BDAS e o BAV de 1º grau, são comumente encontradas em idosos assintomáticos sem outra evidência de comprometimento cardíaco.

Mais detalhes sobre as alterações do ECG na criança e no idoso são encontrados nos Capítulos 8 e 9.

INFLUÊNCIA DO SISTEMA NERVOSO AUTÔNOMO

A predominância da ação vagal ou vagotonia se caracteriza no ECG por apresentar bradicardia sinusal, ondas R com grande amplitude, segmento ST supradesnivelado e côncavo e ondas T altas, pontiagudas e assimétricas em derivações esquerdas. Essas características tendem a desaparecer com o exercício e com a administração de atropina.

As ondas T vagotônicas altas e pontiagudas podem ser confundidas com as da hiperpotassemia. Nessa condição, todavia, elas são simétricas e têm a base estreita.

Na influência exacerbada do sistema nervoso simpático ou simpaticotonia verifica-se taquicardia sinusal, infradesnivelamento descendente do segmento PR e ascendente do segmento ST, que junto do QRS lembram a figura de uma âncora.

ATLETAS

Em atletas é comum encontrar alterações no ECG de repouso, como bradicardia sinusal e sinais de sobrecarga do ventrículo esquerdo, que geram controvérsias quanto à existência de cardiopatia ou apenas hipertrofia fisiológica.

Entre as principais alterações destacam-se:
- bradicardia sinusal (FC < 50 bpm) no ECG de repouso e frequências abaixo de 40 bpm durante o sono, registradas pelo sistema Holter;
- distúrbio da condução atrioventricular: BAV de 1º grau ou de 2º grau do tipo 1 (Mobitz 1) em repouso, que desaparecem com o exercício;
- distúrbio da condução intraventricular: atraso final de condução e distúrbio do ramo direito;
- alterações do segmento ST e da onda T: supradesnivelamento do segmento ST nas derivações precordiais

(repolarização precoce) e inversão da onda T de V1 a V3 (padrão juvenil);
- padrão de sobrecarga ventricular esquerda: diagnóstico frequente de SVE por critérios de voltagem, mas baixa correlação com hipertrofia pelo ecocardiograma.

No Capítulo 10 há mais detalhes sobre as alterações do ECG no atleta.

REPOLARIZAÇÃO PRECOCE

Indivíduos assintomáticos, sem qualquer evidência de comprometimento cardíaco, podem exibir no ECG elevação do ponto J e do segmento ST de até 3 mm em algumas derivações, mais comumente nas precordiais direitas. Pode haver um entalhe na porção descendente da onda R ou mesmo uma onda J iniciando um segmento ST côncavo e supradesnivelado (Figura 18.1).

Esse padrão denominado de repolarização precoce é muito prevalente em indivíduos jovens, principalmente os da raça negra. Quando o paciente com essa alteração no eletrocardiograma se queixa de dor torácica, é frequente a confusão diagnóstica com infarto agudo do miocárdio ou pericardite.

Essa variante fisiológica, mais evidente em frequências cardíacas baixas, pode estar relacionada a aumento do tono vagal em indivíduos normais. Apesar da denominação de repolarização precoce, não foi demonstrado início prematuro da recuperação ventricular.

Embora considerada durante muitos anos como variante benigna, recentemente foram relatados alguns casos de repolarização precoce associados a arritmia cardíaca e morte súbita, possivelmente determinados por mutação genética.

ALTERAÇÕES INESPECÍFICAS DA ONDA T

Também frequente é o encontro isolado de ondas T negativas, invertidas em relação ao QRS, em indivíduos assintomáticos. Denomina-se onda T juvenil (Figura 18.2) a persistência das ondas T negativas nas derivações precordiais direitas de V1 a V3 em adultos jovens que mantêm o padrão de repolarização ventricular encontrado na criança. Esse achado é também mais comum em adultos do sexo feminino e nos de raça negra.

DISTÚRBIOS DE CONDUÇÃO INTRAVENTRICULAR

Como já exposto na Aula 3, alguns distúrbios da condução intraventricular são achados frequentes em pessoas normais. Em jovens normais é comum o encontro de atra-

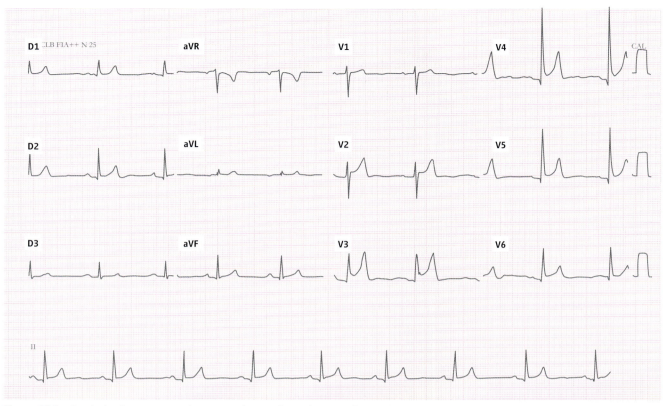

Figura 18.1 Repolarização precoce. Variante normal. Supradesnivelamento côncavo do segmento ST mais acentuado nas derivações precordiais. A frequência cardíaca de 53 bpm, o intervalo PR de 0,18 s e as ondas T amplas são parâmetros compatíveis com vagotonia.

so final de condução e em idosos o BRD e/ou BDAS sem outra manifestação de cardiopatia.

ONDAS Q SIMULANDO ÁREAS INATIVAS

Ondas Q são encontradas em ECG de rotina de indivíduos normais. Se diagnosticadas como infarto antigo, podem gerar conflito. As situações mais comuns são:
- Complexos QS em V1, confundidos com área inativa septal.
- Complexos QR em D3 em corações horizontalizados.

Neste último caso (Figura 18.3), registrando o ECG sob inspiração profunda, as ondas Q desaparecem devido à rotação horária do eixo cardíaco consequente ao abaixamento do diafragma. Essa manobra permite o diagnóstico diferencial com ondas Q causadas por área inativa em parede inferior, que não desaparecem à inspiração profunda.

ALTERAÇÕES DO RITMO CARDÍACO

Disritmias sinusais são comuns em pessoas assintomáticas: arritmia sinusal respiratória em crianças normais, bradicardia sinusal em atletas e vagotônicos e taquicardia sinusal em indivíduos ansiosos. A bradicardia sinusal predispõe ao aparecimento de ritmos de escape.

O ritmo juncional de escape surge habitualmente na bradicardia sinusal, quando a frequência sinusal cai abaixo da frequência de automatismo das células da junção AV, podendo haver dissociação AV ou marca-passo atrial mutável.

O aumento da frequência cardíaca restabelece o ritmo sinusal.

Os ritmos ectópicos atriais de escape são também muito comuns, encontrados em 1 a 2% dos ECG de rotina de indivíduos assintomáticos no Serviço de ECG do Hospital das Clínicas da Faculdade de Medicina da Universidade de São Paulo (HC/FMUSP). O ritmo originado na porção baixa do átrio direito ocorre geralmente em corações normais, ao passo que os ritmos de átrio esquerdo na maioria das vezes são causados por cardiopatia.

As extrassístoles ventriculares e supraventriculares isoladas e assintomáticas são achados muito frequentes na monitoração ambulatorial de ECG (sistema Holter), encontradas em mais de 50% de indivíduos normais sem outras evidências de cardiopatia.

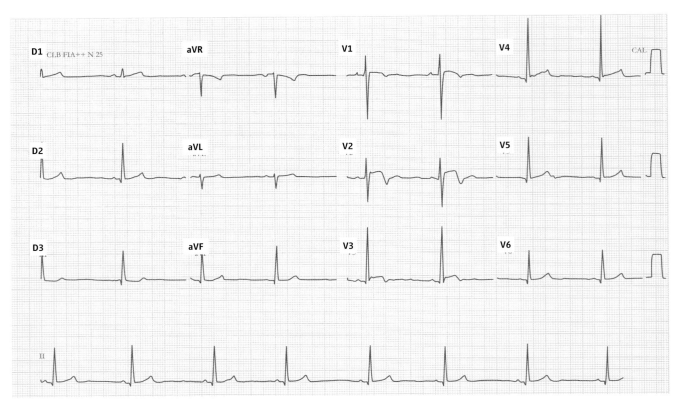

Figura 18.2 Persistência do padrão infantil em jovem de 15 anos do sexo masculino. Em V1, onda R ainda com grande amplitude e de V1 a V3 supra-desnivelamento de ST (repolarização precoce) e onda T negativa (onda T juvenil).

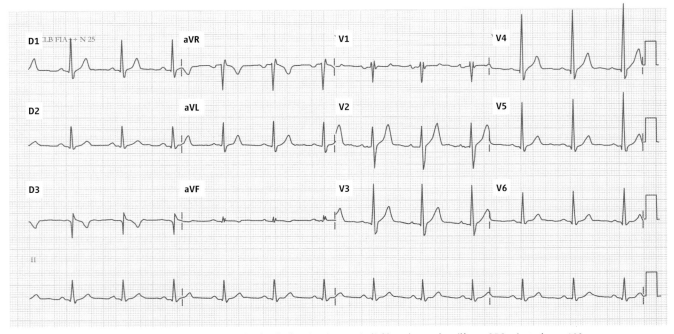

Figura 18.3a Onda Q de grande amplitude em D3 simulando área inativa, em indivíduo obeso e brevilíneo. QRS orientado a +10°.

DEXTROCARDIA E DEXTROPOSIÇÃO

Na dextrocardia por *situs inversus totalis*, quando todos os órgãos estão invertidos como uma imagem em espelho, verificam-se P, QRS e T negativos em D1, porque os vetores estão orientados para o lado direito (Figura 1.20). A primeira impressão de quem vê o ECG é que pode ter havido troca de eletrodos dos membros superiores, mas nas derivações precordiais observa-se que o QRS diminui progressivamente de amplitude de V1 a V6, como se o coração estivesse se afastando. Para comprovar essa condição utilizam-se as derivações V3R, V4R, V5R e V6R nas quais o QRS aparece com sua amplitude normal, porque o coração está voltado para o lado direito (Figura 1.21).

Na dextroposição causada por alterações da caixa torácica, o coração está apenas deslocado para o hemitórax direito e, ao contrário da dextrocardia, não há inversão das câmaras cardíacas. Assim, não há desvio do QRS no plano frontal e no plano horizontal verifica-se aumento da amplitude das ondas R nas derivações precordiais direitas e diminuição nas esquerdas.

ERROS TÉCNICOS E ARTEFATOS

A causa mais comum de erro técnico é a colocação incorreta dos eletrodos que, nas derivações do plano frontal, ocasiona desvios de eixos e variações de amplitude de ondas, e no plano horizontal altera a progressão normal da onda R de V1 a V6. Artefatos podem simular alterações da repolarização ventricular e até mesmo arritmias cardíacas (Capítulo 21).

REFERÊNCIAS BIBLIOGRÁFICAS

1. CASTELLANOS E, KESSLER KM, MYERBURG RJ. The resting electrocardiogram. Hurt's the heart, arteries and veins. 9th ed. McGraw Hill; 1998.
2. FRIEDMANN AA. ECG anormal em indivíduos normais. In: Friedmann AA, Grindler J. ECG – Eletrocardiologia básica. São Paulo: Sarvier; 2000. p. 183-8.
3. MIRVIS DM, GOLDBERGER AL. Electrocardiography. In: Mann DL, Zipes DP, Libby P, Bonow RO. Braunwald's heart disease. A textbook of cardiovascular medicine. 10th ed. Philadelphia: Saunders Elsevier; 2015. p. 114-52.
4. PASTORE CA, PINHO JA, PINHO C, SAMESIMA N, PEREIRA-FILHO HG, KRUSE JCL, et al. III Diretrizes da Sociedade Brasileira de Cardiologia sobre análise e emissão de laudos eletrocardiográficos. Arq Bras Cardiol. 2016;106(4Supl.1):1-23.
5. PASTORE CA, SAMESIMA N, TOBIAS N, PEREIRA FILHO HG (eds.). Eletrocardiografia atual. Curso do Serviço de Eletrocardiografia do INCOR. 3ª ed. São Paulo: Atheneu; 2016.

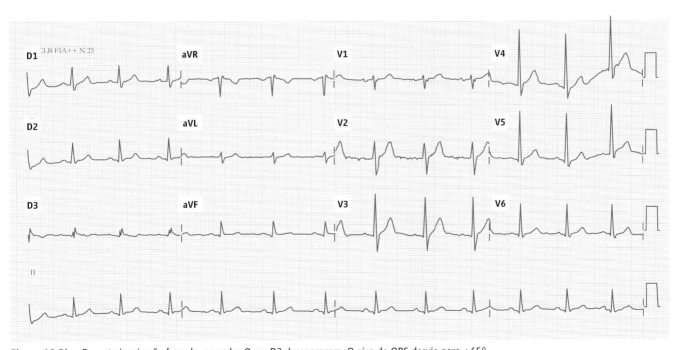

Figura 18.3b Durante inspiração forçada, as ondas Q em D3 desaparecem. O eixo do QRS desvia para +65°.

19
Exames cardiológicos na avaliação perioperatória

Fábio Santana Machado
Milton de Arruda Martins

INTRODUÇÃO

A doença cardiovascular é a principal causa de morbidade e mortalidade no Brasil. No ano de 2006, segundo os dados do Sistema Único de Saúde (SUS), ocorreram aproximadamente 2.800.000 internações hospitalares para procedimentos cirúrgicos no país (excluindo as obstétricas). A taxa de mortalidade associada a essas internações cirúrgicas foi de 2,6%, comparada aos Estados Unidos, que apresentaram taxas de 0,5%. Quando se compara a evolução de mortalidade perioperatória no Brasil, nota-se que ela está aumentando, como demonstra o Gráfico 19.1. Outros estudos no Estado de São Paulo, como o EMAPO e um estudo com 1.072 pacientes realizado no Hospital das Clínicas da Faculdade de Medicina da Universidade de São Paulo (HC/FMUSP), apresentaram taxas de mortalidade também elevadas, como se pode observar nesse gráfico.

Sabe-se que a complicação cardíaca perioperatória é multifatorial e que sua prevalência é elevada (Tabela 19.1). Um estudo no HC/FMUSP demonstrou que a mortalidade de causa cardíaca corresponde a 50% de todas as mortes e que a taxa de complicação cardíaca foi de 6,6% (Gráfico 19.1). Portanto, a avaliação cuidadosa pré-operatória e as medidas protetoras cardíacas podem mudar esse cenário.

Considerações sobre os determinantes clínicos cardiológicos antes de uma cirurgia não cardíaca

A avaliação cardiológica deve abranger três grandes grupos de determinantes do risco cirúrgico:
- tipo de cirurgia;
- estado funcional do paciente;

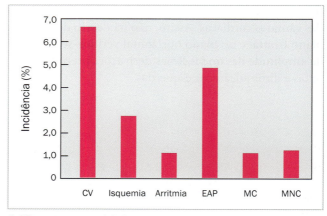

Gráfico 19.1 Mortalidade e morbidade perioperatória. Estudo prospectivo, observacional, de 1.072 pacientes, realizado no HC/FMUSP entre 1999 e 2001. CV = total de complicações cardiovasculares; Isquemia = infarto do miocárdio; Arritmia = taquicardia ventricular sustentada ou fibrilação ventricular ou arritmia supraventricular com instabilidade hemodinâmica; EAP = edema agudo dos pulmões; MC = morte cardíaca; MNC = morte não cardíaca. As mortes foram definidas por necrópsia.

- os fatores de risco cardiológicos, os quais são baseados em dados clínicos e exames complementares.

Tipo de cirurgia

Na análise da cirurgia é importante considerar o seu porte e a emergência ou não do procedimento. O porte cirúrgico é classificado em baixo, intermediário ou alto de acordo com a sua duração, perda de fluido e eventos cardiovasculares perioperatórios. Quanto maior for a operação, maior será o estresse da placa e consequentemente haverá uma chance aumentada de ruptura dela e isque-

Tabela 19.1 Incidência de eventos cardíacos no perioperatório de cirurgia não cardíaca.

Eventos cardíacos perioperatórios	Incidência
• Isquemia miocárdica	
- pré-operatória	24%
- intraoperatória	18 a 74%
- pós-operatória	27 a 38%
• Infarto agudo do miocárdio	
- em cirurgia não cardíaca	0,1 a 0,7%
- em pacientes com infarto do miocárdio prévio	1,9 a 7,7%
- em pacientes submetidos a cirurgia vascular	1 a 15%
- em pacientes com infarto do miocárdio < 3 meses	0 a 37%
• Angina instável	Desconhecida
• Insuficiência cardíaca	
- intraoperatória	4,8%
- pós-operatória	3,6%
• Arritmias graves	
- intraoperatórias	0,9 a 36%
- pós-operatórias	14 a 40,5%
• Morte cardíaca quando associada a infarto do miocárdio no pós-operatório	36 a 70%

mia perioperatória. Na Tabela 19.2 estão estratificados os vários tipos de cirurgias não cardíacas de acordo com as taxas de complicações cardíacas perioperatórias. Apesar de a classificação se basear nas taxas de complicações cardíacas, há uma boa correlação entre ela e o tempo operatório e a perda de fluidos ou sangue.

Tabela 19.2 Classificação das operações de acordo com as taxas de complicações cardíacas perioperatórias.

Classificação de risco	Tipo de operação	% de risco cardíaco relatado
Alto	• Emergência, principalmente em paciente idosos • Vasculares arteriais periféricas e da aorta e grandes vasos • Operações prolongadas com grande perda de fluido e sangue	> 5%
Intermediário	• Endarterectomia de carótidas • Cabeça e pescoço • Neurológicas • Intraperitoneais e intratorácicas • Ortopédicas • Urológicas e ginecológicas	< 5%
Baixo	• Procedimentos endoscópicos e superficiais • Mama • Oftalmológicas	< 1%

Estado funcional do paciente

O estado funcional mostra-se um bom indicador de eventos cardíacos pós-operatórios. Isso significa que quanto melhor for o estado funcional, menor será a chance de eventos cardíacos perioperatórios. Na Tabela 19.3 observa-se a escala de Duke que é um bom indicador para classificação funcional do paciente antes da operação.

Essa escala estima o estado funcional do paciente pelo conceito de equivalente metabólico (MET). Um equivalente metabólico é definido como o consumo de oxigênio de 3,5 mL/kg em um homem de 40 anos, pesando 70 kg, em repouso.

Tabela 19.3 Classificação do equivalente metabólico quanto ao tipo de atividade – índice de atividade de Duke.

Taxa de equivalência metabólica (MET)	Tipo de atividade
• Excelente (> 7 MET)	• Pratica futebol, natação, tênis
• Moderado (4-7 MET)	• Corridas de curtas distâncias • Caminhadas com velocidades de 6,4 km/h
• Ruim (< 4 MET)	• Pouca atividade • Caminhadas curtas (dois quarteirões) com velocidade de, no máximo, 4,8 km/h
• Desconhecido	

Fatores de risco para eventos cardíacos perioperatórios baseados em dados clínicos

Há inúmeros fatores de risco associados aos eventos cardíacos perioperatórios. A importância de cada variável clínica ou não dependerá da população em estudo. No HC/FMUSP utiliza-se um fluxograma que contempla as variáveis independentes da Tabela 19.4.

Devido à dificuldade de compor todas as variáveis de risco já citadas, algumas sociedades, por meio de comitês, padronizaram algumas formas de avaliação cardíaca pré-operatória.

Essas diretrizes não substituem uma avaliação individual do paciente, tampouco o bom senso do médico que avalia. No nosso serviço utiliza-se o fluxograma do American Heart Association, ao qual foram realizadas algumas adaptações.

COMENTÁRIOS

1° Cenário – Em caso de operação de emergência, a avaliação pré-operatória tem a finalidade apenas de tra-

Tabela 19.4 Fatores de risco associados a complicações cardíacas perioperatórias.

Fatores de risco	Odds Ratio (intervalo de confiança de 95%)
Características clínicas	
Doença arterial coronariana estável (inclusive alterações eletrocardiográficas ou em outros métodos gráficos devem ser contempladas)	2,4 (1,3 a 4,2)
Insuficiência cardíaca compensada	1,9 (1,1 a 3,5)
Diabete melito	3,0 (1,3 a 7,1)
Insuficiência renal crônica (creatinina > 2)	3,0 (1,4 a 6,8)
AVCI/AIT	Não definido

AVCI = acidente vascular cerebral isquêmico, AIT = ataque isquêmico transitório.
Fonte: Lee TH e Reilly DF.

çar uma estratégia para controle clínico perioperatório e fazer busca ativa de eventos. Em geral são situações de gravidade clínico-cirúrgica que impedem a protelação do procedimento.

2º Cenário – Há uma condição cardiológica instável e por isso deve-se compensar o seu quadro antes de operações eletivas. As condições mais frequentes são:

■ angina classes III e IV (angina em repouso ou aos mínimos esforços) e infarto do miocárdio com menos de trinta dias de evolução. Essas condições estão associadas a taxas de infarto perioperatório que variam de 10 a 50%.

■ insuficiência cardíaca classe funcional IV ou piorando. Essa síndrome associa-se a congestão, baixo débito e hipofluxo tecidual. Em algumas séries, 50% dos pacientes evoluem com eventos cardíacos perioperatórios.

■ distúrbios do ritmo. Nesse grupo estão incluídos bloqueio atrioventricular (BAV) Mobitz II, BAV de 3º grau, bradicardias sintomáticas e taquicardias supraventriculares com frequência cardíaca superior a 100 bpm em repouso. Essas situações são frequentemente associadas a baixo débito e por isso devem ser tratadas antes de procedimentos.

■ valvopatias. Nesse grupo se inclui a estenose aórtica grave definida pelos seguintes critérios: sintomas (angina, dispneia ou síncope) ou área valvar menor que 1,0 cm² ou gradiente maior que 40 mmHg. Também são incluídas nesse grupo: estenose mitral sintomática, que se caracteriza por dispneia progressiva, pré-síncope e insuficiência cardíaca.

3º Cenário – As operações de baixo risco (Tabela 19.2) apresentam taxas de complicação cardiológica perioperatória muito baixas. Contudo, sugere-se fazer avaliação clínica, usar as variáveis da Tabela 19.4 e tratar possíveis doenças existentes. Deve-se lembrar que muitas vezes a avaliação pré-operatória é a primeira avaliação clínica de muitos pacientes no Brasil e, portanto, não se deve perder a oportunidade de propiciar uma atenção completa a sua saúde.

4º Cenário – Os procedimentos de risco intermediário ou alto (Tabela 19.2) em pacientes com bom grau funcional (Tabela 19.3) apresentam taxas de complicações cardíacas baixas, mas deve-se seguir as mesmas recomendações do cenário 3.

5º Cenário – As cirurgias de risco intermediário ou alto (Tabela 19.2) em pessoas com capacidade funcional ruim (Tabela 19.3) apresentam taxas de complicações cardiovasculares no perioperatório elevadas. A magnitude e a incidência dessas complicações dependerão do tipo de operação, número de variáveis de risco cardiológico (Tabela 19.4) e a realização ou não de proteção cardíaca perioperatória. A realização de testes não invasivos para estratificar isquemia dependerá dos sintomas do paciente e da perspectiva de algum benefício que o mesmo possa trazer. Não se deve solicitar esses testes com intuito de medicina defensiva; isso não protege o paciente, pelo contrário, aumenta os procedimentos e o risco.

EXAMES CARDIOLÓGICOS NA AVALIAÇÃO PRÉ-OPERATÓRIA

Eletrocardiografia

O eletrocardiograma está alterado em 40 a 70% dos pacientes com doença coronariana submetidos a cirurgia não cardíaca. As anormalidades eletrocardiográficas mais encontradas na avaliação pré-operatória são: alterações do segmento ST-T (65 a 90%), sinais de sobrecarga ventricular (10 a 20%) e ondas Q patológicas (0,5 a 8%). Está claro que quanto maior a gravidade do paciente de acordo com a classificação ASA ou de acordo com o tipo cirúrgico, maior será a incidência de alterações eletrocardiográficas (Tabelas 19.5 e 19.6).

As variáveis eletrocardiográficas que têm sido associadas de forma independente a eventos cardíacos perioperatórios são: alterações do segmento ST sugestivas de isquemia, sobrecarga ventricular esquerda (SVE), ondas Q patológicas, ritmo cardíaco não sinusal ou múltiplas extrassístoles supraventriculares. Um estudo ainda não publicado do grupo de cuidados perioperatórios da disciplina de Clínica Geral da Faculdade de Medicina da Universidade

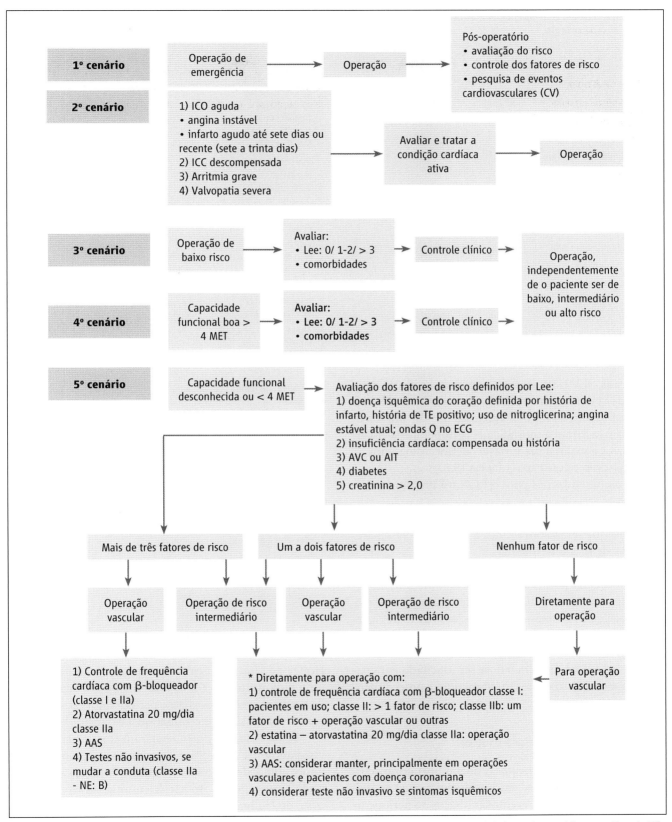

Algoritmo 19.1 Grupo de Avaliação Perioperatória da Clínica Geral – FMUSP. Diretrizes de Avaliação e Cuidados Perioperatórios para Cirurgia Não Cardíaca baseadas nos Guidelines do ACC/AHA, 2007. ICO = insuficiência coronariana obstrutiva, ICC = insuficiência cardíaca congestiva, AVC = acidente vascular cerebral, AIT = ataque isquêmico transitório, AAS = ácido acetilsalicílico.

Tabela 19.5 Incidência de alterações eletrocardiográficas de acordo com o tipo de cirurgia.

Tipo de cirurgia	ECG anormais
Cirurgia geral menor	50,7%
Cirurgia geral maior	49,3%
Cirurgia vascular menor	44,4%
Cirurgia vascular maior	76,5%
Cirurgia de cabeça e pescoço	51,6%
Cirurgia torácica não cardíaca	36,7%

Tabela 19.6 Incidência de alterações eletrocardiográficas de acordo com a gravidade do paciente pela classificação ASA.

Classificação ASA	Alterações no ECG
ASA I	24,4%
ASA II	42,9%
ASA III	69,3%
ASA IV	85%

Tabela 19.7 Alterações eletrocardiográficas em relação à mortalidade geral em até trinta dias após a operação.

Variáveis eletrocardiográficas	Óbito Nº (%)	Teste qui-quadrado ou exato de Fisher (p)
Ritmo não sinusal ou extrassístoles ventriculares frequentes		0,165
Não (N = 979)	29 (3,0)	
Sim (N = 93)	5 (5,4)	
Mais de cinco extrassístoles ventriculares		0,414
Ausente (N = 1.045)	34 (3,3)	
Presente (N = 27)	0 (0,0)	
Extrassístole ventricular		0,376
Não (N = 1.003)	31 (3,1)	
Sim (N = 69)	3 (4,3)	
Onda Q patológica		0,478
Não (N = 1.022)	32 (3,1)	
Sim (N = 50)	2 (4,0)	
Alteração de repolarização		0,139
Não (N = 889)	25 (2,8)	
Sim (N = 183)	9 (4,9)	
Bloqueio de ramo esquerdo		0,615
Não (N = 1.057)	34 (3,2)	
Sim (N = 15)	0 (0,0)	
Bloqueio do ramo direito		0,600
Não (N = 1.029)	33 (3,2)	
Sim (N = 43)	1 (2,3)	
Bloqueio da divisão anterossuperior		0,028
Não (N = 1.016)	29 (2,9)	
Sim (N = 56)	5 (8,9)	
Sobrecarga ventricular esquerda		0,009
Não (N = 974)	26 (2,7)	
Sim (N = 98)	8 (8,2)	

de São Paulo (FMUSP) encontrou pouca correlação entre os achados eletrocardiográficos e a mortalidade (Tabela 19.7). Contudo, a SVE e o bloqueio da divisão anterossuperior se associaram à mortalidade perioperatória em até trinta dias, e a maioria das variáveis eletrocardiográficas se associou a eventos cardíacos (Tabela 19.8).

As recomendações para o ECG no perioperatório são:

- pacientes com no mínimo um fator de risco (Tabela 19.4) que serão submetidos a operações vasculares arteriais e de risco intermediário;
- pacientes com doença coronariana ou cerebrovascular ou vascular periférica que serão submetidos a operações de risco intermediário (Tabela 19.2);
- pacientes submetidos a operações vasculares arteriais.

Observação: o ECG não deve ser solicitado para pacientes assintomáticos que são submetidos a procedimentos de baixo risco.

ECG ambulatorial contínuo (Holter)

As mudanças de segmento ST no pré-operatório ocorrem entre 9 e 39% dos pacientes avaliados e estão estatisticamente associadas aos eventos cardíacos no perioperatório. Mantha et al., em 1994, realizaram uma metanálise, na qual foi analisado o poder preditor da ecocardiografia de estresse, da cintilografia com tálio e dipiridamol, do Holter e da fração de ejeção ventricular medida por método radioisotópico. Todos esses métodos foram capazes de predizer eventos cardíacos perioperatórios. Entretanto, não foi possível determinar qual é o melhor método.

Palda et al., em 1997[3], relataram em um artigo de revisão que entre 12 e 73% dos pacientes podem apresentar impossibilidade de análise do Holter devido às alterações no ECG de repouso. Apesar das limitações técnicas e do custo do Holter, esse teste diagnóstico pode ser usado durante a avaliação pré-operatória em casos selecionados para detecção de pacientes com risco aumentado de eventos cardíacos perioperatórios.

Tabela 19.8 Alterações eletrocardiográficas em relação aos eventos cardíacos perioperatórios.

Variáveis eletrocardiográficas	Número de eventos no perioperatório (%)	Teste qui-quadrado ou exato de Fisher (p)
Ritmo não sinusal ou extrassístoles supraventriculares frequentes		0,011
Não (N = 979)	59 (6,0)	
Sim (N = 93)	12 (12,9)	
Mais de cinco extrassístoles ventriculares		0,028
Não (N = 1.045)	66 (6,3)	
Sim (N = 27)	5 (18,5)	
Extrassístole ventricular		< 0,001
Não (N = 1.003)	58 (5,8)	
Sim (N = 69)	13 (18,8)	
Onda Q patológica		0,001
Não (N = 1.022)	61 (6,0)	
Sim (N = 50)	10 (20,0)	
Alteração de repolarização		< 0,001
Não (N = 889)	48 (5,4)	
Sim (N = 183)	23 (12,6)	
Bloqueio de ramo esquerdo		0,261
Não (N = 1.057)	69 (6,5)	
Sim (N = 15)	2 (13,3)	
Bloqueio do ramo direito		0,149
Não (N = 1.029)	66 (6,4)	
Sim (N = 43)	5 (11,6)	
Bloqueio da divisão anterossuperior		0,517
Não (N = 1.016)	67 (6,6)	
Sim (N = 56)	4 (7,1)	
Sobrecarga ventricular esquerda		< 0,001
Não (N = 974)	51 (5,2)	
Sim (N = 98)	20 (20,4)	

Teste não invasivo para isquemia (TNII)

Teste ergométrico

O teste ergométrico é um exame custo-efetivo, disponível, largamente estudado e por isso pode ser de grande valia na avaliação pré-operatória. O doente coronariano (um único vaso acometido) e com boa capacidade física poderá apresentar um teste ergométrico normal em mais de 50% das vezes. No outro extremo, uma metanálise sugere que o teste ergométrico apresenta uma sensibilidade de 81% e uma especificidade de 66% para o diagnóstico de doença coronariana de múltiplas artérias coronarianas.

O Coronary Artery Surgery Study (CASS) estudou 4.083 pacientes tratados clinicamente e concluiu que uma resposta isquêmica ≥ 1 mm no estágio I de Bruce estava associada a uma mortalidade anual maior ou igual a 5%. Por sua vez, pacientes que conseguiam atingir o estágio III de Bruce sem resposta isquêmica apresentavam mortalidade anual menor que 1%. No Quadro 19.1 encontra-se uma interpretação precisa dos achados no teste ergométrico e o risco de desenvolver eventos perioperatórios. O valor do teste ergométrico na avaliação pré-operatória permanece controverso, principalmente devido à qualidade dos estudos.

Os seguintes achados no teste estão associados a uma maior taxa de eventos perioperatórios:

- alteração nos segmentos ST maiores que 2,5 mm;
- mudanças no ST nos primeiros três minutos do início do teste;
- manutenção das alterações de ST no período de recuperação;

Quadro 19.1 Achados na ergometria e o risco de desenvolver eventos cardíacos perioperatórios.

Pacientes de alto risco são aqueles que apresentam algum dos achados abaixo, após uma baixa carga de exercício (< 4 MET ou frequência cardíaca < 100 bpm ou < 70% do predito para idade):
- depressão de ST > 0,1 mV
- elevação de ST > 0,1 mV
- cinco ou mais extrassístoles ventriculares
- isquemia persistente no eletrocardiograma após três minutos de repouso
- angina típica

Pacientes de risco intermediário são aqueles que apresentam algum dos achados abaixo, após uma moderada carga de exercício (4 a 6 MET ou frequência cardíaca entre 100 e 130 bpm ou 70 a 85% do predito para idade):
- depressão de ST > 0,1 mV
- três a quatro extrassístoles ventriculares
- isquemia persistente no eletrocardiograma entre 1 e 3 minutos de repouso
- angina típica

Pacientes de baixo risco são aqueles que apresentam algum dos achados abaixo, após uma alta carga de exercício (> 7 METs ou frequência cardíaca > 130 bpm ou > 85% do predito para idade):
- depressão de ST > 0,1 mV
- uma a duas extrassístoles ventriculares
- angina típica

Teste inadequado: inabilidade de alcançar adequada carga ou frequência cardíaca para a idade, sem resposta isquêmica. Pacientes submetidos à cirurgia não cardíaca e com habilidade para o exercício em carga moderada deveriam ser considerados como de baixo risco para eventos isquêmicos perioperatórios

MET = unidade que quantifica o grau de esforço físico praticado.

- aumentos anormais da pressão arterial associados às mudanças do segmento ST.

A interpretação do teste ergométrico fica comprometida na vigência de alterações eletrocardiográficas, como SVE, bloqueio de ramo esquerdo, alterações significativas do segmento ST-T e pré-excitação (Wolff-Parkinson-White). A impossibilidade de realizar o teste devido a baixa tolerância ao exercício, insuficiência vascular periférica, idade avançada, acidente vascular cerebral prévio, doença das articulações coxofemoral e de joelho também compromete a sua interpretação.

Ecocardiografia de estresse (*Stress eco*)

É um exame cada vez mais solicitado em avaliações cardíacas pré-operatórias, trata-se de ecocardiografia com infusão de doses crescentes de dobutamina até 40 µg/kg/min (conforme protocolo empregado no serviço), com avaliação da contratilidade segmentar resultante. O método é útil e bastante seguro na avaliação da função ventricular e presença de isquemia. Pacientes incapazes de realizar esforço podem ser avaliados. As áreas com função comprometida, porém com miocárdio viável ("hibernante"), apresentam melhora da função com inotrópico, ao passo que áreas sem músculo viável (fibrose) não se modificam. É importante ressaltar que o substrato de eventos isquêmicos perioperatórios é a presença de doença arterial coronária, sem necessariamente envolver estenose crítica.

Assim, o exame pode ser empregado para avaliar o potencial de lesões não críticas de causar isquemia, podendo complementar a informação angiográfica. Na avaliação pré-operatória, alguns problemas devem ser considerados, como: a) exame observador-dependente, b) alto custo, c) a maioria dos estudos em avaliação pré-operatória envolve operações vasculares arteriais, e d) valor preditivo positivo baixo que varia de 17 a 43% para todos os eventos cardíacos perioperatórios e valor preditivo negativo alto que varia de 93 a 100%.

Cintilografia de perfusão miocárdica (tálio ou MIBI)

Pode ser combinada com teste de esforço, aumentando sua sensibilidade, estresse farmacológico (dipiridamol, adenosina) ou estimulação elétrica atrial. Áreas isquêmicas geram defeitos transitórios da perfusão, enquanto áreas fibróticas geram defeitos fixos.

Trata-se de exame de alta sensibilidade e especificidade na detecção e quantificação da doença arterial coronariana, particularmente útil em pacientes incapazes de realizar exercício em razão de doença vascular periférica, ortopédica, neurológica, idade avançada, obesidade e sem condicionamento.

Seu valor preditivo negativo é de quase 100%. Mais do que a presença ou não de defeitos transitórios, é a extensão do miocárdio sob risco o fator determinante de complicações isquêmicas perioperatórias. Muito já se discutiu na literatura sobre a utilidade desse exame quando feito de rotina em avaliação pré-operatória. Em um grupo de pacientes com cintilografia anormal, o aumento da medicação anti-isquêmica ou a revascularização por angioplastia foram capazes de reduzir o risco cirúrgico. Estudos sobre seu valor preditivo de complicações cardíacas no pré-operatório de cirurgias vasculares mostram resultados conflitantes.

Em outro estudo, os fatores preditivos mais importantes para complicações cardíacas em cirurgias de aorta abdominal foram a evidência clínica definida de doença arterial coronária e a idade avançada, não se justificando o emprego rotineiro da cintilografia.

Em resumo, é provável que o uso indiscriminado desse exame acarrete um custo excessivo sem correspondente redução dos eventos cardíacos perioperatórios, devendo ser empregado em casos selecionados, principalmente nos pacientes de risco submetidos a operações vasculares arteriais.

Teste não invasivo para isquemia

- Qualquer um dos testes citados pode ser usado.
- Sempre ponderar se haverá condição de intervenção cardíaca antes do procedimento. Em caso contrário, não será necessário a solicitação do teste.
- O TNII estará indicado na avaliação pré-operatória em:
  - pacientes com condição cardíaca isquêmica ativa (apresenta sintomas) (forte evidência);
  - pacientes com baixa capacidade funcional (< 4 MET) e três ou mais fatores de risco da Tabela 19.4 e que serão submetidos à operação vascular arterial (forte evidência);
  - pacientes com baixa capacidade funcional (< 4 MET) e um ou dois fatores de risco da Tabela 19.4 e que serão submetidos a procedimentos de risco intermediário (fraca evidência);
  - pacientes com boa capacidade funcional (> 4 MET) e um ou dois fatores de risco da Tabela 19.4 e que serão submetidos à operação vascular arterial (fraca evidência).
- O TNII não é recomendado para pacientes submetidos a procedimentos de baixo risco ou para pacientes sem fatores de risco (forte evidência).

Ecodopplercardiografia

Embora não seja um exame essencial, pode trazer informações complementares quanto à função ventricular sistólica e diastólica, alterações da mobilidade regional (áreas hipocinéticas, acinéticas e discinéticas) e doenças cardíacas associadas, como valvopatias e cardiomiopatias. O seu uso é recomendado no perioperatório apenas quando há alguma suspeita clínica.

Coronariografia por cateterismo cardíaco

O seu papel na avaliação pré-operatória não está claro. Cerca de 30% dos pacientes submetidos a tratamento cirúrgico de aneurisma de aorta abdominal, insuficiência arterial periférica e doença carotídea apresentam doença coronariana grave. A coronariografia está indicada quando houver intenção de revascularizar o coração, seja por cirurgia ou por angioplastia transluminal percutânea, devido ao insucesso do tratamento clínico ou do alto risco cardiovascular detectado na avaliação não invasiva. As orientações mais frequentes e mais aceitas para angiografia coronária pré-operatória são:

- alto risco para eventos de acordo com resultados de testes não invasivos;
- angina não responsiva ao tratamento clínico;
- angina instável, particularmente de risco intermediário e alto, antes de uma cirurgia não cardíaca;
- teste não invasivo inconclusivo em doente de alto risco que fará operação de alto risco;
- teste não invasivo não diagnóstico em paciente de risco intermediário que será submetido a procedimento de alto risco;
- isquemia moderada em teste não invasivo e baixa fração de ejeção ventricular;
- cirurgia não cardíaca de urgência durante a fase de convalescença de um infarto agudo do miocárdio.

MONITORIZAÇÃO CARDÍACA PERIOPERATÓRIA

O diagnóstico precoce do evento isquêmico é fundamental para a instituição da terapêutica adequada, portanto, os pacientes de alto risco (Algoritmo 19.1) devem permanecer até o terceiro pós-operatório em unidades de terapia intensiva ou semi-intensiva. Lembre-se de que a maioria dos eventos cardíacos ocorre entre o primeiro e o terceiro dia de pós-operatório.

A monitorização perioperatória pode ser utilizada para duas situações: diminuir as complicações cardíacas perioperatórias e diagnosticar complicações cardíacas perioperatórias.

Monitorização direcionada para diminuir as complicações cardíacas perioperatórias

Não há estudos consistentes que demonstrem que o valor da monitorização com cateter de artéria pulmonar possa diminuir as taxas de complicações cardiovasculares em pacientes submetidos à cirurgia não cardíaca. Há apenas um estudo com desenho adequado mostrando que esse tipo de monitorização melhore os resultados de pacientes submetidos à cirurgia vascular de grande porte. Apesar desse estudo, só deveríamos utilizar o cateter de artéria pulmonar em casos selecionados e depois de pesar bastante o risco-benefício.

Monitorização direcionada para diagnóstico das complicações cardíacas perioperatórias

Monitorização de segmento ST por técnica computadorizada

Esta técnica é muito pouco utilizada devido aos dados conclusivos serem pouco comprobatórios de seu benefício.

Contudo, a sua utilização aumenta o diagnóstico de episódios isquêmicos perioperatórios, principalmente no intraoperatório de pacientes de alto risco. Não recomendamos o uso dessa monitorização rotineiramente.

Monitorização eletrocardiográfica

Esta forma de monitorização deve ser reservada para pacientes com doença coronariana suspeitada ou diagnosticada e que são submetidos a operações de porte intermediário e alto (Tabela 19.2).

O eletrocardiograma (ECG) deverá ser realizado imediatamente após a cirurgia e diariamente até o terceiro pós-operatório. Nesse cenário, o ECG parece ser custo-efetivo e deve ser realizado rotineiramente.

Monitorização por biomarcadores cardíacos (CK-MB, CK-MB massa, troponina I ou troponina T)

A monitorização por biomarcadores cardíacos não deve ser usada rotineiramente porque aumenta o custo de tratamento e não foram demonstrados os seus benefícios. Entretanto, nas seguintes situações o uso desses testes parece ser custo-efetivo e devem ser solicitados:

- pacientes de alto risco para desenvolver eventos cardíacos;
- alterações no eletrocardiograma no pós-operatório;

■ disfunção cardiovascular detectada no pós-operatório.

ESTRATÉGIAS PROTETORAS CARDIOLÓGICAS NO PERIOPERATÓRIO

Revascularização cirúrgica do miocárdio

É pouco usual a indicação de revascularização apenas porque o paciente será submetido à cirurgia não cardíaca. Em geral a indicação desse procedimento segue as orientações dos algoritmos do American Heart Association. O ensaio clínico CARP (prospectivo e aleatorizado) não demonstrou benefício algum ao revascularizar pacientes coronarianos estáveis submetidos a operações vasculares arteriais.

Porém, quando há a necessidade de revascularização cirúrgica antes da operação não cardíaca, ela deve ser postergada por três a seis meses.

Intervenção percutânea coronária

Não há estudos conclusivos sobre o uso dessa intervenção no perioperatório e sua indicação deve se basear nas orientações cardiológicas para pacientes em geral. Portanto, a indicação ou não dessa técnica deve ser independente da realização ou não do procedimento não cardíaco. Contudo, algumas considerações devem ser levadas em conta, conforme o Algoritmo 19.2. O objetivo dessas recomendações é minimizar o risco de sangramento e trombose coronariana.

INTERVENÇÃO CORONARIANA PERCUTÂNEA (ICP)

Proteção cardíaca medicamentosa no perioperatório

β-bloqueadores

Há ensaios clínicos consistentes que suportam o uso dessas drogas para prevenção de eventos cardíacos no perioperatório de pacientes de risco alto e intermediário. As situações perioperatórias em que o uso do β-bloqueador está indicado são:
■ pacientes que estão usando β-bloqueador cronicamente;
■ nas operações vasculares arteriais. Quanto mais fatores de risco (Tabela 19.4) o paciente possui, maiores serão os benefícios;
■ em pacientes coronarianos ou naqueles com dois ou mais fatores de risco para doença coronariana (Tabela 19.4) e que serão submetidos a operações de risco intermediário e alto.

A droga deve ser iniciada, preferencialmente, no ambulatório de avaliação pré-operatória e mantida até o 30º dia pós-operatório. Entretanto, o não uso do β-bloqueador em nível ambulatorial não impede que ele seja introduzido logo que o paciente seja internado ou até mesmo na sala cirúrgica.

Os β-bloqueadores utilizados com mais frequência são o atenolol (via endovenosa e oral), bisoprolol (via oral), metroprolol (via endovenosa e oral) e o esmolol (via endovenosa). A dose do β-bloqueador deve ser ajustada para

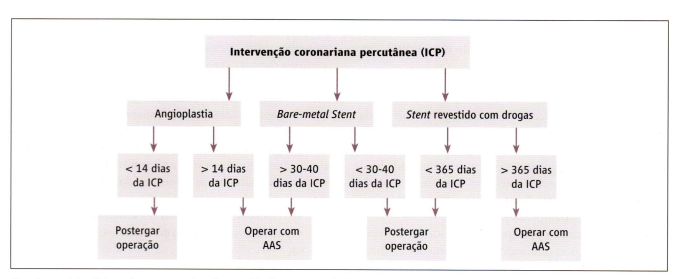

Algoritmo 19.2 Orientações para manejo pré-operatório de ICP. AAS = ácido acetilsalicílico.

manter a frequência cardíaca entre 65 e 75 bpm. A procura obstinada por frequências menores que 60 bpm está associada a aumento de mortalidade e acidente vascular cerebral.

Estatinas

A importância desta classe de drogas para a prevenção primária e secundária de eventos cardiovasculares já é bem estabelecida.

Acredita-se que esse benefício se deva às funções reológica, antitrombótica e estabilizadora das placas ateromatosas.

No perioperatório, os dados ainda não são conclusivos, mas um estudo prospectivo aleatorizado, duplo cego, demonstrou que o uso de atorvastatina (20 mg diários), iniciado quinze dias antes da cirurgia em média e mantido por até trinta dias, foi capaz de reduzir eventos cardiovasculares (redução de risco relativo de 68%) em pacientes submetidos à cirurgia vascular arterial.

As situações perioperatórias em que o uso da estatina está indicado são:

- pacientes que estão em uso crônico (forte evidência);
- nas operações vasculares arteriais (forte evidência);
- em coronarianos ou pacientes com no mínimo dois fatores de risco para doença coronariana (Tabela 19.4) e que serão submetidos a cirurgias de risco intermediário ou alto (moderada evidência).

Antiagregantes

Não há muitos trabalhos que demonstrem o efeito protetor cardiovascular do AAS no perioperatório, a não ser em endarterectomia de carótidas em que doses de 200 a 325 mg têm um efeito protetor cardiovascular e, portanto, devem ser mantidas em todo o período.

Entretanto, não parece lógico que ocorra a suspensão perioperatória do AAS em coronariopatas ou naqueles pacientes com alto risco de doença coronariana, a não ser que ocorra uma recomendação explícita do cirurgião.

Agonista α-2 adrenérgico

Pesquisas iniciais com clonidina e até um ensaio clínico sugerem um possível efeito protetor cardíaco perioperatório. Contudo, isso ainda não está totalmente comprovado.

Em suma, como os dados são inconclusivos, não há uma recomendação para o uso de agonista alfa-2 adrenérgico para proteção cardíaca perioperatória. As duas situações em que o uso possa ser encorajado são:

- controle da hipertensão;
- pacientes coronarianos ou com risco para doença coronariana (Tabela 19.4) e que serão submetidos a operações de risco intermediário ou alto e não podem receber β-bloqueador.

Nitratos e bloqueadores de canais de cálcio

Estas drogas são frequentemente usadas por doentes cardiológicos e devem ser mantidas se houver indicação. Contudo, não devemos utilizá-las com a finalidade de proteção perioperatória. Quando for necessário o seu uso, deve-se ter cuidado com a hipotensão.

Normotermia

Há evidências experimentais demonstrando que a hipotermia intraoperatória aumenta catecolaminas, desconforto, sangramento, infecção, desequilíbrio de oferta e consumo de oxigênio, além de aumentar o tempo de internação.

Um ensaio aleatorizado concluiu que a manutenção da normotermia intraoperatória foi capaz de diminuir a incidência de eventos cardíacos (arritmias, infarto e alterações de segmento ST) quando comparado com grupo hipotermia (8% x 20%, p = 0,001).

Por conta do racional fisiopatológico e de alguma evidência clínica, há o consenso geral de que a manutenção da normotermia intraoperatória deve ser perseguida e mantida.

CONSIDERAÇÕES FINAIS

A avaliação perioperatória deve ser ampla e não enfocar apenas um sistema. Contudo, o nosso objetivo foi enfocar os métodos gráficos e a avaliação cardiovascular. O ECG tem um papel importante durante a estratificação de risco cardíaco pré-operatório, bem como no diagnóstico de infarto intra e pós-operatório. O seu uso é custo-efetivo. O teste ergométrico e o Holter são exames também importantes na avaliação pré-operatória, porém, em casos selecionados.

Há inúmeras sistematizações para avaliação perioperatória, contudo, nada substitui o bom senso e a individualização da avaliação sempre que for necessário.

REFERÊNCIAS BIBLIOGRÁFICAS

1. MINISTÉRIO DA SAÚDE, Departamento de Informática do Sistema Único de Saúde. Available from: URL: http://www.datasus.gov.br.

2. EAGLE KA, BRUNDAGE BH, CHAITMAN BR, et al. Guidelines for perioperative cardiovascular evaluation for norcardiac surgery. Report of the American College of Cardioology/American Heart association Task Force on Guidelines (Committee on Perioperative Cardiovascular Evaluation for Noncardiac Surgery). Circulation. 1996;93:1280-316.

3. PALDA AV, DETSKY AS. Guidelines for assessing and managing the perioperative risk from coronary artery disease associates with major noncardiac surgery. Report of the American College of Physicians. Ann Intern Med. 1997;127:309-28.

4. EAGLE KA, BERGER PB, CHAITMAN BR, et al. Guidelines update for perioperative cardiovascular evaluation for norcardiac surgery. Executive summary. A report of the American College of Cardiology/American Heart Association Task Force on Guidelines (Committee to Update The 1996 Guidelines on Perioperative Cardiovascular Evaluation for Noncardiac Surgery). Circulation. 2002;105:1257-67.

5. FLEISHER LA, EAGLE KA. Lowering cardiac risk noncardiac surgery. N Engl J Med. 2001;345:1677-82.

6. MANGANO DT. Perioperative cardiac morbidity. Anesthesiology. 1990;72:153-84.

7. MACHADO FS. Determinantes clínicos das complicações cardíacas pós-operatórias e de mortalidade geral em até 30 dias após cirurgia não cardíaca [tese doutorado]. Faculdade de Medicina da Universidade de São Paulo. São Paulo: USP/FM/SBD-054/2001.

8. DURAZZO AES, MACHADO FS, IKEOKA DT, et al. Reduction in cardiovascular events after vascular surgery with atorvastatin: a randomized trail. J Vasc Surg. 2004;39:967-76.

9. HERTZER NR, BEVEN EG, YOUNG JR, et al. Coronary artery disease in peripheral vascular patients. A classification of 1000 coronary angiograms and results of surgical management. Ann Surg. 1984;199:223-33.

10. MANGANO DT, LAYUG EL, WALLACE A, TATEO I. Effect of atenolol on mortality and cardiovascular morbidity after noncardiac surgery. N Engl J Med. 1996;335:1713-20.

11. POLDERMANS D, BOERSMA E, BAX JJ, et al., the Dutch Echocardiographic Cardiac Risk Evaluation Applying Stress Echocardiography Study Group. The effect of Bisoprolol on perioperative mortality and myocardial infarction in high risk patients undergoing vascular surgery. N Engl J Med. 1999;341:1789-94.

12. MCFALLS EO, WARD HB, MORITZ TE, et al. Coronary-artery revascularization before elective major vascular surgery. N Engl J Med. 2004;351:2795-804.

13. POLDERMANS D, BAX JJ, SCHOUTEN O, et al. Should major vascular surgery be delayed because of preoperative cardiac testing in intermediate-risk patients receiving beta-blocker therapy with tight heart rate control? J Am Coll Cardiol. 2006;48:964-9.

14. POLDERMANS D, SCHOUTEN O, VIDAKOVIC R, et al. A clinical randomized trial to evaluate the safety of a noninvasive approach in high-risk patients undergoing major vascular surgery: the DECREASE-V Pilot Study. J Am Coll Cardiol. 2007;49:1763-9.

15. Practice advisory for the perioperative management of patients withcardiac rhythm management devices: pacemakers and implantable cardioverter-defibrillators: a report by the American Society of Anesthesiologists Task Force on Perioperative Management of Patients with Cardiac Rhythm Management Devices. Anesthesiology. 2005;103:186-98.

16. FLEISHER LA, BECKMAN JA, BROWN KA, et al. Guidelines on perioperative cardiovascular evaluation and care for noncardiac surgery: a report of the American College of Cardiology/American Heart Association Task Force on Practice Guidelines (Writing Committee to Revise the 2002 Guidelines on Perioperative Cardiovascular Evaluation for Noncardiac Surgery). Circulation. 2007;116:1-26.

17. VELANOVICH, V. Preoperative screening eletrocardiography: predictive value for postoperative cardiac complications. Southern Medical Journal. 1994;87(4):431-4.

18. CORRELL DJ, et al. Preoperative electrocardiograms. Anesthesiology. 2009;110:1217-22.

19. MACHADO FS, MARTINS MA, CARAMELLI B. Perioperatório: procedimentos clínicos. São Paulo: Sarvier; 2004.

20. GUALANDRO DM, YU PC, CALDERARO D, MARQUES AC, PINHO C, CARAMELLI B, et al. II Diretriz de Avaliação Perioperatória da Sociedade Brasileira de Cardiologia. Arq Bras Cardiol. 2011;96(3 supl.1):1-68.

Fundamentos técnicos do ECG

Marlene Alves Pereira Silveira
José Grindler

O eletrocardiograma padrão é registrado em doze derivações, seis do plano frontal e seis do plano horizontal. Três derivações são bipolares (D1, D2 e D3), resultantes da diferença de potencial entre dois pontos situados nos membros. As demais são derivações unipolares (aVR, aVL e aVF no plano frontal e V1 a V6 no plano horizontal), ou seja, representam o potencial elétrico registrado por apenas um eletrodo.

Os eletrocardiógrafos antigos, ainda usados em algumas clínicas e prontos-socorros, registram o eletrocardiograma em apenas um canal, no qual as derivações vão mudando sequencialmente desde D1 até V6.

Os aparelhos mais modernos registram o traçado em derivações simultâneas de três canais, ou em eletropágina, com três, seis ou doze derivações simultâneas, cuja disposição pode ser programada.

Os equipamentos de última geração gravam o sinal elétrico do ECG de forma digitalizada, o que permite a medida de parâmetros, a análise do traçado por sistema computadorizado e a emissão de laudo provisório elaborado por software de interpretação.

Essa tecnologia não prescinde dos conhecimentos técnicos básicos para a realização do ECG.

O eletrocardiograma padrão de doze derivações deve sempre ser realizado em condições basais adequadas, em que o paciente deve estar deitado em decúbito dorsal, relaxado e com a pele limpa e isenta de impurezas. O local onde será realizado o exame deve estar bem iluminado, relativamente isolado de outras fontes elétricas que possam causar interferência no registro eletrocardiográfico, e com boas condições de aterramento do aparelho.

O técnico de ECG ou o profissional da área de saúde que vai realizar o ECG deve ter conhecimento pleno do manuseio do equipamento e noções básicas de interpretação do ECG. É importante ainda o conhecimento de determinados procedimentos, como o registro de derivações especiais, necessários para a adequada interpretação do ECG, que serão estudados neste capítulo.

D2 LONGO

Além da derivação longa de D2 programada na eletropágina, pode-se registrar a derivação D2, ou qualquer outra, por tempo adicional de até um minuto. Esse registro não deve ser analisado isoladamente, mas apenas como complemento do ECG de doze derivações. É muito útil no estudo das arritmias cardíacas, como as extrassístoles.

As derivações mais utilizadas para o registro de traçados longos são D2 e V1 porque evidenciam melhor a onda P.

D3 INSPIRADO

É útil para diagnóstico diferencial da onda Q presente nesta derivação, comum em indivíduos brevilíneos ou obesos devido à horizontalização do eixo cardíaco, que simula onda Q patológica por infarto antigo da parede inferior do coração.

Se durante a inspiração profunda e prolongada a onda Q em D3 diminui ou desaparece, trata-se de achado não patológico.

DERIVAÇÕES V7 E V8

São derivações posteriores (Figura 20.1), úteis no diagnóstico do infarto da parede dorsal.

O infarto agudo dorsal é suspeitado pelo infradesnivelamento do segmento ST em V2 e V3, geralmente associa-

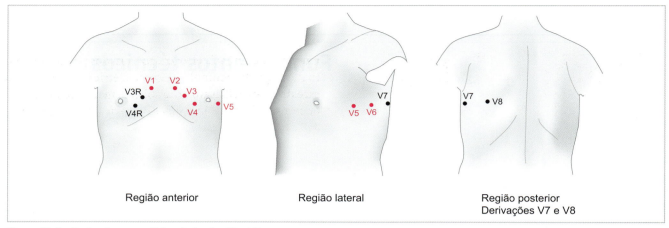

Figura 20.1 Derivações precordiais e derivações V7 e V8.

do ao infarto da parede inferior ou lateral, e é confirmado pelo supradesnivelamento do segmento ST em V7 e V8.

Na evolução do infarto dorsal, a amplitude da onda R em V1 aumenta, indicando necrose na parede posterior. Esta onda R em V1 é a imagem em espelho de ondas Q em V7 e V8. Assim, o registro de ondas Q nas derivações V7 e V8 confirma o diagnóstico de área inativa na parede dorsal.

DERIVAÇÕES PRECORDIAIS DIREITAS

São derivações correspondentes às precordiais tradicionais, porém colocadas do lado direito do tórax, razão pela qual recebem a letra R (*right*), para diferenciá-las das precordiais esquerdas. As mais comumente usadas são V3R e V4R. São úteis nas seguintes situações:

- dextrocardia – como a posição do coração está invertida, deve-se fazer as precordiais direitas de maneira completa, de V1R a V6R, para o registro adequado da atividade elétrica do coração no plano horizontal;
- dextroposição cardíaca – no desvio patológico do coração para o lado direito do tórax observam-se mudanças nos eixos cardíacos que podem ser mais bem evidenciadas com auxílio das precordiais direitas V3R e V4R;
- infarto de ventrículo direito – geralmente associado a infarto da parede inferior, o registro de supradesnivelamento do segmento ST em V3R e V4R faz o diagnóstico de infarto agudo do ventrículo direito;
- cardiopatias congênitas – o uso rotineiro de V3R e V4R complementa a avaliação de cardiopatias congênitas em crianças.

DERIVAÇÕES PARA FACILITAR O ESTUDO DA ONDA P NO ECG

Quando a onda P é difícil de ser visualizada, porém há suspeita de sua existência, como em alguns casos de ritmo atrial ectópico, pode-se lançar mão de derivações especiais como as sugeridas por Lewis e por Golub (Figura 20.3). Estas, eventualmente, podem registrar a onda P com amplitude maior que nas derivações convencionais.

A derivação de Lewis é obtida colocando o eletrodo do braço direito (RA) no segundo espaço intercostal direito e o eletrodo do braço esquerdo (LA) no quarto espaço intercostal direito. A leitura é feita em D1.

A derivação de Golub é obtida colocando o eletrodo do braço direito (RA) no segundo espaço intercostal direito e o eletrodo do braço esquerdo (LA) no quarto espaço intercostal esquerdo. A leitura é feita em D1.

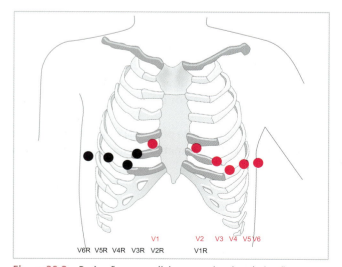

Figura 20.2 Derivações precordiais convencionais e derivações precordiais direitas.

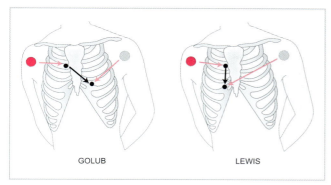

Figura 20.3 Derivações de Golub e de Lewis.

Estas não são opções usadas rotineiramente e em geral deve-se especificar sua necessidade pelo médico solicitante, para então serem realizadas.

O REGISTRO EM 2N E N/2

Os eletrocardiógrafos permitem variar a amplitude do sinal elétrico registrado, dobrando a magnitude das ondas do ECG (registro em 2N) ou diminuindo-as pela metade (registro em N/2). No traçado convencional, o padrão de calibração ou *standart* (STD) corresponde a 10 mm; no registro 2N o STD inscreve 20 mm e em N/2, apenas 5 mm.

Quando a voltagem das ondas do ECG está muito diminuída ou muito elevada, pode-se lançar mão do registro ampliado (2N) ou diminuído pela metade (N/2) para facilitar o diagnóstico.

Indicações principais para uso de 2N:
- ECG com baixa voltagem devido a efeito dielétrico (isolante elétrico), ou seja, quando a soma das amplitudes do QRS de D1, D2 e D3 for menor do que 12 mm ou ainda quando o QRS não ultrapassa 5 mm nas derivações do plano frontal e 10 mm nas precordiais;
- em alguns casos, para estudar melhor determinado acidente eletrocardiográfico, como a presença de onda delta, a fase negativa de P em V1 etc.

Indicações principais para uso de N/2:
- nas grandes sobrecargas de ventrículo esquerdo, que apresentam R e S anormalmente elevados e que prejudicam a visualização do ECG como um todo;
- em crianças com tórax delgado, cujas ondas aparecem naturalmente muito elevadas.

ARTEFATOS TÉCNICOS

Podem ser divididos em artefatos técnicos que ocorrem por interferência elétrica e alterações devidas à colocação incorreta de eletrodos nos membros ou no precórdio.

Os artefatos técnicos propriamente ditos que ocorrem por interferência elétrica são causados por aterramento inadequado, acúmulo de carga elétrica consequente a excesso de aparelhagem no ambiente, mau preparo da pele ou por movimentos indevidos do paciente durante o exame. Irregularidades súbitas da linha de base por movimentação dos membros durante o exame ocorrem com frequência e podem simular extrassístoles.

Na doença de Parkinson o tremor contínuo pode ser confundido com *flutter* atrial (veja a Figura 7.25) e quando os miopotenciais apresentam grande amplitude simulam até taquicardia ventricular (Figura 20.4). O mau contato da pele com os eletrodos pode ocasionar alterações estranhas (Figura 20.5a) que devem ser suspeitadas a fim de que o registro seja repetido em condições adequadas (Figura 20.5b).

Com o uso de gel condutor é descrito também o fenômeno de grande eletrodo precordial (Figura 20.6), que ocorre quando se utiliza excesso de gel, em faixa, comunicando as derivações precordiais. Neste caso, o ECG registrado é igual de V1 a V6, e representa uma média da somatória da atividade elétrica no precórdio.

Trocas de eletrodos dos membros provocam desvios dos eixos da onda P e do QRS, podendo simular ritmos atriais ectópicos, bloqueios divisionais ou dextrocardia (Figura 20.7). A colocação incorreta nas derivações precordiais causa progressão inadequada da onda R de V1 a V6 (Figura 20.8).

Colocação incorreta dos eletrodos deve ser suspeitada sempre que o ECG fugir dos padrões formais, pois altera profundamente as relações entre as derivações, principalmente no plano frontal.

As trocas mais comuns são:
- eletrodos dos braços trocados entre si: neste caso o D1 é negativo e o AVR é positivo;
- eletrodo da perna direita trocado por eletrodo de um dos braços: neste caso observam-se amplitudes de onda muito pequenas em D2 ou D3, conforme a troca tenha sido feita com o eletrodo do braço direito ou esquerdo.

A troca de eletrodos nas precordiais é menos frequente e mais facilmente constatada pela falta de progressão normal da onda R de V1 a V6.

Na Tabela 20.1 são discutidos os artefatos de técnica mais comuns.

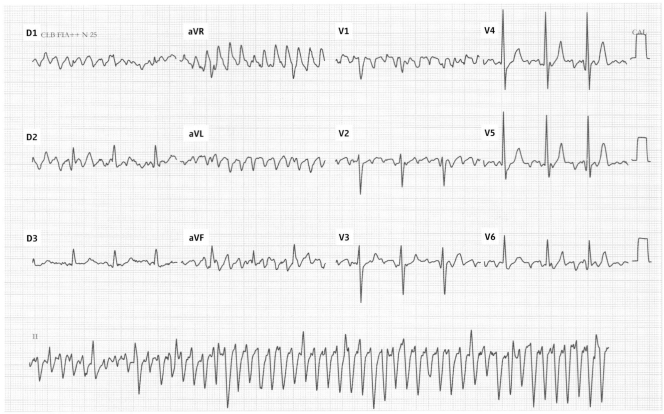

Figura 20.4 Tremor parkinsoniano simulando TV. Miopotenciais com frequência elevada e amplitude tão grande que, em algumas derivações, encobrem o QRS e simulam TV.

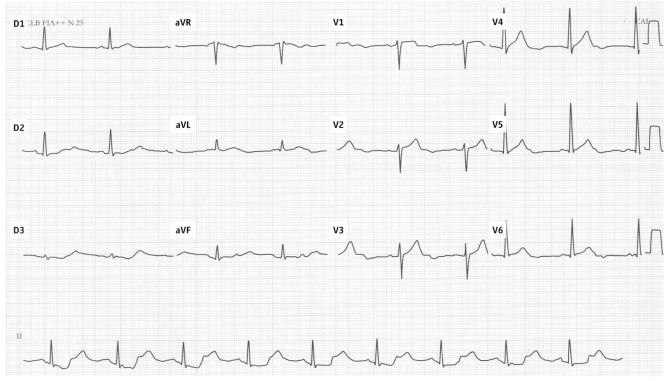

Figura 20.5a Artefato simulando alterações da repolarização ventricular. Alterações de ST-T muito estranhas.

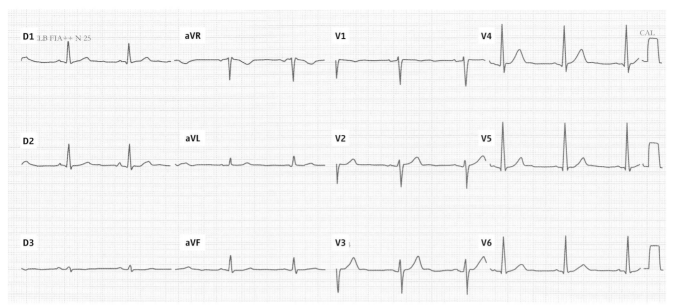

Figura 20.5b Após correção do artefato. ECG normal após recolocação dos eletrodos.

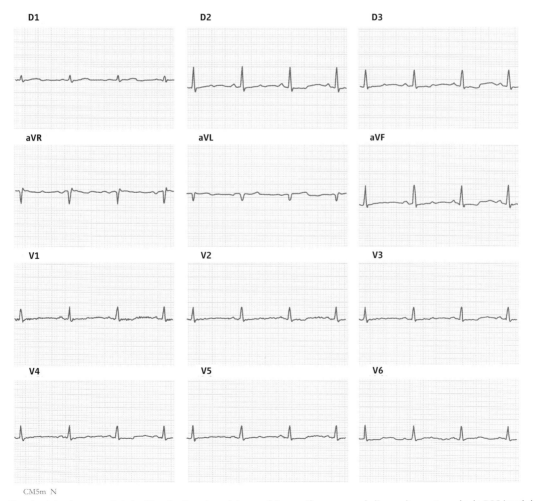

Figura 20.6a Grande eletrodo precordial. A utilização de gel condutor em faixa contínua no precórdio resulta em traçado de ECG igual de V1 a V6, que corresponde à média dos potenciais elétricos nessas derivações.

Tabela 20.1 Principais artefatos técnicos.

Diagnóstico	Causa	ECG
Interferência elétrica	Mau aterramento	Linha de base com oscilações
Mau preparo técnico	Limpeza inadequada da pele	Linha de base com oscilações
Movimentação dos membros	Falta de colaboração	Irregularidades súbitas da linha de base
Tremor	Doença de Parkinson	Simula taquiarritmias
Troca de eletrodos dos membros	Colocação incorreta	Desvios de eixos da onda P e do QRS Diminuição da amplitude em algumas derivações
Troca de eletrodos precordiais	Colocação incorreta	Falha na progressão de R de V1 a V6
Grande eletrodo precordial	Utilização de gel condutor em faixa	Registro único de V1 a V6

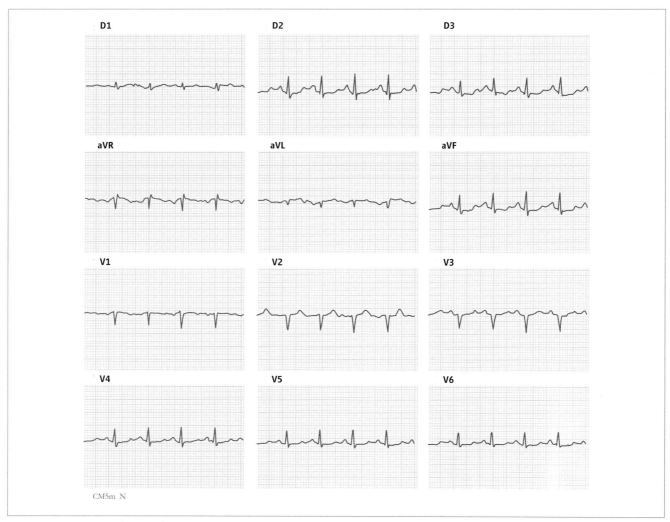

Figura 20.6b ECG após correção. Após preparo adequado, observa-se a progressão normal do QRS de V1 a V6.

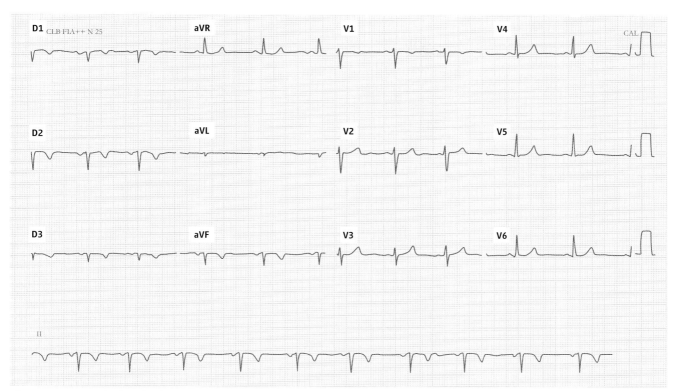

Figura 20.7 Troca de eletrodos dos braços simulando dextrocardia. O encontro de todas as ondas (P, QRS, T) negativas em D1 é compatível com dextrocardia, mas a progressão normal do QRS nas precordiais afasta essa hipótese, indicando troca de eletrodos dos braços, cuja incidência deve ser mais frequente.

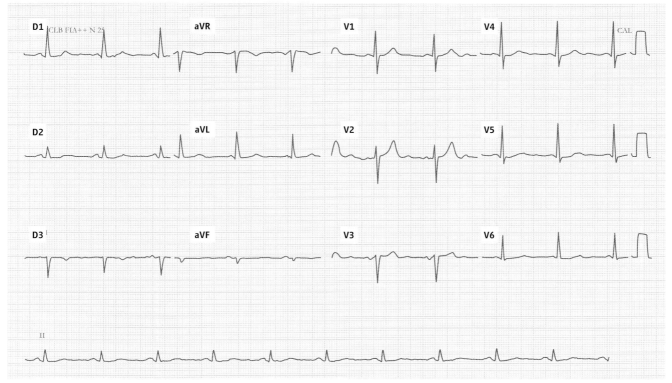

Figura 20.8 Troca de eletrodos precordiais. R em V1. A troca dos eletrodos V1 por V3, de cores respectivamente vermelho e verde em muitos aparelhos, poderia ter sido realizada por técnico daltônico, resultando em ondas R em V1.

REFERÊNCIAS BIBLIOGRÁFICAS

1. GHORAYEB N, MENEGHELO RS. Métodos diagnósticos em cardiologia. Rio de Janeiro: Atheneu; 1997. p. 59-77.

2. GRINDLER J, SILVEIRA MAP, OLIVEIRA CAR, FRIEDMANN AA. Artefatos técnicos. In: Friedmann AA, Grindler J, Oliveira CAR. Diagnóstico diferencial no eletrocardiograma. 2ª ed. Barueri: Manole; 2011. p. 257-66.

3. MIRVIS DM, GOLDBERGER AL. Electrocardiography. In: Mann DL, Zipes DP, Libby P, Bonow RO. Braunwald's heart disease. A textbook of cardiovascular medicine. 10th ed. Philadelphia: Saunders Elsevier; 2015. p. 114-52.

4. PASTORE CA, PINHO JA, PINHO C, SAMESIMA N, PEREIRA-FILHO HG, KRUSE JCL, et al. III Diretrizes da Sociedade Brasileira de Cardiologia sobre Análise e Emissão de Laudos Eletrocardiográficos. Arq Bras Cardiol. 2016;106(4Supl.1):1-23.

Diagnóstico diferencial no ECG

Antonio Américo Friedmann

Este capítulo apresenta uma variedade de tabelas e figuras sobre o diagnóstico diferencial de diferentes alterações no ECG, úteis para consulta em casos de dúvidas diagnósticas.

ALTERAÇÕES DA ONDA P

A onda P normal é uma onda pequena cujas dimensões não ultrapassam 3,0 x 2,5 mm, isto é, a duração máxima é de 0,12 s e a amplitude máxima, 0,25 mV. A orientação espacial da onda P sinusal varia de 0° a +90° no plano frontal. No plano horizontal o vetor SAP é mais ou menos paralelo ao plano frontal, exibindo habitualmente morfologia *plus-minus* na derivação V1.

Alterações das dimensões e da morfologia da onda P são causadas por sobrecargas, enquanto desvios anormais de seu eixo elétrico são determinados por ritmos atriais ectópicos. As principais alterações da onda P estão resumidas na Tabela 21.1.

ALTERAÇÕES DO QRS

Alargamento do QRS

O complexo QRS normal tem uma duração de cerca de 0,1 segundo (de 0,08 s a 0,11 s), devido à condução rápida do estímulo elétrico pelo sistema His-Purkinje. Distúrbios na condução intraventricular, de causa orgânica ou funcional, aumentam a duração da despolarizarão dos ventrículos e alargam o QRS, modificando sua morfologia "estreita" característica e, eventualmente, desviam o eixo elétrico do coração.

A causa mais comum de QRS alargado é o bloqueio de um dos ramos, direito ou esquerdo, do feixe de His.

Ritmos ectópicos originados nos ventrículos também alargam o QRS. Entretanto, várias outras condições podem alargar o QRS (Quadro 21.1 e Figura 21.1).

Desvio do QRS para a direita

No recém-nascido, o eixo de QRS encontra-se orientado para a direita, ao redor de +130°, devido ao predomínio elétrico do ventrículo direito. Durante o primeiro ano de vida a orientação do QRS desloca-se progressivamente para esquerda, assim permanecendo durante a vida adulta na maioria da população.

No adulto normal, o eixo do QRS é orientado no plano frontal entre −30° e +90°. O desvio do QRS para a direita é definido quando o eixo no plano frontal desvia para além de +90°. Indivíduos longilíneos têm o eixo elétrico do coração verticalizado, às vezes discretamente desviado para a direita. A causa mais importante de desvio do eixo elétrico para a direita é a sobrecarga do ventrículo direito. Todavia, diversas outras condições podem determinar desvio do eixo do QRS para a direita (Quadro 21.2 e Figura 21.2).

Desvio do QRS para a esquerda

O eixo do QRS no adulto normal varia de −30° a +90°. Indivíduos brevilíneos, obesos, mulheres grávidas ou doentes com ascite, por exemplo, podem apresentar tendência a horizontalização do eixo elétrico do coração, porém, dentro dos limites da faixa normal.

A causa mais comum de desvio patológico do QRS para a esquerda, além de −30°, é o bloqueio da divisão anterossuperior do ramo esquerdo (BDAS), também denominado de hemibloqueio anterior esquerdo. Várias outras

Tabela 21.1 Modificações da onda P.

Orientação	Dimensões	Morfologia	Diagnóstico provável
0° a +90°	< 3,0 mm x 2,5 mm	Arredondada	P normal, ritmo sinusal
+60° a +90°	Amplitude > 0,25 mV	Pontiaguda	Sobrecarga do átrio direito
Desvio para trás	Duração > 0,11 s V1: fase negativa > 1 mm^2	Entalhada	Sobrecarga do átrio esquerdo
Desvio para trás	Amplitude > e duração >	Pontiaguda, entalhada	Sobrecarga biatrial
Para a esquerda	Normais	*Plus-minus* (D2, D3, aVF)	Distúrbio de condução intra-atrial
Desvio: −30° a −90°	(logo após o QRS)	Negativa em D2, D3, aVF	Ritmo juncional
Desvio > -30°	Normais	Negativa em V5 e V6	Ritmo ectópico atrial
Desvio > +90°	Normais	QRS, T desviados > +90°	Dextrocardia

Quadro 21.1 Causas de alargamento do QRS.
- Bloqueios de ramo
- Distúrbio de condução intraventricular inespecífico
- Arritmias ventriculares
  - Ritmo ventricular de escape (BAVT)
  - Ritmo idioventricular acelerado
  - Extrassístoles e taquicardias ventriculares
- Aberrância de condução frequência-dependente (em extrassístoles e taquicardias supraventriculares)
- Pré-excitação ventricular (Wolff-Parkinson-White)
- Marca-passo ventricular artificial
- Hiperpotassemia
- Hipotermia
- Medicamentos (quinidina e antidepressivos tricíclicos)

Quadro 21.2 Causas de desvio do QRS para a direita.
- Sobrecarga ventricular direita
- Longilíneo
- Recém-nascido
- Área inativa lateral alta
- Bloqueio do ramo direito
- Embolia pulmonar
- Pré-excitação ventricular (Wolff-Parkinson-White)
- Arritmias ventriculares
- Dextrocardia
- Bloqueio divisional posteroinferior
- Troca de eletrodos

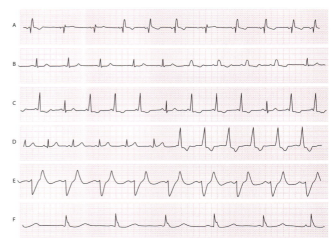

Figura 21.1 Exemplos de alargamento do QRS.
A – BRD intermitente. Morfologia rSR' típica de BRD em V1.
B – BRE intermitente. QRS alargado e monofásico (morfologia em torre) com onda T invertida.
C – Pré-excitação (padrão de WPW) intermitente. Intervalo PR curto e QRS alargado por onda delta.
D – Ritmo idioventricular acelerado. Ritmo anormal com complexos QRS alargados e não precedidos por onda P. No primeiro QRS alargado observa-se onda P muito próxima, dissociada do QRS.
E – Hiperpotassemia. QRS alargado e ondas T muito amplas e pontiagudas.
F – Hipotermia. Bradicardia, QRS com alargamento na porção final (onda J) e QT aumentado.

Quadro 21.3 Causas de desvio patológico do QRS para a esquerda.
- BDAS
- Infarto de parede inferior
- Infarto inferior com BDAS
- Sobrecarga ventricular esquerda
- Bloqueio do ramo esquerdo
- Enfisema pulmonar (DPOC)
- Pré-excitação ventricular (Wolff-Parkinson-White)
- Arritmias ventriculares
- Hiperpotassemia
- Marca-passo cardíaco artificial

condições podem também desviar o eixo do QRS para a esquerda e simular BDAS (Quadro 21.3 e Figura 21.3).

Ondas R em V1

No ECG do adulto normal, o QRS é negativo em V1 e exibe morfologia do tipo rS, e há uma progressão gra-

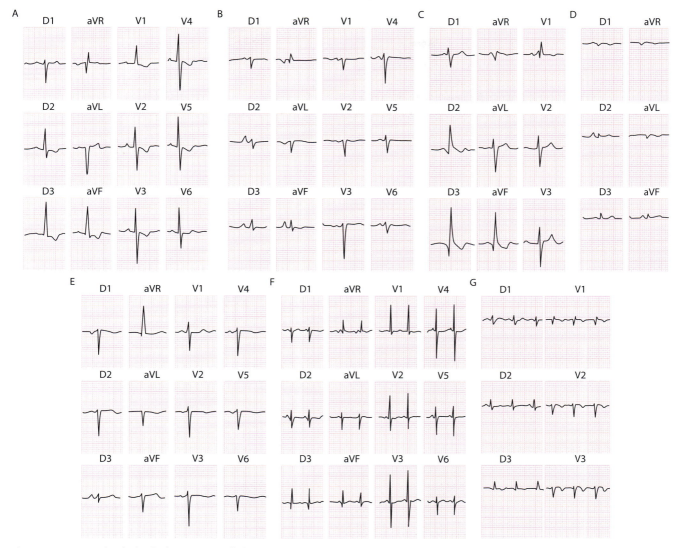

Figura 21.2 Exemplos de desvio do QRS para a direita.
A – SVD. Exemplo de hipertrofia ventricular direita com QRS desviado a +120° e para a frente, que ocorre em casos de estenose pulmonar e de hipertensão pulmonar.
B – DPOC. SVD sugestiva de DPOC com QRS desviado para a direita, mas ausência de onda R em V1. Baixa voltagem em algumas derivações e onda P verticalizada, negativa em aVL (P *pulmonale*).
C – BRD + BDPI. BRD com eixo desviado para a direita e complexos qR e rS no plano frontal. É interessante lembrar que o BDPI é mais comum e mais característico quando associado ao BRD do que isolado.
D – Área inativa lateral. Ondas Q e ondas T negativas em D1 e em aVL também desviam o eixo do QRS para a direita.
E – Dextrocardia. O desvio de todas as três ondas do ECG para a direita ocorre também em troca nos eletrodos dos membros. Nesse caso, há diminuição da progressão das ondas R nas precordiais e diminuição progressiva da voltagem, indicando que o coração está do outro lado.
F – Recém-nascido. Taquicardia sinusal e orientação do QRS para a direita e para a frente por conta da predominância fisiológica do ventrículo direito são características do ECG do recém-nascido.
G – TEP. Taquicardia sinusal, QRS ligeiramente desviado para a direita (+110°) com morfologia S1Q3T3, distúrbio do ramo direito (r em V1) e ondas T negativas de V1 a V3 constituem um conjunto de alterações altamente sugestivo de embolia pulmonar maciça.

dual da amplitude da onda R de V1 até V5 ou V6. O surgimento de onda R em V1 é um dilema frequente na interpretação do eletrocardiograma. No Quadro 21.4 estão listadas várias causas determinantes de ondas R em V1. Na Figura 21.4 há exemplos de ECG com ondas R em V1.

Diagnóstico diferencial das ondas Q

Na maioria dos eletrocardiogramas normais encontram-se ondas Q de pequena magnitude (ondas q) nas derivações esquerdas (D1, D2, V5 e V6) consequentes à des-

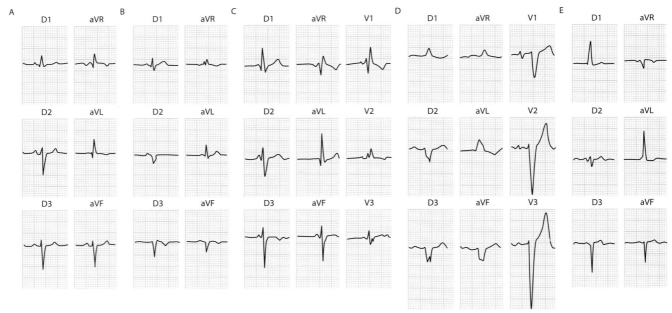

Figura 21.3 Exemplos de desvio patológico do QRS para a esquerda.
A – BDAS, causa mais comum de desvio do QRS para a esquerda. Complexos rS em D2, D3 e aVF.
B – Área inativa inferior. Ondas Q em D2, D3 e aVF e ondas T negativas.
C – BDAS + BRD. BRD com eixo desviado para a esquerda no plano frontal.
D – BRE. O BRE isoladamente pode desviar o eixo do QRS para a esquerda. Um desvio muito acentuado pode sugerir SVE e/ou BDAS associados.
E – Pré-excitação ventricular (Wolff-Parkinson-White). Intervalo PR curto e onda delta.

Quadro 21.4 Causas de ondas R em V1.
- Sobrecarga ventricular direita
- ECG de recém-nascido
- ECG de criança
- Infarto dorsal
- Pré-excitação ventricular (Wolff-Parkinson-White)
- Hipertrofia septal
- Distrofia muscular
- Dextroposição do coração
- Bloqueio divisional anteromedial (BDAM)
- Troca de eletrodos

Quadro 21.5 Principais causas de ondas Q no ECG.
- Infarto do miocárdio
- Variante normal em brevilíneos (onda Q em D3)
- Bloqueio do ramo esquerdo
- Pré-excitação ventricular (Wolff-Parkinson-White)
- Miocardiopatia hipertrófica (hipertrofia septal)
- Miocardiopatia dilatada (fibrose)
- Distrofia muscular
- Tromboembolismo pulmonar
- Pneumotórax
- Erro de técnica (troca de eletrodos)

polarização normal do septo interventricular. A presença de ondas Q anormais, de maior magnitude, com duração igual ou maior que 40 ms e/ou amplitude igual ou maior que um quarto do complexo QRS é uma alteração importante do ECG porque comumente leva à suspeita de área inativa por infarto do miocárdio.

No Quadro 21.5 encontram-se as principais causas que devem ser cogitadas no diagnóstico diferencial das ondas Q. Na Figura 21.5 há exemplos de ECG com ondas Q patológicas.

Diminuição da amplitude do QRS

Baixa voltagem no eletrocardiograma é a inexistência de deflexões maiores que 0,5 mV nas derivações do plano frontal e de 1 mV nas precordiais. Geralmente é consequência de efeito dielétrico (meio isolador da eletricidade). As principais causas estão resumidas no Quadro 21.6.

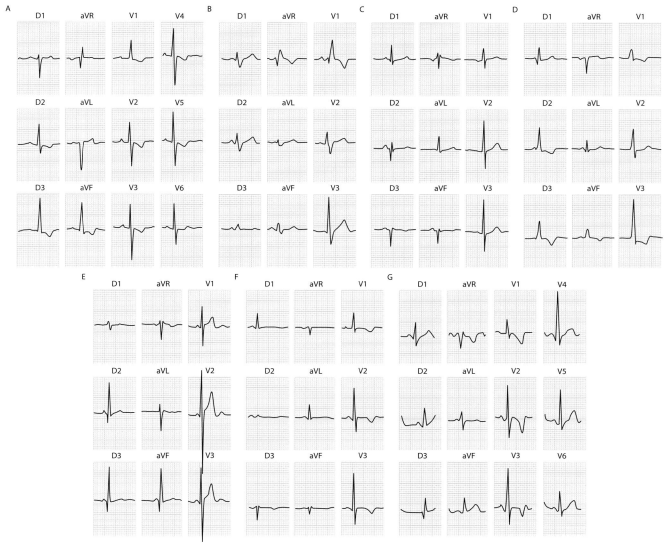

Figura 21.4 Exemplos de ondas R em V1.
A – Sobrecarga ventricular direita. Desvio do QRS para a direita e para a frente.
B – Bloqueio do ramo direito. QRS alargado e morfologia qR ou rSR´em V1.
C – Área inativa inferior e dorsal. Ondas Q em D2, D3 e aVF e ondas R em V1.
D – Pré-excitação ventricular com feixe anômalo à esquerda (WPW). PR curto e QRS alargado por onda delta.
E – Hipertrofia septal. Ondas Q rápidas nas derivações inferiores e onda R em V1 associadas ao QRS de grande amplitude e onda T com orientação normal.
F – BDAM. Ondas R em V1, aumentando progressivamente em V2 e V3 e diminutas ondas q em V2 e V3. Na ausência de outra causa de desvio do QRS para a frente, faz-se o diagnóstico, por exclusão, de BDAM.
G – ECG de criança normal de 9 meses de idade.

Quadro 21.6 Causas de diminuição da amplitude do QRS.

- Derrame pericárdico
- Hipotiroidismo
- Enfisema pulmonar
- Miocardiopatia infiltrativa
- Edema
- Obesidade
- Idade avançada

ALTERAÇÕES DA REPOLARIZAÇÃO VENTRICULAR

As alterações da repolarização ventricular, também denominadas alterações de ST-T, são os achados mais comuns em eletrocardiogramas anormais. As modificações dos padrões normais do segmento ST, da onda T e do intervalo QT têm diferentes implicações patológicas.

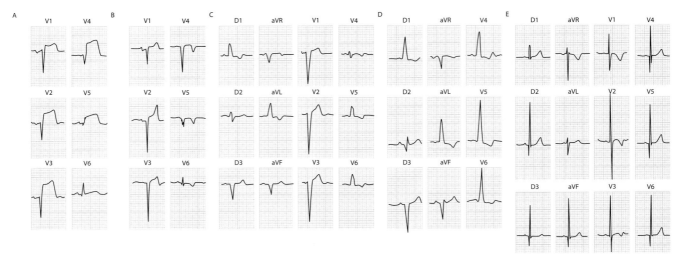

Figura 21.5 Exemplos de ondas Q patológicas no ECG.
A – IAM. Ondas Q com grande elevação do segmento ST de V1 a V5.
B – Área inativa por infarto prévio. Ondas Q de V1 a V5 e inversão da onda T de V3 a V6.
C – BRE. Complexos QS. QRS alargado, monofásico e orientado para a esquerda e para trás.
D – Pré-excitação ventricular (WPW). PR curto e QRS alargado. As ondas Q em D2, D3 e aVF são ondas delta.
E – Distrofia muscular de Duchenne em criança de 9 anos de idade. Ondas Q rápidas (< 0,40 s) em D2, D3, aVF e de V4 a V6. Ondas R amplas em V1 e V2.

Supradesnivelamento do segmento ST

O diagnóstico diferencial do segmento ST supradesnivelado é o dilema mais crucial na interpretação do ECG porque a causa mais relevante é o infarto agudo do miocárdio. Como a elevação do segmento ST é também observada em indivíduos normais (repolarização precoce) e em várias outras condições anormais, é de fundamental importância o conhecimento das diferentes causas determinantes (Quadro 21.7 e Figura 21.6).

Infradesnivelamento do segmento ST

O infradesnivelamento do segmento ST é uma das manifestações da isquemia do miocárdio no ECG. Várias outras condições anormais podem causar essa alteração (Quadro 21.8).

Aumento da amplitude da onda T

Poucas causas determinam ondas T de grande amplitude (Quadro 21.9), sendo mais relevante a hiperpotassemia.

Inversão da onda T

A presença de ondas T negativas, considerada por alguns como padrão de isquemia, representa, na maioria

Quadro 21.7 Causas de supradesnivelamento do segmento ST.

- Infarto agudo do miocárdio
- Pericardite
- Bloqueio do ramo esquerdo
- Sobrecarga ventricular esquerda
- Repolarização precoce (variante normal)
- Vasoespasmo coronário (angina de Prinzmetal)
- Aneurisma de ventrículo
- Síndrome de Brugada
- Outras causas: miocardite, tromboembolismo pulmonar, hemorragia cerebral, hiperpotassemia e ferimento cardíaco

Quadro 21.8 Causas de infradesnivelamento do segmento ST.

- Insuficiência coronária aguda (infarto não Q e angina instável)
- Insuficiência coronária crônica (no ECG de esforço ou ECG dinâmico)
- Sobrecarga ventricular esquerda
- Bloqueio do ramo esquerdo
- Ação digitálica
- Taquiarritmias
- Alterações metabólicas

Quadro 21.9 Causas de aumento de amplitude da onda T.

- Hiperpotassemia
- Vagotonia
- Infarto agudo do miocárdio (onda T hiperaguda)

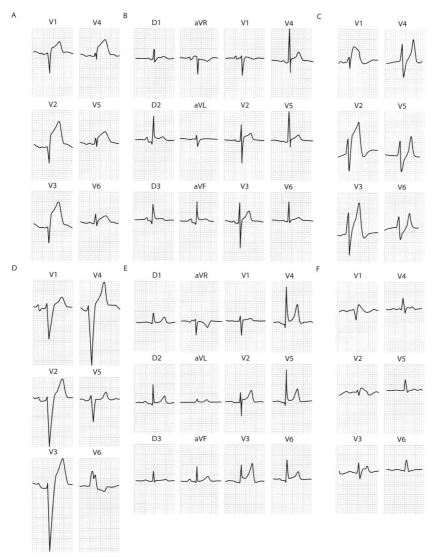

Figura 21.6 Exemplos de supradesnivelamento do segmento ST.
A – Infarto agudo do miocárdio. Supradesnivelamento acentuado e convexo do segmento ST acompanhado de ondas Q e diminuição da progressão das ondas R nas derivações precordiais.
B – Pericardite. Supradesnivelamento discreto e difuso do segmento ST, de concavidade superior e acompanhado de infradesnivelamento do segmento PR.
C – Hiperpotassemia. Supradesnivelamento associado a ondas T amplas e pontiagudas, alargamento do QRS e desaparecimento da onda P.
D – Bloqueio do ramo esquerdo. O supradesnivelamento de V1 a V4 corresponde ao infradesnivelamento em V5 e V6 (alterações da repolarização ventricular secundárias ao BRE).
E – Repolarização precoce. Elevação do ponto J, supradesnivelamento discreto e côncavo do segmento ST e ondas T amplas compatíveis com vagotonia.
F – Brugada. Supradesnivelamento descendente de ST de V1 a V3 e morfologia de BRD em V1.

das vezes, uma alteração inespecífica, porque muitas outras condições podem inverter a polaridade da onda T (Quadro 21.10).

Aumento do intervalo QT

Condições diversas como medicamentos e distúrbios eletrolíticos podem aumentar o intervalo QT (Quadro 21.11). É importante salientar que o prolongamento acentuado do intervalo QT, acima de 0,500 s, é um fator de risco para síncope e morte súbita porque predispõe a ocorrência de arritmia ventricular polimórfica (*torsades de pointes*).

Diminuição do intervalo QT

Ao contrário do aumento do QT, poucas são as condições que determinam diminuição do intervalo QT (Quadro 21.12).

Quadro 21.10 Causas de inversão da onda T.

- Variante normal e onda T juvenil (onda T negativa de V1 a V3)
- Hipertrofia ventricular esquerda (*strain*)
- Hipertrofia ventricular direita (*strain*)
- Bloqueio do ramo esquerdo
- Insuficiência coronária
- Pericardite
- Miocardiopatia
- AVCH (ondas T "cerebrais")
- Alteração metabólica
- Pré-excitação ventricular (Wolff-Parkinson-White)
- Memória elétrica (pós-taquiarritmia, em marca-passo de demanda)
- Idiopática

Quadro 21.11 Causas de aumento do intervalo QT.

- Distúrbios eletrolíticos (hipocalcemia, hipopotassemia e hipomagnesemia)
- Antiarrítmicos (dos grupos IA e III da classificação internacional de medicamentos antiarrítmicos)
- Psicotrópicos (antidepressivos tricíclicos e antipsicóticos)
- Outros medicamentos (cisaprida e alguns anti-histamínicos)
- Isquemia miocárdica (angina instável ou infarto agudo do miocárdio)
- Arritmias (pós-taquicardia ventricular ou pós-parada cardíaca)
- Lesões agudas do sistema nervoso central (hemorragia cerebral, infecções do SNC, processos expansivos)
- Hipocalcemia
- Hipotermia
- Bloqueio de ramo
- Síndromes do QT longo congênito

Quadro 21.12 Causas de diminuição do intervalo QT.

- Hipercalcemia
- Digital
- Hiperpotassemia
- Síndrome do QT curto

VARIAÇÕES DO INTERVALO PR

O intervalo PR normal varia de 0,12 s a 0,20 s. A alteração mais importante é o aumento da duração, que caracteriza o bloqueio atrioventricular (AV) de 1º grau. Condições diversas podem causar outras variações do intervalo PR (Quadro 21.13).

PAUSAS NO RITMO CARDÍACO

Pausas ou falhas no ECG são períodos de ausência de despolarização ventricular acima de 2 segundos. No Qua-

Quadro 21.13 Variações da duração do intervalo PR.

Causas de intervalo PR longo
- Bloqueio AV de 1º grau
- Idade avançada

Causas de intervalo PR curto
- Ritmo juncional
- Pré-excitação ventricular (Wolff-Parkinson-White)

Causas de intervalo PR variável
- Bloqueio AV de 2º grau Mobitz I (fenômeno de Wenckebach)
- Dissociação AV
- Marca-passo atrial mutável
- Taquicardia atrial multifocal
- Dupla via de condução nodal

dro 21.14 estão relacionadas diferentes causas de pausas cardíacas.

EXTRASSÍSTOLES

São batimentos precoces originados em focos ectópicos. Podem ser ventriculares, em que o QRS é alargado, ou supraventriculares, que geralmente apresentam QRS estreito. Entretanto, há exceções que dificultam o diagnóstico diferencial das extrassístoles (Figura 21.7).

TAQUICARDIAS SUPRAVENTRICULARES

Apresentam geralmente QRS estreito e o diagnóstico diferencial entre os diferentes tipos nem sempre é fácil. Na Figura 21.8 há exemplos de taquicardias supraventriculares. As diferentes modalidades das taquicardias da síndrome de Wolff-Parkinson-White estão exemplificadas na Figura 17.7.

TAQUICARDIAS COM QRS LARGO

Representam um desafio diagnóstico porque podem ser ventriculares, com prognóstico mais grave, ou supraventriculares com aberrância de condução, cujo tratamento é diferente. Na Figura 21.9 há exemplos de diferentes tipos de taquicardia com QRS alargado.

Quadro 21.14 Causas de pausas cardíacas.

- Arritmia sinusal
- Parada sinusal
- Pausa pós-extrassistólica
- Extrassístole atrial bloqueada
- Bloqueio AV de 2º grau
- Bloqueio sinoatrial
- Bloqueio AV total

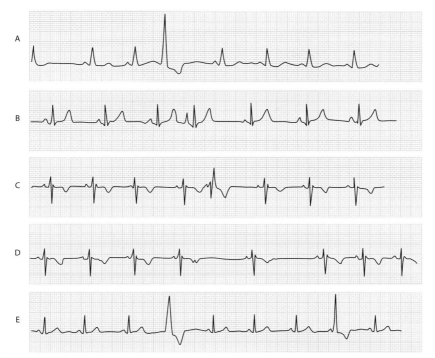

Figura 21.7 Modalidades de extrassístoles.
A – Extrassístole ventricular. Batimento precoce com QRS alargado e não precedido por onda P.
B – Extrassístole atrial. QRS precoce com mesma morfologia que os demais (extrassístole supraventricular) precedido por onda P ectópica.
C – Extrassístole atrial com aberrância de condução. Complexo QRS precoce com morfologia de BRD precedido por onda P ectópica.
D – Extrassístoles atriais bloqueadas. Pausas precedidas por ondas P muito precoces que incidem sobre a onda T.
E – Extrassístole ventricular e extrassístole ventricular de fusão. A segunda extrassístole é precedida por onda P sinusal e tem morfologia menos aberrante, intermediária entre a outra extrassístole ventricular e o QRS de origem sinusal.
Observação: extrassístoles atriais aberrantes e extrassístoles ventriculares de fusão podem ser confundidas porque ambas têm QRS alargado e são precedidas por onda P. A principal diferença é que a extrassístole atrial é precedida por onda P ectópica (precoce e de morfologia diferente), ao passo que no caso da extrassístole ventricular de fusão a onda P é sinusal.

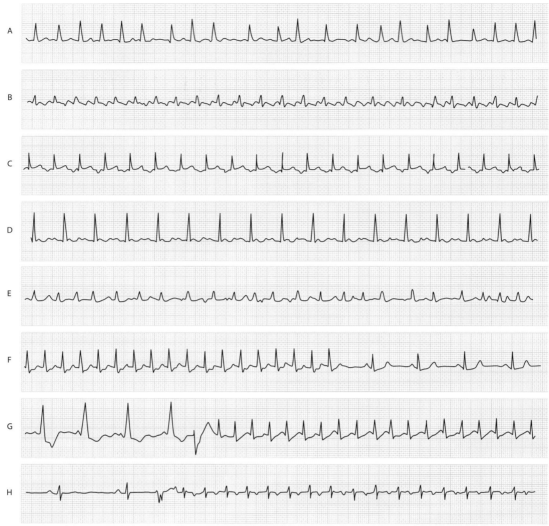

Figura 21.8 Taquicardias supraventriculares.
A – Fibrilação atrial. RR muito irregular e ondas f.
B – *Flutter* atrial. No início observa-se RR regular e FC igual a 150 bpm sugestiva de *flutter* com bloqueio AV 2:1, na segunda metade o bloqueio AV variável permite evidenciar melhor as ondas F.
C – Taquicardia atrial. TSV com QRS precedido por ondas P ectópicas (negativas em D2).
D – Taquicardia atrial com bloqueio AV 2:1. Há duas ondas P semelhantes e equidistantes em cada ciclo, uma precedendo o QRS e outra logo após.
E – Taquicardia atrial multifocal. O ritmo é muito irregular, mas cada QRS é precedido por onda P, e estas apresentam três ou mais morfologias diferentes.
F – TRN (taquicardia paroxística por reentrada nodal) com reversão ao ritmo sinusal. Durante a taquicardia, o QRS apresenta pequenas ondas s (pseudo s) que desaparecem em ritmo sinusal. São ondas P negativas superpostas ao QRS.
G – Síndrome de Wolff-Parkinson-White. Ritmo sinusal com pré-excitação (PR curto e QRS alargado por onda delta) e extrassístole ventricular desencadeando taquicardia supraventricular com QRS estreito (reentrada ortodrômica).
H – TRN incomum. Ritmo sinusal interrompido por extrassístole ventricular que ocasiona TSV com intervalo RP longo. Simula taquicardia atrial.

21 Diagnóstico diferencial no ECG 243

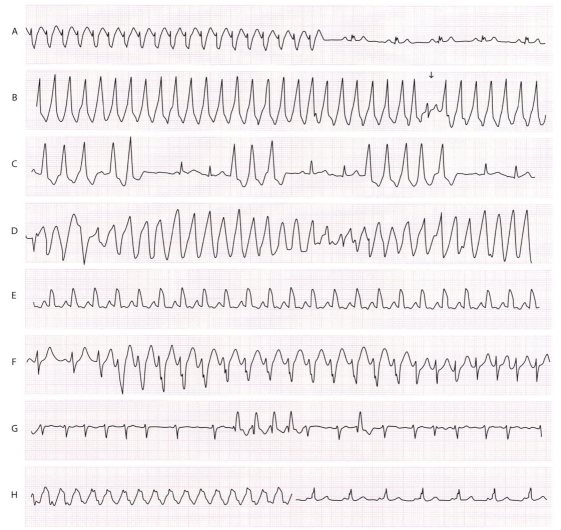

Figura 21.9 Taquicardias com QRS largo.

A – Taquicardia ventricular paroxística com reversão ao ritmo sinusal. Taquicardia com QRS muito aberrante não precedido por onda P. A primeira hipótese deve ser sempre TV.

B – Taquicardia ventricular monomórfica com uma captura. A captura (condução normal) provém de onda P sinusal, sendo uma evidência indireta de dissociação AV, principal critério para a confirmação de TV.

C – Taquicardia ventricular não sustentada. Taquicardias com QRS muito alargados com RR irregular (aceleração ou aquecimento) por conta do fenômeno de hiperautomatismo.

D – Taquicardia ventricular polimórfica (*torsades de pointes*). Morfologia característica de torção.

E – Taquicardia sinusal com BRE preexistente. O bloqueio de ramo aumenta o QT causando sobreposição da onda T com a onda P seguinte, o que dificulta sua visualização.

F – TSV com aberrância de condução frequência-dependente. No início, o ritmo é sinusal. Surge uma taquicardia com QRS alargado que depois se torna estreito, mas A FC continua elevada.

G – FA com fenômeno de Ashman. A aberrância de condução com morfologia de BRD surge quando após um ciclo longo o RR subitamente encurta. Se o RR permanece curto, a aberrância persiste.

H – TSV com reentrada antidrômica e reversão ao ritmo sinusal com pré-excitação (síndrome de WPW). A taquicardia com QRS alargado é indistinguível de uma TV. O encontro de pré-excitação após a reversão ao ritmo sinusal faz o diagnóstico de taquicardia AV com reentrada antidrômica.

REFERÊNCIAS BIBLIOGRÁFICAS

1. FRIEDMANN AA, GRINDLER J, OLIVEIRA CAR, FONSECA AJ. Diagnóstico diferencial no eletrocardiograma. 2ª ed. Barueri: Manole; 2011.

2. GOLDBERGER AL. Clinical electrocardiography. A simplified approach. 8th. ed. Philadelphia: Mosby Elsevier; 2012.

Módulo III

Outros métodos diagnósticos

22 Teste ergométrico   247

23 Teste ergoespirométrico   262

24 Monitorização eletrocardiográfica ambulatorial   268

25 Vetorcardiograma   278

26 Os diagnósticos mais importantes no VCG   285

27 ECG de alta resolução   293

28 Mapeamento eletrocardiográfico de superfície   298

29 Cintilografia de perfusão miocárdica   309

30 Avaliação eletrofisiológica   316

Teste ergométrico

Carlos Alberto Rodrigues de Oliveira
Antonio Américo Friedmann

O teste ergométrico é um dos principais métodos complementares derivados do eletrocardiograma convencional para diagnóstico, prognóstico e controle não invasivo da doença arterial coronária.

A relação entre o teste de esforço e a doença coronária surgiu ao se observar que, durante o exercício físico, poderiam ser demonstradas alterações do segmento ST semelhantes às que ocorriam durante crises espontâneas de angina do peito. Durante a ergometria, entretanto, é possível surpreender uma série de outras alterações, muitas vezes não encontradas em condições de repouso.

O teste ergométrico, todavia, não envolve apenas a interpretação do ECG no esforço, mas é uma análise multifatorial que compreende a avaliação das respostas clínica, hemodinâmica, eletrocardiográfica e metabólica ao estresse físico programado.

O teste ergométrico é um exame cardiológico relativamente simples e útil, que permite não só diagnosticar a isquemia miocárdica como também avaliar o resultado de intervenções terapêuticas, detectar arritmias cardíacas, estratificar o risco de doenças cardiovasculares e orientar a prescrição de exercícios para condicionamento físico e reabilitação cardíaca.

CONSIDERAÇÕES FISIOLÓGICAS SOBRE O EXERCÍCIO

O consumo de oxigênio (VO_2) do organismo em repouso é proporcional ao volume de sangue impulsionado pelo coração e à quantidade de oxigênio extraída pelos tecidos, e pode ser estimado pela equação de Fick:

$$VO_2 = \text{débito cardíaco x diferença arteriovenosa de } O_2$$

Durante o esforço, o VO_2 aumenta proporcionalmente à intensidade do exercício, às custas do aumento do débito cardíaco e da maior extração de oxigênio pelos tecidos.

O débito cardíaco (DC) é expresso pelo produto do volume sistólico (VS) pela frequência cardíaca (FC):

$$DC = VS \times FC$$

Nas fases iniciais do exercício, o débito cardíaco aumenta às custas da elevação do volume sistólico e da frequência cardíaca, decorrentes do incremento da atividade simpática e da diminuição do tono parassimpático. Entretanto, o volume sistólico atinge sua máxima elevação quando o consumo de oxigênio situa-se em torno da metade de seu máximo.

Assim, nas fases tardias do exercício o aumento do DC se deve exclusivamente ao aumento da FC. O DC chega a aumentar de 4 a 6 vezes os seus níveis em repouso, dependendo do grau de treinamento.

A FC aumenta gradualmente, à medida que se eleva a intensidade do esforço, havendo uma correlação linear entre FC e VO_2, na faixa entre 50 e 90% do consumo de oxigênio. Na prática, a frequência cardíaca na exaustão é denominada FC máxima e os seus valores decrescem com a idade, sendo o desvio padrão para a mesma idade em torno de 10 bpm.

A FC máxima é obtida de maneira prática subtraindo-se de 220 a idade do paciente em anos:

$$FC \text{ máx} = 220 - \text{idade}$$

A FC submáxima corresponde a qualquer número entre 85 e 95% da FC máxima. Os exames com valores entre 95 e 100% da FC máxima são considerados como testes máximos.

De maneira geral, o paciente com coronariopatia que tem menor elevação de FC apresenta maior severidade da doença. Com o término do exercício a FC retorna gradualmente aos níveis basais prévios e os cardiopatas tendem a levar maior tempo.

A musculatura esquelética é capaz de passar de uma extração de 5 mL para 15 mL de oxigênio por 100 mL de sangue no exercício extenuante. Há uma redistribuição do fluxo sanguíneo, visando aumentar a nutrição para a musculatura esquelética e para o coração. Isso ocorre sem prejuízo para outros órgãos nobres (o cerebral não se altera) ocorrendo diminuição para outros territórios (esplâncnico e renal). O fluxo para os músculos pode aumentar até dezoito vezes o seu valor normal e o coronário até quatro vezes.

À medida que se aumenta a carga de exercício há elevação da pressão arterial sistólica consequente ao aumento do débito cardíaco, embora a resistência vascular esteja diminuída em muitos territórios. A pressão arterial diastólica, fisiologicamente, não se modifica significativamente no exercício dinâmico, podendo diminuir ligeiramente devido à queda da resistência periférica.

CONSIDERAÇÕES FISIOPATOLÓGICAS NA DOENÇA CORONÁRIA

A captação de oxigênio pelo miocárdio, medida pelo produto do débito cardíaco pela diferença arteriovenosa de oxigênio, é mais alta que a de outros tecidos. A musculatura cardíaca em condições basais apresenta uma grande extração de oxigênio, próxima de 75%.

Como o exercício acarreta maior trabalho do coração e consequentemente maior consumo de oxigênio, este só pode ocorrer se houver aumento do fluxo coronário.

A presença de obstrução coronária significativa impede o aumento do fluxo coronário proporcional às necessidades metabólicas, o que determina hipoxia na região comprometida. Em consequência da hipoxia surgem sintomas de natureza isquêmica, alterações hemodinâmicas decorrentes do comprometimento da contratilidade miocárdica e alterações eletrocardiográficas como arritmias e modificações do segmento ST e da onda T, que são documentados pelo teste ergométrico.

METODOLOGIA

Durante e após aplicação do esforço físico, com carga de trabalho progressiva, contínua e graduada, avaliam-se as respostas eletrocardiográfica, clínica e hemodinâmica.

O paciente deve ser informado previamente de todos os procedimentos, sobre possíveis complicações, os benefícios do exame, bem como a segurança do método.

O teste deverá ser executado e interpretado por cardiologista, adequadamente treinado e com o suporte de pessoal técnico especializado em situações de emergência para o pronto atendimento.

INFRAESTRUTURA E INSTRUÇÕES GERAIS

A sala de ergometria deverá possuir temperatura ambiente entre 18° e 24°C, umidade adequada, espaço físico suficiente para conter os equipamentos e circulação confortável para eventuais atendimentos das intercorrências.

Recomenda-se uma refeição leve 2 a 3 horas antes do exame, evitando o jejum prolongado devido ao risco de hipoglicemia desencadeada pelo esforço físico.

Quando o teste tem finalidade diagnóstica, há necessidade da suspensão prévia de medicamentos interferentes, como os β-bloqueadores adrenérgicos, nitratos e antagonistas dos canais de cálcio, com o consentimento do médico solicitante.

As recomendações gerais incluem: abstenção do fumo de pelo menos 2 a 3 horas antes, apresentar-se descansado e calmo, evitando compromissos prévios que possam gerar estresse. Os pacientes devem comparecer com roupas e calçados próprios para prática de atividade física.

AVALIAÇÃO INICIAL

Entrevista e exame físico sumário do paciente são importantes principalmente quando há suspeita de cardiopatia para detectar possíveis contraindicações para o teste.

É necessário um ECG de doze derivações em repouso para excluir diagnósticos que contraindicam a realização do teste, como o infarto agudo do miocárdio, ou que prejudicam a análise das modificações do ECG no esforço, como o bloqueio do ramo esquerdo e as alterações marcantes de ST-T.

SISTEMAS DE MONITORIZAÇÃO

Como é necessário fazer uma monitorização eletrocardiográfica contínua e de boa qualidade, realiza-se tricotomia quando necessário, limpeza e também uma suave fricção da pele com álcool para a fixação dos eletrodos.

Utilizam-se preferencialmente sistemas de registros de doze ou mais derivações. Em nosso meio há preferência pelo sistema de Mason Likar que adapta as doze derivações do ECG clássico (mudança da posição dos eletrodos dos braços para a raiz dos ombros e os das pernas para o abdome, próximo das cristas ilíacas, mantendo-se a posição dos eletrodos precordiais).

Quando se utiliza sistema inferior a doze derivações, a derivação bipolar MC5 é obrigatória, devido a maior sensibilidade, menor captação de ruídos e maior amplitude das deflexões. O eletrodo positivo é colocado no lugar do V5 do ECG convencional e o negativo no manúbrio do esterno. O registro é feito pela derivação D1 do ECG. A derivação MC5 explora especialmente a região anterolateral do ventrículo esquerdo.

A FC é monitorada ininterruptamente. Os traçados de ECG são registrados em pé antes do exercício, durante cada etapa do exercício e na fase de recuperação.

PROTOCOLOS

O ergômetro mais utilizado atualmente em nosso país é a esteira rolante, com velocidades crescentes e mecanismo de elevação da rampa.

Os protocolos utilizados são os que empregam exercício de modo contínuo e com aumentos de cargas em intervalos de 1 a 3 minutos em cada estágio. A história clínica e o exame físico cardiovascular, em conjunto com o eletrocardiograma clássico, são fundamentais para a escolha do protocolo mais adequado para a indicação do teste ergométrico.

O protocolo de Bruce é o mais difundido, indicado para indivíduos que tenham alguma atividade física. Pode ser modificado nos estágios iniciais para tornar o aumento da carga mais suave. Assim, pode ser aplicado em indivíduos sedentários, idosos e até em portadores de cardiopatias.

O protocolo de Ellestad é indicado para indivíduos com treinamento prévio.

O protocolo de Naughton, com velocidades fixas e incrementos pequenos de inclinação, é utilizado para indivíduos com maior limitação física, em especial idosos sedentários, pacientes com infarto do miocárdio recente e portadores de insuficiência cardíaca congestiva compensada.

INDICAÇÕES DO TESTE ERGOMÉTRICO

Atualmente, as principais indicações para o teste de esforço são:
- diagnóstico de doença arterial coronária;
- avaliar o comportamento da pressão arterial diante do esforço, principalmente hipertensão arterial sistêmica reativa ao estresse físico;

- estudar o comportamento das arritmias cardíacas durante um esforço programado e sua reprodutibilidade com o mesmo;
- em pessoas saudáveis para avaliação pré-atividade física.

Adicionalmente, as diretrizes sobre ergometria destacam a importância do teste nas seguintes situações:
- diabéticos assintomáticos que planejam se exercitar;
- pacientes com múltiplos fatores de risco que necessitam de orientação médica para a prevenção secundária;
- homens com mais de 45 anos e mulheres com idade superior a 55 anos que pretendem iniciar programa de atividades físicas intensas;
- indivíduos envolvidos em ocupações de alto risco e que envolvam a coletividade;
- pacientes com elevado risco para doença arterial coronária em razão de comorbidades, como a doença vascular periférica.

CONTRAINDICAÇÃO PARA O TESTE ERGOMÉTRICO

- Infarto agudo do miocárdio (primeiros dias).
- Angina instável.
- Miocardite ou pericardite agudas.
- Infecções agudas.
- Bloqueio atrioventricular avançado.
- Arritmia atrial ou ventricular polimórfica frequente.
- Hipertensão arterial diastólica maior que 120 mmHg ou sistólica maior que 180 mmHg.
- Hipertensão ou embolia pulmonar.
- Insuficiência cardíaca descompensada.
- Estenose aórtica moderada/severa.
- Hipertrofia septal assimétrica com obstrução da via de saída do ventrículo esquerdo (VE) em repouso.
- Anemia importante.
- Hipertireoidismo.
- Gravidez.

INTERRUPÇÃO

Sempre que possível procura-se atingir a FC máxima ou a exaustão. Mas o exercício pode ser interrompido por motivos clínicos ou por solicitação do paciente.

Nos testes ergométricos utilizam-se tabelas de percepção subjetiva do esforço, como a escala de Borg (Tabela 22.1), em conjunto com a avaliação clínica.

A exaustão física é o melhor parâmetro para o término do esforço.

Tabela 22.1 Tabela subjetiva do cansaço (modificada de Borg)

1. Muito fácil
2
3. Fácil
4
5. Relativamente fácil
6
7. Ligeiramente cansativo
8
9. Cansativo
10
11. Muito cansativo
12
13. Exaustivo

A observação e o diálogo constante são fundamentais para precisar a interrupção do esforço.

Os critérios de interrupção do esforço são determinados com o aparecimento de:

■ angina de peito progressiva e/ou limitante;

■ bloqueio atrioventricular avançado;

■ desnivelamentos significativos do segmento ST (> 3 mm de infradesnível ou > 2 mm de supradesnível);

■ arritmia ventricular complexa e com aumento de densidade com o progredir do esforço;

■ taquiarritmias supraventriculares sustentadas;

■ redução ou estabilização da frequência cardíaca com o aumento da carga de trabalho;

■ redução da pressão arterial sistólica por dois estágios consecutivos;

■ elevação acentuada da pressão arterial sistêmica, PAS maior que 260 mmHg e/ou PAD maior que 140 mmHg;

■ dispneia intensa, broncoespasmo, palidez intensa ou dor limitante em membros inferiores.

RESPOSTAS ELETROCARDIOGRÁFICAS

Durante o teste ergométrico evidenciam-se diversas modificações de natureza fisiológica no ECG.

A amplitude da onda P aumenta e, em níveis elevados de FC, pode haver fusão da onda P com a onda T.

Os intervalos PR e QT diminuem com o aumento da FC. À medida que a FC sobe verifica-se aumento da deflexão Q, devido à maior ativação da região septal durante o exercício. Alguns autores demonstraram a correlação da diminuição da onda Q em exercício com isquemia miocárdica septal.

Na fase inicial do exercício há aumento da deflexão R até níveis de 50 a 60% da FC máxima. A seguir verifica-se ligeira diminuição da amplitude da onda R até atingir a FC máxima.

Durante o exercício observam-se comumente alterações fisiológicas das repolarizações atrial e ventricular no ECG, que determinam mudanças de posição dos segmentos PR e ST em relação à linha de base.

A linha de base é determinada por uma reta unindo as junções PQ (intersecção do segmento PR com a onda Q) de vários complexos.

O segmento ST inicia-se no ponto J (transição entre o fim do QRS e o início do segmento ST), mas o seu deslocamento é preferencialmente avaliado no ponto Y (situado a 2 mm após o ponto J).

Assim, com o aumento da FC verificam-se depressões concomitantes do segmento PR e do ponto J. O segmento ST mostra-se ascendente e rapidamente retorna à linha de base. Portanto, não há desnivelamento do ponto Y em relação à linha de base (junção PQ). Essas alterações geralmente são mais evidentes na derivação CM5 (Figuras 22.1 e 22.2).

CRITÉRIOS DE POSITIVIDADE PARA ISQUEMIA MIOCÁRDICA

O ponto J corresponde ao término do QRS e o início do segmento ST. Levando-se em consideração, como linha de base, aquela que passa pelas junções PQ, o ponto Y é marcado no segmento ST após 80 ms ou 2 mm após o ponto J.

As alterações mais importantes consideradas como resposta isquêmica no ECG de esforço são os desnivelamentos do segmento ST, particularmente o infradesnivelamento do segmento ST maior que 1 mm no sexo masculino e maior que 1,5 mm no sexo feminino, medido no ponto Y.

Os critérios de positividade para isquemia dependem não só da magnitude do desnivelamento, mas também da morfometria do segmento ST (Figura 22.3).

INFRADESNIVELAMENTOS DO SEGMENTO ST

Os seguintes padrões podem ser encontrados:

■ ST ascendente rápido – é um achado normal no ECG de esforço, o ponto J está rebaixado, mas o ponto Y se situa na linha de base PQ ou acima.

■ ST ascendente lento – é um padrão considerado limítrofe, pouco específico para isquemia miocárdica, pois determina uma alta taxa de falsos-positivos (Figura 22.4).

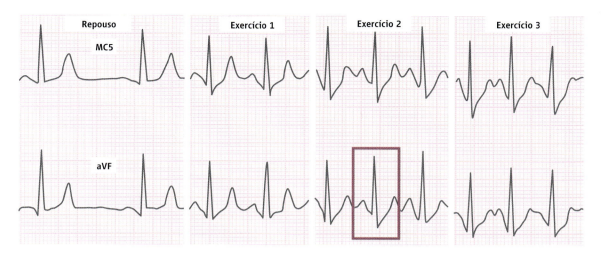

Figura 22.1 Alterações do ECG com o aumento da frequência cardíaca: aumento da amplitude de P, infradesnivelamento dos segmentos PR e ST com morfologia ascendente rápida.

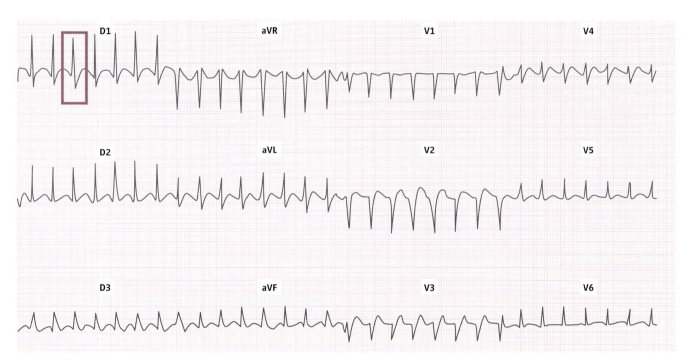

Figura 22.2 Teste ergométrico normal. Jovem do sexo masculino na avaliação pré-operatória. Protocolo de Ellestad, teste máximo, nove minutos de exercício. Segmento ST ascendente rápido.

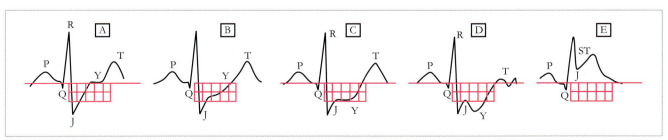

Figura 22.3 Tipos morfológicos do segmento ST: A) segmento ST ascendente rápido; B) segmento ST ascendente lento; C) segmento ST retificado ou horizontal; D) segmento ST descendente; E) segmento ST com supradesnivelamento.

■ ST horizontal – o infradesnivelamento maior ou igual a 1 mm é considerado positivo para isquemia miocárdica (Figura 22.5a).

■ ST descendente – o infradesnivelamento maior ou igual a 1 mm no ponto J é considerado positivo e indicador de isquemia mais grave (Figura 22.5b).

■ ST convexo – é também considerado positivo, mas ocorre com maior frequência em casos de insuficiência coronária não obstrutiva (Figura 22.6).

SUPRADESNIVELAMENTO DO SEGMENTO ST

É menos frequente que o infradesnivelamento. O supradesnível do ponto J superior a 1 mm com qualquer padrão morfológico do segmento ST sugere isquemia miocárdica (Figuras 22.7a e 22.7b).

O surgimento de onda U negativa durante o esforço também é considerado sinal de isquemia.

ANÁLISE MULTIVARIADA NA INTERPRETAÇÃO DOS RESULTADOS

Como as principais modificações relacionadas à isquemia são expressas no segmento ST e na onda T, elas são mais fidedignas nos pacientes que não têm alterações de ST-T no ECG basal. Assim, em casos de bloqueio do ramo esquerdo (BRE), pré-excitação ventricular (Wolff-Parkinson-White), SVE com infradesnivelamento de ST de 1 mm ou mais, marca-passo cardíaco artificial e uso de digitálico, as alterações do ECG de repouso impedem a análise adequada das alterações decorrentes do esforço (Figuras 22.8a e 22.8b).

CAUSAS DE TESTES FALSOS-POSITIVOS

As principais condições que podem mimetizar os padrões eletrocardiográficos de isquemia são as seguintes:
■ hipertrofia ventricular esquerda;
■ bloqueio de ramo esquerdo;
■ segmento ST deprimido em repouso;
■ hipertensão arterial severa;
■ cardiomiopatias;
■ cardiopatias congênitas;
■ valvopatias, como estenose aórtica grave;
■ doenças do pericárdio;
■ pré-excitação ventricular;
■ prolapso valvar mitral;
■ esforço súbito excessivo;

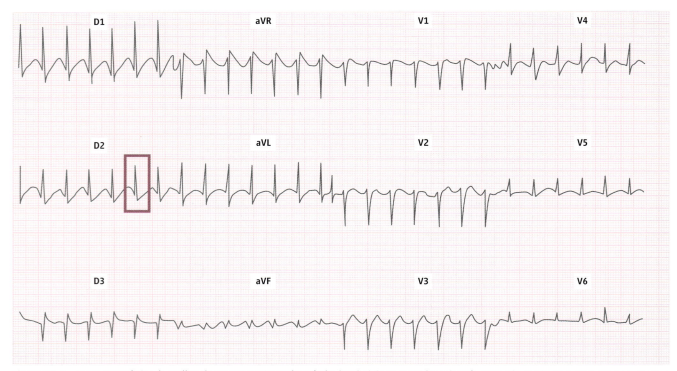

Figura 22.4 Teste ergométrico de mulher de 48 anos assintomática (infradesnível de ST ascendente lento). Protocolo de Ellestad, teste máximo, 8 min e 40 s de exercício. Infradesnivelamento do segmento ST de 1,5 mm, ascendente lento. Teste ergométrico não indicativo de resposta isquêmica do miocárdio. Ecocardiograma e cintilografia do miocárdio normais.

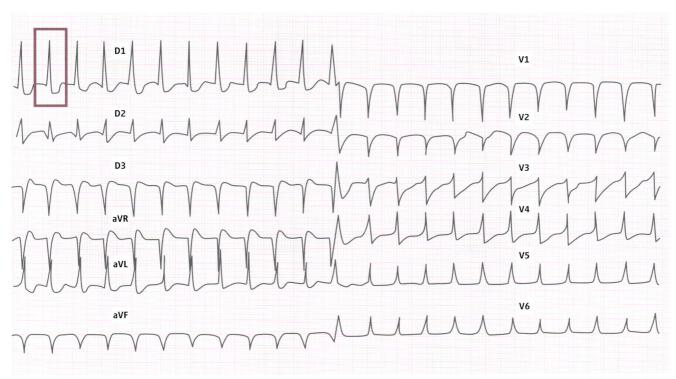

Figura 22.5a Teste ergométrico com resposta isquêmica (infradesnível de ST horizontal). Homem de 63 anos com diabete melito e dislipidemia. Protocolo de Bruce, teste submáximo, 8 min de exercício. Infradesnivelamento do segmento ST horizontal de 2 mm no final do esforço.

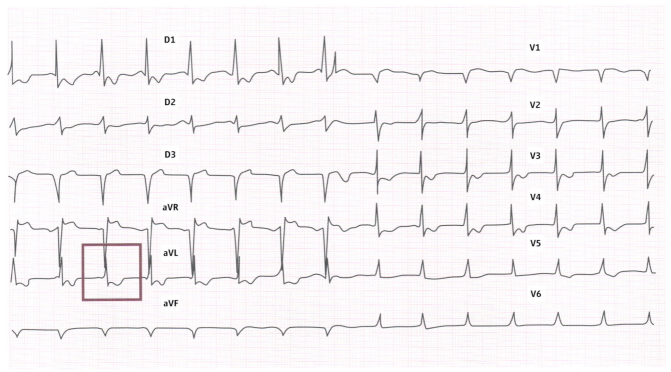

Figura 22.5b Alterações isquêmicas na fase de recuperação (infradesnível de ST descendente). Fase tardia da recuperação (6 min), ponto J infradesnivelado (2 mm) com segmento ST descendente em múltiplas derivações.

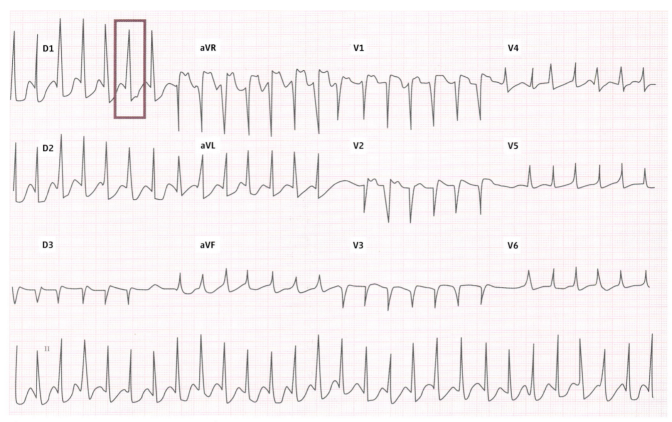

Figura 22.6 Teste ergométrico falso-positivo (infradesnível de ST convexo). Homem de 35 anos, assintomático, sem fatores de risco para doença arterial coronariana. Protocolo de Ellestad, teste máximo, 8 min de exercício. Segmento ST com infradesnivelamento significativo (4 mm) de convexidade superior. Padrão sugestivo de insuficiência coronária não obstrutiva (ICNO).

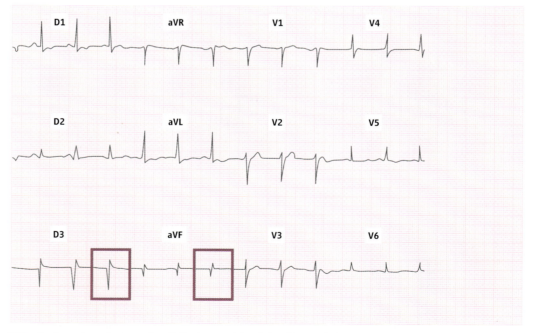

Figura 22.7a ECG pré-esforço de paciente com insuficiência coronária crônica. Homem de 61 anos com antecedentes de cirurgia de revascularização do miocárdio. ECG de repouso com área inativa inferior.

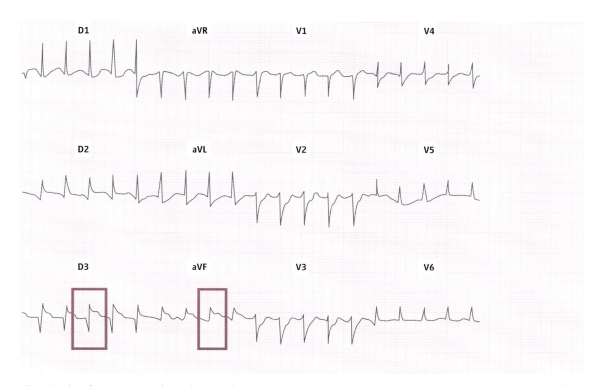

Figura 22.7b ECG de esforço com supradesnivelamento de ST. Protocolo de Bruce, 4 min de exercício, não atingiu a FC submáxima (75,4%). Supradesnível do segmento ST na região inferior. O supradesnivelamento induzido por esforço associado à baixa capacidade funcional sugere teste ergométrico com resposta isquêmica importante. A cintilografia mostrou hipoperfusão transitória nas paredes inferior e lateral.

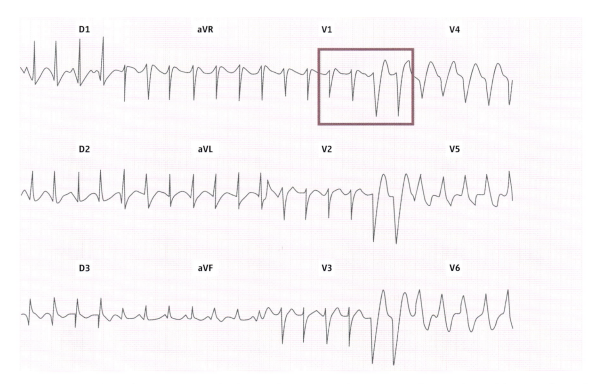

Figura 22.8a Teste ergométrico alterado por BRE induzido por esforço. Homem de 61 anos com hipertensão arterial e antecedentes de arritmia cardíaca. Protocolo de Bruce, teste máximo, 10 min de exercício. Extrassístoles supraventriculares e ventriculares. Bloqueio de ramo esquerdo induzido pelo esforço.

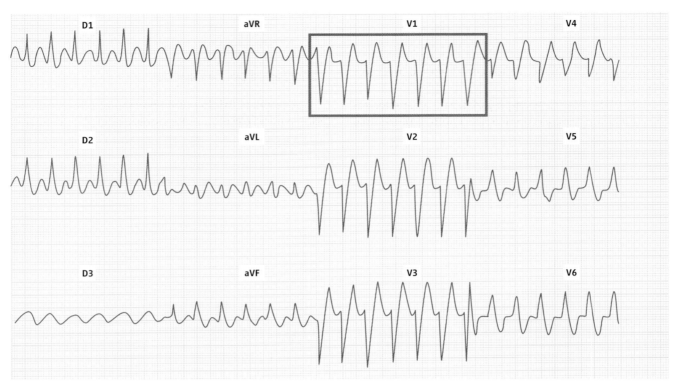

Figura 22.8b Teste ergométrico com BRE induzido por esforço. A análise do segmento ST é prejudicada pelas alterações da repolarização ventricular secundárias ao BRE.

- hiperventilação;
- coração hiperdinâmico;
- ponte miocárdica;
- distúrbios eletrolíticos;
- anemia;
- medicações: digitálicos, diuréticos, antidepressivos e outras;
- artefatos, com interpretação incorreta.

Nesse contexto, torna-se imperativo fazer a avaliação adicional e conjunta dos outros parâmetros obtidos durante o teste de esforço para a caracterização da probabilidade pós-teste de doença, que é imprescindível no processo de decisão clínica.

Análises estatísticas combinando a história do paciente (características da dor precordial e fatores de risco para doença arterial coronária), dados hemodinâmicos e resposta do teste de esforço têm mostrado que são melhores preditores de doença arterial coronária que o simples critério eletrocardiográfico do segmento ST. Além de melhora da acurácia diagnóstica, esta análise multivariada adiciona valor prognóstico à prova.

Outras variáveis têm sido incorporadas na valorização prognóstica e diagnóstica dos testes de esforço, como: baixa capacidade funcional, incompetência cronotrópica, recuperação lenta da frequência cardíaca, arritmia ventricular na fase de recuperação e redução da pressão arterial sistólica. Tais manifestações são associadas a doença multiarterial e pior prognóstico.

Capacidade funcional

É definida pelo consumo máximo de oxigênio, provavelmente a variável de maior importância para a classificação de risco cardiovascular e para a previsão de mortalidade, especialmente em indivíduos assintomáticos.

A capacidade no pico do exercício é aferida em unidades metabólicas ou MET. Cada MET corresponde ao consumo de oxigênio de 3,5 mL/kg/min em condições de repouso.

Estudos mostraram melhores taxas de sobrevida em indivíduos com disfunção ventricular esquerda que apresentaram maior capacidade funcional avaliada em MET.

Após o infarto do miocárdio, o gasto metabólico estimado em MET ou o tempo de exercício são considerados importantes preditores de eventos cardíacos adversos futuros, e as capacidades inferiores a 5 MET associam-se a maior risco.

Incompetência cronotrópica

É a incapacidade da elevação normal da FC ao exercício ou, mais raramente, a queda da FC com o progredir do esforço.

Há várias maneiras empregadas para a caracterização da incompetência cronotrópica, como: o porcentual alcançado da FC máxima estimada, o porcentual utilizado da reserva de FC ou índice cronotrópico e a observação simples do pico da FC.

Estes índices são considerados em geral entre valores de 70 a 85% da FC máxima.

A incompetência cronotrópica isoladamente não caracteriza isquemia miocárdica, mas associada a alterações do segmento ST indica pior prognóstico.

Recuperação lenta da frequência cardíaca

É definida como a incapacidade de diminuir adequadamente a FC nos primeiros minutos após a interrupção do exercício. A diminuição inferior a doze batimentos no primeiro minuto é considerada anormal e se associa a prognóstico pior.

Arritmia ventricular na fase de recuperação

A prevalência de extrassistolia ventricular frequente durante e após o exercício em assintomáticos é pequena, mas tem sido associada a risco aumentado de morte, principalmente quando a atividade ectópica ventricular predominou durante a fase de recuperação (Figura 22.9).

Variações da pressão arterial

A resposta fisiológica da pressão arterial durante o esforço inclui elevação da PA sistólica gradativamente com o aumento das cargas, gerando aumento do duplo produto (PA sistólica x FC) com o decorrer do exame. A insuficiência inotrópica (incapacidade de aumentar a pressão sistólica assim como o duplo produto durante o exercício) é também um indicador de doença arterial coronária e de mau prognóstico (Figura 22.10).

A PA diastólica tem comportamento variável durante o teste, podendo às vezes haver pequena queda, manutenção ou mesmo discreta elevação com o esforço.

Grandes variações em relação ao repouso são consideradas patológicas.

A elevação mínima da PA sistólica esperada no esforço é de 30 mmHg para o sexo masculino e de 20 mmHg para o sexo feminino. Variações da PA sistólica maiores que 15 mmHg para cada MET consumido ou, em termos práticos, elevação acima do limite de 220 mmHg, devem ser consideradas anormais.

A PA diastólica tem comportamento variável durante o teste, podendo às vezes haver pequena queda, manutenção ou mesmo discreta elevação com o esforço. Grandes variações em relação ao repouso são consideradas patológicas.

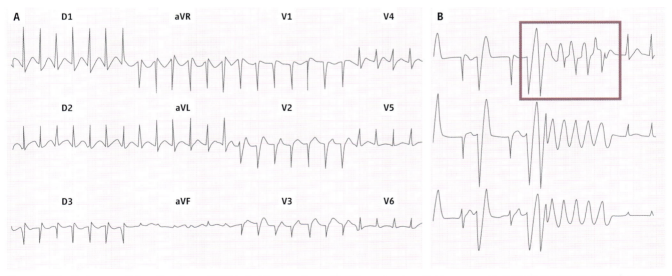

Figura 22.9 Teste ergométrico alterado por TVNS induzida por esforço. A) ECG no pico do esforço com segmento ST de morfologia normal, sem evidências de alterações isquêmicas. B) ECG na recuperação com extrassístoles ventriculares e TVNS. Comportamento clínico normal. Arritmia ventricular complexa caracteriza pior prognóstico. Necessita de investigação, mas não indica necessariamente a presença de doença arterial coronária.

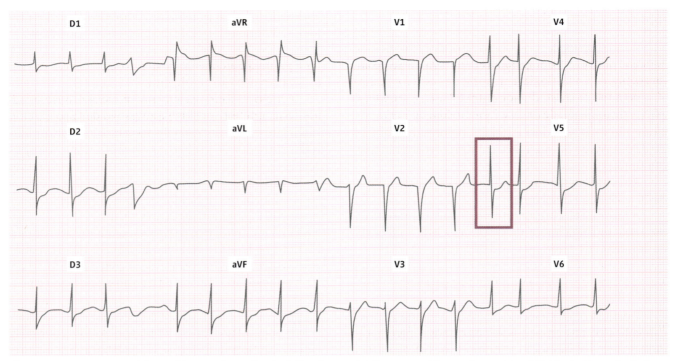

Figura 22.10 Teste ergométrico positivo para isquemia miocárdica. Homem de 71 anos com hipertensão arterial e dislipidemia. Protocolo de Bruce modificado, teste submáximo, 8 min de exercício. Queda da pressão arterial no esforço, infradesnível do segmento ST de 2 mm, horizontal. Extrassístoles ventriculares e supraventriculares. A cintilografia mostrou hipoperfusão transitória nas paredes inferior e anterior do VE.

Manifestação clínica

O relato de angina de peito durante o esforço associada à depressão do segmento ST é manifestação característica de resposta isquêmica e aumenta consideravelmente a especificidade do teste ergométrico.

Variáveis associadas a pior prognóstico e doença multiarterial

- Teste interrompido por sintomas limitantes menor que 6 METs.
- Incapacidade de aumentar a pressão arterial sistólica ou diminuição com queda inferior aos valores de repouso durante exercício progressivo.
- Infradesnivelamento do segmento ST maior que 2,0 mm, descendente, com início menor que 6 METs e presente em mais de cinco derivações, persistindo por mais de cinco minutos na recuperação.
- Supradesnivelamento do segmento ST induzido pelo esforço.
- Taquicardia ventricular sintomática ou sustentada.

TESTE ERGOMÉTRICO NO PROCESSO DE DECISÃO CLÍNICA

A interpretação moderna do teste ergométrico (TE) e suas implicações para a decisão sobre o tipo de terapêutica a ser empregado baseiam-se na análise multifatorial, que compreende a avaliação das respostas clínica, hemodinâmica e eletrocardiográfica diante da aplicação de estresse físico (dinâmico) programado.

A presença de isquemia eletrocardiográfica diante do esforço é um dos parâmetros preditores de mortalidade, especialmente se concomitante à manifestação subjetiva de angina limitante e baixa capacidade funcional, obtida em tempo realizado de exercício ou gasto metabólico estimado.

O teste ergométrico é limitado na identificação de pacientes com obstruções coronárias não críticas (inferior a 70% de obstrução), pois essas lesões não promovem restrição ao fluxo.

Entretanto, pacientes nessas condições podem apresentar infarto agudo do miocárdio por instabilização da placa aterosclerótica.

O resultado do TE não confirma a presença ou ausência de DAC, devendo ser correlacionado com outros dados clínicos para uma análise mais coerente de probabilidade diagnóstica. Segundo as Diretrizes da Sociedade Brasileira de Cardiologia, a maioria dos estudos realizados demonstra sensibilidade entre 50 e 72% (média de 67%) e especificidade de 69 a 74% (média de 71%).

Probabilidade pré-teste

É baseada na história clínica do paciente, levando em conta dados populacionais. Estudos mostraram que a idade, o sexo, os fatores de risco e as características da dor precordial podem ser utilizados para estimar a probabilidade pré-teste de DAC.

Em pacientes com suspeita de DAC, o TE tem um importante valor prognóstico. Entretanto, pacientes com alta probabilidade pré-teste para DAC terão uma taxa maior de falsos-negativos, enquanto aqueles com baixa probabilidade terão maior número de falsos-positivos. Assim, o TE com finalidade diagnóstica tem maior valor nos pacientes com uma probabilidade intermediária para a doença coronária. Por sua vez, o TE com finalidade prognóstica em pacientes com suspeita de DAC deve ser indicado para aqueles com probabilidade pré-teste intermediária ou alta.

É importante ressaltar que pacientes assintomáticos têm uma baixa probabilidade pré-teste de coronariopatia obstrutiva significativa. O TE também tem menor acurácia para o sexo feminino, o que determina maior percentagem de falsos-positivos. Outras condições com baixa probabilidade diagnóstica pré-teste são: avaliação de reestenose após um procedimento intervencionista recente e a perviabilidade de enxertos pós-cirurgia de revascularização do miocárdio.

Para melhorar a acurácia diagnóstica e prognóstica do teste ergométrico foram desenvolvidos fluxogramas e escores, sendo um dos mais utilizados o da universidade de Duke.

O escore de Duke foi originalmente desenvolvido para ser utilizado com caráter prognóstico e, posteriormente, foi validado para avaliação diagnóstica. Leva em consideração a magnitude do desnivelamento de ST, a capacidade funcional (tempo de exercício) e a angina durante o teste. Pontuações mais negativas correlacionam-se com maior risco de coronariopatia grave, o que caracteriza a probabilidade de doença triarterial.

Probabilidade pós-teste

Após a realização do TE, a sensibilidade e a especificidade combinadas com a probabilidade pré-teste podem ser utilizadas para determinar a probabilidade pós-teste de DAC.

Em pacientes com alta probabilidade pré-teste, um teste positivo é altamente preditivo de DAC, mas um teste negativo não exclui a doença.

Por sua vez, em pacientes com baixa probabilidade pré-teste, um teste positivo é sugestivo de falso-positivo enquanto um teste negativo é altamente preditivo de ausência de DAC.

TESTE ERGOMÉTRICO NA MULHER

Estudos observacionais e de metanálise recentes evidenciam melhora da acurácia dos testes aplicados para o sexo feminino, quando múltiplos fatores de risco são incluídos na interpretação. Assim, na ocorrência de infradesnível de ST, reduzido tempo de exercício e dor torácica induzida pelo esforço, devem ser considerados os seguintes determinantes de doença coronária: angina típica, diabete melito, doença vascular periférica, pós-menopausa sem reposição hormonal, tabagismo, dislipidemias (especialmente HDL baixo), hipertensão, vida sedentária, obesidade, idade acima de 65 anos e antecedentes familiares. A presença de um ou mais desses fatores aumenta a especificidade diagnóstica do teste.

Na indicação de testes não invasivos para mulheres sintomáticas de risco intermediário, objetivando basicamente estratificação de risco, cabem as seguintes considerações:

■ As menores sensibilidade e especificidade relatadas, em relação a indivíduos do sexo masculino e de mesma idade, são justificadas, em parte, pelas diferenças na prevalência de doença aterosclerótica e pelo comportamento peculiar dos parâmetros do TE: menor capacidade funcional, possível efeito dos estrógenos sobre o eletrocardiograma (aspecto morfológico de ST/T), alterações da repolarização ventricular peculiares a portadores de cardiopatia não aterosclerótica, maior frequência de provas ineficazes etc.

■ Há necessidade de cuidadosa caracterização da dor torácica.

■ Infradesnível de segmento ST na presença de angina típica é altamente preditivo de doença, quando comparado à sintomatologia atípica (menor valor do que no sexo masculino).

■ Comprometimento deprimido de pressão arterial sistólica (PAS) ou queda de PAS máxima durante o exercício, tem baixo valor preditivo para disfunção ventricular isquêmica.

■ A maior tendência à liberação de catecolaminas no exercício pode potenciar a situação de vasoconstrição coronária e induzir a maior número de resultados falsos-positivos. Em idade fértil, observa-se predominância de resultados alterados durante período pré-ovulatório e menstrual.

■ A maior gravidade do evento infarto em mulheres, na época atual, deve induzir o cardiologista a considerar testes alterados como fator de risco.

■ A presença de diabete melito é fator preditor e prognóstico de doença coronariana de maior expressão do que no sexo masculino, talvez por coexistir com maior número de outros fatores de risco, quando nas mulheres.

REFERÊNCIAS BIBLIOGRÁFICAS

1. MENEGHELO RS, ARAÚJO CGS, STEIN R, MASTROCOLLA LE, ALBUQUERQUE PF, SERRA SM et al. Sociedade Brasileira de Cardiologia. III Diretrizes da Sociedade Brasileira de Cardiologia sobre Teste Ergométrico. Arq Bras Cardiol. 2010;95(5 supl.1):1-26.

2. MASTROCOLLA LE, OLIVEIRA CAR, SMANIO PEP, DUARTE OS. Interpretação atual do teste ergométrico – participação no processo de decisão clínica. Rev Soc Cardiol Estado de São Paulo. 2001;11(3):529-49.

3. BOUSFIELD G. Angina pectoris: changes in electrocardiogram, during paroxysm. Lancet. 1981;2:457.

4. FEIL H, SIEGEL M. Electrocardiographic changes during attacks of angina pectoris. Am J Med Sci. 1928;175(2):255-60.

5. HERMANSEN L, LANGE ANDERSEN K. Aerobic work capacity in middle aged Norwegian men. J Appl Physyol. 1965;20:432.

6. MITCHELL JH, BLOMQVIST CG. Maximal oxygen up-take. N Engl J Med. 1971;284:1018.

7. BRUCE RA. Evaluation of functional capacity and exercise. Tolerance of cardiac patients. Mod Concept Cardiovasc Dis. 1956;25:321.

8. ELLESTAD MH, ALLEN W, WAN MCK, KEMP GL. Maximal treadmill stress testing for cardiovascular evaluation. Circulation. 1969;39:517.

9. PATTERSON JA, NAUGHTON JP, PIETRAS RJ, GUNNAR RM. Treadmail exercise in assessment of the function capacity of patients with cardiac disease. Am J Cardiol. 1972;30:757.

10. ANDERSEN KL, SHEPHARD RJ, DEMOLIN H, VARNAUSKAS MASTRONI R. Fundamentals of exercise testing. Geneva: World Health Organization; 1971.

11. MASTROCOLLA LE, ARAKAKI H, CASTRO I. Eletrocardiografia de esforço no diagnóstico de insuficiência coronária em subgrupos especiais de pacientes. In: Sousa AGMR, Mansur AJ (eds.). Socesp – Cardiologia – segundo volume. São Paulo: Atheneu; 1996. p. 103-14.

12. FARDY PS, YANOWITZ FG. Clinical exercise testing: methodology, interpretation and aplications. In: Fardy PS, Yanowitz FG (eds.). Cardiac rehabilitation. Adult fitness and exercise testing. 3rd ed. Baltimore, Maryland: Williams & Wilkins; 1995. p. 184-91.

13. ISKANDRIAN AS, WASSERMAN L, ANDERSON G, et al. Merits of stress thallium-201 myocardial perfusion imaging in patients with inconclusive exercise electrocardiogram: correlation with coronary arteriography. Am J Cardiol. 1980;46:553.

14. ISKANDRIAN AS, SEGAL BL. Value of thallium-201 imaging in patients with diagnostic and nondiagnostic exercise electrocardiograms. Am J Cardiol. 1981;48:233.

15. SHAW LJ, PETERSON ED, SHAW LK, et al. Use of a prognostic treadmill score in identifying diagnostic coronary disease subgroups. Circ. 1998;98(16):1622-30.

16. BRUCE RA, DE ROUEN TA, HOSSACK KF. Value of maximal exercise testing in risk assessment of primary coronary heart disease events in healthy men: five years experience of the Seattle Heart Watch Study. Am J Cardiol. 1980:46(3):371-8.

17. VOLPI A, DE VITA C, FRANZOSI MG, et al. Predictors of nonfatal reinfarction in survivors of myocardial infarction after thrombolysis. Results of the Gruppo Italiano per lo Studio della Sopravvivenza nell' Infarto Miocardico (GISSI-2). Database. J Am Coll Cardiol. 1994;24:608-15.

18. VOLPI A, DE VITA C, FRANZOSI MG, et al. Determinants of 6-month mortality in survivors of myocardial infarction after thrombolysis. Results of the GISSI-2 data base. The ad hoc Working Group of the Gruppo Italiano per lo Studio della Sopravvivenza nell'Infarto Miocardico. Circulation. 1993;88(2):416-29.

19. ARNOLD AE, SIMOONS ML, DETRY JM, et al. Prediction of mortality following hospital discharge after thrombolysis for acute myocardial infarction: is there a need for coronary angiography? European Cooperative Study Group. Eur Heart J. 1993;145:306-15.

20. BASU S, SENIOR R, DORE C, LABIRI A. Value of Thallium – 201 imaging in detecting adverse cardiac events after myocardial infarction and thrombolysis: a follow-up of 100 consecutive patients. Br Med J. 1996;313:844-8.

21. FLETCHER GF, FLIPSE TR, KLIGFIELD P, et al. Current status of ECG stress testing. Curr Probl Cardiol. 1998;23:353.

22. LEE TH, ROUAN GW, WEISBERG MC, et al. Clinical characteristics and natural history of patients with acute myocardial infarction sent home from the emergency room. Am J Cardiol. 1987;60:219-24.

23. LEE TH, GOLDMAN L. Evaluation of the patient with acute chest pain. N Eng J Med. 2000;342(16):1187-94.

24. PASHKOW FJ, DAFOE WA (eds.). Exercise electrocardiographic testing. In: Clinic cardiac rehabilitation – a cardiologists guide. 2nd ed. Baltimore, Maryland: Williams & Wilkins; 1999. p. 87-8.

25. FROELICHER VF, PERDUE S, PEWEN W, et al. Application of meta-analysis using an eletronic spread sheet to exercise testing in patients after myocardial infarction. Am J Med. 1987;83:1045-54.

26. CHAITMAN BR, MACMARON RP, TERRIN M, et al. Impact of treatment strategy on predischarge exercise test in the Thrombolysis in Myocardial Infarction (TIMI) II Trial. Am J Cardiol. 1993;71:131-8.

27. ASHLEY EA, MYERS J, FROELICHER V. Exercise testing in clinical medicine. Lancet. 2000;356:1592-7.

28. WEINER DH, RYAN T, MACCABE CH, et al. Prognostic importance of a clinical profile and exercise test in medically treated patients with coronary artery disease. J Am Coll Cardiol. 1984;3:772.

29. SHAW LJ, PETTERSON ED, SHAW LK, et al. Use of a prognosis treadmill score in identifying diagnostic coronary disease subgroups. Circulation. 1998;98:1622-30.

30. SHAW LJ, HACHAMOVITCH R, REDBERG RF. Current evidence on diagnostic testing in women with suspected coronary artery disease: choosing the apropriate test. Cardiol Rev. 2000;8(1):65-74.

31. CHACKO KM, BAUER TA, DALE RA, DIXON JA, SCHRIER RW, ESTACIO RO. Heart rate recovery predicts mortality and cardiovascular events in patients with type 2 diabetes. Med Sci Sports Exerc. 2008 Feb;40(2):288-95.

32. COLE CR, BLACKSTONE EH, PASHKOW FJ, SNADER CE, LAUER MS. Heart-rate recovery immediately after exercise as a predictor of mortality. N Engl J Med. 1999 Oct 28;341(18):1351-7.

33. SHETLER K, MARCUS R, FROELICHER VF, VORA S, KALISETTI D, PRAKASH M, et al. Heart-rate recovery: validation and methodologic issues. J Am Coll Cardiol. 2001 Dec;38(7):1980-7.

34. FROLKIS JP, POTHIER CE, BLACKSTONE EH, LAUER MS. Frequent ventricular ectopy after exercise as a predictor of death. N Engl J Med. 2003;348(9):781-90.

35. GIBBONS RJ, BALADY GJ, BRICKER JT, CHAITMAN BR, FLETCHER GF, FROELICHER VF, et al. ACC/AHA 2002 guideline update for exercise testing: summary article: a report of the American College of Cardiology/American Heart Association Task Force on Practice Guidelines. Circulation. 2002 Oct 1;106(14):1883-92.

36. GREENLAND P, SMITH SC JR, GRUNDY SM. Improving coronary heart disease risk assessment in asymptomatic people: role of traditional risk factors and noninvasive cardiovascular tests. Circulation. 2001 Oct 9;104(15):1863-7.

37. EXECUTIVE SUMMARY of The Third Report of The National Cholesterol Education Program (NCEP). Expert Panel on Detection, Evaluation, and Treatment of High Blood Cholesterol in Adults (Adult Treatment Panel III). JAMA. 2001 May 16;285(19):2486-97.

38. D'AGOSTINO RB SR, GRUNDY S, SULLIVAN LM, WILSON P. Validation of the Framingham coronary heart disease prediction scores: results of a multiple ethnic group investigation. JAMA. 2001 Jul 11;286(2):180-7.

39. BALADY GJ, MORISE AP. Exercise testing. In: Mann DL, Zipes DP, Libby P, Bonow RO. Braunwald's heart disease. A textbook of cardiovascular medicine. 10th ed. Philadelphia: Saunders Elsevier; 2015. p. 155-78.

23

Teste ergoespirométrico

Alfredo José da Fonseca
Antonio Américo Friedmann
Paulo Roberto Santos Silva

O teste cardiopulmonar (TCP) ou teste ergoespirométrico (TEE) é um método não invasivo para avaliar o desempenho físico de atletas ou a capacidade funcional de pacientes com comprometimento cardiovascular e/ou pulmonar por meio da medida dos gases expiratórios durante o exercício físico em um ergômetro, em geral esteira ou bicicleta.

A análise dos gases expirados durante o exercício físico é praticada há muitas décadas em pesquisas sobre fisiologia do exercício em laboratório. Entretanto, os sistemas antigos eram complexos e demorados, pois o ar expirado era coletado em grandes balões para posteriormente analisar os volumes e os gases. Os equipamentos modernos ligados a sistemas computadorizados tornaram mais simples e confiável a determinação das diferentes variáveis, permitindo a sua aplicação em nível clínico. Assim, o teste pode ser empregado em indivíduos normais, atletas, idosos, pneumopatas e cardiopatas, particularmente nos portadores de insuficiência cardíaca.

O paciente respira através de um dispositivo tubular colocado na boca com o auxílio de um suporte e um clipe obstruindo o nariz, ou através de uma máscara que direciona conjuntamente a respiração nasal e oral (Figura 23.1).

O ar expirado fica, portanto, totalmente conectado a um equipamento eletrônico que analisa o consumo de oxigênio (VO_2), a produção de dióxido de carbono (VCO_2) e a ventilação pulmonar (VE). O equipamento deve ser calibrado antes de cada teste porque as condições ambientais variam mesmo no laboratório e podem afetar a concentração de oxigênio do ar inspirado, o que altera os resultados de forma significativa. Concomitantemente monitoram-se os parâmetros hemodinâmicos como a pressão arterial (PA) e a frequência cardíaca (FC), o eletrocardiograma e a percepção de esforço pela escala de Borg adicionando-se, se necessário, a oximetria para determinação da saturação de O_2 no sangue durante o exame.

Os dados obtidos são apresentados na forma de tabelas e gráficos que permitirão a identificação de índices e limiares durante o exercício, fornecendo informações relevantes para a avaliação de atletas e para a decisão clínica em indivíduos com alterações da função cardiovascular ou pulmonar. A precisa determinação desses índices depende da análise dos dados numéricos e a imagem gráfica auxilia na busca dos marcadores, mas a perícia do profissional é fundamental na discriminação das mudanças que caracterizam os pontos de inflexão metabólica, como será visto mais adiante.

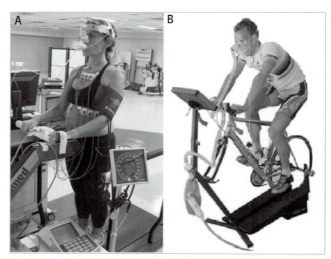

Figura 23.1 Teste ergoespirométrico: A) paciente na esteira ergométrica com suporte na cabeça e clipe no nariz, respirando através do tubo na boca; B) bicicleta ergométrica e máscara para respiração nasal e bucal.

ASPECTOS FISIOLÓGICOS DO EXERCÍCIO

O consumo de oxigênio (VO_2) do organismo em repouso é proporcional ao volume de sangue impulsionado pelo coração e à quantidade de oxigênio extraída pelos tecidos, e pode ser expresso pela equação de Fick:

> VO_2 = débito cardíaco x diferença arteriovenosa de O_2

Como o débito cardíaco (DC) = volume sistólico (VS) x frequência cardíaca (FC) e a diferença arteriovenosa de O_2 = concentração arterial de O_2 (CaO_2) – concentração venosa de O_2 (CvO_2) temos:

> VO_2 = (VS x FC) x (CaO_2 – CvO_2)

Durante um exercício físico progressivo, o VO_2 aumenta linearmente, paralelamente ao incremento da carga. No exercício máximo, o consumo de oxigênio pode ser, então, determinado pela fórmula:

> VO_2máx = (VSmáx x FCmáx) x (CaO_2máx – CvO_2máx)

O VO_2 pico é o máximo de consumo de oxigênio atingido ao esforço máximo. Ele passa a ser denominado VO_2máx quando, ao atingir esse pico, permanece estável produzindo um platô antes que a fadiga interrompa a fase de esforço. Ele é considerado um dos parâmetros mais importantes do desempenho cardiorrespiratório e é utilizado para definir a capacidade funcional aeróbia do indivíduo. O treinamento aeróbio eleva o VO_2máx porque aumenta o DC e alarga a diferença arteriovenosa de O_2. O comprometimento de qualquer um dos quatro parâmetros da equação de Fick determina redução da capacidade funcional aeróbia e menor tolerância ao exercício.

Assim, por exemplo, a insuficiência cardíaca causa redução do VO_2máx em decorrência da diminuição do DC. Nas doenças pulmonares, hematológicas e musculoesqueléticas, o VO_2máx diminui porque elas afetam o conteúdo arterial ou venoso de oxigênio.

Quando iniciamos os primeiros segundos de qualquer atividade física, acionamos o sistema anaeróbio alático em que a fonte de energia é a fosfocreatina, disponível dentro das células. Esta se esgota rapidamente e a produção de energia é, então, realizada pelo sistema anaeróbio lático, que permanece por poucos minutos. Em seguida ocorre a fase aeróbia, em que há aproveitamento total do substrato energético, com utilização do oxigênio, o que permite manter a atividade muscular constante. A ventilação pulmonar aumenta proporcionalmente ao consumo de oxigênio.

Entretanto, quando a intensidade do exercício é progressiva, surge o momento em que há necessidade de retomar o metabolismo anaeróbio lático para suprir as necessidades metabólicas crescentes da atividade muscular, com consequente produção de ácido lático. Este instante, denominado de limiar anaeróbio ou primeiro limiar ventilatório (LV1), ocorre quando o VO_2 atinge cerca de 50 a 60% do VO_2máx. O acúmulo de ácido lático é tamponado pelo bicarbonato existente no sangue, conforme a equação:

> ácido lático + $NaHCO_3$ = lactato Na + CO_2 + H_2O

O aumento da produção de CO_2 pelo metabolismo aeróbio dos músculos em atividade acrescido ao CO_2 resultante do tamponamento do ácido lático determina um aumento proporcionalmente maior da ventilação pulmonar (VE) do que o aumento do consumo de oxigênio (VO_2).

O tamponamento do ácido lático é, contudo, limitado à quantidade de bicarbonato de sódio disponível no sangue periférico e à capacidade de eliminação do CO_2 através dos alvéolos e bronquíolos respiratórios. Enquanto o equilíbrio for mantido, teremos a chamada anaerobiose compensada, e é nessa faixa metabólico-respiratória que se recomendam os treinamentos aeróbios de reabilitação cardíaca ou a busca do desempenho esportivo.

A transição para a anaerobiose descompensada e a inevitável fadiga é chamada de segundo limiar ventilatório (LV2) ou ponto de compensação respiratória. O CO_2 aumentado acrescido pela diminuição do pH sanguíneo eleva ainda mais a ventilação pulmonar. A consequente mudança na inclinação da curva de ventilação pulmonar caracteriza o início desse processo de anaerobiose descompensada. Este limiar, também definido como o ponto no qual a ventilação aumenta desproporcionalmente em relação ao VO_2, corresponde a uma tentativa ventilatória de compensar a acidose metabólica.

A capacidade de atingir o LV2 contribui para diagnosticar a intolerância ao esforço. Em geral, pacientes com doenças não cardíacas como as pulmonares e musculoesqueléticas têm fadiga antes de atingir o ponto de compensação respiratória.

VARIÁVEIS UTILIZADAS NA ERGOESPIROMETRIA

São monitorados durante o exame:

A) Parâmetros respiratórios básicos:

- concentração de O_2;
- concentração de CO_2;
- volumes respiratórios.

B) Parâmetros cardiocirculatórios:
- frequência cardíaca;
- pressão arterial;
- duplo produto (FC x PA).

C) Eletrocardiograma.

D) Percepção subjetiva do esforço pela escala de Borg.

A partir destes parâmetros são calculadas as variáveis utilizadas no teste ergoespirométrico (Tabela 23.1).

Tabela 23.1 Variáveis utilizadas no TEE.

VE	Ventilação pulmonar (L/min)
FR	Frequência respiratória (cpm)
VC	Volume corrente (mL)
VO_2	Consumo de oxigênio (L/min ou mL/kg.min)
VCO_2	Produção de dióxido de carbono (L/min)
VE/VO_2	Equivalente ventilatório de O_2
VE/VCO_2	Equivalente ventilatório de CO_2
QR	Quociente respiratório (VCO_2/VO_2)
$PETO_2$	Pressão expirada de O_2
FEO_2	Fração expirada de O_2
$PETCO_2$	Pressão expirada de CO_2
$FECO_2$	Fração expirada de CO_2
VD/VT	Relação entre espaço morto/volume corrente
PO_2	Pulso de oxigênio (mL/bpm)
VVM	Ventilação voluntária máxima
VE/VVM	Reserva ventilatória (VE no esforço máximo)
$SATO_2$	Saturação de O_2
FC	Frequência cardíaca (bpm)
PAS	Pressão arterial sistólica (mmHg)
PAD	Pressão arterial diastólica (mmHg)
Escala de Borg	Numerada de 6 a 20 (percepção subjetiva do esforço)

Ventilação pulmonar

A ventilação pulmonar representa o volume de ar ventilado em 1 minuto expresso pelo produto VE = FR x VC.

Em repouso é da ordem de 7 a 9 L/min e aumenta muito durante o esforço, atingindo valores de 200 litros de ar ventilado por minuto em atletas.

Os pacientes com insuficiência cardíaca ou com pneumopatia têm ventilação pulmonar anormal, com aumento limitado ao esforço.

Frequência respiratória

Em repouso a FR normal varia 12 a 18 cpm. Durante o exercício aumenta, mas raramente ultrapassa 50 cpm. Quando o paciente está devidamente orientado a não realizar hiperpneia voluntária, a rápida elevação da FR com cargas baixas pode evidenciar uma baixa capacidade funcional e até sugerir comprometimento cardíaco ou pulmonar.

Volume corrente

Em repouso varia de 300 a 600 mL por incursão respiratória. Pode atingir até 70% da capacidade vital durante o esforço.

Consumo de oxigênio

É a fração de oxigênio do ar inspirado que é consumida durante 1 minuto e representa a capacidade do sistema cardiopulmonar em manter um fluxo sanguíneo adequado às necessidades metabólicas do músculo esquelético em atividade.

É influenciado por diversos fatores físicos e constitucionais, mas está diretamente relacionado ao débito cardíaco e à diferença arteriovenosa de oxigênio. O VO_2 máximo é um dos principais parâmetros utilizados para a avaliação do metabolismo aeróbio.

Produção de gás carbônico

Durante o esforço o VCO_2 decorrente do metabolismo oxidativo aumenta proporcionalmente à magnitude da carga empregada.

Quociente respiratório

Consiste na relação entre a quantidade de CO_2 produzida e o total de O_2 consumido. Aproximadamente 75% do O_2 consumido são convertidos em CO_2 e o QR em repouso varia de 0,75 a 0,85. O QR depende do tipo de nutriente utilizado como substrato energético pelas células; quando a utilização de carboidrato durante o esforço é predominante, o QR se aproxima de 1 (Figura 23.2).

Equivalentes ventilatórios

Os equivalentes ventilatórios de O_2 e de CO_2 (VE/VO_2 e VE/VCO_2) indicam quantos litros de ar ventilado por minuto são necessários para consumir uma determinada quantidade de O_2 ou produzir determinada quantidade de

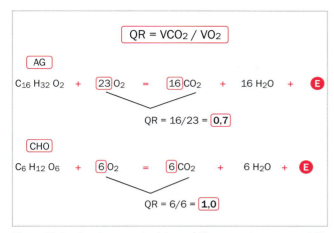

Figura 23.2 Quociente respiratório com diferentes substratos metabólicos: ácidos graxos (AG) e carboidratos (CHO).

CO_2. Durante o esforço esses índices inicialmente diminuem e depois aumentam, e os valores mínimos e máximos são utilizados para definir os limiares ventilatórios. Em portadores de doença pulmonar ou insuficiência cardíaca os valores de VE/VO_2 e de VE/VCO_2 estão elevados evidenciando a ineficiência na extração do O_2 e/ou eliminação do CO_2.

Frações expiradas de O_2 e CO_2

A FEO_2 diminui transitoriamente no início do exercício porque o incremento do VO_2 é maior que o aumento da VE, e depois aumenta paralelamente ao aumento da ventilação pulmonar. O ponto de transição corresponde ao LV1 (Figura 23.3).

A $FECO_2$ eleva-se progressivamente durante o exercício e atinge um valor máximo que corresponde ao ponto de compensação ácido-metabólica, e é considerado o LV2.

Relação VD/VT

A relação entre espaço morto e volume corrente diminui durante o esforço em indivíduos normais (Figura 23.4). O aumento sugere alteração da relação ventilação/perfusão pulmonar, o que indica um aumento na captação alveolar de oxigênio.

Pulso de oxigênio

É a quantidade de oxigênio consumida pelo organismo em cada batimento cardíaco, calculado pela relação $PO_2 = VO_2/FC$. Reflete o comportamento do débito cardíaco e da função ventricular esquerda.

Reserva ventilatória

É calculada pela relação entre a ventilação máxima no esforço e a ventilação voluntária máxima (VE/MVV).

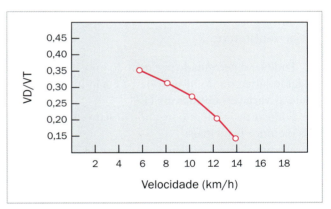

Figura 23.4 Relação entre espaço morto e volume corrente.

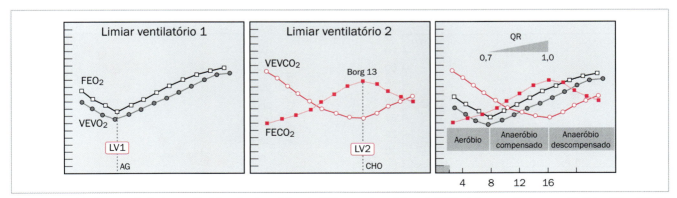

Figura 23.3 Frações e equivalentes ventilatórios. O valor mínimo da FEO_2 e o valor máximo da $FECO_2$ definem os limiares ventilatórios LV1 e LV2. Os equivalentes ventilatórios VE/VO_2 e VE/VCO_2 diminuem progressivamente com o exercício crescente, atingindo um valor mínimo, e depois aumentam. As transições das curvas de VE/VO_2 e VE/VCO_2 correspondem, respectivamente, aos limiares LV1 e LV2.

Indivíduos normais atingem a máxima ventilação no esforço entre 60 e 70% da VVM, ou seja, restam 40 ou 30% de reserva ventilatória.

Na doença pulmonar crônica a VE máxima alcançada no esforço se aproxima da VVM. Na cardiopatia isquêmica e na insuficiência cardíaca a reserva ventilatória pode ser normal.

Saturação de oxigênio

A saturação de O_2 em repouso e no esforço se situa acima de 94%. Valores abaixo sugerem comprometimento pulmonar.

Frequência cardíaca e pressão arterial

A análise do comportamento da FC e das pressões arteriais sistólica e diastólica é igual à do teste ergométrico clássico. Assim, por exemplo, uma baixa resposta cronotrópica sugere cardiopatia isquêmica e uma baixa resposta da PA sistólica ao esforço pode indicar comprometimento da função do ventrículo esquerdo.

Limiar ventilatório 2

Pode ser determinado por método invasivo (dosagem do ácido lático ou do bicarbonato) e não invasivo utilizando as variáveis obtidas no TEE.

Pode-se determinar o segundo limiar ventilatório por dois métodos principais:

a) equivalentes ventilatórios (Figura 23.5): o LV2 corresponde ao VO_2 no momento em que a curva do VE/VO_2 começa a subir desproporcionalmente ao aumento de VE/VCO_2.

b) "V-slope" (Figura 23.6): o limiar é definido como o ponto da elevação não linear do VCO_2 (produção de CO_2) previamente paralelo ao VO_2 (consumo de oxigênio).

A determinação precisa pelo método cardiopulmonar depende da associação desses métodos com a observação de outros marcadores das transições dos dois limiares metabólico-ventilatórios.

ANÁLISE DA AVALIAÇÃO CARDIOPULMONAR

A crescente utilização do teste de exercício cardiopulmonar é baseada no entendimento de que a função cardíaca e pulmonar determinada por um conjunto de variáveis pode avaliar com maior precisão a capacidade funcional do paciente. Além disso, a tolerância ao exercício físico pode correlacionar-se melhor com o estado global da saúde do que medições verificadas na condição de repouso.

Os dois parâmetros mais importantes na avaliação cardiopulmonar são o ponto de compensação respiratória e o consumo máximo de oxigênio (VO_2máx). O PCR ou LV2 representa um índice de tolerância ao exercício submáximo e reflete as condições periféricas da adaptação ao esforço.

Quando este parâmetro está elevado verificam-se as seguintes respostas:

1) melhora da capacidade para realizar atividades energéticas de longa duração;
2) aumento do limiar de tolerância ao exercício;
3) diminuição do custo energético; e
4) utiliza-se maior porcentagem do VO_2máx sem entrar em acidose metabólica descompensada precoce (anaerobiose descompensada).

O VO_2máx representa um índice de tolerância máxima e depende fundamentalmente das condições centrais durante o esforço.

Ele tem estreita ligação com o débito cardíaco máximo e quando elevado garante o abastecimento necessário para atender as funções centrais e periféricas do transpor-

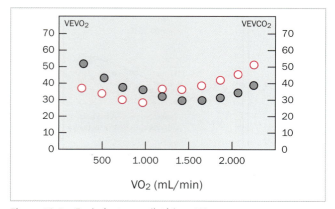

Figura 23.5 Equivalentes ventilatórios e VO_2.

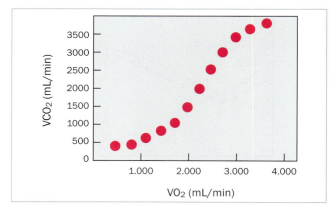

Figura 23.6 Produção de CO_2.

te de oxigênio para o aparelho musculoesquelético durante o exercício físico. Basicamente, o TCP através da análise dos gases expirados permite avaliar alguns objetivos básicos durante o esforço como:

1) auxiliar na análise da gravidade do comportamento funcional cardiorrespiratório;

2) verificar a diferenciação entre limitação cardíaca e pulmonar na capacidade de realizar exercício;

3) avaliar e classificar a capacidade funcional de indivíduos saudáveis e atletas;

4) avaliar o efeito de drogas terapêuticas;

5) prescrever intensidade de exercício;

6) monitorar evolução do condicionamento físico ou programas de reabilitação cardíaca e pulmonar; e

7) eliminar erros de fórmulas ou equações de regressão.

APLICAÇÕES CLÍNICAS

O teste ergoespirométrico permite a obtenção de informações úteis para o estudo de doenças cardíacas, pulmonares e musculoesqueléticas, além de orientar a programação de treinamento físico em pacientes com doença e em indivíduos saudáveis, tanto atletas como sedentários.

O teste de avaliação cardiopulmonar contribui para o esclarecimento da etiologia da dispneia aos esforços. Assim, por exemplo, a diminuição da reserva ventilatória e da saturação de oxigênio reflete comprometimento da difusão pulmonar, ao passo que a redução do pulso de oxigênio durante a progressão do exercício é compatível com disfunção ventricular esquerda.

Além de diferenciar a dispneia de origem cardíaca da de origem pulmonar, o teste permite, nos pacientes com insuficiência cardíaca crônica, determinar a gravidade, a resposta terapêutica e o prognóstico. No transplante cardíaco o teste possibilita mensurar os resultados e a evolução clínica antes e após o procedimento. É ainda o método ideal para programar adequadamente exercícios físicos de reabilitação cardíaca em pacientes com falência do ventrículo esquerdo.

Por fim, o teste cardiopulmonar é considerado hoje um padrão de referência para definir situações críticas, como a indicação de transplante cardíaco, a programação de treinamento físico em pacientes com cardiopatia grave e em atletas de alto rendimento.

CONSIDERAÇÕES FINAIS

O teste de avaliação cardiopulmonar fornece uma avaliação global das respostas cardiorrespiratórias e metabólicas durante o exercício. Essa resposta fisiológica integrada e dinâmica em intensidade submáxima e máxima proporciona informações relevantes para a avaliação da capacidade funcional do indivíduo.

O teste é um valioso método de obtenção de parâmetros funcionais que podem ser utilizados na saúde e na doença. É considerado uma metodologia padrão ouro e faz sucesso na área da avaliação funcional porque o transporte de O_2 e CO_2 é uma função multifatorial relacionada a músculos esqueléticos, circulação periférica, coração, circulação pulmonar, sangue, pulmões e músculos respiratórios. Qualquer desequilíbrio fisiológico nesse sistema interativo pode causar limitação ao esforço. Portanto, a análise das respostas cardiovasculares, respiratórias, metabólicas e subjetivas durante o exercício muscular dinâmico assume importantes papéis diagnóstico e prognóstico, os quais superam enormemente a avaliação estática do indivíduo na condição de repouso.

REFERÊNCIAS BIBLIOGRÁFICAS

1. ATS/ACCP statement on cardiopulmonary exercise testing. Am J Respir Crit Care Med. 2003;167:211-77.

2. WEBER KT, JANICKI JS. Cardiopulmonary exercise testing: physiologic principles and clinical applications. Elsevier Health Sciences; 1986.

3. MYERS JN. Essentials of cardiopulmonary exercise testing. Champaign: Human Kinetics; 1996.

4. WASSERMAN K, HANSEN JE, SUE DY, CASABURI R, WHIPP BJ. Principles of exercise testing and interpretation. 3rd ed. Baltimore: Lippincott Williams & Wilkins; 1999.

5. DEMPSEY JA, JOHNSON BD, SAUPE KW. Adaptations and limitations in the pulmonary system during exercise. Chest. 1990;97(3 Suppl):81S-7S.

6. ANDREACCI JL, LEMURA LM, COHEN SL, URBANSKY EA, CHELLAND SA, DUVILLARD SP. The effects of frequency of encouragement on performance during maximal exercise testing. J Sports Sci. 2002;20(4):345-52.

7. CHEN MJ, FAN X, MOE ST. Criterion-related validity of the Borg ratings of perceived exertion scale in healthy individuals: a meta-analysis. J Sports Sci. 2002;20(11):873-99.

8. CHITWOOD LF, MOFFATT RJ, BURKE K, LUCHINO P, JORDAN JC. Encouragement during maximal exercise testing of type A and type B scorers. Percept Mot Skills. 1997;84(2):507-12.

9. ALBOUANI K, EGRED M, ALAHMAR A, WRIGHT DJ. Cardiopulmonary exercise testing and its application. Heart. 2007;93:1285-92.

10. YAZBEK JR P, TUDA CR, SABBAG LMS, et al. Ergoespirometria: tipos de equipamentos, aspectos metodológicos e variáveis úteis. Rev Soc Cardiol Est S Paulo. 2001;3:682-94.

11. AMATUZZI MM, CARAZZATO JG. Medicina do esporte. São Paulo: Atheneu; 2004.

12. GHORAYEB N, DIOGUARDI GS. Tratado de cardiologia do exercício e do esporte. São Paulo: Roca; 2007.

13. BALADY GJ, MORISE AP. Exercise testing. In: Mann DL, Zipes DP, Libby P, Bonow RO. Braunwald's heart disease. A textbook of cardiovascular medicine. 10th ed. Philadelphia: Saunders Elsevier; 2015. p. 155-78.

24
Monitorização eletrocardiográfica ambulatorial

Cesar José Gruppi

A monitorização eletrocardiográfica ambulatorial ou monitorização prolongada do eletrocardiograma durante as atividades diárias habituais dos pacientes é o método não invasivo mais usado para documentar e quantificar a frequência e a complexidade das arritmias, avaliar risco de novos eventos cardíacos, correlacionar arritmias com os sintomas do paciente, avaliar o efeito da terapia antiarrítmica na arritmia espontânea, identificar a ocorrência de pró-arritmia, de eventos isquêmicos e estudar a variabilidade da frequência cardíaca.

Atualmente, estão disponíveis dois tipos de monitorização prolongada do ECG: gravação contínua e gravação intermitente com memória circular.

GRAVAÇÃO CONTÍNUA

É o método mais conhecido e, provavelmente, também o mais utilizado. Foi proposto por Noman Holter em 1961 e por isso ganhou o seu nome.

O sistema consiste em um conjunto para aquisição do ECG chamado gravador e em um conjunto para análise, revisão e impressão dos dados chamado analisador.

Os gravadores utilizam tecnologia que permite registrar todos os batimentos cardíacos no período que se deseja monitorar. Atualmente, estão disponíveis sistemas com gravação de memória sólida (fixa ou removível), o que possibilita o registro do ECG digitalizado com alta frequência de amostragem melhorando a resolução e permitindo até a aquisição do ECG de alta resolução (Figura 24.1).

O ECG pode ser registrado em três ou até doze derivações simultâneas, ou ainda em sistema ortogonal que permite a reconstituição das doze derivações clássicas. Após preparo adequado da pele, os eletrodos são colocados em posições estratégicas que permitam a configuração das derivações escolhidas (Figura 24.2).

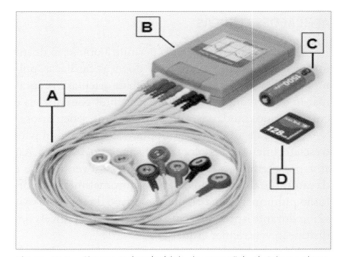

Figura 24.1 Sistema Holter (módulo de gravação). A) Cabos e eletrodos. B) Gravador. C) Bateria recarregável. D) Cartão de memória.

A duração padrão do exame é de 24 horas, que inclusive está incorporado ao seu nome, e permite a observação do ECG por um ciclo circadiano completo. No entanto, em algumas situações é necessária a extensão da duração da gravação para mais dias em função da ocorrência do fenômeno que se quer estudar, por exemplo, no estudo de eventos isquêmicos a duração preconizada é de 48 horas, e no controle terapêutico da fibrilação atrial existem equipamentos que podem gravar o ECG por até sete dias.

Os sistemas de análise são compostos por um módulo de transferência de dados dos gravadores digitais e um sistema para tratamento do sinal; um programa específi-

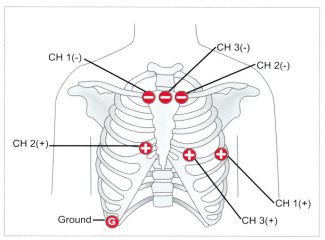

Figura 24.2 Sugestão para colocação dos eletrodos para monitorização com Holter.

Canal	Derivação	Local
1 (−)	CM5 (−)	Clavícula direita, justalateral ao esterno
1 (+)	CM5 (+)	Sobre a quinta costela na linha axilar anterior esquerda
2 (−)	CM1 (−)	Clavícula esquerda, justalateral ao esterno
2 (+)	CM1 (+)	Sobre a quarta articulação esternocostal direita
3 (−)	CM2 (−)	Sobre o esterno, logo abaixo da fúrcula
3 (+)	CM2 (+)	Sobre a quarta articulação esternocostal direita
3 (−)	CC5 (−)	Sobre a quinta costela na linha axilar anterior direita (não representado)
3 (+)	CC5 (+)	Sobre a quinta costela na linha axilar média esquerda (não representado)
	Terra	Últimos arcos costais à direita

co, desenvolvido por cada fabricante, para análise, edição, tabulação e apresentação dos dados. Os programas de um fabricante não se comunicam com os dos outros e os arquivos gerados pelo gravador de um fabricante só poderão ser analisados pelo programa de análise daquele fabricante.

Os sistemas de análise devem permitir a reprodução completa do registro eletrocardiográfico, fornecer pré-análise do ECG, sendo capazes de classificar os complexos QRS, separando-os em normais e anormais, analisar a frequência cardíaca, pausas e alterações do segmento ST. Utilizam-se de algoritmos que permitem detecção de arritmias, análise do funcionamento dos marca-passos, análise da variabilidade da frequência cardíaca, medida dos intervalos QT e QTc, realização de ECG de alta resolução e microalternância da onda T. Além disso, os siste-

mas devem permitir completa interação com o analista para edição dos dados e emissão de um relatório final. Os dados são apresentados na forma de gráficos e tabelas e os segmentos mais significativos do ECG são impressos em tiras com diversas durações e ampliações (Figura 24.3).

Alguns fabricantes têm incluído no sistema Holter outras ferramentas, como ECG de alta resolução, vetorcardiograma e programas para identificação da apneia obstrutiva do sono.

Indicações

As indicações para utilização do Holter podem ser divididas em quatro grupos.

1. Esclarecimento de sintomas provavelmente relacionados com a presença de alterações no ritmo cardíaco.
2. Avaliação do risco de eventos cardíacos futuros:
  a. arritmia cardíaca;
  b. variabilidade da frequência cardíaca;
  c. isquemia miocárdica;
  d. microalternância da onda T.
3. Diagnóstico de isquemia miocárdica.
4. Avaliação terapêutica:
  a. fármacos antiarrítmicos;
  b. cirurgias;
  c. ablação por cateter;
  d. marca-passos;
  e. cardioversor-desfibrilador implantável.

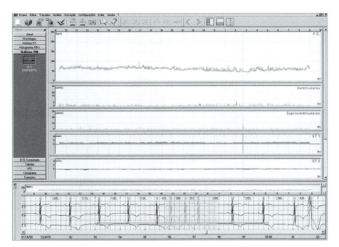

Figura 24.3 Tela de análise de um sistema Holter, na qual são observados: gráfico da frequência cardíaca, da ocorrência de eventos prematuros ventriculares e supraventriculares e desnível do segmento ST e tira do traçado do eletrocardiograma.

Esclarecimento de sintomas provavelmente relacionados às arritmias cardíacas

Esta é a indicação mais frequente do exame. Os sintomas ligados às arritmias cardíacas podem ser divididos em dois grupos:

a) palpitações, desconforto precordial, mal-estar e dor precordial de curta duração relacionados às arritmias não sustentadas ou sustentadas sem comprometimento hemodinâmico;

b) síncope, pré-síncope, tontura, mal-estar e palidez cutânea relacionados à queda ou ao aumento súbito da frequência cardíaca com comprometimento hemodinâmico.

A documentação do ECG durante a ocorrência do sintoma é o objetivo a ser atingido. Caso ocorra, a arritmia pode explicar o sintoma; se ausente, afasta-se a causa arrítmica e deve-se procurar outra causa (Tabela 24.1).

As grandes limitações para se conseguir o registro simultâneo do ECG durante a manifestação sintomática são a frequência de ocorrência, a duração e a incapacidade funcional provocada pelos sintomas. Tendo os sintomas frequência de ocorrência em torno de uma vez ao dia, a monitorização com o sistema Holter é ideal. Entretanto, se os sintomas são ocasionais, uma vez por semana ou mais raros, sem ou com comprometimento funcional grave, é desconfortável e caro para o paciente estender a monitorização com Holter até a sua ocorrência. Além disso, se os sintomas são raros, porém persistentes, com ou sem incapacitação funcional, o paciente poderá ser levado a um serviço de emergência onde o registro do ECG convencional isoladamente ou associado à derivação esofágica ou manobras de estimulação vagal provavelmente permitirá obter o diagnóstico. Por sua vez, é possível o registro de arritmias que, embora assintomá-

ticas, são potencialmente capazes de provocar sintomas. Por exemplo, pode-se citar o bloqueio atrioventricular do tipo II em pacientes com bloqueio intraventricular e história de síncope ou pré-sincope.

Avaliação de risco de ocorrência de novos eventos cardiológicos

Dentre os métodos eletrocardiográficos não invasivos, o Holter é provavelmente aquele que investiga um maior número de variáveis na ocorrência de eventos cardíacos adversos, pois pode estudar o fator disparador das taquicardias (extrassístoles), a atividade do sistema nervoso autônomo (variabilidade da frequência cardíaca), a ocorrência de isquemia miocárdica transitória, principalmente quando assintomática, variações do intervalo QT e a microalternância da onda T.

a) Arritmia cardíaca: a ocorrência de extrassístoles tanto atriais como ventriculares é um evento comum nas gravações de Holter, inclusive de indivíduos sem doença cardíaca. Dados do nosso laboratório mostraram que as arritmias atriais ocorrem em 68% dos indivíduos entre 15 e 30 anos, em 84% entre 31 e 64 anos, e em 95% daqueles com 65 anos ou mais. Em portadores de fibrilação atrial paroxística, a presença de extrassístoles atriais funcionando como gatilhos para a ocorrência de episódios sustentados ou não da fibrilação atrial identifica um grupo de pacientes que podem se beneficiar do tratamento de ablação por cateter, pois sugere um mecanismo de origem focal como causa da arritmia.

As extrassístoles ventriculares apresentaram prevalência de 53% entre 15 e 30 anos, de 65% entre 31 e 64 anos, e de 90% naqueles com 65 ou mais anos, em um grupo de 625 indivíduos saudáveis. Kennedy et al. demonstraram que indivíduos sem cardiopatia, mas com

Tabela 24.1   Relação entre sintoma durante a monitorização e a ocorrência de arritmia.

Paciente	Holter	Interpretação
Sem sintoma	Sem arritmia	• Repetir a gravação, se possível, até a ocorrência de sintomas
	Com arritmia	• Repetir a gravação, se possível, até a ocorrência de sintomas • A arritmia é irrelevante e deve-se procurar outra causa para os sintomas • A arritmia é potencialmente indicativa de sintomas
Com sintoma	Sem arritmia	• Os sintomas estarão provavelmente relacionados a outras causas
	Com arritmia concomitante	• Existe relação de causa e efeito entre a arritmia e os sintomas
	Com arritmia e sem relação	• Não existe correlação direta entre a arritmia e os sintomas • A arritmia é irrelevante e deve-se procurar outra causa para os sintomas • A arritmia é potencialmente indicativa de sintomas

extrassístoles ventriculares frequentes e em alguns casos complexas, apresentaram após seguimento de dez anos evolução semelhante àquela de pacientes normais ou com doença coronariana mínima. As arritmias ventriculares são consideradas fatores de risco quando associadas à doença cardíaca. Entretanto, em pacientes com coração normal, a alta incidência de ectopias ventriculares por períodos longos pode ocasionar assincronismo da contração ventricular, acarretando aumento dos diâmetros do ventrículo esquerdo e disfunção ventricular. No estudo de Takemoto, pacientes com mais de 30% de batimentos ectópicos foram submetidos ao tratamento de ablação por cateter com supressão da arritmia, e no seguimento de doze apresentaram elevação da fração de ejeção.

Foram desenvolvidas várias classificações para as arritmias cardíacas na tentativa de estabelecer uma correlação com o risco de morte súbita. Em todas usaram-se dois critérios, um numérico e outro de complexidade. No numérico há vários níveis de corte, 10, 20 ou 30 extrassístoles por hora. O conceito de complexidade leva em conta a presença de batimentos repetitivos, pares e salvas de três ou mais complexos ectópicos sucessivos chamados de taquicardia ventricular não sustentada quando apresentam frequência cardíaca igual ou superior a 100 bpm.

Diversas publicações relacionam a ocorrência de extrassístoles ventriculares quando frequentes e complexas como fator independente de risco, quando associadas à presença de doença cardíaca, seja doença coronariana ou miocardiopatia. Entretanto, todas as publicações que estudaram o assunto chamam a atenção para a relevância da disfunção ventricular como fator fundamental para a pior evolução dos pacientes. Além disso, a ocorrência de arritmias ventriculares apresenta valor preditivo negativo alto e valor preditivo positivo baixo.

Independentemente da questão de risco, a gravação de Holter permite conhecer a distribuição das arritmias nas 24 horas e suas relações com a frequência cardíaca, a atividade do paciente, o uso de medicamentos, o sistema nervoso autônomo etc. É muito comum observar gravações de Holter em que o predomínio das ectopias ventriculares ocorre: durante o sono, sugerindo influência do sistema parassimpático; ou durante a vigília, mecanismo simpático, alertando para escolha da medicação mais apropriada.

Várias publicações demonstram que arritmia ventricular e disfunção ventricular são fatores de risco para morte pós-infarto do miocárdio que se somam. Por sua vez, indivíduos sem cardiopatia com arritmia ventricular frequente têm prognóstico semelhante ao da população normal.

b) Variabilidade da frequência cardíaca (VFC): os intervalos entre os batimentos cardíacos não são regulares como os do pêndulo de um relógio. Essa variação é fisiológica e mediada pelo sistema nervoso autônomo. A diminuição da VFC significa diminuição da atividade autônomica, principalmente a atividade parassimpática. Segundo Kleiger, é o índice mais importante, obtido com o Holter, para discriminação de pacientes pós-infarto do miocárdio com risco de morte súbita. Tem sido estudada, também, na fase aguda do infarto do miocárdio, na insuficiência cardíaca congestiva, neuropatia visceral de diabete etc. É estudada em seguimentos curtos de 2 a 30 minutos, com o paciente em repouso ou em gravações de Holter com duração de 24 horas, sendo esta última a mais utilizada na prática clínica. Seus índices são obtidos por tratamento matemático realizado na sequência de todos os intervalos RR dos batimentos normais (NN). Várias técnicas são utilizadas: a análise no domínio do tempo em que os índices mais conhecidos são o desvio padrão da média (sd) e a percentagem de batimentos em que a diferença do intervalo entre batimentos contíguos supera 50 ms (pNN50). Kleiger et al. utilizaram gravações de Holter em pacientes pós-infarto do miocárdio e observaram que o risco de morte foi 5,3 vezes mais alto no grupo com desvio padrão de NN menor que 50 ms, quando comparado ao grupo com desvio padrão maior do que 100 ms. A análise no domínio da frequência fornece curvas da força espectral da VFC cujas áreas podem ser relacionadas a regiões de maior ou menor atividade simpática ou parassimpática. Mais comumente são divididas em três bandas de resposta de frequência:

■ banda de muito baixa frequência (0,01 a 0,05 Hz): é pouco conhecida e parece estar relacionada à variabilidade da frequência cardíaca dependente dos mecanismos termorreguladores e do sistema renina-angiotensina;

■ banda de baixa frequência (0,05 a 0,15 Hz): depende do simpático, com modulação do parassimpático, representando a atividade barorreflexa;

■ banda de alta frequência (0,15 a 0,40 Hz): traduz a atividade vagal pura e é relacionada à respiração (Figura 24.4).

São ainda utilizados: a análise triangular de Malik, os gráficos de Poincarrè, o gráfico de retorno tridimensional e outros.

Na variabilidade da frequência cardíaca, os índices não são considerados normais ou anormais, mas são utilizados níveis de corte para avaliação de risco ou a comparação de valores para os estudos funcionais.

A análise da VFC sofre várias limitações por ser dependente da presença de ritmo sinusal e da integridade da

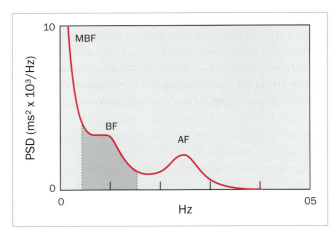

Figura 24.4 Gráfico esquemático da densidade da força espectral com os limites das faixas de frequência. MBF = muito baixa frequência (de 0,01 a 0,05 Hz), BF = baixa frequência (0,05 a 0,15 Hz) e AF = alta frequência (0,15 a 0,40 Hz).

condução atrioventricular, não pode ser realizada quando essas condições não estão presentes. A presença de artefatos e os batimentos ectópicos produzem resultados errôneos. Embora existam técnicas para compensar esses artefatos, elas não são totalmente eficientes.

c) Isquemia miocárdica: identificada precocemente pós-infarto do miocárdio durante atividades habituais constitui outro índice de mal prognóstico nessa população.

d) Microalternância da onda T (MAOT): a alternância da onda T é uma flutuação batimento a batimento na amplitude e/ou morfologia da onda T que em sua forma macroscópica já foi reconhecida como sinal precursor de arritmias ventriculares malignas. Postulou-se que MAOT invisíveis a olho nu estariam relacionadas ao risco de arritmias graves e morte súbita. A análise da MAOT depende da determinação de sua presença de forma sustentada entre uma faixa de frequência cardíaca de 105 e 110 bpm. Esse método está sendo introduzido em alguns sistemas de análise de Holter, o que auxilia na estratificação de risco de eventos futuros.

Diagnóstico de isquemia miocárdica

A identificação de um episódio isquêmico é feita pela observação de infra ou supradesnivelamento transitório do segmento ST igual ou maior do que 1 mm, medido a 80 ms do ponto J, com duração mínima de um minuto e separados entre si por pelo menos um minuto. As alterações isoladas da onda T não são consideradas para o diagnóstico de episódio isquêmico. Deanfield et al., usando to-

mografia por emissão de Rb19, comprovaram que no momento das depressões do segmento ST, detectadas pelo Holter, estava ocorrendo déficit na perfusão miocárdica. Se durante a ocorrência de um episódio isquêmico identificado no ECG o paciente apresentar sintoma, esse é chamado de episódio isquêmico sintomático, ou chamado de assintomático ou silencioso. A somatória da duração de todos os episódios isquêmicos sintomáticos e silenciosos durante um período determinado, geralmente 24 horas, é chamada de carga isquêmica total.

Existem vários fatores que limitam o diagnóstico de isquemia miocárdica em gravações de Holter, por exemplo, baixa probabilidade de ocorrência de insuficiência coronariana na população estudada, uso de derivações impróprias, presença de grandes variações na amplitude do QRS, de natureza postural, complexos QRS de baixa amplitude, sobrecarga ventricular esquerda, bloqueios de ramo, presença de pré-excitação ventricular, prolapso da válvula mitral, uso de drogas antiarrítmicas, digital, distúrbios eletrolíticos e alterações autonômicas.

O encontro de isquemia miocárdica espontânea em gravações de Holter em pacientes portadores de doença coronária crônica estável está associado a um aumento significativo na ocorrência de novos eventos coronarianos quando comparados com pacientes sem isquemia. Entretanto, o método não deve ser usado para o diagnóstico de isquemia em grandes populações ou para avaliação geral de dor torácica.

Avaliação de terapêutica antiarrítmica

A utilização de medicamentos antiarrítmicos ou as técnicas terapêuticas não medicamentosas podem ser avaliadas pela observação de sua ação sobre a ocorrência espontânea da arritmia, o que pode ser obtido em gravações com o Holter.

a) Drogas antiarrítmicas: o conceito de que a diminuição do número e da complexidade da arritmia ventricular consequente ao tratamento pode diminuir o risco dependente dessa arritmia tem sido discutido na literatura, a ponto de alguns autores considerarem que a diminuição da arritmia indica somente um grupo de baixo risco, independentemente da ação da droga.

Diferentes publicações que avaliam a eficácia de drogas antiarrítmicas definem como diminuição da arritmia consequente da ação da medicação somente quando esta diminuição for superior a 90% do número total de extrassístoles e houver supressão total dos batimentos repetitivos. Essa exigência se deve à grande variabilidade espontânea da arritmia, seja no ciclo de um dia, seja dia a dia e, principalmente, quando existe diferença de vários dias entre uma observação e outra.

Durante a terapêutica medicamentosa deverá ser observada a ocorrência de pró-arritmia, definida como um agravamento da arritmia preexistente, o aparecimento de uma nova arritmia, a transformação de uma arritmia não sustentada em sustentada, ou de assintomática em sintomática, e a modulação do segmento ST-T (Figura 24.5). A incidência de efeitos pró-arrítmicos varia de 1 a 12%, dependendo do medicamento utilizado.

b) Pós-cirurgia ou pós-ablação por radiofrequência: nestes casos deverá ser utilizado tanto para identificação de arritmias assintomáticas de alto risco como para esclarecimento de sintomas provavelmente ligados a falhas no tratamento ou a complicações.

c) Marca-passos artificiais: estes equipamentos têm se tornado progressivamente mais sofisticados, inclusive com sistemas de automonitorização que podem informar sobre o funcionamento do equipamento e de gravação de eventos arrítmicos, semelhante ao Holter. No entanto, a gravação com o Holter continua sendo a ferramenta mais importante tanto na identificação de mal funcionamento – que não é diagnosticado pelos testes de laboratório – como na identificação de arritmias de risco ou no esclarecimento de sintomas.

d) Cardiodesfibriladores implantáveis: gravação com Holter está indicada para o esclarecimento de sintomas, identificação de efeito pró-arrítmico, de drogas usadas para inibir a ocorrência da taquiarritmia e a comprovação da eficácia da programação do equipamento com o objetivo de evitar descargas desnecessárias.

Interpretação do relatório de Holter

Um exame não é um fim em si mesmo. Ele sempre deverá ser considerado no contexto do paciente.

Conceitualmente não existe resultado normal ou anormal, e sim padrões de comportamento da frequência cardíaca, do ritmo, da condução e da repolarização ventricular que poderão significar risco de eventos futuros, resposta a uma dada terapêutica, desequilíbrio autonômico, efeitos indesejáveis de medicamentos, além de possibilitar a identificação de ocorrência de episódios isquêmicos, arritmias assintomáticas e arritmias que justificam os sintomas do paciente.

A primeira coisa a se considerar na interpretação do resultado de um exame de Holter é o motivo pelo qual o exame foi solicitado, a seguir a doença de base e o ECG de doze derivações. Essas constituem as bases nas quais se sustentarão a valorização dos achados. Em raras situações o achado de um exame de Holter poderá, sozinho, determinar uma conduta.

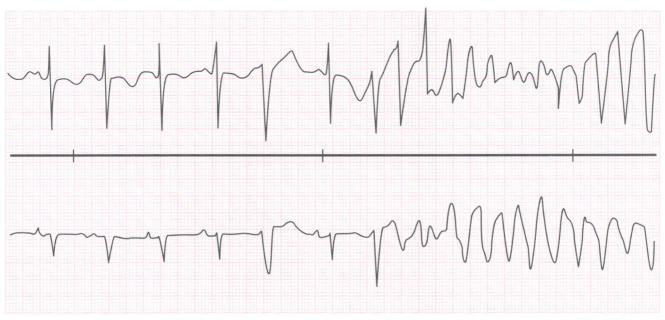

Figura 24.5 Gravação de Holter de paciente de 67 anos portador de insuficiência coronária crônica em uso de drogas antiarrítmicas mostrando extrassístole ventricular seguida de batimento sinusal com alargamento no intervalo QT seguido de taquicardia ventricular tipo *torsades de pointes*.

A sequência básica em relação aos dados do exame é a seguinte:

1) observação dos números dos batimentos normais e das arritmias;

2) as frequências cardíacas mínima, máxima e média e a duração das pausas;

3) os distúrbios de condução atrioventricular e intraventricular persistentes ou transitórios;

4) a ocorrência e duração dos eventos isquêmicos, se existiram e;

5) os informes de variabilidade da frequência cardíaca e de microalternância da onda T, se existirem.

Os gráficos são as melhores fontes de informação, pois condensam os dados das 24 horas em uma linha, e, se colocados em uma página, permitem a visualização de vários parâmetros simultaneamente, com possibilidade de analisar as suas inter-relações e o seu padrão circadiano.

A análise dos sintomas é mais bem avaliada nos gráficos de frequência cardíaca e de arritmias do que nas tiras de ECG.

A identificação de diferentes morfologias das ectopias ventriculares, a prevalência de uma delas, a forma de apresentação isolada ou repetitiva, fenômenos R/T, os intervalos de acoplamento, a análise dos inícios e términos das taquicardias, a sua regularidade e a identificação de ondas P permitem supor o seu mecanismo e sua provável origem. Essas informações, aliadas ao gráfico que mostra a distribuição nictemeral das ectopias ventriculares, auxiliam o médico na escolha do tratamento mais adequado.

Em relação às arritmias supraventriculares, a frequência de aparecimento das ectopias, a forma de apresentação, a presença de aberrância de condução e o desencadeamento de surtos taquicárdicos também permitem inferir sobre o provável mecanismo da arritmia.

A repolarização ventricular deverá ser sempre analisada, a duração do intervalo QT na vigília e no sono é de fundamental importância na pesquisa de efeitos pró-arrítmicos e em crianças.

GRAVAÇÃO INTERMITENTE COM MEMÓRIA CIRCULAR

Externos

Estes equipamentos são de pequeno porte e fáceis de se transportar, não causando transtorno aos pacientes, que podem permanecer com eles durante longos períodos de tempo, dois ou três dias, semanas e até meses ou até que ocorra o sintoma que se tenta esclarecer. Monitoram de 1 a 3 derivações do ECG, sendo CM5 a mais usada, e estão associados a um sistema de transmissão transtelefônica do ECG ou via Internet por telefone celular (Figura 24.6). Ao apresentar um sintoma o paciente registra o ECG e a seguir liga para uma central de recepção e transmite o traçado que foi gravado, no caso dos sistemas que utilizam telefone celular a transmissão é automática. Dessa forma, consegue-se uma perfeita correlação entre o sintoma apresentado pelo paciente e o traçado eletrocardiográfico.

Também chamado de gravador de eventos, gravador de memória circular, *looping system* ou *looping*, pode ser de dois tipos, com monitores externos, que permanecem constantemente ligados ao paciente, ou implantáveis (Figuras 24.6 e 24.7).

Ao apresentar o sintoma o paciente aciona um botão no aparelho, o qual retém o último ou últimos minutos do ECG e o próximo ou próximos minutos. Assim, consegue-se uma perfeita correlação entre o sintoma apresentado pelo paciente e o traçado eletrocardiográfico. O objetivo principal desse tipo de equipamento é o esclarecimento de sintomas (Figura 24.8).

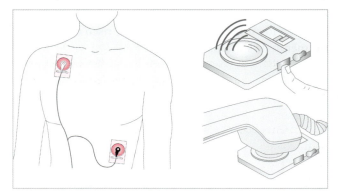

Figura 24.6 Esquema de colocação dos eletrodos e transmissão transtelefônica do eletrocardiograma gravado com o monitor de eventos.

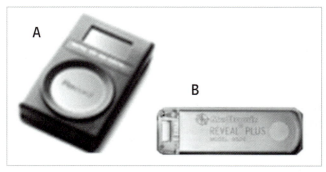

Figura 24.7 A) Monitor de eventos externo. B) Monitor de eventos implantável. Observação: as proporções não são exatas.

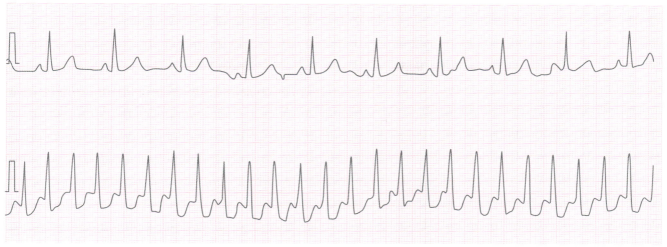

Figura 24.8 Registros na derivação V5, em monitor de eventos sintomáticos, de paciente com história de crises de palpitações de curta duração com frequência de uma a duas vezes por semana. Traçado superior com ritmo sinusal e FC de 72 bpm. Traçado inferior mostra taquicardia supraventricular regular com FC de 170 bpm, obtido após cinco dias de monitorização. A paciente já havia realizado quatro gravações de Holter.

Sintomas frequentemente relacionados a arritmias cardíacas, como palpitações, tonturas e síncopes, podem ser esclarecidos por meio da monitorização transtelefônica, que pode também ser utilizada na avaliação da angina, em acompanhamento de programas de reabilitação pós-infarto do miocárdio e no ajuste de terapêutica antiarrítmica.

O sistema apresenta algumas limitações, sendo a principal delas a falta de capacidade dos pacientes em conseguir operá-lo.

Para realização do exame, os sintomas não podem colocar em risco a vida dos pacientes, nem tampouco impedi-los de usar o equipamento. Além disso, não podem ser muito raros, pois obrigaria a uma utilização muito prolongada do equipamento.

Internos ou implantáveis

Os monitores internos ou implantáveis são de pequeno tamanho, pesando 17 g, possuem bateria com capacidade para dezoito meses e são implantados subcutaneamente na região infraclavicular. Foram criados com o objetivo de surpreender sintomas de ocorrência rara, provavelmente ligados às arritmias cardíacas, como síncope e pré-síncope. Também necessitam da participação do paciente para ativá-lo, funcionando de maneira semelhante ao externo.

Atualmente, vários marca-passos e desfibriladores possuem função de monitorização do ECG e de funções vitais e são capazes de transmissão para a central do fabricante.

A utilização dos monitores de eventos está se consolidando como a ferramenta mais útil no esclarecimento de sintomas provavelmente relacionados às arritmias cardíacas cuja ocorrência tem intervalo maior que um dia. Especialmente nos pacientes com síncope de origem indeterminada ou em casos em que o foco da avaliação é o estabelecimento do risco e a necessidade do registro de ECG no momento da crise é o elemento mais importante. Isso só poderá ser feito com os monitores de eventos, sejam externos ou implantáveis.

A escolha do melhor método para o esclarecimento dos sintomas está relacionada com a frequência, a duração e as características deles. Esta proposta está resumida na Tabela 24.2.

CONDIÇÕES CLÍNICAS EM QUE A MONITORIZAÇÃO AMBULATORIAL TEM PAPEL RELEVANTE

Fibrilação atrial

A fibrilação atrial (FA), por ser uma manifestação típica do envelhecimento, chega a atingir cerca de 15% da população acima de 80 anos e, associada ao aumento progressivo da população nessa faixa etária e considerando suas comorbidades, assume importância cada vez maior na prática clínica.

No cuidado com o paciente portador de fibrilação atrial é necessário correta avaliação do ritmo e da frequência cardíaca ao longo das 24 horas do dia. Além disso, como a manifestação clínica é variada e nem sempre confiável, pois para cada episódio de FA sintomática existem nove

Tabela 24.2 Escolha do método em função do sintoma.

	Sintoma	Tipo de registrador
Diários	Fugazes ou persistentes Incapacitantes ou não	Holter
	Fugazes	Pré-evento
Semanais	Persistentes	Pré-evento
Ou	Não incapacitantes	Pós-evento
Mensais		Pronto-socorro
	Incapacitantes	Pronto-socorro
Raros	Fugazes	Reavaliar a conveniência do esclarecimento
	Persistentes	Pré-evento implantável
		Pronto-socorro

que são assintomáticas, a avaliação com Holter deverá ser feita com frequência e sempre que se suspeitar de mudança no padrão de comportamento desses índices. Além disso, após os procedimentos terapêuticos, é necessário realizar o Holter com duração mais prolongada, por até sete dias, para a demonstração do controle da arritmia.

Síncope

A manifestação sincopal continua sendo um desafio tanto diagnóstico como terapêutico. Apesar de todo o esforço, em torno de 30% dos pacientes permanecem sem diagnóstico etiológico. Considerando que a síncope de causa cardíaca é a de pior prognóstico e a arritmia cardíaca, a sua causa mais comum, o registro do ECG durante o evento é a pedra fundamental para o seu diagnóstico. Por se tratar de um fenômeno que não ocorre diariamente, o registro com Holter nem sempre é o método mais efetivo. Entretanto, os sistemas de memória circular, externos ou implantáveis são as ferramentas mais adequadas para quando se suspeita de síncope arrítmica.

REFERÊNCIAS BIBLIOGRÁFICAS

1. AKSELROD S, GORDON D, UBEL FA, SHANOON DC, BARGER AC, COHEN RJ. Power spectral analysis of heart rate fluctuation: a quantitative probe of beat-to-beat cardiovascular control. Science. 1981;213:220-2.

2. BHANDARI AK, ANDERSON JL, GILBERT M, et al. Correlation of symptoms with occurrence of paroxysmal supraventricular tachycardia or atrial fibrillation: a transtelephonic monitoring study. Am Heart J. 1992;124:381.

3. BIGGER JT JR, FLEISS JL, KLEIGER R, MILLER P, ROLNITZKY LM. The relationships among venticular arrhythmias, left ventricular dysfunction,and mortality in the 2 years after myocardial infarction. Circulation. 1984;69:250-8.

4. BIGGER JT, ROLNITZKY LM, LEAHEY EB, LAPOOK JD. Duration of recording; activity protocol. In: Wenger NK, Nock MB, Ringquist I. Chicago: Year Book Medical Publishers; 1981. p. 87-102.

5. CRAWFORD MH, BERNSTEIN SJ, DEEDWANIA PC, et al. ACC/AHA guidelines for ambulatory electrocardiolograpy. J Am Coll Cardiol. 1999;34:912-48

6. DE HORTA JA, SOSA E, SCANAVACCA M, D'AVILA A, BELLOTTI G, PILEGGI F. Persistence of palpitations after successful radiofrequency catheter ablation. Arq Bras Cardiol. 1997 Feb;68(2):103-6.

7. DE PAULA SR. Influência da idade e do sexo na frequência cardíaca, nas arritmias cardíacas e nos distúrbios da condução atrioventricular em indivíduos assintomáticos sem evidência de doença cardíaca [tese de doutoramento]. São Paulo: Faculdade de Medicina, Universidade de São Paulo; 2002.

8. DEEDWANIA P. Ischemia detected by Holter monitoring in coronary artery desease. In: Moss AJ, Stern SS. Noninvasive electrocardiology – clinical aspects of Holter monitoring. London: W.B. Saunders; 1996. p. 331-44.

9. DIMARCO JP, PHILBRICK JT. Use of ambulatory electrocardiographic (Holter) monitoring. Ann Inter Med. 1990;113:53-68.

10. DIRETRIZES BRASILEIRAS de fibrilação atrial. Arq Bras Cardiol. 2009;92(6 supl. 1):1-39.

11. FISCH C, DESANCTIS RW, DODGE HT, REEVES TJ, WEINBERG SL. Guidelines for ambulatory electrocardiography: a report of the American College of Cardiology/American Heart Association Task Force on Assessment of Diagnostic and Therapeutic Cardiovascular Procedures (Subcommittee on Ambulatory Electrocardiography). J Am Coll Cardiol. 1989;13:249-58.

12. GRUPI CJ, SOSA EA, CARVALHO JF, ANTONELLI RH, BELLOTTI G, PILEGGI F. Variabilidade espontânea da extrassistolia ventricular na cardiopatia chagásica crônica. Arq Bras Cardiol. 1991;56(6):445-50.

13. GRUPI CJ, BARBOSA SA, SAMPAIO CR, MOFFA PJ. Contribuição do monitor de eventos no diagnóstico de sintomas. Arq Bras Cardiol. 1998;70:309-14.

14. GUIDELINES ON DIAGNOSIS AND MANAGEMENT of syncope. EHJ 2009; 30: 2493-537.

15. KENNEDY HL, WHITLOCK JA, SPRAGUE MK, KENNEDY LJ, BUCKINGHAM TA, GOLDBERG RJ. Long-term follow-up of asymptomatic healthy subjects with frequent and complex ventricular ectopy. N Engl J Med. 1985 Jan 24;312(4):193-7.

16. KLEIGER RE, MILLER JP, BIGGER JT, et al. Decreased heart rate variability and its association with increased normality after acute myocardial infarction. Am J Cardiol. 1987;59:256-62.

17. KRAHN AD, KLEIN GJ, YEE R, TAKLE NEWHOUSE T, NORRIS C. Use of an extended monitoring strategy in patients with problematic syncope. Circulation. 1999 Jan;99(3):406-10.

18. MALIK M. Geometrical methods for heart rate variability assesment. In: Malik M, Camm AJ. Heart rate variability. Armonk, New York: Futura Publishing Company; 1995. p. 45-61.

19. MOSS AJ, STERN S. (eds.). Noninvasive electrocardiology – clinical aspects of Holter monitoring. London: W. B. Saunders; 1996.

20. PRATT CM, SLYMEN DJ, WIERMAN AM, YOUNG JB, FRANCIS MJ, SEALS AA, QUINONES MA, ROBERTS R. Analysis of the spontaneous variability of ventricular arrhythmias: conse-

cutive ambulatory electrocardiographic recordings of ventricular tachycardia. Am J Cardiol. 1985;56:67-72.

21. REIFFEL JA, SCHULHOF E, JOSEPH B, SEVERANCE E, WYNDUS P, MCNAMARA A. Optimum duration of transtelephonic ECG monitoring when used for transient symptomatic event detection. J Electrocardiol. 1991;24:165-8.

22. ROCCO RB, NABEL EG, CAMPBELL S, et al. Prognostic importance of myocardial ischemia detected by ambulatory monitoring in patients with stable coronary artery disease. Circulation. 1988;78:877-84.

23. STONE PH. ST-segment analysis in ambulatory ECG (AECG or Holter) monitoring in patients with coronary artery disease: clinical significance and analytic techniques. Ann Noninvasive Electrocardiol. 2005 Apr;10(2):263-78.

24. TAKEMOTO M, YOSHIMURA H, OHBA Y, et al. Radiofrequency catheter ablation of premature ventricular complexes from right ventricular outflow tract improves left ventricular dilation and clinical status in patients without structural heart disease. J Am Coll Cardiol. 2005 Apr 19;45(8):1266-8.

25. TASK FORCE OF THE EUROPEAN SOCIETY of Cardiology and the North American Society of Pacing and Eletrophysiology. Heart rate variability – standards of measurement, physiological interpretation, and clinical use. Circulation. 1996;93:1043-65.

26. THE ESVEM INVESTIGATORS. The ESVEM trial: electrophysiologic study versus electrocardiographic monitoring for selection of antiarrhythmic therapy of ventricular tachyarrhythmias. Circulation. 1989;79:1354-60.

27. TZIVONI D, SCHUGER C, BANAI S. Holter monitoring for ambulatory detection and treatment of ventricular arrhythmias: uses and limitations. Cardiovasc Clin. 1988;18(3):61-71.

28. ZIMETBAUM PJ, KIM KY, JOSEPHSON ME, GOLDBERGER AL, COHEN DJ. Diagnostic yield and optimal duration of continuous-loop event monitoring for the diagnosis of palpitations. A cost-effectiveness analysis. Ann Intern Med. 1998 Jun 1;128(11):890-5.

29. MILLER JM, ZIPES CD. Diagnosis of cardiac arrhythmias. In: Mann DL, Zipes DP, Libby P, Bonow RO. Braunwald's heart disease. A textbook of cardiovascular medicine. 10th ed. Philadelphia: Saunders Elsevier; 2015. p. 662-75.

25

Vetorcardiograma

Carlos Alberto Pastore
Nelson Samesima
Rafael Munerato

INTRODUÇÃO

As possibilidades de registro da atividade elétrica cardíaca na superfície do tórax vêm se desenvolvendo nos últimos cem anos a partir do eletrocardiograma e do vetorcardiograma (VCG). O entendimento do primeiro ECG a partir da concepção espacial do VCG facilitou a atividade didática, e assim se conseguiu explicar algumas limitações do método clássico[1]. Na Tabela 25.1 são comparadas as características dos dois métodos referidos, especificando suas qualidades.

Dessa forma, a vetorcardiografia é um método de registro das forças eletromotrizes do coração no tempo e no espaço, de forma que a magnitude e a direção das referidas forças possam ser representadas por uma sucessão de

vetores instantâneos. A sua representação é sobretudo de ordem didática, pois, sendo as curvas vetorcardiográficas bidimensionais, apresentam elementos adicionais para o entendimento e a memorização inteligente do ECG. O seu valor intrínseco reside, principalmente, na clareza de sua expressão em planos, uma vez que o fenômeno elétrico relacionado com a atividade cardíaca desenvolve-se de um modo tridimensional.

Existe, ainda, grande interesse na aplicação prática da vetorcardiografia, pois ela pode explicar e facilitar o entendimento do ECG. O VCG pode suplementar informações, não facilmente detectáveis, através da análise eletrocardiográfica convencional. Tornou-se possível, portanto, através desta técnica, a obtenção de novos meios para realização de diagnóstico mais exato.

O modo pelo qual se comportam as forças eletromotrizes do coração não é encarado de forma unânime pelos eletrofisiologistas. Um dos principais aspectos da controvérsia é o da validade da chamada teoria do dipolo[3-5]. Os postulados de Einthoven, base essencial desta teoria, se apoiam mais ou menos empiricamente numa série de premissas bem conhecidas:

1) o coração é equivalente a um dipolo único e imóvel, gerador de correntes;

2) o volume condutor é homogêneo, portanto, com igual resistividade;

3) o dipolo está situado no centro de um extenso volume condutor, com forma aproximadamente esférica, de modo que todos os pontos da superfície estão equidistantes do centro.

Sabe-se, entretanto, que a rigor todas estas suposições ou premissas são falsas e realmente têm caráter mais de postulados que de axiomas. A sistematização vetorcar-

Tabela 25.1 Comparação entre algumas características do eletrocardiograma (ECG) e do vetorcardiograma (VCG).

Características	ECG	VCG
Aplicabilidade em diagnóstico	Limitado aos eventos regionais	Não sensível a eventos regionais Útil na análise da atividade elétrica dinâmica
Distribuição do sistema	Amostra precordial limitada Usa derivações de campos remotos	Concentra todas as forças em algum dos três vetores
Ênfase da representação gráfica	Intensidade das forças elétricas	Sentido e direção das forças elétricas
Avaliação dos equivalentes cardíacos dos modelos de gerador elétrico	Não permite a avaliação	Assume um local fixo, modelo simples de dipolo

Fonte: Adaptado de Mirvis, 1993[2].

diográfica permite reduzir e controlar aquelas três margens de erro citadas[6].

SISTEMA DE DERIVAÇÕES PARA O VETORCARDIOGRAMA: O MÉTODO DE FRANK

No VCG admite-se o coração como um gerador elétrico representado por um dipolo único com magnitude e direção. Ele pode ser desdobrado em tantos vetores instantâneos quantos se queira, com magnitudes e orientações específicas. Dos vários sistemas de derivações corrigidas, aquele introduzido por Frank em 1956 tem sido o de maior aceitação na literatura. É relativamente simples, porque utiliza apenas sete eletrodos para determinar os componentes: horizontal (X), vertical (Y) e anteroposterior (Z)[7]. A Figura 25.1 demonstra as três derivações, mais apropriadamente denominadas componentes, perpendiculares entre si, com a direção da positividade de cada uma delas.

Os eletrodos do sistema de Frank são colocados em posições padronizadas, ao longo do quinto espaço intercostal, com o paciente em decúbito supino. Na Figura 25.2, o eletrodo A foi colocado na linha medioaxilar esquerda, o E na linha medioesternal e o C a meia distância entre os dois primeiros. O eletrodo foi posicionado na linha medioaxilar direita e o M na linha medioespinal. Os outros, H e F, foram colocados, respectivamente, na face posterior do pescoço, junto da linha espinal, e na perna esquerda. O eletrodo da perna direita, que é usado como terra, e todos os demais são aplicados com pasta apropriada à pele, previamente atritada com álcool.

A intercomunicação adequada dos eletrodos através de resistências de valores bem calculados, além de uma

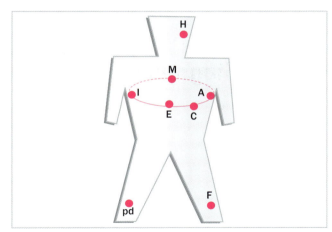

Figura 25.2 Posição dos eletrodos no sistema de derivações ortogonais corrigidas proposto por Ernst Frank.

rede de compensadores, determina os eixos dos componentes ortogonais X, Y e Z. O método de Frank é denominado *sistema de derivações ortogonais corrigidas*, porque esse sistema procura corrigir a posição excêntrica do gerador cardíaco e a não homogeneidade do meio condutor, além de eventuais variações da superfície corpórea.

Existem, dessa maneira, os seguintes eixos: eixo X, transversal ou componente esquerda-direita, derivado dos eletrodos A, C e 1; eixo Y, vertical ou componente craniocaudal, derivado dos eletrodos H, M, F; e eixo Z, anteroposterior ou componente frente-trás, derivado de todos os eletrodos precordiais, situados no quinto espaço intercostal (A, C, E, I e M).

Esses componentes, combinados dois a dois, dão origem aos três planos ortogonais, onde se projetarão as curvas espaciais representativas dos fenômenos elétricos do coração (Figura 25.3). Assim, dos componentes X e Z resulta o plano horizontal, dos componentes X e Y, o plano frontal, e dos componentes Z e Y, o plano sagital (visto pela direita).

OBTENÇÃO DOS REGISTROS

O vetorcardiógrafo consta de um oscilógrafo de raios catódicos, cujos elementos fundamentais são: um cátodo e uma fonte de elétrons, que emite um feixe de íons. Este feixe passa através de dois pares (perpendiculares entre si) de placas antes de atingir o écran fluorescente. Esses pares de placas têm por função permitir a deflexão horizontal e vertical do feixe de elétrons antes que este atinja o écran. De forma simplificada, e para efeitos de comparação, esse mecanismo é similar à geração de imagens nos antigos aparelhos de televisão preto e branco.

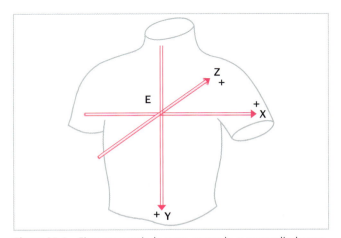

Figura 25.1 Eixos ortogonais do corpo, cruzando-se perpendicularmente no ponto E (centro do tórax). Os eixos (ou componentes) seguem a seguinte orientação: X, da direita para a esquerda; Y, da cabeça aos pés; Z, da parte anterior para a posterior.

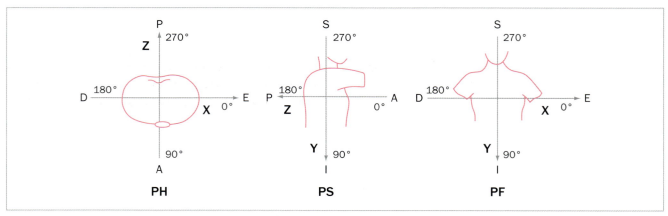

Figura 25.3 Forma de representação dos planos horizontal (PH), sagital (PS) e frontal (PF) conforme são vistos nos traçados vetorcardiográficos. São indicadas também as notações angulares e as direções de positividade de cada componente (ou eixo), estas representadas pelas cabeças das setas. Prefere-se o plano sagital visto pela direita para a uniformidade das medidas angulares.

As semelhanças terminam nesse ponto. No vetorcardiógrafo, as placas estão eletricamente conectadas aos eletrodos que são ligados à superfície do corpo examinado, comportando-se como duas derivações simultâneas. Entre cada par, portanto, desenvolve-se um campo dependente dos potenciais captados, que deslocará o feixe conforme o sentido das forças em ação, e a placa positiva atrairá o referido feixe e a negativa o repelirá. O deslocamento do ponto luminoso que se projeta no écran do aparelho é proporcional à diferença de potencial que se obtém na superfície corpórea do paciente.

Para o registro de cada plano usam-se sempre duas derivações perpendiculares: transversal e vertical para o plano frontal (PF), transversal e anteroposterior para o plano horizontal (PH) e vertical e anteroposterior para o plano sagital (PS). Assim, a aplicação de forças simultâneas em ambos os pares de placas gera outras, que agem concomitantemente em sentido vertical e horizontal, fazendo com que o ponto luminoso desloque-se sobre o écran do aparelho, descrevendo uma figura que recebe o nome de vetorcardiograma.

Este é constituído por três alças fechadas, isto é, que se iniciam e terminam no mesmo ponto de origem, e que correspondem aos fenômenos de despolarização atrial e ventricular e repolarização ventricular. A alça assim formada é colocada em frente ao monitor do aparelho e a interrupção é conseguida pela aplicação de diferença de potencial alternante no cátodo do oscilógrafo. Este artifício oferece duas vantagens[3-5]:

- Os traços que constituem a alça adquirem a forma de pequenos cometas, de tal maneira que, através de sua porção anterior (cabeça do cometa), determina-se o sentido de inscrição da alça.

- A interrupção da alça se faz de modo constante, a cada 2,0 ms, de modo que o número de cometas e a distância entre eles fornecem, respectivamente, o tempo e a variação da velocidade de inscrição da alça.

Desde que os vetores são tridimensionais e a alça formada é espacial, o vetorcardiograma é denominado espacial. Como não há meios de registrá-la, através de aparelhos, em formas tridimensionais, suas características podem ser entendidas analisando suas projeções em três planos perpendiculares entre si. Dessa maneira, utilizam-se os três planos conhecidos: horizontal, vertical e sagital (direito) (Figura 25.4).

COMPARAÇÃO ENTRE VCG E ECG

O surgimento do potencial de ação celular é consequência das alterações iônicas entre os meios interno e externo da célula. Essas alterações, por sua vez, são devidas às mudanças nas diferentes permeabilidades iônicas da membrana citoplasmática que se seguem a um estímulo adequado (que pode ser de natureza mecânica, química ou elétrica). À medida que a excitação percorre o miocárdio, correntes elétricas fluem não apenas pelo coração, mas também pelos tecidos circunvizinhos, e uma fração dessas correntes atinge a superfície corpórea. Este fluxo de correntes acarreta uma diferença de potencial entre diferentes sítios do corpo. O ECG de superfície consiste no registro desses potencias ao longo do tempo, através de eletrodos posicionados em localizações pré-definidas e padronizadas[8].

A Figura 25.5 representa esquematicamente as estruturas envolvidas na geração e propagação deste impulso

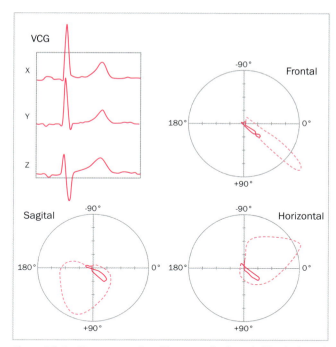

Figura 25.4 Alças vetorcardiográficas nos três planos habituais: frontal, sagital direito e horizontal. Observe as coordenadas X, Y e Z correspondentes a D1, aVF e V1, respectivamente.

que é importante para permitir o enchimento dos ventrículos com o sangue bombeado pelos átrios. Este atraso é representado no ECG pelo segmento PR[9].

A despolarização ventricular (em condições normais) se inicia com a propagação do impulso pelo feixe de His e seus ramos direito e esquerdo (Figura 25.5). O ventrículo esquerdo possui mais massa muscular que o direito, de modo que para que essa "carga muscular extra" se despolarize em sincronia o ramo esquerdo possui três fascícu-

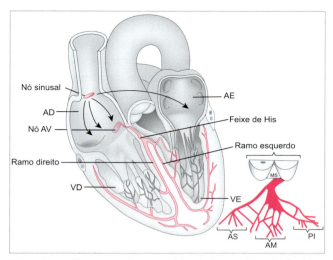

Figura 25.5 Representação esquemática do sistema de condução elétrica do miocárdio e sua localização no músculo cardíaco. O trato internodal tem representados os seus quatro fascículos: Bachman (B); anterior (A); medial (M); posterior (P), assim como o ramo esquerdo do feixe de His: fascículos anterosseptal (AS); anteromedial (AM); posteroinferior (PI). VD = ventrículo direito, VE = ventrículo esquerdo, AD = átrio direito, AE = átrio esquerdo.

elétrico pelo miocárdio. Em condições normais, o impulso cardíaco se origina nas células do nó sinusal. Após seu surgimento, este se propaga através dos tratos internodais (P, M, A e B), deflagrando também a contração dos átrios. A despolarização atrial é vista no ECG pela onda P, sua parte inicial associada ao átrio direito e sua parte final, ao átrio esquerdo (Figura 25.6). Ao chegar ao nó AV, o impulso é retardado por alguns centésimos de segundo, o

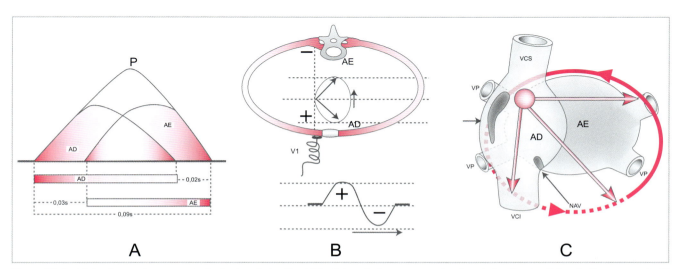

Figura 25.6 Várias formas de representação da despolarização atrial. A) A onda P como soma das despolarizações dos átrios direito e esquerdo. B) Esquema representativo da onda P bifásica em V1, ressaltando a polaridade da derivação eletrocardiográfica e a associação de cada fase da onda P com uma câmara atrial. C) A alça vetorcardiográfica da despolarização atrial como a soma dos vetores gerados pelos átrios durante a onda P.

los: anterosseptal (AS), anteromedial (AM) e posteroinferior (PI). A despolarização ventricular como um todo é vista no ECG como o complexo QRS. Por último, o segmento ST e a onda T representam a repolarização ventricular subsequente[10].

Conforme citado anteriormente, as alças do vetorcardiograma representam a soma ao longo do tempo de todos os potenciais captados entre os eletrodos dispostos no sistema de Frank. Essa explicação simples foi suficiente para o entendimento da alça vetorcardiográfica da despolarização atrial e sua relação com a onda P, mas a despolarização ventricular é mais complexa e necessita de uma explicação mais detalhada.

Uma grandeza vetorial é algo que para ser bem representado e medido deve possuir informações sobre sua direção, seu sentido e sua intensidade (também denominada módulo, ou magnitude). Por exemplo, altura e massa corpórea não são grandezas vetoriais, mas campo elétrico e força de aceleração são. Sendo grandezas vetoriais, sua representação é, portanto, feita por um vetor. Um vetor é denominado resultante quando este é a soma da contribuição de vários outros vetores simultâneos, e sua direção, magnitude e sentido variam conforme a contribuição de cada vetor nesta soma. Como a despolarização ventricular é um fenômeno de duração mais longa e a massa cardíaca envolvida neste caso é progressivamente maior à medida que o coração se despolariza, é interessante, *para fins didáticos*, a criação de três vetores resultantes associados a determinados instantes específicos: a ativação septal; a ativação das paredes livres; e a ativação das porções basais dos ventrículos.

A ativação septal é mostrada na Figura 25.7. Dentro do quadro há o desenho esquemático de como se forma o vetor resultante da ativação septal, com preponderância dos efeitos da parede septal do ventrículo esquerdo sobre a respectiva parede do ventrículo direito. O vetor resultante da ativação septal é único neste instante de tempo, mas é registrado diferentemente por diversas derivações precordiais. Sua direção e sentido são concordantes com a polaridade de V1, de modo que sua magnitude é registrada como positiva nesta derivação e projetada como uma onda r no traçado de ECG. Ao contrário, sua direção e sentido são opostos às polaridades de V5 e V6, de modo que sua magnitude é considerada negativa nestas derivações e projetada como uma onda q no traçado eletrocardiográfico. Esta é uma das diferenças principais na comparação entre o ECG e o VCG: o mesmo vetor resultante da ativação septal, visto como uma única entidade no VCG, resulta em ondas diferentes no ECG conforme sua projeção sobre o eixo imaginário de cada derivação em particular.

Em um momento subsequente da ativação ventricular, há a ativação das paredes livres após a ativação septal (Figura 25.8). O quadro interno mostra um esboço do vetor resultante (vetor 2) da ativação das paredes livres dos ventrículos direito e esquerdo, também com predomínio deste último na definição da direção e sentido. No que tange à ativação das paredes livres dos ventrículos, o vetor resultante tem sentido e direção concordantes com as

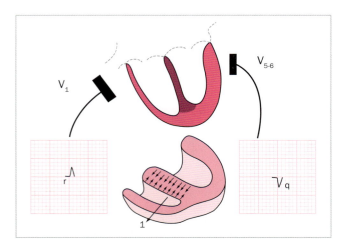

Figura 25.7 Ativação septal vista no plano horizontal por derivações precordiais distintas. O mesmo instante provoca ondas distintas do ECG conforme a polaridade da derivação. Dentro do quadro em detalhe há a representação do vetor resultante (1) nesse instante, visto como sendo de sentido positivo em V1 e, ao mesmo tempo, de sentido negativo em V5 e V6.

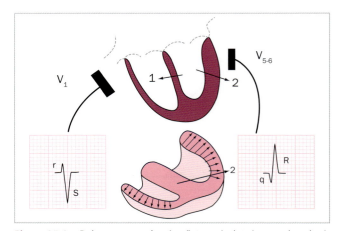

Figura 25.8 Dois momentos da ativação ventricular vista no plano horizontal por derivações precordiais distintas: septal (vetor 1) e das paredes livres (vetor 2). O mesmo instante provoca ondas distintas do ECG conforme a polaridade da derivação. Dentro do quadro em detalhe há a representação do vetor resultante da despolarização das paredes livres (vetor 2) nesse instante, visto como sendo de sentido negativo em V1 e, ao mesmo tempo, de sentido positivo em V5 e V6.

derivações V5 e V6, e opostos à polaridade de V1. Desta forma, o mesmo vetor é visto naquelas derivações como uma onda R de grande magnitude e em V1 com uma onda S, de magnitude semelhante.

A última etapa da ativação ventricular é a despolarização das porções basais dos ventrículos (Figura 25.9). Tal como nas figuras anteriores, o quadro interno mostra o cálculo do vetor resultante (vetor 3) da soma de todos os vetores locais de ativação elétrica.

Como nos instantes anteriores da ativação ventricular, a deflexão que este vetor resultante causa em uma determinada derivação do ECG depende de como este é projetado sobre o eixo desta derivação e a polaridade da mesma.

O vetor resultante da ativação das porções basais dos ventrículos se situa de forma quase totalmente perpendicular a V1, de modo que nenhuma onda é gerada no complexo QRS desta derivação e este tem a configuração típica rS após a total despolarização dos ventrículos. Em relação a V5 e V6, contudo, o mesmo vetor causa uma deflexão negativa, originando o complexo QRS típico e completo após a total ativação ventricular.

A Figura 25.10 mostra, no mesmo plano horizontal das figuras anteriores, a alça vetorcardiográfica completa da ativação ventricular, sua correspondência com diferentes morfologias de complexos QRS e os três vetores resultantes discutidos anteriormente: ativação septal (vetor 1), ativação das paredes livres dos ventrículos (vetor 2), ativação das porções basais ventriculares (vetor 3). Sendo cada vetor um instante específico de tempo, a alça vetor-cardiográfica é a composição de todos os vetores instantâneos registrados durante a ativação ventricular, unidos entre si pelas cabeças das setas.

A leitura deste VCG seria de que, no plano horizontal, a ativação septal ocorre sempre na porção anterior, iniciando-se por seu lado direito e seguindo para esquerda (linha contínua próxima do vetor 1). A ativação das paredes livres (linha tracejada próxima do vetor 2) se mantém à esquerda com um claro predomínio da localização da alça na parte posterior. Isto se dá em acordo com a noção anatômica de que, no plano horizontal, o ventrículo esquerdo – de maior massa e, consequentemente, maior deflexão no ECG – situa-se posteriormente ao ventrículo direito. Por último, acontece a ativação das porções basais dos ventrículos (linha contínua próxima do vetor 3), ainda na parte posterior do plano, mas já com uma orientação à direita.

Raciocínio semelhante é feito para a alça eletrocardiográfica descrita em outros planos. A Figura 25.11 mostra, no plano frontal, a alça vetorcardiográfica completa da ativação ventricular, sua correspondência com diferentes morfologias de complexos QRS e os três vetores resultantes discutidos anteriormente: ativação septal (vetor 1), ativação das paredes livres dos ventrículos (vetor 2), ativação das porções basais ventriculares (vetor 3). Sendo

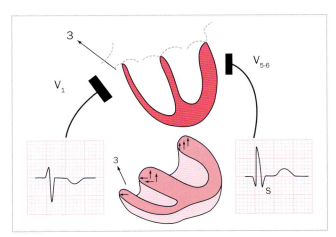

Figura 25.9 Ativação das porções basais dos ventrículos vista no plano horizontal por derivações precordiais distintas. O mesmo instante pode ser representado ou não no ECG conforme a polaridade da derivação. Dentro do quadro em detalhe há a representação do vetor resultante (vetor 3) nesse instante, perpendicular a V1 – e, portanto, de magnitude nula –, sendo representado por deflexão nula da linha isoelétrica; e, ao mesmo tempo, de sentido negativo em V5 e V6.

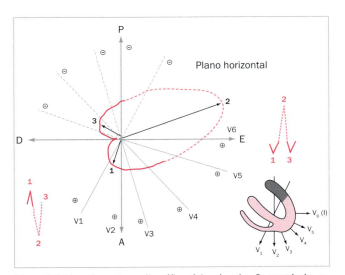

Figura 25.10 Alça vetorcardiográfica típica da ativação ventricular no plano horizontal (A = anterior, P = posterior, D = direita, E = esquerda). Para fins de comparação e clareza didática, são incluídos, com a mesma notação das figuras anteriores, os vetores da ativação septal (vetor 1), ativação das paredes livres (vetor 2), ativação das porções basais dos ventrículos (vetor 3). Também são mostradas morfologias típicas de QRS nas derivações V1, V5-V6, o que ressalta como cada deflexão se correlaciona com trechos específicos da alça. Por último, há a localização dos eixos e polaridades das derivações precordiais V1-V6, tanto no corte anatômico esquemático como na representação da alça vetorcardiográfica.

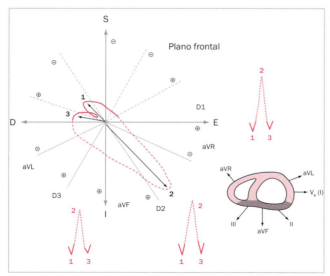

Figura 25.11 Alça vetorcardiográfica típica da ativação ventricular no plano frontal (I = inferior, S = superior, D = direita, E = esquerda). Para fins de comparação e clareza didática são incluídos, com a mesma notação das figuras anteriores, os vetores de ativação septal (vetor 1), ativação das paredes livres (vetor 2), ativação das porções basais dos ventrículos (vetor 3). Também são mostradas morfologias típicas de QRS nas derivações V1, V5-V6, o que ressalta como cada deflexão se correlaciona com trechos específicos da alça. Por último, há a localização dos eixos e polaridades das derivações precordiais V1-V6, tanto no corte anatômico esquemático como na representação da alça vetorcardiográfica.

cada vetor um instante específico de tempo, a alça vetorcardiográfica é a composição de todos os vetores instantâneos registrados durante a ativação ventricular, unidos entre si pelas cabeças das setas.

Neste caso, a leitura deste VCG seria de que, no plano frontal, a ativação septal ocorre sempre na porção superior e à direita do plano, iniciando-se pelo seu lado direito e seguindo para a esquerda e para baixo (linha contínua próxima do vetor 1). A ativação das paredes livres (linha tracejada próxima do vetor 2) se mantém na parte inferior do plano com um claro predomínio da localização da alça à esquerda, ainda que ela termine no lado inferior direito. Isto se dá em acordo com a noção anatômica de que, no plano frontal, os ventrículos possuem uma grande parede inferior situada acima e próxima do diafragma. Por último, acontece a ativação das porções basais dos ventrículos (linha contínua próxima do vetor 3), ainda com uma orientação à direita, mas já na parte posterior do plano.

INDICAÇÕES DO VETORCARDIOGRAMA

Conforme foi discutido neste capítulo, as propriedades do VCG permitem uma avaliação da atividade elétrica cardíaca mais dinâmica, o que facilita as interpretações das patologias. Este exame é complementar ao ECG e pode auxiliar no entendimento dos bloqueios, das áreas eletricamente inativas, das sobrecargas atriais e ventriculares, do Wolff-Parkinson-White e das associações destes achados.

REFERÊNCIAS BIBLIOGRÁFICAS

1. RAUTAHARJU PM. A hundred years of progress in electrocardiography. 2: The rise and decline of vectorcardiography. Can J Cardiol. 1998;4:60-71.
2. MIRVIS DM. Electrocardiography: a physiologic approach. St. Louis, Missouri: Mosby; 1993.
3. HELM RA. Theory of vectorcardiography: a review of fundamental concepts. Am Heart J. 1955;49(1):135-59.
4. CHOU TC. Value and limitations of vectorcardiography in cardiac diagnosis. Cardiovasc Clin. 1975;6:163-78.
5. CHOU TC. When is the vectorcardiogram superior to the scalar electrocardiogram? J Am Coll Cardiol. 1986;8:791-9.
6. PASTORE CA, MOFFA PJ. Aspectos técnicos e aplicações clínicas do mapeamento eletrocardiográfico de superfície (Body Surface Mapping). Arq Bras Cardiol. 1992;58(5):391-7.
7. FRANK E. An accurate, clinically practical system for spatial vectorcardiography. Circulation. 1956 May;13(5):737-49.
8. ANTONI H. Electrocardiography. In: Greger R, Windhorst U (eds.). Comprehensive human physiology: from cellular mechanism to integration. v. 2. Berlin: Springer; 1996. p. 1843-55.
9. MALMIVUO J, PLONSEY R. Bioelectromagnetism: principles and applications of bioelectric and biomagnetic fields. Oxford: Oxford University Press; 1995.
10. TITOMIR LI, KNEPPO P. Bioelectric and biomagnetic fields – theory and applications in electrocardiology. Boca Raton: CRC Press; 1994.
11. PASTORE CA, PEREIRA FILHO HG. Eletrocardiografia atual: o vetorcardiograma normal e sua contribuição para a análise do eletrocardiograma. In: Pastore CA, Samesima N, Tobias N, Pereira Filho HG (eds.). Eletrocardiografia atual. Curso do Serviço de Eletrocardiografia do INCOR. 3ª ed. São Paulo: Atheneu; 2016. p. 1-16.

Os diagnósticos mais importantes no VCG

Carlos Alberto Pastore
Nelson Samesima
Rafael Munerato

INTRODUÇÃO

O vetorcardiograma (VCG) fornece informações tri-dimensionais da atividade elétrica dos átrios e ventrículos. As interpretações do VCG trazem intrinsecamente uma visão espacial do fenômeno da ativação ventricular, algo que não é tão prontamente visualizado no eletrocardiograma[1]. Dessa forma, o VCG é uma ferramenta adicional muito importante no entendimento dos achados eletrocardiográficos, sem a qual fica muito difícil a interpretação correta do ECG.

As propriedades do VCG permitem uma avaliação da atividade elétrica cardíaca mais dinâmica, de forma complementar ao ECG, o que facilita as interpretações das patologias. De modo geral, este exame auxilia e facilita a observação dos distúrbios de condução (bloqueios divisionais e completos), das áreas eletricamente inativas (AEI), das sobrecargas atriais e ventriculares, do Wolff-Parkinson-White (WPW), das alterações inespecíficas da repolarização ventricular, bem como das associações desses achados. Permite também uma diferenciação mais adequada de outras causas de forças anteriores proeminentes, como corações normais com rotação anti-horária do eixo longitudinal e deslocamento para a direita da zona de transição nas precordiais, cardiomiopatia hipertrófica tanto em sua forma obstrutiva como na forma não obstrutiva (aumento na magnitude do vetor septal), miopatia de Duchenne Erb ou infantil maligna e outras causas[2,3].

SOBRECARGAS DE CÂMARAS

Vários estudos de longa data contribuíram com evidências de uma maior sensibilidade e especificidade do VCG que a do ECG convencional nos diagnósticos das sobrecargas atriais e ventriculares. Isto foi observado em indivíduos com indicação de sobrecarga do ventrículo esquerdo (SVE), confirmada posteriormente em autópsia[4], e no diagnóstico de sobrecarga de câmaras associada a áreas eletricamentwe inativas (AEI)[5].

O reverso da moeda, isto é, a existência ou não de AEI septal ou anterosseptal no ventrículo esquerdo em registros de ECG com a presença de SVE também é dúbia. A confirmação ou refutação desta hipótese pode ser feita a partir dos milissegundos iniciais da alça vetorcardiográfica da ativação ventricular[6].

No que tange às dimensões ventriculares, o VCG apresenta ainda maior correlação com o ecocardiograma na determinação da massa do ventrículo esquerdo[7].

BLOQUEIOS DE CONDUÇÃO ELÉTRICA

O diagnóstico dos bloqueios divisionais e completos, associados ou não, é uma das grandes conquistas do VCG, capaz de mostrar, entre outros:

■ bloqueios de ramo esquerdo (bloqueio divisional anterossuperior = BDAS, bloqueio divisional anteromedial = BDAM[8,9,10], bloqueio divisional posteroinferior = BDPI) e seus desvios de eixo para a esquerda ou direita;

■ bloqueio do ramo direito (BRD)[11] e BDAS associado;

■ BDAM associado ao BRD.

O VCG é superior ao ECG nos casos de BRD atípicos, associados a BDAS (bloqueio bifascicular). Em alguns destes casos, a derivação DI apresenta onda s muito pequena ou inexistente, aparecendo nesta derivação uma onda R pura característica do bloqueio do ramo esquerdo (BRE).[12] Em outros casos, há simultaneamente um padrão de BRD nas derivações precordiais direitas e de BRE nas derivações precordiais esquerdas[13].

Casos semelhantes, em que ocorrem a presença concomitante de vários distúrbios de condução (por exemplo, BRD, BDAS, BDPI, BDAM), podem ser reconhecidos ao se analisar o VCG separadamente em cada plano e a cada momento da ativação elétrica. A Figura 26.1 dispõe simultaneamente dois exames de VCG, sendo o da esquerda (A) realizado em indivíduo eletrocardiologicamente normal e o da direita (B) apresentando três bloqueios associados (BDAM, BRD e BDPI). A análise comparativa dos dois planos frontais mostra que em B a alça de ativação dos ventrículos está situada para baixo e para a direita, caracterizando desta forma o BDPI. A comparação dos dois planos horizontais, por sua vez, ressalta que a mesma alça (a alça do QRS) tem sua maior porção para esquerda e para a frente, o que define o BDAM. Por último, em ambos os planos, horizontal e frontal, existe no VCG um atraso final de condução à direita, o qual define o BRD.

As dificuldades no diagnóstico das AEI associadas aos bloqueios da condução elétrica, muito comuns nos ECG, são em sua maior parte dirimidas com a interpretação do VCG. A caracterização das AEI na parede anterior e septal pelo VCG, através do sentido e da rotação das alças, é muito mais esclarecedora que no ECG, o qual apresenta muitos diagnósticos falsos-positivos. Um exemplo ilustrativo desta funcionalidade do VCG é apresentado na Figura 26.2, que mostra a presença de AEI inferior com BDAS, cuja sequência fica muito clara no VCG. No plano frontal, a alça do QRS se inicia para cima (entre 0 e 30 ms) devido à presença da AEI inferior. Em seguida há o desvio para cima e esquerda (entre 60 e 80 ms) decorrente do bloqueio divisional anterosseptal.

A maior capacidade diagnóstica do VCG diante do ECG na presença de BDAS também se mantém para o diagnóstico de infarto agudo do miocárdio (IAM) em vez de AEI, sejam infartos múltiplos[14] ou isolados[15]. Esta maior sensibilidade do VCG em comparação ao ECG também ocorre para o diagnóstico do infarto inferior com extensão para a parede anterior do ventrículo esquerdo[16]. Para o IAM inferior, foram publicados valores de sensibilidade para ambos os métodos de 69% para o VCG e 43% para o ECG ($p < 0,001$), quando comparados aos resultados da cintilografia com tálio e do estudo hemodinâmico[17]. Contudo, essa superioridade não parece se refletir no diagnóstico do infarto diafragmático isolado[18].

ATRASOS DE CONDUÇÃO

O diagnóstico diferencial dos atrasos finais de condução à direita (de baixa voltagem e pouco expressivos), em comparação aos distúrbios de condução à esquerda (de alta voltagem e bastante expressivos), é feito através

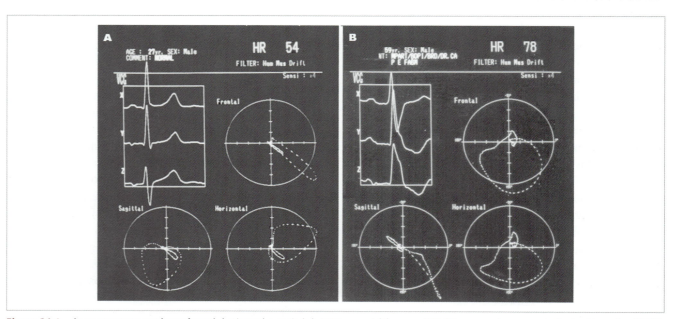

Figura 26.1 Ao se comparar os planos frontal, horizontal e sagital do VCG normal (A) com o VCG (B) que mostra a associação dos bloqueios (BDAM, BRD e BDPI), nota-se (PF) alça para baixo e para a direita, com atraso final de condução à direita, o que caracteriza, respectivamente, o BDPI (alça para a direita arredondada e aberta) e o BRD (AFC). No plano horizontal, observa-se alça do QRS com sua maior porção para a esquerda e para a frente (BDAM) e com o atraso final de condução à direita (BRD).

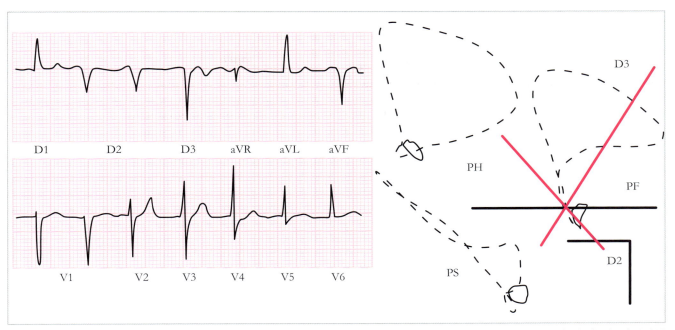

Figura 26.2 São mostrados o ECG e respectivo VCG de um caso de AEI inferior e BDAS concomitante. Traçado de ECG: note o desvio do eixo do SAQRS para cima e esquerda, caracterizando o BDAS. A ausência da onda R em D2, D3 e aVF sugere AEI inferior. Traçado do VCG: no plano frontal, a alça do QRS sai para cima (entre 0 e 30 ms) – o que seria causado pela AEI inferior – e a seguir muda de direção (da esquerda para a direita) por causa do BDAS. O VCG confirma as hipóteses levantadas pelo ECG. Para fins didáticos e ilustrativos, foram desenhados os eixos de D2 e D3 no plano frontal: positivos para baixo e negativos para cima. Fica claro, então, que, pelo fato de a alça do QRS se situar na parte superior do plano frontal ao longo de toda a ativação ventricular, não há deflexões positivas (ondas R) nestas duas derivações.

do VCG com grande qualidade e trazendo subsídios para melhor interpretar esses achados no ECG clássico. O VCG também permite a melhor avaliação dos casos em que o ECG não é conclusivo no que diz respeito à associação ou não de atraso final pelo ramo direito com áreas eletricamente inativas, sejam estas da parede inferior ou anterior[11].

O atraso final de condução à direita ilustrado na Figura 26.3 é caracterizado por três alterações características no ECG: 1) complexos do tipo rS em D2, D3, aVF; 2) complexos de morfologia qR em aVR; 3) ondas S em V5 e V6, com baixa voltagem dos complexos QRS. O atraso final de condução à direita e superior é claramente visto nas alterações morfológicas da alça vetorcardiográfica do QRS (linha tracejada na Figura 26.3), em cada um dos planos de representação do VCG (horizontal, frontal e sagital). Há claramente um reposicionamento no traçado, que favorece as porções: direita e posterior no plano horizontal; direita e superior no plano frontal; e posterior e superior no plano sagital.

WOLFF-PARKINSON-WHITE

Um recurso elegante do VCG é a identificação das vias anômalas da pré-excitação ventricular, comum na síndrome de Wolff-Parkinson-White. O VCG apresenta elevada acurácia e sensibilidade, ainda que sua especificidade não seja superior em relação ao ECG registrado nessas situações[1]. A correta interpretação do VCG permite a observação do início da ativação ventricular através dos cometas que formam suas alças, o que permite definir o local do feixe anômalo e, consequentemente, o sítio mais apropriado para ablação[19].

A Figura 26.4 apresenta os registros eletrocardiográfico e vetorcardiográfico de um paciente com pré-excitação ventricular. A determinação da localização das vias anômalas apenas pelo ECG é um algoritmo que pode envolver até cinco derivações distintas (V1, D3, aVL, D2, V2, nesta sequência), publicado originalmente em 1995[20]. Primeiramente, observa-se a polaridade do complexo QRS em V1 e, em seguida, a polaridade do QRS em D3. O ECG apresentado possui QRS predominantemente negativo em V1 e com morfologia bifásica em D3 (Figura 26.4, ECG), o que resulta em uma localização anterosseptal pelo algoritmo descrito[20]. A análise pelo VCG é bastante simplificada. A presença da pré-excitação no VCG, em si, é caracterizada pela grande proximidade entre os cometas da alça do QRS durante os instantes iniciais da ativação (tornando-a uma linha visualmente quase contínua). Este trecho inicial localiza-se, com magnitude positiva, quase perfei-

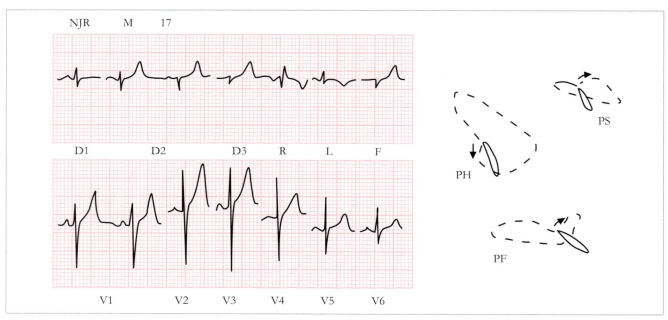

Figura 26.3 Atraso final de condução à direita visto no eletrocardiograma, caracterizado por: 1) complexos rS em D2, D3, aVF; 2) complexos qR em aVR; e 3) ondas S em V5 e V6 (com baixa voltagem dos QRS). O VCG confirma o AFC à direita e superior nos planos frontal (PF), horizontal (PH) e sagital (PS).

tamente alinhado a +30° no plano frontal (orientação de aVR) e a +90° (também com magnitude positiva) no plano horizontal, orientação de V2.

ESTENOSE VALVAR

Uma característica menos conhecida do VCG é a boa correlação de medidas derivadas de suas alças com alterações em valores pressóricos decorrentes de estenose valvar, seja esta pulmonar ou aórtica. Em indivíduos portadores de estenose pulmonar valvar congênita, esta correlação existe entre o valor da pressão sistólica do ventrículo direito e a magnitude do vetor máximo espacial para a direita do plano horizontal (*right maximum spatial vector* = RMSV). Em termos quantitativos, uma pressão intraventricular direita superior a 100 mm de mercúrio está associada a um vetor RMSV de magnitude superior a 2,3 mV[21].

Situação semelhante acontece na determinação da severidade da estenose valvar aórtica congênita, com resultados do VCG superiores em relação ao ECG. Entretanto, nesses casos, analisa-se a magnitude do vetor máximo espacial para a esquerda no plano horizontal (*left maximum spatial vector* = LMSV). Assim, a estenose aórtica grave (pressão intraventricular esquerda superior a 200 mm de mercúrio) possui boa correlação com LMSV de magnitude superior a 4 mV, com direção e sentido para a esquerda e posterior, com ângulo em torno de –56°. A estenose aórtica congênita leve, por sua vez, está associada a magnitudes do LMSV próximas de 2,2 mV e ângulos em torno de –19°[22].

SÍNDROME DE BRUGADA

Atualmente são três os padrões de ECG associados à síndrome de Brugada, todos encontrados em V1 e/ou V2, registrando a elevação do ponto J e a morfologia do segmento ST patognomônicas. Tipo I é o padrão clássico (Figura 26.5, derivações V1 e V2). É o único aceito para o diagnóstico definitivo da síndrome, seja registrado espontaneamente ou em testes com antiarrítmicos classe I. Os tipos II e III, em distinção do tipo I, possuem o segmento ST em morfologia de sela. Cabe ressaltar que várias situações clínicas podem desmascarar ou mimetizar os padrões eletrocardiográficos da síndrome de Brugada[23], como:

- isquemia aguda ou compressão mecânica da via de saída do ventrículo direito;
- distúrbios eletrolíticos;
- hipertermia ou hipotermia;
- níveis elevados de insulina;
- medicamentos antiarrítmicos, psicotrópicos ou antianginosos.

O VCG é de grande utilidade no diagnóstico da síndrome de Brugada quando ocorrem grandes desvios para

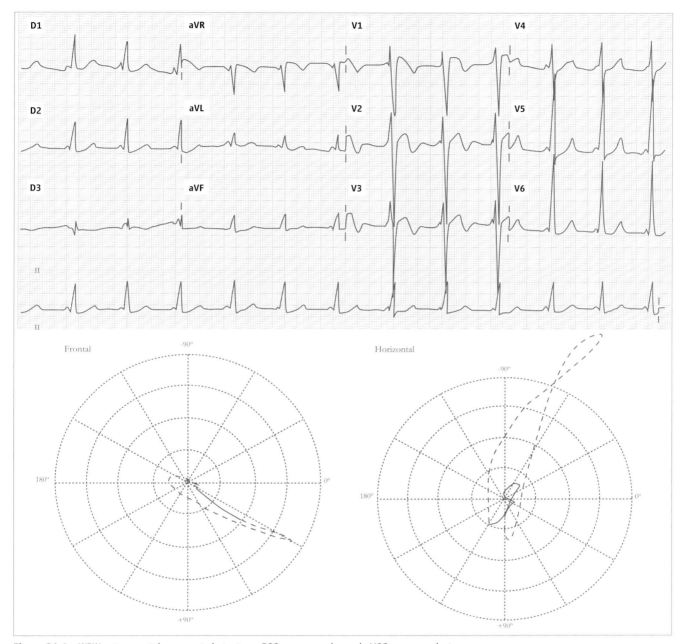

Figura 26.4 WPW anterosseptal representado tanto no ECG como nos planos do VCG correspondente.

a esquerda na orientação do eixo do QRS no plano frontal do ECG (9,5% dos casos)[24]. Pérez Riera et al. demonstraram que este desvio para a esquerda na orientação do eixo do QRS na síndrome de Brugada pode ser decorrente de um BDAS ou devido à existência de AFC em algumas das ramificações do ramo direito[25].

O registro obtido no plano horizontal do VCG concomitante à Figura 26.5 apresenta a manifestação característica da síndrome de Brugada, o não retorno da alça do QRS à origem associado a um entalhe no início da alça da onda T (Figura 26.6). Essas características representam o vetor elétrico adicional correspondente à síndrome (Figura 26.6, detalhe).

O mesmo traçado eletrocardiográfico da síndrome de Brugada apresenta também um atraso final de condução, facilmente visualizado no plano frontal do VCG (Figura 26.7) como uma porção posterior e para a direita da alça do QRS (Figura 26.7, detalhe).

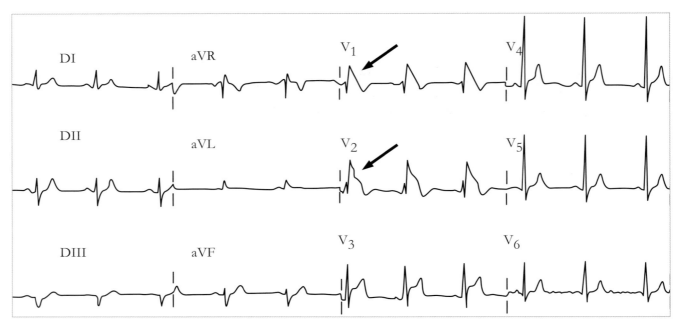

Figura 26.5 ECG de portador de síndrome de Brugada, com a morfologia patognomônica do complexo QRS nas derivações V1 e V2 ressaltada pelas setas, além de atraso final de condução.

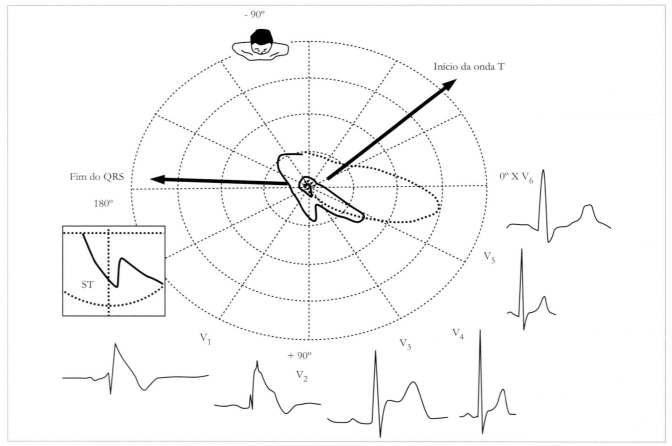

Figura 26.6 VCG no plano horizontal característico da síndrome de Brugada (correspondente ao ECG da Figura 26.5). No quadro em detalhe há manifestação vetorcardiográfica característica da síndrome: o entalhe na junção das alças do QRS e da onda T. Para fins didáticos e de comparação, foram incluídos os traçados das derivações precordiais conforme sua orientação espacial neste plano.

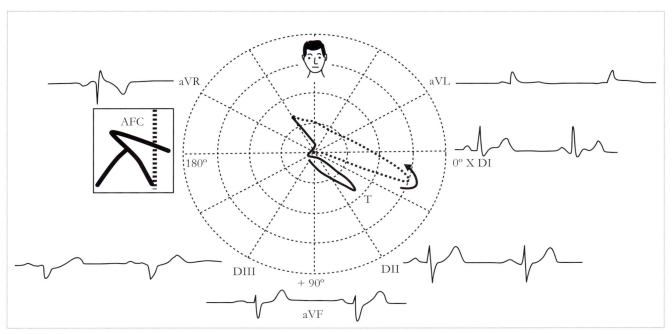

Figura 26.7 VCG no plano frontal correspondente ao VCG da Figura 26.6 e ao ECG da Figura 26.5. A manifestação da síndrome de Brugada não é imediata neste plano, porém no quadro em detalhe há manifestação vetorcardiográfica característica do AFC: o desvio da parte final da alça do QRS para a parte posterior e direita do plano. Para fins didáticos e de comparação foram incluídos os traçados das derivações frontais conforme sua orientação espacial neste plano.

OUTRAS SITUAÇÕES

A monitoração por VCG é de alto valor no acompanhamento de pacientes submetidos a determinados procedimentos invasivos. Um exemplo disto acontece na ablação percutânea septal a partir da injeção de álcool absoluto, geralmente realizada em indivíduos portadores da forma obstrutiva da cardiomiopatia hipertrófica grave, não responsiva a drogas e com sintomas incapacitantes. O infarto septal ou anterosseptal resultante deste procedimento possui padrão de BRD em quase todos os casos, diferentemente da cirurgia de miotomia/miectomia, que resulta em alterações condizentes com BRE em aproximadamente 80% dos casos[26].

Em procedimentos de angioplastia eletiva, a técnica de monitoração vetorcardiográfica contínua (MVC) seria uma promissora ferramenta para detecção dos pacientes com risco aumentado de desenvolver IAM relacionado ao procedimento. Considerando o supradesnivelamento do segmento ST para a determinação do IAM, em uma amostra de 169 pacientes, a MVC obteve valores de sensibilidade de 93%, especificidade de 56%, e valor preditivo negativo de 99% para a detecção de IAM relacionado ao procedimento[27].

Em exames de *gated* ressonância magnética (*gated*-RM), o VCG pode ser utilizado para separar os artefatos gerados por efeitos do campo magnético do aparelho de ressonância magnética da onda R verdadeira, com sensível melhora de performance do procedimento[28]. Os resultados de um sistema que usa a informação espacial do VCG como elemento de sincronia das imagens de *gated*-RM são bastante promissores[29].

Em resumo, os diagnósticos a partir do VCG ainda têm um papel-chave na eletrocardiologia, seja didático ou dirimindo dúvidas em situações críticas com várias alterações simultâneas no registro de ECG. O VCG – ainda que não seja tão rotineiramente utilizado quanto o ECG – ainda é capaz de agregar valor ao diagnóstico eletrocardiológico, proporcionando uma avaliação mais dinâmica da atividade elétrica cardíaca.

REFERÊNCIAS BIBLIOGRÁFICAS

1. CHOU TC. Value and limitations of vectorcardiography in cardiac diagnosis. Cardiovasc Clin. 1975;6:163-78.
2. BRISSE B. Clinical vectorcardiography: the Fritz-Schellong commemorative lecture. Z Kardiol. 1987;76(2):65-71.
3. HOFFMAN I, TAYMOR RC, MORRIS MH, KITTELL I. Quantitative criteria for the diagnosis of dorsal infarction using the Frank vectorcardiogram. Am Heart J. 1965;70:295-304.
4. ABBOTT-SMITH CW, CHOU T. Vectorcardiographic criteria for the diagnosis of left ventricular hypertrophy. Am Heart J. 1970;79:361-9.

5. VINE DL, FINCHUM RN, DODGE HT, et al. Comparison of the vectorcardiogram with the electrocardiogram in the prediction of left ventricular size. Circulation. 1971;43:547-58.

6. PIPBERGER HV, GOLDMAN MJ, LITTMANN D, et al. Correlations of the orthogonal electrocardiogram and vectorcardiogram with constitutional variables in 518 normal men. Circulation. 1967;35:536-51.

7. BOCANEGRA ARROYO J, BRAGA JMS, LUNA FILHO B, et al. Análise crítica do eletrocardiograma e do vetorcardiograma no diagnóstico da hipertrofia ventricular esquerda. Rev Soc Cardiol Estado de São Paulo. 1994;4:353-60.

8. TRANCHESI J, MOFFA PJ, PASTORE CA, et al. Block of the antero-medial division of the left bundle branch of His in coronary diseases. Vectorcardiographic characterization. Arq Bras Cardiol. 1979;32:355-60.

9. NAKAYA Y, HIRAGA T. Reassessment of the subdivision block of the left bundle branch. Jpn Circ J. 1981;45:503-16.

10. INOUE H, NAKAYA Y, NIKI T, MORI H, HIASA Y. Vectorcardiographic and epicardial activation studies on experimentally–induced subdivision block of the left bundle branch. Jpn Circ J. 1983;47:1179-89.

11. PASTORE CA, MOFFA PJ, TOBIAS NM, MORAES AP, NISHIOKA SA, CHIERIGHINI JE, CRUZ MCC, DEL NERO JUNIOR E, BELLOTTI G, PILEGGI F. Segmental blocks of the right bundle-branch and electrically inactive areas. Differential electro-vectorcardiographic diagnosis. Arq Bras Cardiol. 1985 Nov;45(5):309-17.

12. ROSENBAUM MB, YESURON J, LAZZARI JO, ELIZARI MV. Left anterior hemiblock obscuring the diagnosis of right bundle branch block. Circulation. 1973;48:298-303.

13. ROSENBAUM MB, ELIZARI MV, LAZZARI JO, HALPERN MS, NAU GJ. Bilateral bundle branch block: its recognition and significance. Cardiovasc Clin. 1971;2:151-79.

14. BENCHIMOL A, DESSER KB. Advances in clinical vectorcardiography. Am J Cardiol. 1975;36:76-86.

15. HURD HP 2ND, STARLING MR, CRAWFORD MH, et al. Comparative accuracy of electrocardiographic and vectorcardiographic criteria for inferior myocardial infarction. Circulation. 1981;63:1025-9.

16. MEHTA J, HOFFMAN I, SMEDRESMAN P, et al. Vectorcardiographic, electrocardiographic, and angiographic correlations in apparently isolated inferior wall myocardial infarction. Am Heart J. 1976;91:699-704.

17. EDENBRANDT L, PAHLM O, LYTTKENS K, et al. Vectorcardiogram more sensitive than 12-lead ECG in the detection of inferior myocardial infarction. Clin Physiol. 1990;10:551-9.

18. LUI CY, ORNATO JP, BUELL JC, et al. Lack of superiority of the vectorcardiogram over the electrocardiogram in detecting inferior wall myocardial infarction regardless of time since infarction. J Electrocardiol. 1987;20:241-6.

19. GIORGI C, NADEAU R, PRIMEAU R, et al. Comparative accuracy of the vectorcardiogram and electrocardiogram in the localization of the accessory pathway in patients with Wolff--Parkinson-White syndrome: validation of a new vectorcardiographic algorithm by intraoperative epicardial mapping and electrophysiologic studies. Am Heart J. 1990;119:592-8.

20. D'AVILA A, SOSA E, BRUGADA P. A fast and reliable algorithm to localize accessory pathways based on the polarity of the QRS complex on the surface ECG during sinus rhythm. Pacing Clin Electrophysiol. 1995 Set;18(9):Pt 1, 1615-27.

21. ELLISON RC, RESTIEAUX NJ. Vectorcardiography in congenital heart disease. A method for estimating severity. Valvular pulmonic stenosis. Chapter 6. Philadelphia/London/Toronto: W.B. Saunders Company; 1972. p. 60-74.

22. ELLISON RC, RESTIEAUX NJ. Vectorcardiography in congenital heart disease. A method for estimating severity. Chapter 5. Philadelphia/London/Toronto: W.B. Saunders Company; 1972. p. 44.

23. BOUSSY T, SARKOZY A, CHIERCHIA GB, RICHTER S, BRUGADA P. The Brugada Syndrome: facts and controversies. Herz. 2007;32:192-200.

24. ATARASHI H, OGAWA S, HARUMI K, et al. Idiopathic Ventricular Fibrillation Investigators. Three-year follow-up of patients with right bundle branch block and ST segment elevation in the right precordial leads: Japanese Registry of Brugada Syndrome. Idiopathic Ventricular Fibrillation Investigators. J Am Coll Cardiol. 2001;37:1916-20.

25. PÉREZ RIERA AR, FERREIRA C, SCHAPACHNIK E. Value of 12 lead electrocardiogram and derived methodologies in the diagnosis of Brugada disease. Chapter 7. In: Antzelevich C, Brugada P, Brugada J, Brugada R (eds.). The Brugada Syndrome from bench to bedside. Blackwell: Futura; 2005. p. 87-110.

26. RIERA AR, CANO SJ, CANO MN, et al. Vector electrocardiographic alterations after percutaneous septal ablation in obstructive hypertrophic cardiomyopathy. Possible anatomic causes. Arq Bras Cardiol. 2002;79:466-75.

27. GUO X, JUE X, RUAN Y, et al. Model TJ-IV computer--assisted vectorcardiogram analysis system. J Tongji Med Univ. 2001;21:21-22, 81.

28. FISCHER SE, WICKLINE SA, LORENZ CH. Novel real--time R-wave detection algorithm based on the vectorcardiogram for accurate gated magnetic resonance acquisitions. Magn Reson Med. 1999;42(2):361-70.

29. CHIA JM, FISCHER SE, WICKLINE SA, LORENZ CH. Performance of QRS detection for cardiac magnetic resonance imaging with a novel vectorcardiographic triggering method. J Magn Reson Imaging. 2000;12(5):678-88.

30. PASTORE CA, PEREIRA FILHO HG. Eletrocardiografia atual: o vetorcardiograma normal e sua contribuição para a análise do eletrocardiograma. In: Pastore CA, Samesima N, Tobias N, Pereira Filho HG (eds.). Eletrocardiografia atual. Curso do Serviço de Eletrocardiografia do INCOR. 3ª ed. São Paulo: Atheneu; 2016. p. 1-16.

ECG de alta resolução

Paulo Jorge Moffa
Antonio Américo Friedmann

O eletrocardiograma de alta resolução (ECGAR) é um método computadorizado não invasivo de fácil aplicação clínica que serve para identificar pacientes que possuem alto risco de apresentar eventos cardíacos, como taquicardia ventricular sustentada ou morte súbita, pela detecção dos potenciais tardios.

Os potenciais tardios (PT) são sinais de baixa amplitude e alta frequência que ocorrem na porção terminal do complexo QRS e/ou no início do segmento ST (Figura 27.1) e estão relacionados com a presença de atividade elétrica fragmentada e retardada nos ventrículos. Não são evidentes no ECG convencional com ganho normal (10 mm por mV e velocidade do papel de 25 mm/s), no entanto, quando se utilizam técnicas de amplificação e promediação do sinal elétrico, o PT pode ser identificado, quando presente, na parte final do QRS.

ORIGEM E DEFINIÇÃO DOS POTENCIAIS TARDIOS

Os potenciais tardios originam-se no nível da borda de lesão miocárdica como nas fibras viáveis vizinhas à cicatriz do infarto ou entre as ilhas de fibrose da doença de Chagas ou da displasia arritmogênica do ventrículo direito. A ativação dessas células preservadas, entremeadas por tecido conjuntivo fibroso, faz que a onda de ativação caminhe mais lentamente, gerando, consequentemente, fragmentação do sinal elétrico. A onda de despolarização regional lenta pode propiciar o fenômeno de reentrada em áreas já recuperadas. Os PT são, portanto, marcadores não invasivos de substrato anatômico arritmogênico, que possibilita a gênese de taquicardia ventricular sustentada (TVS) por mecanismo de reentrada.

CONSIDERAÇÕES TÉCNICAS

O processo de promediação (obtenção de uma representação média) do sinal é realizado para eliminar ruídos espúreos (artefatos), principalmente os miopotenciais da superfície corpórea. O tipo mais comum de processamento inclui a promediação no domínio do tempo no qual múltiplos complexos QRS amplificados são somados, analisando-se as voltagens em relação ao tempo (ECGAR no domínio do tempo).

Os sinais elétricos são captados pelas derivações bipolares ortogonais X, Y e Z, sendo promediados de 200 a 300 batimentos. A seguir, os mesmos são amplificados e submetidos a filtros bidirecionais com frequência de corte de 40 a 250 Hz para eliminar os sinais de baixa frequência. Finalmente, são combinados matematicamente pela fórmula $\sqrt{X^2 + Y^2 + Z^2}$, gerando um vetor magnitude (VM), conhecido como QRS filtrado, em que três parâmetros são analisados (Figura 27.2):

1. duração do QRS filtrado (DQRS);
2. duração do sinal de baixa amplitude (abaixo de 40 µV) na porção terminal do complexo QRS filtrado (SBA);
3. raiz quadrada da voltagem dos últimos 40 ms do QRS filtrado (VM40).

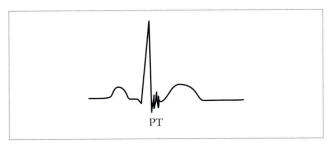

Figura 27.1 Esquema de localização dos potenciais tardios no ECG.

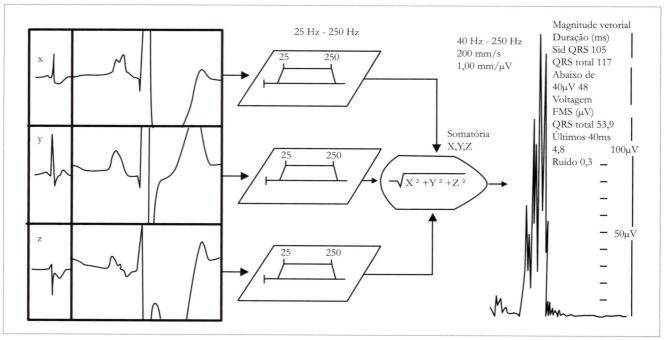

Figura 27.2 Eletrocardiograma de alta resolução de um paciente com potencial tardio. Observam-se amplificação de 100 vezes de cada uma das derivações X, Y e Z e análise do vetor de magnitude utilizando filtro bidirecional de 40 a 250 Hz. Ciclos promediados de 299 batimentos.

Admite-se a presença de potencial tardio quando dois ou mais dos critérios mostrarem-se anormais, ou seja, DQRS maior ou igual a 114 ms, SBA maior ou igual a 38 ms e VM40 menor ou igual a 20 µV (Figura 27.3).

APLICAÇÕES CLÍNICAS

Estratificação de risco em pacientes pós-infarto agudo do miocárdio

A maior indicação do ECGAR relaciona-se a sua potencial capacidade de predizer, quando da presença de potencial tardio, a ocorrência de taquicardia ventricular sustentada (TVS) ou fibrilação ventricular em pacientes pós-infarto do miocárdio. De fato, em pacientes pós-infarto agudo do miocárdio (IAM), muitas taquicardias ventriculares sustentadas resultam em morte súbita cardíaca, consequente à existência de um substrato arritmogênico. Portanto, como o PT constitui marcador não invasivo de identificação de fragmentação elétrica em áreas de fibrose, o ECGAR em pacientes pós-infarto do miocárdio é indicado para:

- identificar pacientes sujeitos a TVS e morte súbita cardíaca;
- estratificar o risco após infarto do miocárdio;
- planejar a conduta e eventual terapia em pacientes que apresentam potencial tardio.

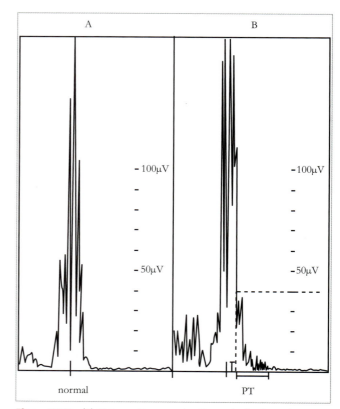

Figura 27.3 (A) Eletrocardiograma de alta resolução de paciente sem história de taquicardia ventricular, com potencial tardio ausente. (B) Eletrocardiograma de alta resolução de paciente com história de taquicardia ventricular; observe a presença de potencial tardio (PT).

Em pacientes pós-infarto do miocárdio sem TVS, a presença de PT é observada em 7 a 15%, ao passo que nos casos com TVS, sua ocorrência é observada em 73 a 100% dos casos.

Em pacientes que sofreram IAM, a localização do infarto influi na capacidade de os potenciais tardios predizerem a ocorrência de TVS, sendo superior em infartos de localização inferior e inferoposterior (56%) em relação aos de localização anterior ou anterosseptal (27%). Isso ocorre porque os potenciais tardios podem ser detectados mais facilmente quando em regiões do miocárdio que são ativadas tardiamente, como nos segmentos inferolateral ou posterobasal. Por sua vez, quando as áreas de condução lenta encontram-se em áreas cuja ativação é precoce, como na região anterior e anterosseptal, o PT pode ficar "escondido" dentro do QRS e não se aflorar na porção final do ECGAR.

Pelo fato de os PT aparecerem de forma intermitente no período imediato após o infarto, o ECGAR não pode ser usado como indicador de evento arrítmico na fase aguda do IAM. As primeiras 24 a 48 horas pós-IAM são caracterizadas por grande instabilidade eletrofisiológica. Assim, o ECGAR deve ser realizado entre 6 e 30 dias após o infarto para estratificação de risco de arritmias ventriculares letais.

Estratificação de risco em pacientes com arritmias ventriculares complexas

Cardiomiopatia não isquêmica
Nos pacientes com miocardiopatia dilatada de causa não isquêmica, 83% dos que apresentam história de TVS possuem potencial tardio identificado pelo ECGAR, sendo possível identificá-lo em apenas 14% dos casos sem história de arritmia ventricular.

Cardiomiopatia arritmogênica do ventrículo direito
Vários estudos indicam que a incidência de eventos arrítmicos e o prognóstico nos portadores de cardiomiopatia arritmogênica do ventrículo direito (VD) correlacionam-se com a extensão de infiltração de gordura ou tecido fibroso no VD e com TVS induzida durante estimulação ventricular programada. A presença de potenciais tardios identifica corretamente pacientes com TVS induzida em 88% dos casos, com a sensibilidade de 65% e especificidade de 92%.

Cardiomiopatia hipertrófica
A incidência de potencial tardio em pacientes com cardiomiopatia hipertrófica é de 20%, ao passo que em indivíduos sadios varia de 0 a 6% e não indica aumento de risco de TVS espontânea ou induzida ao estudo eletrofisiológico.

Doença de Chagas
A ocorrência de arritmias ventriculares malignas nos pacientes com doença de Chagas é frequentemente causa de morte súbita. O ECGAR pode ser utilizado para identificar os portadores de cardiopatia chagásica com risco de desenvolver TVS por mecanismo de reentrada. Estudo realizado em nosso serviço mostrou que a prevalência dos potenciais tardios em pacientes com cardiopatia chagásica e TVS é de 77 e 66,6% na ausência e presença de bloqueio de ramo, respectivamente.

Aneurisma de ventrículo
Na avaliação da eficácia de cirurgia para TV refratária já foi demonstrado que 90 a 100% dos pacientes que foram submetidos a aneurismectomia e tiveram desaparecimento do PT no ECGAR não apresentaram mais taquicardia ventricular induzida por meio de estudo eletrofisiológico. Isso significa que a ressecção das áreas do endocárdio, eliminando o substrato, associa-se ao desaparecimento do potencial tardio. No entanto, a presença de PT anormal pode persistir em 44 a 64% dos pacientes após cirurgia e a TVS pode não ser induzida ao estudo eletrofisiológico pós-operatório. Isso sugere que a cirurgia removeu uma quantidade crítica do circuito reentrante, impedindo a manifestação da arritmia sem, contudo, eliminar totalmente a área de condução lenta.

Investigação de pacientes com síncope

O ECGAR constitui uma ferramenta útil no manuseio de pacientes com síncope de etiologia desconhecida, uma vez que TVS é descrita como causa de síncope em 25 a 40% dos pacientes com cardiopatia. Em pacientes com síncope inexplicada, a sensibilidade e a especificidade da presença do PT no ECGAR em predizer a indução de TVS durante estimulação ventricular programada varia de 73 a 100% e 77 a 91%, respectivamente. No entanto, a ausência do PT no ECGAR não exclui um estudo invasivo, pois outras causas de síncope podem ser identificadas durante testes eletrofisiológicos.

Na síndrome de Brugada (Figura 27.4), a presença de PT identifica os pacientes de alto risco para arritmias letais com sensibilidade de 89%, especificidade de 50%, valor preditivo positivo de 70% e negativo de 77%. A presença de PT foi observada em 73% dos pacientes com essa síndrome e não foi relacionada com a magnitude da elevação do ponto J de V1 a V3 ou com o intervalo H-V ao estudo eletrofisiológico.

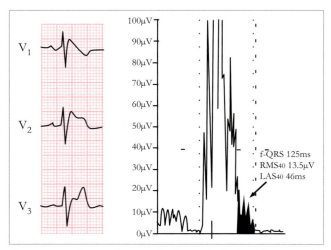

Figura 27.4 Eletrocardiograma de alta resolução de paciente com síndrome de Brugada.

Investigação de pacientes propensos a crises de fibrilação atrial

Observa-se na literatura atenção especial à utilização de técnicas de promediação dos sinais no estudo da onda P com a finalidade de detectar pacientes com suscetibilidade à fibrilação atrial. Vários estudos demonstraram que indivíduos com história clínica de fibrilação atrial paroxística têm condução intra-atrial e interatrial significativamente mais longa em ritmo sinusal. A presença de potenciais tardios atriais indica risco de ocorrência de fibrilação atrial, uma vez que o ECGAR permite detectar condução lenta mesmo em pequenas porções do átrio.

Outras aplicações

O ECGAR também é utilizado para predizer a ocorrência de TVS em pacientes após cirurgia de correção total de tetralogia de Fallot. Além disso, alguns estudos sugerem que o ECGAR pode ser utilizado para monitorização de pacientes transplantados com a finalidade de detectar rejeição.

Uma possível utilização do ECGAR consiste em selecionar os pacientes que necessitam de avaliação invasiva para indução de arritmias ventriculares malignas. De fato, um ECGAR anormal pode indicar indução de TVS ao estudo eletrofisiológico em pacientes com TVNS. Um ECGAR normal particularmente associado a uma função ventricular esquerda normal tem alto valor preditivo negativo e, portanto, exclui a necessidade de estudo eletrofisiológico.

Outra aplicação do ECGAR pesquisada no Instituto do Coração (Incor – HC/FMUSP) foi a sua utilidade como marcador de reperfusão do miocárdio. Em 54 pacientes com síndrome coronariana aguda com elevação de ST foram realizados coronariografia e ECGAR 90 minutos após infusão de trombolítico. Em 50% dos pacientes que tiveram sucesso na reperfusão houve desaparecimento dos potenciais tardios, enquanto naqueles em que a artéria permaneceu ocluída não mudou a prevalência dos PT. Esses achados preliminares, embora interessantes, mostram a acurácia limitada dos potenciais tardios como marcador não invasivo de reperfusão.

SIGNIFICADO PROGNÓSTICO

Estudos prospectivos têm demonstrado que pacientes cardiopatas com potencial tardio trazem consigo grande risco de eventos arrítmicos, em contraposição a pacientes sem potencial tardio. Além disso, os resultados do ECGAR têm mostrado ser independentes dos resultados do Holter de 24 horas, bem como da disfunção ventricular esquerda.

No entanto, observa-se para o ECGAR alto valor preditivo negativo, variando entre 95 e 99%, porém, baixo valor preditivo positivo, de 15 a 25%. Realmente, embora os potenciais tardios representem um substrato para arritmia reentrante, mecanismos adicionais de gatilho (como batimentos prematuros) e fatores moduladores (como o sistema nervoso autônomo, isquemia e distúrbios eletrolíticos) são necessários para manifestação de um evento arrítmico.

Com o intuito de melhorar a exatidão preditiva, vários investigadores têm estabelecido a combinação de testes, utilizando a presença do potencial tardio, da fração de ejeção anormal e de eventos ectópicos ventriculares complexos ao Holter de 24 horas. A associação de anormalidade nos três métodos mostrou taxa de eventos arrítmicos de 50 a 58%, em contraste com a taxa de 2% de eventos arrítmicos em pacientes em que estes testes foram negativos.

Recentemente, a variabilidade da frequência cardíaca constitui método não invasivo que está sendo empregado em combinação com o ECGAR e a fração de ejeção para estratificação de risco para eventos arrítmicos após o IAM.

Efeito de drogas antiarrítmicas

Habitualmente, as drogas não modificam as características do ECGAR quanto à presença ou não de potenciais tardios, mesmo com terapêutica antiarrítmica efetiva. Drogas que diminuem a velocidade de condução e prolongam o QRS raramente podem produzir potenciais tardios. Além disso, a presença de um ECGAR normal em pacientes com TVS na vigência de terapia antiarrítmica sugere nesses casos pró-arritmia.

Limitações

Na maioria dos estudos, a presença de distúrbio de condução intraventricular é critério de exclusão quando se utiliza o ECGAR no domínio do tempo, no sentido de prever eventos arrítmicos.

De fato, o substrato arritmogênico e as anomalias da ativação observadas nos bloqueios de ramo apresentam efeitos semelhantes no ECGAR. Esse fato tem levado alguns investigadores a adequar os parâmetros do ECGAR, para evitar resultados falsos-positivos, propondo critérios mais rígidos para indicar anormalidade em casos de bloqueio de ramo.

Em estudo realizado em pacientes coronariopatas com bloqueio de ramo, a presença de potencial tardio definida apenas pela variável VM40 menor ou igual a 14 µV mostrou sensibilidade de 67,9%, especificidade de 91,3% e acurácia de 82,4%. Portanto, pacientes com anomalia de condução não devem ser excluídos da aplicação do método, uma vez que é grande a incidência de arritmia ventricular maligna nesse grupo, comparado com aqueles sem anomalia de condução (14% *versus* 4%).

De fato, observa-se tendência cada vez maior para incluir pacientes com bloqueio de ramo nos estudos, ajustando critérios alternativos para definição de potencial tardio.

Dessa forma, o ECGAR vem se mostrando, com as experiências adquiridas nos vários serviços, um método de seleção de pacientes aptos a desenvolver eventos arrítmicos graves e que seriam prioritariamente escolhidos como os que deveriam continuar avaliações prospectivas, randomizadas por métodos mesmo invasivos, com o objetivo de prevenir evento fatal.

REFERÊNCIAS BIBLIOGRÁFICAS

1. SIMSON MB. Use of signals in the terminal QRS complex to identify patients with ventricular tachycardia after myocardial infarction. Circulation. 1981;64:235-42.

2. BREITHARDT G, BECKER R, SEIPEL L, ABENDROTH RR, OSTERMEYER J. Noninvasive detection of late potentials in man. A new marker for ventricular tachycardia. Eur Heart J. 1981;2:1-11.

3. BREITHARDT G, BORGGREFE M. Pathophysiological mechanisms and clinical significance of ventricular late potentials. Eur Heart J. 1986;7:364.

4. BREITHARDT G, CAIN ME, EL-SHERIF N, FLOWERS NC, HOMBACH V, JANSE M, SIMSON MB, STEINBECK G. Standards for analysis of ventricular late potentials using high-resolution or signal-averaged electrocardiography: a statement by a Task Force Commitee of the European Society of Cardiology, the American Heart Association, and the American College of Cardiology. J Am Coll Cardiol. 1991;17:999-1006.

5. BREITHARDT G, BORGGREFE M, FETSCH T, BÖCKER D, MÄKIJÄRVI M, REINHARDT L. Prognosis and risk stratification after myocardial infarction. Eur Heart J. 1995;16(Suppl. G):10-9.

6. GOMES JA, WINTERS SL, MARTINSON M, MACHAC J, STEWART D, TARGONSKI A. The prognostic significance of quantitative signal-averaged variables relative to clinical variables, site of myocardial infarction, ejection fraction and ventricular premature beats: a prospective study. J Am Coll Cardiol. 1989;13:377-84.

7. JARRET JR, FLOWERS NC. Signal-averaged electrocardiography: history, techiques, and clinical applications. Clin Cardiol. 1991;14:984-94.

8. MCGUIRE M, KUCHAR DL, GANES J, et al. Natural history of late potentials in the first ten days after acute myocardial infarction and relation to early ventricular arrhythmias. Am J Cardiol. 1988;61:1187-90.

9. KUCHAR DL, THORBURN CW, SAMMEL NL. Late potentials detected after myocardial infarction: natural history and prognostic significance. Circulation. 1986;74:1280-9.

10. MORAES AP, MOFFA PJ, SOSA EA, BELLOTI GMV, PASTORE CA, LIMA EV, CHALELA WH, GRUPI CJ, PILEGGI FJC. Signal-averaged electrocardiogram in chronic Chagas' heart disease. S Paulo Medical Journal [Rev Paul Med]. 1995;113:851-5.

11. FUKUNAMI M, YAMADA T, OHMORI M, KUMAGAI K, UMEMOTO K, SAKAI A, KONDOH T, MINAMINO T, HOKI N. Detection of patients at risk for paroxysmal atrial fibrillation during sinus rhythm by P-wave-triggered signal-averaged electrocardiogram. Circulation. 1991;83:162-9.

12. GOMES JA, STEWART D, WINTERS SL, BARRECA P. The signal averaged electrocardiogram in patients with ventricular tachycardia and bundle branch block. J Am Coll Cardiol. 1987;9(Suppl. A):208.

13. NALOS PC, PAPPAS JM, NYITARI W, YSHIMORI T, DON MICHAEL TA. Prospective community evaluation of the signal-averaged electrocardiogram in predicting malignant ventricular arrhythmias beneficial outcome with electrophysiology guided therapy. Clin Cardiol. 1991;14:963-70.

14. TOBIAS NMM. Eletrocardiograma de alta resolução. In: Pastore CA, Grupi CJ, Moffa PJ. Eletrocardiologia atual. 2ª ed. São Paulo: Atheneu; 2008. p. 207-14.

15. TRANCHESI B JR, VERSTRAETE M, VAN DE WERF F, et al. Usefullness of high-frequency analysis of signal averaged surface electrocardiograms in acute myocardial infarction before and after coronary thrombolysis for assessing coronary reperfusion. Am J Cardiol. 1990;66(17):1196-8.

16. MIRVIS DM, GOLDBERGER AL. Electrocardiography. In: Mann DL, Zipes DP, Libby P, Bonow RO. Braunwald's heart disease. A textbook of cardiovascular medicine. 10th ed. Philadelphia: Saunders Elsevier; 2015. p. 114-52.

Mapeamento eletrocardiográfico de superfície

Carlos Alberto Pastore

INTRODUÇÃO

Há cerca de cem anos são desenvolvidos mapas que registram os potenciais elétricos do coração, tentando representar a distribuição desses eventos elétricos internos na superfície do tórax. No entanto, no seu início com Waller[1], os registros tentaram definir um vetor resultante de uma fonte bipolar, o "vetor do coração", assumindo que essa distribuição de potenciais ocorreria como se um bipolo elétrico estivesse colocado dentro do tórax e aplicado à superfície corporal. Um terceiro eletrodo adicionaria o componente sagital do vetor, e os três seriam suficientes para fornecer toda a informação do eletrocardiograma a ser extraída das medições realizadas na superfície corporal[2].

Somente nas décadas de 1930 e 1940 se procurou aumentar o número de eletrodos no tórax, para detectar eventos que ocorrem em regiões cardíacas próximas dos eletrodos precordiais. Após 1950, finalmente, estudos demonstraram a complexidade das informações elétricas geradas no interior do coração, muito maior que as geradas por um bipolo único, com múltiplas frentes de ondas nos ventrículos criando correntes que fluem para fora e para dentro do coração em locais diversos; a distribuição dos potenciais exibiria, portanto, máximas e mínimas, variando no tempo, localizadas geralmente em áreas não exploradas pelo eletrocardiograma convencional.

A partir de Wilson, o eletrocardiograma de doze derivações passou a contar com três eletrodos bipolares e três unipolares modificados no plano frontal, além de seis unipolares no tórax anterior (precordiais). Esses são suficientes para registrar a maior parte das informações sobre os eventos elétricos no coração, porém a expressão global da atividade elétrica miocárdica só consegue ser captada se houver um número maior de derivações registradas simultaneamente.

Avaliar manualmente um grande número de eletrodos registrados ao mesmo tempo exige processamento computadorizado, razão pela qual somente a partir da década de 1960, com a evolução da informática, a técnica de mapeamento eletrocardiográfico de superfície (MES) se tornou utilizável na prática. Nas décadas de 1970 e 1980, vários sistemas de colocação de eletrodos torácicos foram desenvolvidos, resolvendo outro problema da aplicação prática do método, ou seja, o grande número de derivações utilizadas. As diversas técnicas de registro do MES podem ter número e localização de eletrodos diferentes, além de diferentes métodos de filtragem e exibição[5], porém todas seguem o mesmo princípio. Deste modo, as informações fornecidas por essas diversas técnicas podem ser convertidas entre diferentes sistemas[6,7].

Comparativamente, eletrocardiograma (ECG), vetorcardiograma (VCG) e mapeamento eletrocardiográfico de superfície (MES) têm características de uso e indicações clínicas diferentes, às vezes complementares entre si. O ECG unipolar é válido para detectar o fenômeno local elétrico do coração, porém o pequeno número de eletrodos limita a obtenção de todas as informações elétricas. O VCG, por sua vez, expressa igualmente os fenômenos elétricos do coração, mas está baseado na suposição de que a força cardíaca eletromotiva é um dipolo elétrico fixo, não sendo suficiente para expressar globalmente a atividade elétrica miocárdica.

O MES, no entanto, tem a possibilidade de detalhar espacialmente, de forma não invasiva, os componentes elétricos não bipolares, além do componente bipolar da atividade elétrica do coração[3,4]. É sensível aos eventos regionais do coração[5,6], pois capta a distribuição potencial na superfície corpórea e permite avaliar os vários aspectos do campo cardíaco. As diferenças entre as metodologias não invasivas de registro eletrocardiológico são resumidas na Tabela 28.1.

Como surgiu o MES? De forma simplificada, pode-se compor a seguinte linha histórica. Inicialmente, houve a pesquisa de novos métodos complementando o ECG e o VCG, em que foram tentadas a adição de novos eletrodos (dorso e precordial direito) e a avaliação pormenorizada do fenômeno elétrico. A seguir, desenvolveu-se um método para definir os potenciais cardíacos simultâneos na superfície do corpo através de linhas isopotenciais, as quais reúnem as áreas de potenciais iguais num dado momento, normalmente registradas a cada 1 ou 2 ms durante o intervalo selecionado. Os mapas isopotenciais são compostos por estas linhas, reunidas por um computador e que geram um mapeamento gráfico de superfície. Todos os outros tipos de MES se baseiam nos mapas isopotenciais. Além destes, têm sido estudados e produzidos diversos outros tipos de mapas, tais como: mapas de gradiente, de Laplace, pseudoisócronos, mapas de intervalo de recuperação da ativação.

A técnica de MES, conhecida internacionalmente como *Body Surface Electrocardiographic Mapping* ou *Body Surface Potential Mapping*, tem sido aplicada para investigações clínicas, incrementando sua utilização no diagnóstico cardiológico. Desde então, diversos pesquisadores têm utilizado clinicamente o método e colhido informações fundamentais sobre os tipos mais importantes de doenças cardíacas, como aquelas que resultam de anomalias genéticas, cardiomiopatias, doença coronariana, defeitos de condução, arritmias atriais e ventriculares focais e reentrantes, sobrecargas, pré-excitação, síndrome do QT longo, entre outras.

O MAPEAMENTO ELETROCARDIOGRÁFICO DE SUPERFÍCIE: ASPECTOS TÉCNICOS

Os sistemas computadorizados que auxiliam no diagnóstico das cardiopatias tiveram um desenvolvimento muito grande nos últimos dez anos, concomitante ao crescimento da informática. Sistemas diagnósticos com computadores de processamento cada vez mais rápido, com maior capacidade e qualidade na aquisição de informações, trouxeram novos conhecimentos e facilitaram a utilização de métodos já existentes. A Tabela 28.2 agrupa vários tipos de métodos de diagnóstico eletrocardiológico por características computacionais em comum, ressaltando em negrito as características próprias do MES.

A distribuição de um grande número de eletrodos na superfície do tórax visa conseguir informações adicionais às obtidas por outros sistemas convencionais. O número ideal de eletrodos a serem distribuídos no tórax é desconhecido[10]. Aumentar o número de eletrodos detalha melhor o mapa e elimina as interferências elétricas ocasionais, entretanto o aumento exagerado de eletrodos pode diminuir a qualidade do traçado, seja por crescentes dificuldades na digitalização e armazenamento de todos os potenciais registrados, seja pela própria interferência entre eletrodos muito próximos. Contudo, existe sim uma espécie de consenso (ou, mais apropriadamente, diretrizes) sobre o projeto de sistemas de MES[9]:

■ uma boa qualidade de registro dos potenciais de ação pode ser obtida com até trinta ou quarenta eletrodos distribuídos pelo tórax;

■ estes eletrodos devem estar distribuídos em maior número na parte anterior e esquerda do tórax, o que está de acordo com a excentricidade do coração dentro da cavidade torácica;

Tabela 28.1 Comparação entre as qualidades do mapeamento eletrocardiográfico de superfície (MES), do eletrocardiograma (ECG) e do vetorcardiograma (VCG), segundo Mirvis[8].

CARACTERÍSTICAS	ECG	VCG	MES
Diagnósticos possíveis	Limitado aos eventos regionais	Não sensível a eventos regionais Útil na análise da atividade elétrica dinâmica	Sensível, mas não limitado apenas aos eventos regionais cardíacos
Distribuição do sistema	Amostra precordial limitada Usa derivações de campos remotos	Concentra todas as forças em algum dos três vetores	Bastante distribuído, com as amostras em todo o corpo do sistema
Ênfase da representação gráfica	Intensidade das forças elétricas	Sentido e direção das forças elétricas	Os vários aspectos de intensidade do campo cardíaco das forças elétricas
Avaliação dos equivalentes cardíacos dos modelos de gerador elétrico	Não avalia	Assume um local fixo, modelo simples de dipolo	Permite a avaliação

Tabela 28.2 Diferentes sistemas de registro eletrocardiográfico agrupados por características computacionais.

Aquisição de dados	Parâmetros e descritores	Classificação automática	Apresentação gráfica	Exemplos
Sistema padrão de 12 derivações ou menos, sem sincronia	Amplitudes e intervalos das curvas eletrocardiográficas	Lógica formal do cardiologista		ECG (ambulatorial, clínico); VCG
	Características temporais dos potenciais medidos, incluindo integrais ou derivadas		Potenciais registrados (escalares ou vetoriais; isolados ou agrupados)	ECG-RMS; MAOT; VFC; TFC; ECGAR
Múltiplas derivações sincronizadas	Características da distribuição dos potenciais na superfície corporal, incluindo amplitudes e coordenadas de pontos extremos	Regras estatísticas de classificação		MES
	Características eletrofisiológicas da excitação cardíaca resultantes da solução de modelos matemáticos		Imagens esquemáticas das características eletrofisiológicas relacionadas com a anatomia cardíaca	Simuladores de eletrofisiologia

ECG = eletrocardiograma, VCG = vetorcardiograma, ECG-RMS = eletrocardiograma *root-mean-square* (para medição dos intervalos de ativação-recuperação dos ventrículos), MAOT = microalternância de onda T, VFC = variabilidade da frequência cardíaca, TFC = turbulência da frequência cardíaca, ECGAR = eletrocardiograma de alta resolução (para medição de potenciais tardios), MES = mapeamento eletrocardiográfico de superfície.
Fonte: adaptado de Titomir e Kneppo, 1994[9].

- o posicionamento de cada eletrodo em particular não afeta a qualidade do sistema de registro, desde que as coordenadas dos eletrodos sejam conhecidas. Em particular, cada eletrodo deve ser situado de forma independente dos outros, seja com base em referências anatômicas (por exemplo, espaços intercostais) ou um padrão geométrico bem definido;

- em termos de praticidade, um sistema de MES deve incluir eletrodos especificamente nas posições do padrão de doze derivações e/ou algum padrão de VCG.

Obtenção dos registros

A nossa experiência vem sendo desenvolvida com o sistema de marca Fukuda-Denshi®, modelo 7.100 que trabalha com 87 eletrodos e é constituído por três componentes:

- caixa de entrada formada por 96 amplificadores AC e o mesmo número de circuitos *sample-and-hold*, necessários na etapa de digitalização dos sinais;

- unidade principal com multiplexadores, conversor analógico-digital de doze bits, microprocessador com memória interna e externa (*floppy disk*) e monitor colorido de alta resolução;

- impressora térmica.

Os 87 pontos que constituem as derivações unipolares são arranjados sobre 13 linhas verticais, 11 delas contendo, cada uma, 7 eletrodos e 2 contendo 5 eletrodos (co-

lunas A e I), cobrindo totalmente a superfície torácica (59 derivações na face anterior e 28 na face posterior do tórax). Os eletrodos nas tiras adesivas são identificados por números de 1 a 7, dispostos no sentido inferossuperior. Existem 9 tiras na face anterior do tórax, identificadas por letras de A até I, a partir da linha medioaxilar direita até sua homônima à esquerda. Deste ponto, e em continuação no sentido anti-horário, são colocadas outras 4 colunas de eletrodos verticais (fitas adesivas), identificadas por letras de J a M, e com a seguinte disposição anatômica: linha axilar posterior esquerda (J) e direita (M), e linhas paravertebrais esquerda (K) e direita (L) (Figura 28.1).

Para o correto posicionamento dos eletrodos, especialmente na face anterior do tórax, toma-se como ponto anatômico de referência a intersecção da linha vertical medioesternal, representada pela letra E, com o quinto espaço intercostal, correspondente ao eletrodo número 4, configurando o ponto da derivação E4 (Figura 28.1). A intersecção das linhas (letras) com os respectivos eletrodos (números) constituirá a matriz representativa das 87 derivações.

O espaço entre as colunas e entre os eletrodos é de cerca de 5 cm. Ao lado dos 87 pontos do MES, a seguinte disposição de outros eletrodos permite que se adquiram as 12 derivações do ECG: eletrodos precordiais nas posições clássicas V1, V2, V3; e os correspondentes às derivações V4, V5, V6, já representados, respectivamente, pelos pontos G4, H4, I4 do MES. As outras 6 derivações clássicas são obtidas com os eletrodos colocados nas posições padronizadas[11].

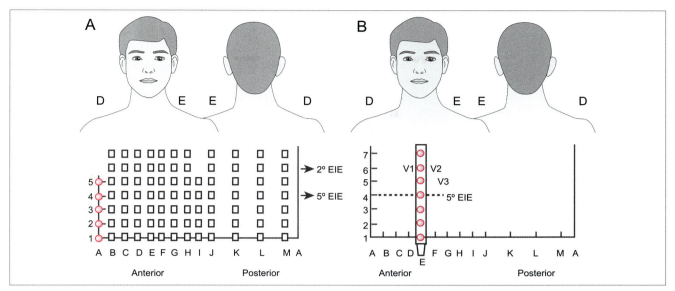

Figura 28.1 Representação esquemática da matriz de 87 eletrodos na superfície torácica (A). As letras identificam colunas verticais: parede anterior do tórax (A até I) e parede posterior (J até M). As linhas horizontais são identificadas por números de 1 a 7. A intersecção das letras com os números identifica nominalmente cada uma das 87 derivações (59 na parede anterior e 28 na parede posterior). O ponto anatômico de referência, que corresponde à intersecção da linha vertical medioesternal (E) com o quinto espaço intercostal, configura a derivação E4 (B). D = direita, E = esquerda, EIE = espaço intercostal esquerdo.

As derivações vetorcardiográficas, utilizando-se o sistema Frank[12], são obtidas de maneira habitual em relação aos pontos H (base posterior do pescoço) e M (linha medioespinal, na altura do quinto espaço intercostal), ao passo que as posições A, C, E e I são obtidas, respectivamente, pelos pontos I4, G4, E4 e A4 do MES[11].

Aquisição dos sinais

Os sinais elétricos adquiridos pela matriz constituída de 87 eletrodos são amplificados e filtrados, restritos a faixas de frequência de 0,05 a 100 Hz, com a finalidade de evitar captação de ruídos, tanto externos como do próprio paciente. A seguir são ordenados por circuitos SH[13], com uma frequência de amostragem de 1.000 Hz, o que indica que as componentes de frequência relevantes estejam representadas, isto é, garantam a fidelidade dos sinais da fonte geradora[14]. Os sinais são multiplexados (isto é, organizados sequencialmente no tempo em um padrão pré-definido, para evitar a perda de informações durante o registro) e digitalizados para permitir o melhor processamento de cada canal. O sistema utiliza um conversor analógico-digital de 12 bits[15].

Tipos de registros em MES

Em cada exame, as duas áreas retangulares representam a superfície do tronco: a metade esquerda representa a região anterior, limitada pelas linhas A até I, e desta região até a linha M (situada à direita) está representada a face posterior do tórax. Portanto, os extremos direito e esquerdo são representados pela linha medioaxilar direita (Figura 28.1). Os potenciais elétricos, depois de adquiridos através das derivações, quer do plano frontal (PF), horizontal (PH) ou ortogonais (X, Y, Z), são digitalizados, processados e visibilizados na matriz do MES, sob a forma de registro eletrocardiográfico representativo das 87 derivações na forma de complexos PQRST, distribuídos conforme orientação do sistema de eletrodos e definidos por letras com seus respectivos indexadores numéricos (Figura 28.2) ou em diferentes configurações de mapas.

A apresentação por mapas, além de acentuar as relações espaciais, facilita a análise quando comparada ao formato escalar do ECG convencional, sendo uma das grandes vantagens do MES[16]. A análise desses mapas tem tido diversas abordagens, para finalidades também diversas. Alguns métodos privilegiam o reconhecimento, por inspeção visual, de padrões típicos numa série de doenças cardíacas. Outros analisam a diferença (*departure map*) entre o mapa registrado de um paciente cardíaco e uma média de mapas padrão registrados de uma população normal, inclusive enfatizando as regiões e intervalos onde esse afastamento da média normal é superior a dois desvios padrões. Os mapas de estimulação cardíaca visam localizar irregularidades localizadas, comparando mapas obtidos a partir da estimulação de locais específicos da

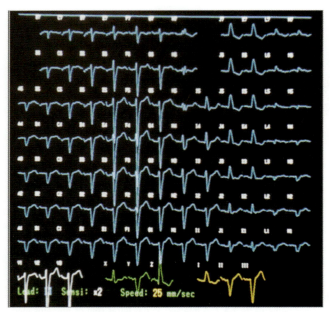

Figura 28.2 Registro representativo das 87 derivações descritas na forma de complexos PQRST, distribuídas conforme sistema de eletrodos e definidas por letras e números.

atividade elétrica do coração com um mapa de QRS integral.

A força diagnóstica desses vários tipos de mapas eletrocardiográficos de superfície tem sido bem superior à do ECG tradicional de 12 derivações para grande parte dos distúrbios do coração. A técnica do MES teve aperfeiçoamentos que possibilitaram a ampliação do diagnóstico através dos métodos gráficos convencionais (ECG, VCG e outros), o que incrementou sua aplicação na clínica cardiológica.

Mapas isopotenciais

Todas as derivações em um registro de MES (Figura 28.1) são unipolares, isto é, obtidas em referência a um potencial que não varie em relação ao tempo (análogo ao Terminal Central de Wilson) e, desta forma, similares às derivações precordiais de um ECG convencional. Contudo, analisar os sinais apresentados no formato da Figura 28.1, comparando amplitudes e intervalos derivação por derivação, tal qual na eletrocardiologia convencional, seria exaustivo e de resultado incerto.

Em termos cronológicos ou de baixa complexidade, a primeira representação de valor diagnóstico dos potenciais registrados em um exame de MES foi de mapas isopotenciais instantâneos. Em um instante específico e predeterminado do batimento (daí o nome "instantâneo"), as amplitudes de cada derivação são agrupadas por valores. O resultado é de linhas fechadas, que delimitam na área dentro de si uma região de potenciais iguais (daí o nome: linha "isopotencial"). Os aspectos finais deste tipo de processamento são curvas que lembram mapas topográficos (daí a associação com o nome de "mapa"). Vários mapas isopotenciais instantâneos em sequência seriam, portanto, várias "fotografias" da propagação da excitação cardíaca.

Mapas isócronos

Mapas isócronos são uma representação mais explícita da dinâmica espaço-temporal da atividade elétrica dos ventrículos, criada a partir de linhas isócronas que representam em milissegundos (ms) as regiões que estão sendo ativadas. Assim como linhas isopotenciais, delimitam regiões de mesmo potencial, linhas isócronas delimitam regiões de mesma duração temporal. O intervalo eletrocardiográfico de interesse é escolhido no traçado de ECG pelo observador através de cursores. Os mapas isócronos mais comuns medem o tempo da ativação ventricular (*ventricular activation time* – VAT-MAP) ou o intervalo de ativação-repolarização (*activation-repolarization interval* – ARI-MAP). O VAT é medido do começo do QRS até o pico da onda R ou a máxima derivada de 1ª ordem do QRS e fornece informações sobre a sequência de tempo de ativação ventricular[9]. O ARI é medido da mínima derivada de 1ª ordem do QRS até a máxima derivada de 1ª ordem do trecho ST-T. Mapas de ARI, por sua vez, são associados à distribuição da duração dos potenciais de ação (*action potential duration* – APD) locais, ainda que a associação ARI e APD seja mais forte e mais bem estabelecida em mapeamentos epicárdicos e não de superfície[17].

O VAT-MAP geralmente apresenta linhas coloridas de acordo com a maior negatividade ou positividade, mostrando o máximo (positivo) ou mínimo (negativo), em milissegundos, aproximando ou distanciando, conforme a condução se dê de forma mais vagarosa ou mais rápida, respectivamente. A Figura 28.3 mostra um VAT-MAP obtido no sistema Fukuda descrito anteriormente, no qual, para cada derivação, o VAT foi medido do tempo do início da despolarização ventricular para a derivada dV/dT no QRS ou no pico da onda R. O mapa de linhas isócronas é gerado a partir das 87 derivações, identificando em milissegundos e, sequencialmente, a duração da ativação dos complexos QRS em cada uma das derivações descritas.

Mapas de Laplace

Mapas isopotenciais também são de utilidade limitada na localização de múltiplos eventos cardíacos simul-

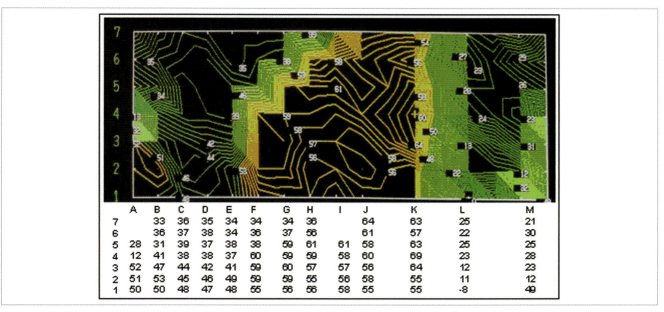

Figura 28.3 Mapa representativo das linhas isócronas obtidas a partir das 87 derivações do MES. Os números abaixo do mapa representam a duração em milissegundos da ativação em cada derivação.

tâneos e discretos, por causa da atenuação que o sinal elétrico cardíaco sofre ao se propagar pelas estruturas do volume condutor do tórax. Essa atenuação torna imprecisa a delimitação de quais modificações são devidas especificamente a qual evento. Ao se calcular (a partir de mapas isopotenciais), ou registrar diretamente um mapa de Laplace (com o uso de eletrodos especiais, cada um com duas áreas de contato útil), o que se obtém é uma projeção em 2-D, capaz de localizar todos os geradores bioelétricos (dipolos cardíacos) simultâneos[18].

Mapas isointegrais

O mapa isointegral – também conhecido como isoárea – descreve a distribuição dos potenciais instantâneos na superfície do tórax, numa soma algébrica através de um intervalo (PQRS, QRS, ST-T, ST etc.). O mapa isopotencial pode ser entendido como a média de distribuição dos potenciais para o intervalo em que a integração foi programada. O mapa isointegral QRS é considerado o reflexo da distribuição da sequência de ativação, sendo altamente sensível a mudanças na direção ou na área de propagação da frente de despolarização. O mapa isointegral ST, por sua vez, caracteriza a intensidade e a localização das correntes de lesão nos estágios agudos de isquemia do miocárdio[9]. Os mapas isointegrais ST-T e QRS-T são considerados o reflexo da distribuição da sequência de ativação, e da sequência e propriedades da repolarização, respectivamente. Como o mapa isointegral QRS-T reflete a disparidade das propriedades da repolarização, sendo quase independente da sequência de ativação e das propriedades da repolarização, ele pode ser usado para o diagnóstico do infarto do miocárdio em presença de distúrbios de condução, ou para avaliação da vulnerabilidade para arritmias ventriculares[9].

Mapas comparativos especializados

A observação dos mapas, em geral, é feita visualmente, comparando-se as posições dos máximos e mínimos potenciais esquerdos e direitos e as suas magnitudes. Ao se comparar as localizações dos potenciais extremos, o que se busca é aproximar a distribuição espaço-temporal registrada com o comportamento teórico do gerador cardíaco (geralmente considerado um dipolo elétrico). Existem, contudo, outras formas de observação das modificações dos potenciais: o mapa de diferença ou de subtração e o *departure map*.

O mapa de diferença ou de subtração é obtido ao se subtrair, ponto a ponto, os valores de potenciais obtidos em dois registros diferentes. Uma possibilidade é a realização de exames pré e pós determinado evento (patológico ou não), de modo a comparar as diferenças entre os dois registros, avaliando as modificações nos potenciais das diversas regiões do coração. Essa diferença também pode ser obtida comparando-se o MES de um indivíduo ao valor médio da distribuição de potenciais de um grupo populacional específico[9,10].

Em certas condições, pode ser importante levar em consideração a variabilidade interindividual da distribuição dos potenciais registrados. Nesse caso, a diferença é calculada em relação aos valores de desvio-padrão obtidos nos registros de MES da população em questão. As diferenças obtidas são mostradas através de certos mapas denominados *departure maps*, e indicam o quanto o MES em questão está distante do normal (em inglês, *departure from normal*, daí a origem do nome), de forma semelhante ao teste t de Student comumente usado em análises estatísticas.

Departure maps, portanto, delimitam áreas isopotenciais (isoáreas), positivas ou negativas, as quais podem ser medidas em cm², caracterizando as diferenças mostradas na comparação entre o paciente e a população normal. A maior vantagem dessa representação é a capacidade de detectar as diferenças entre a população normal e os casos estudados, conseguindo avaliar essa diferença em cm². As referidas diferenças podem ser medidas através de um programa computacional, desenvolvido pelo Serviço de Informática do Instituto do Coração do Hospital das Clínicas da Faculdade de Medicina da Universidade de São Paulo (InCor-HC-FMUSP), e de uma mesa computadorizada, sendo chamadas de *departure areas*. Como veremos nas indicações do MES, tais áreas podem ser utilizadas para acompanhamento de vários procedimentos clínico-cirúrgicos.

APLICAÇÕES CLÍNICAS

São várias as possíveis aplicações clínicas de MES, seja na detecção de patologias ou no entendimento de situações clínicas ainda não bem compreendidas. Carley et al. publicaram em 2004 um estudo mostrando que o MES, a partir de um sistema de 80 eletrodos, pode detectar claramente isquemia transitória do miocárdio em pacientes com angina.

Para isso foram utilizados mapas de diferença entre os potenciais basais e aqueles registrados na inflação do balão durante angioplastia, comparando potenciais no instante de 60 ms após o ponto J[19].

Izumida et al. realizaram um estudo bastante elegante com MES em portadores da síndrome de Brugada, envolvendo registros em três situações clínicas (basal, após injeção de isoproterenol e após injeção de cibenzolina ou pilsicanida – conforme adequado) reportadas de três formas diferentes: VAT-MAP, ARI-MAP e mapa isointegral QRS-T. A partir destes dados, constataram que a elevação do ST em pacientes com síndrome de Brugada é causada primariamente por alterações na despolarização, e não na repolarização cardíaca[17].

A seguir são relatadas algumas situações em que o MES contribuiu decisivamente como ferramenta de auxílio não invasivo.

Determinação da localização da inserção ventricular de vias acessórias na síndrome de pré-excitação (Wolff-Parkinson-White)

A primeira experiência com este novo equipamento no Serviço de Eletrocardiologia do InCor (HC-FMUSP) foi na determinação da localização da inserção ventricular de vias acessórias na síndrome de pré-excitação (Wolff-Parkinson-White) (Figura 28.4). Com o MES foi possível localizar a inserção ventricular das vias acessórias em pacientes portadores da síndrome de pré-excitação ventricular manifesta (Wolff-Parkinson-White), nos quais essas vias foram interrompidas com sucesso por procedimento cirúrgico ou ablação por cateter. Por mapeamento eletrofisiológico (complementado por mapeamento intraoperatório nos casos cirúrgicos), foi determinado o local de inserção das vias acessórias utilizado como referência, cuja precisão foi confirmada pelo sucesso dos procedimentos ablativos.

Os locais possíveis de inserção ventricular das vias acessórias foram divididos nas seguintes regiões: anteroseptal, lateral direita, posteroseptal e lateral esquerda. A determinação dos potenciais positivo (máximo) e negativo (mínimo) definiu a orientação e a localização das vias

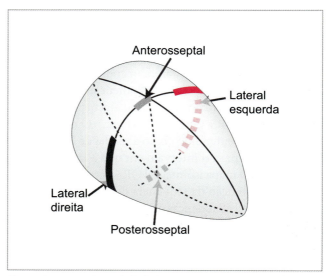

Figura 28.4 Locais possíveis de inserção ventricular das vias acessórias na síndrome WPW, por regiões anteroseptal, lateral direita, posteroseptal e lateral esquerda.

acessórias, respectivamente. O tempo de ativação ventricular, em milissegundos (ms), durante a inscrição da onda delta, a voltagem da onda delta e os potenciais mínimo (negativo) e máximo (positivo) foram as variáveis do MES utilizadas (Figura 28.5).

A análise dos resultados permitiu concluir que o MES corpóreo é capaz de mostrar as localizações das vias acessórias de forma concordante com os métodos invasivos de referência em 92,5% dos pacientes, com altas sensibilidade, especificidade e acurácia (Figura 28.6). A precisão do método contribui significantemente para antecipar riscos e dificuldades na aplicação das terapêuticas invasivas, tornando-as mais rápidas, precisas e seguras.

Análise da dispersão do intervalo QT

Outra experiência importante do MES foi no estudo da repolarização ventricular e na análise da dispersão do intervalo QT. Esta é uma aplicação clínica importante do MES, sendo um dos parâmetros atuais de avaliação dos fenômenos da repolarização ventricular e pode ser utilizada na comparação entre os períodos anterior e posterior à realização de procedimentos invasivos. A medida da dispersão do intervalo QT (DQT) é a diferença entre o maior e o menor intervalo QT encontrados nas doze derivações do ECG convencional, e tem sido valorizada como um marcador de vulnerabilidade aumentada para ocorrência de arritmias cardíacas (Figura 28.7A).

A DQT revela a falta de homogeneidade da repolarização ventricular, a qual favorece o aparecimento das arritmias cardíacas. Foi avaliada a DQT em pacientes submetidos à ventriculectomia parcial esquerda (VPE) ou cirurgia de Batista, uma técnica cirúrgica paliativa usada em pacientes aguardando na fila de transplante cardíaco, e que consiste na ressecção de parte da parede lateral do ventrículo esquerdo (VE) com a finalidade de remodelar o ventrículo e melhorar sua função. Desenvolvido para portadores de miocardiopatia dilatada severa, este procedimento cirúrgico frequentemente é associado ao desenvolvimento de arritmias complexas e morte por taquiarritmia ventricular sustentada (TVS). Através do MES foram medidos os intervalos R-R, QT, QTc, JT (do QT até o QRS) e aT (do ápice ao final da onda T) no pré e pós-operatório da VPE dos pacientes, e calculou-se a dispersão dos intervalos QT, QTc, JT e aT (Figura 28.7B). Comparando subgrupos de pacientes que sobreviveram com aqueles que foram a óbito após a cirurgia, foram notadas diferenças significativas entre os valores pré e pós-operatórios de QTd e QTcD, o que permitiu obter um valor de corte da DQT com valor prognóstico para a ventriculectomia parcial esquerda. A análise da DQT pode ser uma forma muito elegante de avaliar a repolarização ventricular, tendo valor prognóstico para arritmias e morte súbita.

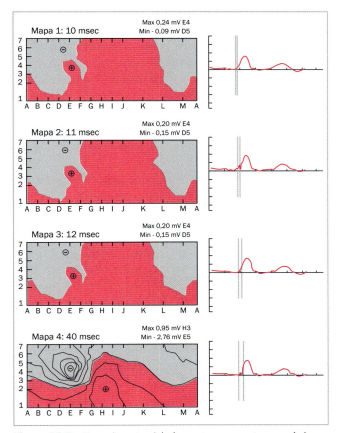

Figura 28.5 Mapa isopotencial de quatro momentos na síndrome WPW. Observe a presença dos potenciais mínimo (negativo) e máximo (positivo).

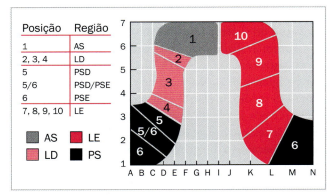

Figura 28.6 Representação esquemática das regiões e posições no anel atrioventricular, superpostas à matriz do MES.

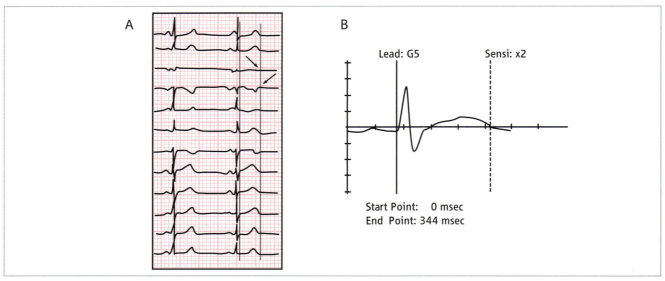

Figura 28.7 (A) Dispersão do QT: definida como a diferença entre o maior e o menor intervalo QT no eletrocardiograma. (B) Medição de um complexo QRS pelo MES, através de dois cursores, o primeiro ajustado para o começo do intervalo QT e o segundo cursor colocado no final da onda T.

Mapeamento eletrocardiográfico de superfície na terapia de ressincronização cardíaca

Finalmente, a experiência mais moderna com o MES foi na terapia de ressincronização cardíaca. A utilização da ressincronização cardíaca (RC) nos pacientes portadores de insuficiência cardíaca (IC) e bloqueio do ramo esquerdo (BRE) estimulou estudar as modificações da ativação elétrica pré e pós-implante de marca-passo biventricular, desafiando o desenvolvimento de técnicas capazes de quantificar o grau de assincronia intra e interventricular no pré e pós-implante, além de definir seus reais benefícios, dado que cerca de 30% dos pacientes não respondem à RC. Os mapas de linhas isócronas gerados pelo MES reproduzem em tempo o caminho da ativação elétrica, o que permite medir a duração do QRS em cada derivação do sistema (Figura 28.8).

Foram avaliados pacientes com insuficiência cardíaca congestiva em classe NYHA III-IV, fração de ejeção menor ou igual a 40%, bloqueio de ramo esquerdo (BRD) com QRS médio de 180,17 milissegundos (ms), nos períodos pré e pós-implante de marca-passo biventricular para terapia de ressincronização cardíaca (RC), cujos dados foram comparados a um grupo controle normal (GNL), nas situações:

1) BRE nativo, no qual as ativações do VD e AS tiveram tempos médios semelhantes, o VE se atrasou e perdeu o sincronismo com as outras duas regiões (Figura 28.9);

2) com ativação somente do eletrodo do VD, na qual o tempo médio de ativação do VD foi maior que no grupo controle normal, e houve maior diferença entre o VE e a região anterosseptal (Figura 28.10);

3) ativação biventricular, na qual os tempos de ativação do VD e VE foram bastante similares, os tempos do VD foram maiores que os do grupo controle e da situação de BRE nativo, e a região anterosseptal teve valores próximos dos de essas outras duas situações (Figura 28.11).

Assim, o MES demonstrou que tempos semelhantes de ativação elétrica nos ventrículos esquerdo e direito e

	A	B	C	D	E	F	G	H	I	J	K	L	M
7		33	36	35	34	34	34	36		64	63	25	21
6		36	37	38	34	36	37	56		61	57	22	30
5	28	31	39	37	38	37	59	61	61	58	63	25	25
4	12	41	38	38	37	60	59	59	58	60	65	23	23
3	52	47	44	42	41	59	60	57	57	56	64	12	23
2	51	53	45	46	49	59	59	55	56	58	55	11	12
1	50	50	48	47	48	55	56	56	58	55	55	8	49
	A	B	C	D	E	F	G	H	I	J	K	L	M

▢ VD   ▮ Septo   ▢ VE

Figura 28.8 Distribuição das derivações que compuseram as regiões (VD, AS, VE) com as suas respectivas durações dos QRS em milissegundos.

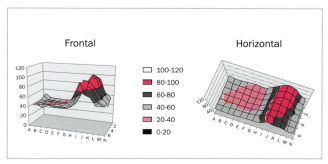

Figura 28.9 BRE nativo – visão tridimensional. Representação gráfica tridimensional, nos planos frontal e horizontal, da matriz dos valores médios das durações do QRS nas regiões dos ventrículos e anterosseptal, nos mapas de linhas isócronas dos pacientes com bloqueio do ramo esquerdo (BRE) nativo.

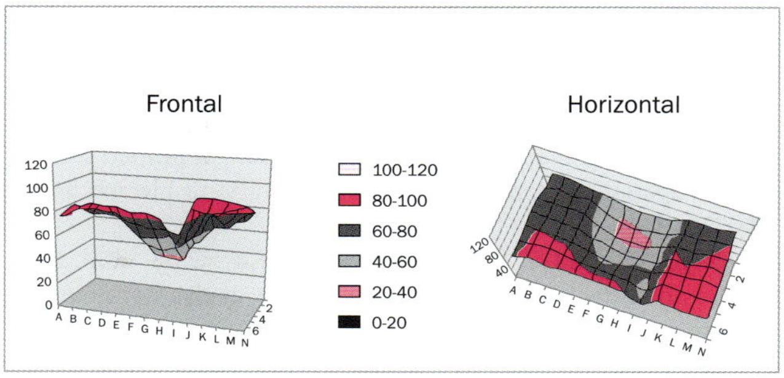

Figura 28.11 Estimulação biventricular – visão tridimensional. Representação gráfica tridimensional, no plano frontal e horizontal, da matriz dos valores médios das durações do QRS nas regiões dos ventrículos e anterosseptal, nos mapas de linhas isócronas dos pacientes com estimulação biventricular.

próximos dos valores obtidos na região anterosseptal, durante ativação biventricular, sugerem um padrão de ativação ventricular sincronizado em pacientes com ICC/BRE (Figura 28.12).

Pode-se conjeturar se a duração aumentada da ativação do VD e VE, com um retardo maior em relação à região anterosseptal quando somente o eletrodo do VD é estimulado (BRE induzido), seria a explicação para a piora da função ventricular. Com a estimulação biventricular, a duração aumentada da atividade elétrica do VD, inaparente em presença do BRE nativo, parece ser um instrumento importante para selecionar candidatos à RC.

Em resumo, por tudo o que foi exposto neste capítulo, tentou-se levantar subsídios a favor de o MES ser atualmente uma técnica de registro eletrocardiográfico de aplicações mais amplas e com maiores possibilidades de representação dos dados eletrocardiográficos do que

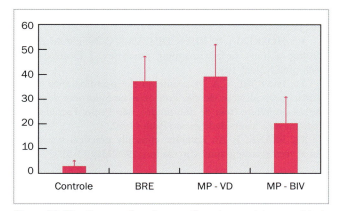

Figura 28.12 Comparação entre a região anterosseptal e o ventrículo esquerdo nas três situações definidas e com o grupo controle (normal). Observa-se a maior diferença da duração, em milissegundos, entre as duas regiões, na situação do bloqueio do ramo esquerdo (BRE) induzido pelo marca-passo no ventrículo direito (MP-VD), diminuindo com o marca-passo biventricular (MP-BIV) e quase não existindo no grupo controle (normal).

o eletrocardiograma ou o vetorcardiograma convencionais. Entretanto, a falta de um padrão universalmente aceito, bem como a pouca familiarização do cardiologista em geral com a técnica, ainda não permitem que seu uso seja estendido. Mas nem por isso seu valor deve ser subestimado.

REFERÊNCIAS BIBLIOGRÁFICAS

1. WALLER AD. On the electromotive changes connected with the bear of the mammalian heart and of the human heart in particular. Philos Trans R Soc. 1889;B180:169-94.

2. RAUTAHARJU PM. A hundred years of progress in electrocardiography. Early contributions from Walker to Wilson. Can J Cardiol. 1987;3:362-74.

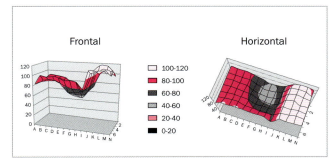

Figura 28.10 BRE induzido pelo marca-passo estimulando o ventrículo direito (VD) – visão tridimensional. Representação gráfica tridimensional, no plano frontal e horizontal, da matriz dos valores médios das durações do QRS nas regiões dos ventrículos e anterosseptal, nos mapas de linhas isócronas dos pacientes com bloqueio do ramo esquerdo (BRE) induzido pelo marca-passo estimulando o VD.

3. FLOWERS NC, HORAN LG. Body surface potential mapping. In: Zipes DP, Jalife J (eds.). Cardiac electrophysiology: from cell to bedside. Philadelphia: Saunders Co.; 1955. p. 1049-67.

4. GREEN LS, LUX RL, STILLI D, et al. Fine detail in body surface potential maps: accuracy of maps using a limited lead array and spatial and temporal data representation.J Electrocardiol. 1987;20:21-6.

5. SÁNDOR GY, KOZMANN GY, CSERJÉS ZS, et al. Body surface potential field representation fidelity: analysis of map estimation procedures. J Electrocardiol. 1999;32:253-61.

6. PRÉDA I, SHAKIN VV, BUKOSZA I, et al. Quantitative comparison of the dipolar and multipolar content of isopotential surface maps. Adv Cardiol. 1977;21:73-6.

7. MEDVEGY M, ANTALÓCZY Z, CSERJÉs ZS. New possibility in the studying of the heart activation: the nondipolar body surface map. Can J Cardiol. 1993;9:215-8.

8. MIRVIS DM. Electrocardiography: a physiologic approach. St. Louis, Missouri: Mosby; 1993.

9. TITOMIR LI, KNEPPO P. Bioelectric and biomagnetic fields – theory and applications in electrocardiology. Boca Raton: CRC Press; 1994.

10. HOEKEMA R, UIJEN GJH, VAN OOSTEROM A. On selecting a body surface mapping procedure. J Electrocardiol. 1999;Apr 32(2):93-101.

11. PASTORE, C.A. Mapeamento eletrocardiográfico de superfície na localização de vias acessórias na Síndrome de Wolff-Parkinson-White [tese de doutorado]. São Paulo: Faculdade de Medicina da Universidade de São Paulo; 1992.

12. FRANK, E. An accurate, clinically practical system for spatial vectorcardiography. Circulation. 1956;May 13(5):737-49.

13. WYATT RC, LUX RL. Applications of multiplexing techniques in the collection of BSPM from single complexes. Adv Cardiol. 1974;10:26-32.

14. BARR RC, SPACH MS. Sampling rates required for digital recording of intracellular and extracellular cardiac potentials. Circulation. 1977;Jan 55(1):40-8. Review.

15. WATANABE T, TOYAMA J, TOYOSHIMA H, OGURI H, OHNO M, OHTA T, OKAJIMA M, NAITO Y, YAMADA K. A practical microcomputer-based mapping system for body surface, precordium, and epicardium. Comput Biomed Res. 1981 Aug;14(4):341-54.

16. MIRVIS DM. Body surface electrocardiographic mapping. Boston: Academic Publishers; 1988.

17. IZUMIDA N, ASANO Y, SHOUZABUROH D, WAKIMOTO H, FUKAMIZU S, KIMURA T, UEYAMA T, SAKURADA H, KAWANO S, SAWANOBORI T, HIRAOKA M. Changes in body surface potential distributions induced by isoproterenol and Na channel blockers in patients with the Brugada syndrome. Int J Cardiol. 2004;95:261-8.

18. HE B, COHEN RJ. Body surface laplacian mapping. IEEE Trans Biom Eng. 1992 Nov;39(11):1179-91.

19. CARLEY S, MACKWAY-JONES K, JENKINS M, DARLINGTON E, FATH-ORDOUBADI F, CURZEN N. A novel method for the detection of transient myocardial ischaemia using body surface electrocardiac mapping. Int J Cardiol. 2004;95:75-81.

20. PASTORE CA. Mapeamento eletrocardiográfico de superfície – técnica e contribuição para a prática clínica (Body surface potential mapping). In: Pastore CA, Samesima N, Tobias N, Pereira Filho HG (eds.). Eletrocardiografia atual. Curso do Serviço de Eletrocardiografia do INCOR. 3ª ed. São Paulo: Atheneu; 2016. p. 375-88.

Cintilografia de perfusão miocárdica

William Azem Chalela
Andréa M. Falcão
Lívia Ozzetti Azouri

INTRODUÇÃO

Vários estudos[1-3] mostram maior acurácia da cintilografia de perfusão miocárdica sobre as alterações do segmento ST induzidas ao exercício para o diagnóstico de doença arterial coronária (DAC). O teste de esforço (TE), quando aplicado em população não selecionada, demonstra limitado valor discriminativo em distinguir, com precisão, aqueles que têm ou não DAC. Portanto, é importante enfatizar que as mudanças no segmento ST do eletrocardiograma (ECG) induzidas pelo exercício refletem, especificamente, alterações metabólicas e elétricas nos ventrículos e, somente de maneira indireta, a anatomia coronária.

A inclusão de pacientes com anormalidades ao ECG basal contribui para maior divergência entre os métodos devido à subestimação das possíveis mudanças eletrocardiográficas e da superestimação dos defeitos de perfusão. Novas modificações do segmento ST são difíceis de serem valorizadas quando a linha de base do ECG está desnivelada já em repouso. Ao contrário, alguns dos defeitos de perfusão considerados persistentes podem conter miocárdio viável (reversibilidade), além do que, na maioria dos estudos a presença de defeito persistente e/ou reversível é considerada resultado anormal.

O estudo de Christian et al.[4] mostra que a cintilografia de perfusão com tálio-201(^{201}Tl) acrescenta poucas informações em relação às variáveis clínicas e do TE na identificação da doença coronária quando o ECG de repouso é normal.

O mérito de cada exame está na dependência dos conhecimentos básicos de quando, como e por que indicá-lo, das contraindicações e também do conhecimento de suas limitações. Feitas essas considerações, com certeza, ao prescrever um ou ambos os exames, os resultados ajudarão na conduta diante do paciente.

Quanto às indicações do TE, essas não serão descritas neste capítulo, pois já foram abordadas anteriormente. A realização complementar da cintilografia de perfusão miocárdica está indicada: na avaliação pré e pós-procedimentos de revascularização miocárdica; complementação de TE não conclusivo; detecção da gravidade e extensão da área isquêmica e em situações em que fica prejudicada a identificação dos sinais de isquemia, como as áreas extensas de necrose; para detecção de isquemia miocárdica em uso de fármacos que interferem nos padrões do ECG; constatação da ausência de isquemia em testes anormais falsos-positivos e a presença de isquemia em testes normais falsos-negativos. Da mesma forma, o reteste associado à cintilografia de perfusão miocárdica também deve ser realizado quando o TE não mostrar mudanças do segmento ST, mas com incompetência cronotrópica e/ou capacidade funcional menor que 5 METs, e/ou déficit inotrópico, e/ou arritmias complexas induzidas ao exercício.

A cintilografia de perfusão miocárdica tem importantes vantagens não só para o diagnóstico da doença arterial coronária, como também para determinação do prognóstico, avaliação de viabilidade miocárdica, avaliação do risco pré-operatório de cirurgias não cardíacas e evolução da eficácia terapêutica dos procedimentos de revascularização.

Geralmente, este estudo é realizado na condição de repouso e associado ao estresse cardiovascular (físico ou farmacológico). O princípio básico de se realizar o estresse cardiovascular conjuntamente das imagens de perfusão miocárdica consiste em criar uma heterogeneidade de fluxo sanguíneo entre territórios vasculares irrigados por artérias coronárias normais e territórios vasculares irrigados por artérias coronárias com estenoses obstrutivas significantes. Essa heterogeneidade de fluxo sanguíneo miocárdico regional pode ser visualizada com agentes de perfusão miocárdica.

ESTRESSES CARDIOVASCULARES

Dentre os estresses cardiovasculares, somente o TE e as provas farmacológicas têm sido utilizados na prática. Ambas as modalidades de estresses mostram sensibilidade e especificidade semelhantes na análise das imagens cintilográficas. Porém, o TE em bicicleta ou esteira costuma ser o método de escolha pelo valor diagnóstico e prognóstico que agrega em função das informações referentes à resposta clínica, hemodinâmica, metabólica e eletrocardiográfica ao esforço. As provas farmacológicas são reservadas às situações em que o esforço físico está contraindicado ou não é possível atingir o nível submáximo de frequência cardíaca com o exercício, por limitação física ou outros fatores como o uso de drogas cronotrópicas negativas. Nas seguintes condições estão indicados os estresses farmacológicos: sequelas de insuficiência vascular cerebral e patologias musculoesqueléticas degenerativas ou inflamatórias; insuficiência cardíaca; doença pulmonar obstrutiva crônica; baixa capacidade funcional; outras condições não cardíacas que resultem em inabilidade na realização de exercício eficaz; hipertensão arterial grave; arritmias ventriculares complexas desencadeadas pelo esforço; avaliação cardiológica pré-cirurgia vascular; presença de bloqueio do ramo esquerdo; estratificação de risco na evolução recente do infarto do miocárdio; insuficiência cardíaca congestiva; uso de fármacos que interfiram na elevação do consumo de oxigênio. Na presença de bloqueio do ramo esquerdo do feixe de His deve-se realizar, como primeira opção, a prova farmacológica com dipiridamol ou adenosina para evitar os resultados falsos-positivos frequentemente observados quando a cintilografia miocárdica é realizada com o TE[5].

Os agentes farmacológicos mais usados em nosso meio para as provas farmacológicas são o dipiridamol, a adenosina e a dobutamina. Todos induzem a vasodilatação coronária.

O dipiridamol e a adenosina provocam importante aumento do fluxo coronário para as artérias normais e pequeno ou inexistente aumento do fluxo nas artérias com estenose, provocando, então, a heterogeneidade do fluxo miocárdico. Quando o marcador de perfusão (^{201}Tl, tecnécio-99m etc.) for injetado durante a vasodilatação máxima, será observada também heterogeneidade de capta-

ção do radiofármaco, permitindo, então, o diagnóstico de doença coronária. A sensibilidade e a especificidade para a detecção de doença arterial coronária são comparáveis entre o dipiridamol e a adenosina. Os efeitos adversos ocorrem em até 80% dos pacientes, e os mais referidos são: cefaleia, tontura, rubor facial e calor. Geralmente têm curta duração e são revertidos, em sua maioria, com a administração de aminofilina. As contraindicações ao uso do dipiridamol e da adenosina estão listadas no Quadro 29.1.

Os agentes farmacológicos que promovem a elevação do consumo de oxigênio são utilizados como alternativa nos pacientes que não podem submeter-se ao TE ou provas de estímulo farmacológico com dipiridamol (ou adenosina). O agente mais utilizado é a dobutamina[5], que exerce ação nos receptores β-1 adrenérgicos, com estimulação inotrópica e cronotrópica dependente da dose infundida, além de efeitos diretos sobre os β-2 receptores, com resposta de vasodilatação periférica. Está indicada a cintilografia de perfusão miocárdica associada à dobutamina nos pacientes com: alguma contraindicação ou limitação para a prova de esforço e tiverem asma brônquica; presença de hipotensão arterial (pressão arterial sistólica menor que 90 mmHg); bloqueio atrioventricular de grau elevado; lesões significativas nas artérias carótidas de ambos os lados; e também como modalidade alternativa em pacientes com indicação para dipiridamol ou adenosina que tenham ingerido substâncias derivadas de cafeína ou metilxantina (antagonistas competitivos) nas últimas 24 horas. As contraindicações são: pacientes em uso de β-bloqueadores; os portadores de arritmias complexas; angina instável ou infarto do miocárdio recente; hipertensão grave ou estágio III; aneurismas ou dissecção da aorta; insuficiência vascular cerebral sintomática; estenose aórtica grave; cardiomiopatia hipertrófica na forma obstrutiva; alterações no metabolismo de potássio.

Quadro 29.1 Contraindicações para o uso de adenosina e dipiridamol.

Contraindicações absolutas
1. Broncoespasmo
2. Bloqueio atrioventricular de 2º ou 3º grau na ausência de marca-passo
3. Hipotensão arterial (pressão arterial sistólica menor que 90 mmHg)
4. Uso recente (menos que 24 horas) de dipiridamol para os pacientes que irão receber adenosina

Contraindicações relativas
1. História de doença pulmonar reativa
2. Doença do nó sinusal
3. Bradicardia sinusal acentuada

CINTILOGRAFIA DE PERFUSÃO MIOCÁRDICA

Os marcadores de perfusão mais difundidos em nosso meio são o cloreto de tálio-201 (^{201}Tl) e o 2–metoxi–isobutil–isonotrila marcado com tecnécio-99m (^{99m}Tc-sestamibi).

O ^{201}Tl tem sido amplamente utilizado para diagnóstico e estratificação de risco da doença arterial coronária. A limitação do estudo com ^{201}Tl é devido ao maior número de resultados falsos-positivos em consequência dos defeitos de atenuações (artefatos), principalmente observados em mulheres e obesos. Este marcador de perfusão tem meia-vida física de 73 horas e emite fótons com energia de 69 a 83 keV.

Algumas das vantagens do ^{99m}Tc-sestamibi são: a emissão de fótons de maior energia (140 keV), que resulta em menor atenuação por outros tecidos; e a meia-vida curta (6 horas), que permite a administração de doses mais elevadas e, consequentemente, a obtenção de imagens de melhor qualidade.[6,7]

A I Diretriz da Sociedade Brasileira de Cardiologia sobre Cardiologia Nuclear[5] mostra sensibilidade da cintilografia com imagens tomográficas ou SPECT (*Single Photon Emission Computed Tomography*) de 83% para o ^{201}Tl e de 90% para o ^{99m}Tc-sestamibi. A especificidade foi de 80 e 93%, respectivamente.

Avanços no campo da instrumentação, bem como no de programas sofisticados de análise, têm permitido que os dados funcionais sejam disponibilizados ao clínico. Através da aquisição das imagens tomográficas sincronizadas com o eletrocardiograma (Gated-SPECT) podemos obter dados da função contráctil, global e regional. Aliado a um único estudo, podemos avaliar a perfusão miocárdica e os dados qualitativos e quantitativos da função cardíaca (Figuras 29.1 e 29.2). A possibilidade de se obter dados funcionais em duas condições distintas, repouso e após estresse, fornece segurança diagnóstica maior, com uma redução da taxa de resultados falsos-positivos[7-9]. Berman et al.[8] mostraram que a taxa de resultados falsos-positivos foi reduzida de 14 para 3% com o acréscimo dos dados de função contráctil. Isto pode ser explicado pelo fato de que uma determinada região do miocárdio que apresenta um déficit de perfusão, porém com contratilidade normal, pode representar um artefato de atenuação mais do que um defeito verdadeiro causado por um evento isquêmico estresse-induzido

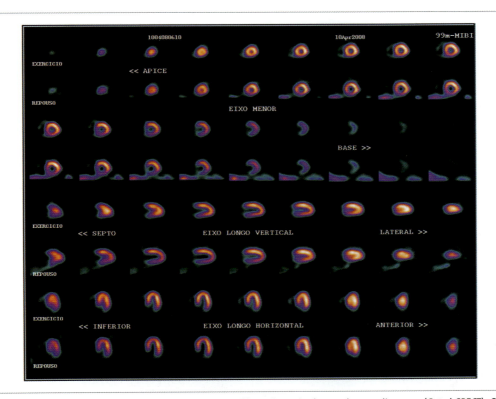

Figura 29.1 Cintilografia de perfusão miocárdica com os cortes tomográficos sincronizados ao eletrocardiograma (Gated-SPECT). Observa-se captação homogênea do radiofármaco em todas as paredes do ventrículo esquerdo tanto ao exercício (primeira fileira das imagens dos eixos menor, longo vertical e longo horizontal) quanto no repouso (segunda fileira das imagens dos eixos menor, longo vertical e longo horizontal).

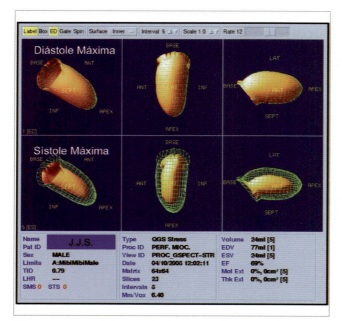

Figura 29.2 Gated-SPECT. Além da perfusão (Figura 29.1), avaliamos os dados da função ventricular. Neste exemplo podemos observar motilidade regional conservada e fração de ejeção global do ventrículo esquerdo normal (69%). ANT = anterior, INF = inferior, APEX = ápice, LAT = lateral, sept = septal, EDV = volume diastólico final, ESV = volume sistólico final, EF = fração de ejeção do ventrículo esquerdo.

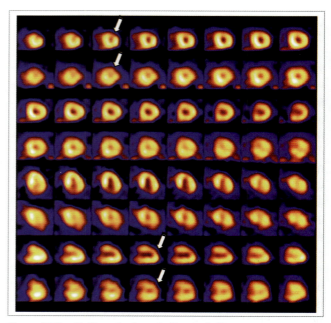

Figura 29.3 Cintilografia de perfusão miocárdica com os cortes tomográficos usando como marcador da perfusão o ^{99m}Tc-sestamibi no sexo feminino. Observa-se hipocaptação discreta do radiofármaco na parede anterior (seta branca) do ventrículo esquerdo, tanto ao exercício (primeiras fileiras de todos os eixos) como no repouso (segundas fileiras de todos os eixos), portanto, hipocaptação persistente (fibrose ou artefato por atenuação do tecido mamário?). Fonte: com permissão de Rev Soc Cardiol Estado de São Paulo 2001, 11: 678.

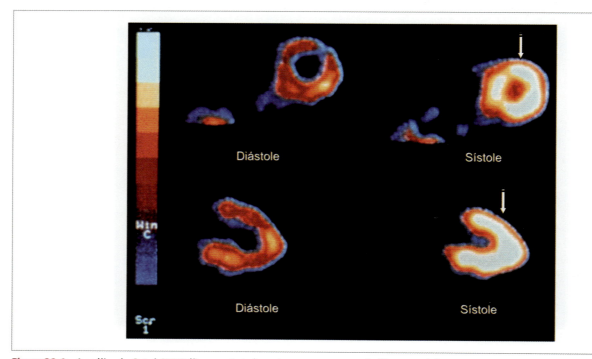

Figura 29.4 A análise do Gated-SPECT (figura anterior) mostra o espessamento sistólico normal da parede anterior (setas em branco), confirmando que o defeito era por atenuação tecidual. Fonte: Com permissão de Rev Soc Cardiol Estado de São Paulo 2001, 11: 675.

(Figuras 29.3 e 29.4). Taillefer et al.[9] avaliaram 115 mulheres e verificaram que a sensibilidade para o SPECT com ^{99m}Tc-sestamibi e ^{201}Tl na detecção de estenose das artérias coronárias maior ou igual a 70% foi semelhante. Porém, a especificidade do SPECT com ^{99m}Tc-sestamibi foi maior. Nesse mesmo estudo, quando se analisou o Gated-SPECT com ^{99m}Tc-sestamibi, a especificidade aumentou de 84 para 92%.

Outras situações que podem sugerir defeitos de perfusão na ausência de coronariopatia obstrutiva são: presença do bloqueio de ramo esquerdo, outras cardiomiopatias, sarcoidose e linfoma. Além disso, o nível de atividade do radiofármaco extracardíaco também é outro fator importante que pode influenciar na interpretação das imagens.

A isquemia miocárdica esforço-induzida traduz-se por uma sequência de eventos conhecida como "cascata isquêmica" que obedece à seguinte ordem: inicialmente a heterogeneidade de fluxo levará à perfusão inadequada, metabolismo anaeróbio para depois diminuir a contratilidade e posteriormente surgirem as alterações eletrocardiográficas e finalmente a dor anginosa. Fica claro por que a cintilografia de perfusão miocárdica tem maior acurácia para a avaliação da DAC. O TE detecta a isquemia miocárdica mais tardiamente através das manifestações do ECG, dor anginosa e mais raramente através das reservas cronotrópica e/ou dromotrópica e/ou inotrópica. Mesmo assim, não há dados suficientes que justifiquem integrar à rotina inicial testes de imagem para o diagnóstico da DAC. A exceção se faz nos pacientes com desnível do segmento ST maior ou igual a 1 mm no ECG de repouso, na síndrome de Wolff-Parkinson-White e suas variantes em que o TE associado ao SPECT é a primeira opção, e na presença de bloqueio de ramo esquerdo e marca-passo em que o estresse farmacológico com dipiridamol ou adenosina associado ao SPECT é o método de escolha. No bloqueio de ramo esquerdo existe assincronismo de contração das paredes do ventrículo esquerdo (VE), podendo, por redução do período diastólico, ter perfusão diminuída principalmente na região septal e adjacentes, sendo o fenômeno potencializado por aumento da frequência cardíaca (FC). Com o uso dos agentes farmacológicos como o dipiridamol ou a adenosina, que não acarretam aumento significativo da FC, obtém-se maior especificidade[10] (Figuras 29.5 e 29.6).

O método permite predizer a taxa de risco no desenvolvimento de eventos cardíacos futuros, o que sugere mudanças nas estratégias de tratamento e seguimento de pacientes com DAC. Quanto maior o defeito de perfusão, maior o risco de desenvolver eventos coronarianos; quanto mais grave for o componente de transitoriedade, pior o prognóstico do paciente[11,12]. Outros achados de pior

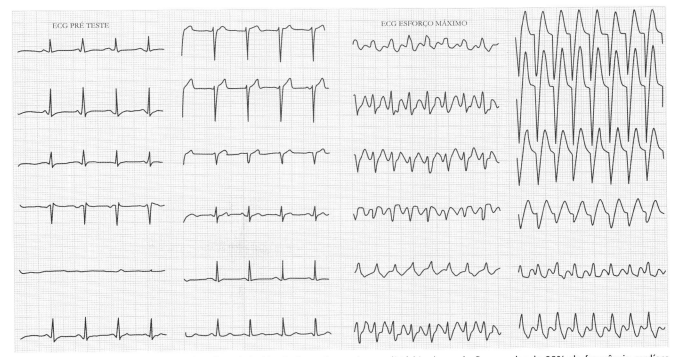

Figura 29.5 Bloqueio do ramo esquerdo esforço-induzido. Paciente desenvolveu o distúrbio de condução ao redor de 80% da frequência cardíaca máxima prevista.

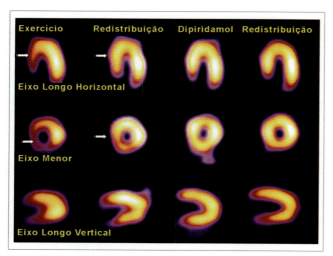

Figura 29.6 Cintilografia de perfusão miocárdica com ^{201}Tl associada ao teste ergométrico (primeira e segunda colunas) e ao dipiridamol (terceira e quarta colunas). Observa-se defeito transitório na região septal (setas em branco) comparando as imagens de exercício/redistribuição e padrão normal comparando as imagens dipiridamol/redistribuição.

prognóstico são: o aumento da captação pulmonar de ^{201}Tl[13] e a dilatação ventricular esquerda transitória[14].

Berman et al.[15] analisaram os achados de 1.702 pacientes que se submeteram à avaliação funcional com cintilografia de perfusão miocárdica com ^{99m}Tc-sestamibi e que foram acompanhados por período de 20 ± 5 meses[33]. Em 1.131 exames que mostraram resultados normais ou equívocos, observou-se uma taxa de eventos leves de 0,7% ao ano (cirurgia ou angioplastia) e graves de apenas 0,2% ao ano (infarto não fatal ou óbito cardiovascular). Nos 571 pacientes que mostraram alterações isquêmicas à cintilografia, observou-se uma taxa de 7,5% ao ano de eventos cardíacos graves e 7,4% de eventos cardíacos leves.

Após angina instável ou mesmo após infarto agudo do miocárdio, a ausência de defeitos perfusionais significativos sugere uma sobrevida livre de eventos cardíacos graves[16,17]. No estudo de Mahmarian et al.[18], em que avaliaram o poder de estratificação da cintilografia de perfusão miocárdica em 92 pacientes entre 3 e 5 dias após evento isquêmico agudo e que foram seguidos por período de 15 ± 4 meses, 30 (33%) apresentaram eventos cardíacos futuros. Os valores que mais bem permitiram discriminar subgrupos de alto e baixo risco foram: extensão de defeito isquêmico à cintilografia maior que 10% e fração de ejeção do VE menor que 40%. E mais de 50% dos pacientes que apresentaram isquemia quantificável maior que 10% tiveram eventos cardíacos futuros.

A cintilografia de perfusão miocárdica também tem importante papel, pois é bastante sensível e possui um poder de predição negativa bastante elevado (98%)[19].

CONSIDERAÇÕES FINAIS

Apesar de existir maior número de resultados falsos-positivos para DAC obstrutiva pelo TE, não há dados suficientes que justifiquem integrar à rotina inicial a cintilografia de perfusão miocárdica, com raras exceções, conforme descrito anteriormente. A necessidade de outro teste adicional deve sempre se basear na análise dos parâmetros clínicos (anamnese, exame físico e probabilidade pré-teste de doença), eletrocardiográficos e muitas vezes do resultado do TE.

REFERÊNCIAS BIBLIOGRÁFICAS

1. MAHMARIAN JJ, VERANI MS. Exercise thallium-201 perfusion scintigraphy in the assessment of coronary artery disease. Am J Cardiol. 1991;67:2D-11D.

2. ISKANDRIAN AS, CHAE SC, HEO J, STANBERRY CD, WASSERLEBEN V, CARE V. Independent and incremental prognostic value of exercise thallium tomographic imaging in coronary artery disease. J Am Coll Cardiol. 1993;22:665-700.

3. NALLAMOTHU N, GHODS M, HEO J, ISKANDRIAN A. Comparison of thallium-201 single-photon emission computed tomography and electrocardiographic response during exercise in patients with normal rest electrocardiographic results. J Am Coll Cardiol. 1995;25:830-6.

4. CHRISTIAN TF, MILLER TD, BAILEY KR, GIBBONS RJ. Exercise tomographic thallium-201 imaging in patients with severe coronary artery disease and normal electrocardiograms. Ann Intern Med. 1994;121:825-32.

5. CHALELA WA, MENEGHETTI JC, et al. I Diretriz da Sociedade Brasileira de Cardiologia sobre cardiologia nuclear. Arq Bras Cardiol. 2002;78:1-42.

6. HEO J, ISKANDRIAN AS. Technetium-labeled myocardial perfusion agents. Cardiol Clin. 1994;12:187-98.

7. DEPUEY EG, ROZANSKI A. Gated Tc-99m sestamibi SPECT to characterize fixed defects as infarct or artifact. J Nucl Med. 1992;33:927.

8. BERMAN DS, KIAT HS, VAN TRAIN KF, et al. Myocardial perfusion imaging with technetium-99m sestamibi: comparative analysis of available imaging protocols. J Nucl Med. 1994;35:681-8.

9. TAILLEFER R, DEPUEY EG, UDELSON JE, BELLER GA, LATOUR Y, REEVES F. Comparative diagnostic accuracy of Tl-201 and Tc-99m sestamibi SPECT imaging (perfusion and ECG-gatedSpect) in detecting coronary artery disease in women. J Am Coll Cardiol. 1997;29:69-77.

10. BERMAN DS, KIAT H, VAN TRAIN K, GARCIA E, FRIEDMAN J, MADDAHI J. Technetium 99m sestamibi in assessment of chronic coronary artery disease. Semin Nucl Med. 1991;21:190-212.

11. BROWN KA, ALTLAND E, ROWEN M. Prognostic value of normal technetium-99m sestamibi cardiac imaging. J Nucl Med. 1994;35:554-7.

12. ZARET BL, WACKERS FJT. Nuclear cardiology. N Engl J Med. 1993;329:775-783 e 855-63.

13. WEISS AT, BERMAN DS, LEW AS, et al. Transient ischemic dilation of the left ventricle on stress thallium-201 scintigraphy: a marker of severe and extensive coronary artery disease. J Am Coll Cardiol. 1987;9:752-9.

14. POLLOCK SG, ABBOTT RD, BOUCHER CA, BELLER GA, KAUL S. Independent and incremental prognostic value of tests performed in hierarchical order to evaluate patients with suspected coronary artery disease: validation of models based on these tests. Circulation. 1992;85:237-48.

15. BERMAN DS, HACHAMOVITCH R, KIAT H, et al. Incremental value of prognostic testing in patients with known or suspected ischemic heart disease: a basis for optimal utilization of exercise technetium-99m sestamibi myocardial perfusion single-photon emission computed tomography. J Am Coll Cardiol. 1995;26:639-47.

16. STRATMANN HG, YOUNIS LT, WITTRY MD, AMATO M, MILLER DD. Exercise technetium-99m myocardial tomography for the risk stratification of men with medically treated unstable angina pectoris. Am J Cardiol. 1995;76:236-40.

17. MILLER DD, STRATMANN HG, SHAW L, et al. Dipyridamole technetium-99m sestamibi myocardial tomography as an independent predictor of cardiac event-free survival after acute ischemic events. J Nucl Cardiol. 1996;194;I: 72-82.

18. MAHMARIAN JJ, MAHMARIAN AC, MARKS GF, PRATT CM, VERANI MS. Role of adenosine thallium-201 tomography for defining long-term risk in patients after acute myocardial infarction. J Am Coll Cardio 1995;25:1333-40.

19. MANGANO DT, GOLDMAN L. Preoperative assessment of patients with known or suspected coronary disease. N Engl J Med. 1995;333:1750-6.

20. UDELSON JE, DILSIZIAN V, BONOW RO. Nuclear cardiology. In: Mann DL, Zipes DP, Libby P, Bonow RO. Braunwald's heart disease. A textbook of cardiovascular medicine. 10th ed. Philadelphia: Saunders Elsevier; 2015. p. 271-319.

Avaliação eletrofisiológica

Sissy Lara Melo
Eduardo Argentino Sosa

O estudo eletrofisiológico (EEF) permite maior precisão no conhecimento do sistema condutor específico do coração.

DADOS TÉCNICOS

Através de punção venosa femoral, um cateter bipolar é posicionado sob visão fluoroscópica na porção anterior do anel tricuspídeo, onde é registrado o eletrograma do feixe de His como uma deflexão bi ou trifásica de até 25 ms de duração. Essa deflexão ocorre entre duas outras deflexões (A e V), e sua inscrição coincide com o segmento PR (Figura 30.1).

Assim, o registro simultâneo de uma derivação eletrocardiográfica de referência permite a limitação dos seguintes intervalos básicos:

a) PA = entre o início da onda P do eletrocardiograma convencional e o da deflexão A, que indica a condução intra-atrial (normal = 10 a 45 ms);

b) AH = que representa a condução através do nó AV (normal = 45 a 140 ms);

c) HV = que representa o tempo de condução no sistema His-Purkinje (normal = 35 a 55 ms).

A observação incruenta do fenômeno elétrico, em ritmo sinusal ou durante uma arritmia, pode fornecer detalhes cada vez mais extensos, à medida que se aumenta o número de eletrodos exploradores e o número de locais explorados. Isso constitui a base do mapeamento intracardíaco.

A aplicação de estimulação artificial programada (contínua em frequência crescente, e com extraestímulo, único ou múltiplos) em diversos locais do coração, alternati-

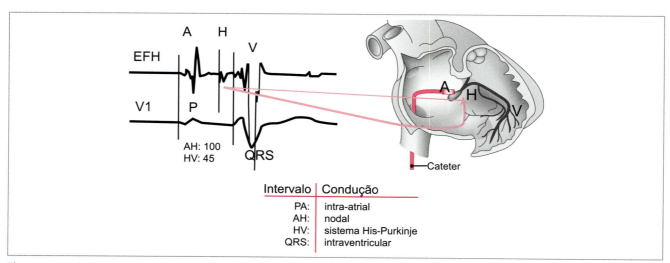

Figura 30.1   Eletrograma do feixe de His (EEF) em condições basais em pacientes com condução AV normal.

va ou simultaneamente, durante ritmo sinusal ou de marca-passo, constitui o instrumento da eletrofisiologia dinâmica. O coração responde a essas intervenções de modo previsível, e essas técnicas são utilizadas para:

a) caracterizar as propriedades eletrofisiológicas do sistema específico de condução, dos átrios e dos ventrículos;

b) induzir e analisar os mecanismos de diversas arritmias;

c) avaliar o efeito de drogas antiarrítmicas;

d) avaliar a eficácia da ablação por cateter com radiofrequência.

AVALIAÇÃO DA FUNÇÃO SINUSAL

Considera-se o fato de a função sinusal depender de completa interação entre: função intrínseca; condução sinoatrial e influências extrínsecas. A sua avaliação inclui:

1) avaliação da função automática;

2) da condução sinoatrial;

3) efeito de drogas.

A medida do tempo de recuperação do nó sinusal (TRNS), após supressão por estimulação contínua rápida do átrio direito, constitui a técnica mais difundida de avaliação da função automática do nó sinusal. O mecanismo dessa supressão temporária parece estar relacionado, essencialmente, à liberação provocada pela acetilcolina e pelo potássio do interior das células. Por sua vez, o tempo de recuperação parece ser função da frequência cardíaca, com o qual seus valores devem ser corrigidos e expressados como tempo de recuperação corrigido do nó sinusal (TRNSc, normal até 500 ms).

TRNSc prolongados têm sido encontrados em 35 a 93% dos pacientes com suspeita de disfunção sinusal e, aparentemente, a razão mais importante dessa discrepância parece estar nas diferentes populações de pacientes estudados. Por sua vez, o estado da condução sinoatrial, bem como o tônus autonômico basal, são outros fatores de influência decisiva na medida do TRNSc.

Dessa forma, embora com limitações, a medida do TRNSc é valiosa quando prolongada, ainda mais em presença de clínica sugestiva de disfunção sinusal.

O tempo de condução sinoatrial (TCSA) é avaliado de modo indireto:

a) Com a técnica do extraestímulo (normal = 45 a 125 ms) – Seu valor é obtido relacionando a duração do ciclo de retorno (A2A3), após um extraestímulo, ao ciclo sinusal básico (A1A1). Para tanto, o extraestímulo atrial deve ser capaz de, em sentido retrógrado, descarregar o nó sinusal. Este reinicia um novo ciclo automático que re-

sultará em uma nova onda A, a qual, por sua vez, leva um tempo maior que um ciclo sinusal básico, justamente o que corresponde à soma da condução retrógrada e anterógrada via junção sinoatrial: TCSA = (A2A3 − A1A1)/2.

b) Com a técnica de estimulação constante do átrio direito – Da mesma forma que o extraestímulo, esta técnica se baseia na despolarização artificial e descarga do nó sinusal. Após oito batimentos atriais, induzidos em frequência ligeiramente mais rápida que a espontânea, o TCSA é medido subtraindo-se o ciclo básico do intervalo entre a última onda A induzida e a primeira onda sinusal.

Essas medidas são indiretas, portanto, têm limitações. A maioria dos autores concorda que a medida da TCSA não é indicador sensitivo de disfunção do nó sinusal.

O uso de drogas de efeito conhecido, especialmente as capazes de modificar a influência autonômica da função sinusal (atropina e propranolol), contribui de modo significativo para a melhor compreensão da dinâmica do nó sinusal. O bloqueio autonômico completo induzido por drogas permite o estudo da função sinusal intrínseca, e nessas condições parece possível um número maior de testes positivos em portadores de disfunção sinusal automática.

A avaliação eletrofisiológica da função sinusal deve ser completada com a compressão do seio carotídeo. Pausas sinusais maiores que três segundos indicam depressão automática do nó sinusal.

Levando-se em conta o fato de que a maioria dos pacientes com disfunção sinusal sintomática tem evidências clínicas e eletrocardiográficas suficientes para o diagnóstico correto, acrescido das restrições dos métodos de avaliação indireta referidas, o estudo eletrofisiológico está indicado nas seguintes circunstâncias:

a) em pacientes com síncope de etiologia não definida, sendo possível detectar disfunção do nó sinusal ao EEF;

b) em pacientes sintomáticos nos quais se cogita a implantação de marca-passo atrial, para se investigar o estado da condução no nível do nó AV e sistema His-Purkinje.

A constatação de anomalias nessas áreas contraindica o implante unicameral do marca-passo.

DISTÚRBIO DA CONDUÇÃO ATRIOVENTRICULAR

O EEF permite a avaliação da condução atrioventricular (AV) nos seguintes níveis: intra-atrial (PA), intranodal (AH), intra-hissiano (H) e infra-hissiano (HV).

Embora tenha sido possível demonstrar todos os graus de bloqueio em qualquer desses níveis, sob o ponto de vista prático interessam as diferenças entre os bloqueios que ocorrem acima do feixe de His (pré-hissianos) e aqueles que ocorrem abaixo do referido feixe (pós-hissianos). Nos pós-hissianos merecem destaques os bloqueios intra-hissianos, pois frequentemente se acompanham de complexos QRS estreitos, podendo sugerir uma forma pré-hissiana. A diferenciação baseia-se na análise da duração dos intervalos quando em condução 1:1 (bloqueios do 1º grau); da relação de dependência da deflexão H com a deflexão A (pré-hissianos); com a V (pós-hissianos); ou finalmente da duração da deflexão H (intra-hissianos).

A importância prática da localização do transtorno de condução se relaciona com a frequência de escape do marca-passo nos diferentes locais.

Assim, os marca-passos inferiores têm frequência de escape menor ou igual a 40 bpm, e no momento de sua instalação demoram mais que os superiores para assumirem o comando da frequência cardíaca. Por isso são mais frequentes e mais graves as eventuais crises de Stokes-Adams.

A aplicação prática nos transtornos de condução AV é o marca-passo definitivo. A indicação segue as normatizações das diretrizes brasileiras de dispositivos cardíacos eletrônicos implantáveis [Arq Bras Cardiol 2007; 89(6): e210-e238].

RECOMENDAÇÕES PARA IMPLANTE DE MARCA-PASSO DEFINITIVO EM PACIENTES COM BLOQUEIO ATRIOVENTRICULAR (BAV)

1) BAV de 1º grau

Classe I

Nenhuma.

Classe IIa

1. Irreversível, com síncopes, pré-síncopes ou tonturas, de localização intra ou infra-His e com agravamento por estimulação atrial ou teste farmacológico (*NE C*).

Classe IIb

1. Com sintomas consequentes ao acoplamento AV anormal (*NE C*).

Classe III

1. Assintomático (*NE C*).

2) BAV de 2º grau

Classe I

1. Permanente ou intermitente, irreversível ou causado por drogas necessárias e insubstituíveis, independen-

te do tipo e localização, com sintomas definidos de baixo fluxo cerebral ou insuficiência cardíaca (IC) consequentes à bradicardia (*NE C*).

2. Tipo II, com QRS largo ou infra-His, assintomático, permanente ou intermitente e irreversível (*NE C*).

3. Com *flutter* atrial ou FA, com períodos de resposta ventricular baixa, em pacientes com sintomas definidos de baixo fluxo cerebral ou IC consequentes à bradicardia (*NE C*).

Classe IIa

1. Tipo avançado, assintomático, permanente ou intermitente e irreversível ou persistente após quinze dias de cirurgia cardíaca ou infarto agudo do miocárdio (IAM) (*NE C*).

2. Tipo II, QRS estreito, assintomático, permanente ou intermitente e irreversível (*NE C*).

3. Com *flutter* atrial ou FA, assintomático, com frequência ventricular média abaixo de 40 bpm em vigília, irreversível ou por uso de fármaco necessário e insubstituível (*NE C*).

Classe IIIb

1. Tipo avançado, assintomático, permanente ou intermitente e irreversível não relacionado a cirurgia cardíaca ou IAM (*NE C*).

2. Tipo 2:1, assintomático, permanente ou intermitente e irreversível associado a arritmias ventriculares que necessitam de tratamento medicamentoso com fármacos insubstituíveis depressores da condução AV (*NE C*).

Classe III

Tipo I, assintomático, com normalização da condução AV com exercício ou atropina IV (*NE C*).

3) BAV de 3º grau (total)

Classe I

1. Permanente ou intermitente, irreversível, de qualquer etiologia ou local, com sintomas de hipofluxo cerebral ou IC consequentes à bradicardia (*NE C*).

2. Assintomático, consequente a IAM, persistente mais do que 15 dias (*NE C*).

3. Assintomático, com QRS largo após cirurgia cardíaca, persistente mais do que 15 dias (*NE C*).

4. Assintomático, irreversível, com QRS largo ou intra/infra-His, ou ritmo de escape infra-His (*NE C*).

5. Assintomático, irreversível, QRS estreito, com indicação de antiarrítmicos depressores do ritmo de escape (*NE C*).

6. Adquirido, irreversível, assintomático, com FC média inferior a 40 bpm na vigília, com pausa maior

que 3 segundos e sem resposta adequada ao exercício (*NE C*).

7. Irreversível, assintomático, com assistolia maior que 3 segundos na vigília (*NE C*).

8. Irreversível, assintomático, com cardiomegalia progressiva (*NE C*).

9. Congênito, assintomático, com ritmo de escape de QRS largo, com cardiomegalia progressiva ou com FC inadequada para a idade (*NE C*).

10. Adquirido, assintomático, de etiologia chagásica ou degenerativa (*NE C*).

11. Irreversível, permanente ou intermitente, consequente à ablação da junção do nó AV (*NE C*).

Classe IIa

1. Consequente à cirurgia cardíaca, assintomático, persistente mais do que 15 dias, com QRS estreito ou ritmo de escape nodal e boa resposta cronotrópica (*NE C*).

2. Consequente à cirurgia cardíaca e sem perspectiva de reversão em menos de 15 dias (*NE C*).

3. Congênito assintomático, com QRS estreito, má resposta cronotrópica, sem cardiomegalia, com arritmia ventricular expressiva ou QT longo (*NE C*).

Classe IIb

Congênito, com QRS estreito, boa resposta cronotrópica, sem cardiomegalia, com arritmia ventricular expressiva ou QT longo (*NE C*).

Classe III

1. Congênito, assintomático, QRS estreito, com frequência apropriada para a idade e aceleração adequada ao exercício, sem cardiomegalia, arritmia ventricular e QT longo (*NE C*).

2. Transitório por ação medicamentosa, processo inflamatório agudo, cirurgia cardíaca, ablação ou outra causa reversível (*NE C*).

A especificidade e a sensibilidade de um longo intervalo HV para predizer um bloqueio atrioventricular total (BAVT) são pontos de grande polêmica. Alguns autores demonstraram convincentemente que o mau prognóstico de um HV prolongado é relacionado mais à disfunção miocárdica e à fibrilação ventricular do que ao BAVT. Outros sugerem proporções elevadas de óbitos por BAVT em pacientes com bloqueio de ramo e HV maiores que 80 ms.

Afigura-se, porém, que a controvérsia não vai além dos casos com HV maior ou igual a 100 ms, pois para estes sugere-se a colocação de marca-passo profilático, independentemente dos sintomas. Nos HV menores, a decisão se baseia num juízo clínico, em que a correlação do sintoma com um paroxismo de bloqueio é o elemento mais significativo.

A análise da resposta do HV à estimulação programada, bem como dos testes com drogas, visando medir a reserva para condução do sistema His-Purkinje, contribui de forma importante para a decisão terapêutica (Figura 30.2).

Recomendações para implante de marca-passo definitivo no bloqueio intraventricular (BIV)

Classe I

1. Bloqueio de ramo bilateral alternante documentado com síncopes, pré-síncopes ou tonturas recorrentes (*NE C*).

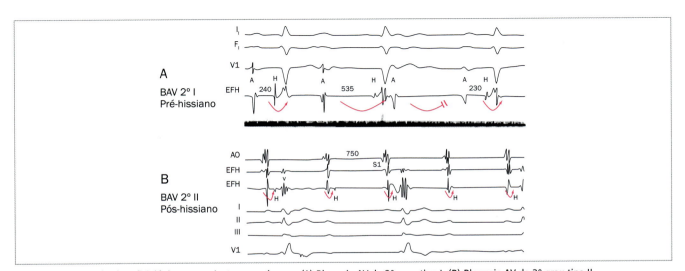

Figura 30.2 Estudo eletrofisiológico em pacientes com síncope. (A) Bloqueio AV de 2° grau tipo I. (B) Bloqueio AV de 2° grau tipo II.

Classe IIa

1. Intervalo HV maior que 70 ms espontâneo ou com bloqueio intra ou infra-His induzido por estimulação atrial ou teste farmacológico, em pacientes com síncopes, pré-síncopes ou tonturas sem causa determinada (*NE C*).

2. Pacientes assintomáticos com intervalo HV maior que 100 ms espontâneo (*NE C*).

3. Bloqueios de ramo ou bifascicular, associados ou não a BAV de 1º grau, com episódios sincopais sem documentação de BAVT paroxístico, em que foram afastadas outras causas (*NE C*).

Classe IIb

1. Bloqueio de ramo bilateral, assintomático (*NE C*).

Classe III

1. Bloqueios de ramo ou bifascicular em pacientes assintomáticos, de qualquer etiologia com ou sem BAV de 1º grau (*NE C*).

TAQUICARDIAS

O EEF basal e associado às técnicas de estimulação programada é de importância decisiva na avaliação das taquicardias. Com o advento da ablação por cateter, utilizando-se energia de radiofrequência, surgiu a possibilidade de se oferecer tratamento curativo para diversas taquiarritmias. Nesse procedimento, uma parte essencial do circuito responsável pela manutenção da taquicardia é identificada através de técnicas de mapeamento endocavitário e destruída por uma lesão térmica.

A análise incruenta da sequência dos eventos registrada a partir de múltiplos eletrodos é básica para o diagnóstico diferencial entre as várias formas de taquicardias. Assim, o diagnóstico diferencial com implicações terapêuticas óbvias entre as taquicardias com QRS largo (ventriculares *versus* supraventriculares) se baseia fundamentalmente na análise da relação temporal entre a deflexão H e a deflexão V. Uma taquicardia é supraventricular quando a deflexão V depende da despolarização prévia do H em tempo maior ou igual que 35 ms (Figura 30.3A). Intervalos menores ou negativos, ou mais frequentemente a ausência de relação, caracterizam a origem ventricular da deflexão V (Figura 30.3B). Uma taquicardia com QRS largo, em que a deflexão V não se relaciona com o H, consiste na forma antidrômica da síndrome Wolff-Parkinson-White (WPW) e a fibrilação/*flutter* atrial com condução AV via feixe anômalo. Essa taquicardia recebe a denominação de pseudoventricular, pois embora o V não dependa do H, este depende da despolarização prévia do átrio.

Nas taquicardias com QRS estreito, o diagnóstico diferencial entre as quatro formas (sinusal, atrial, juncional e atrioventricular) tem significado terapêutico decisivo. A análise associada da sequência de despolarização atrial, através do registro de diversos pontos no átrio (despolarização crânio-caudal ou vice-versa) e da relação temporal átrio-ventrículo, permite o diagnóstico diferencial. Assim, as taquicardias de origem sinusal têm onda A precedendo o QRS com intervalo PR normal ou aumentado, e mostram a sequência de despolarização (de cima para baixo) idêntica a do ritmo sinusal normal. As de origem atrial mostram sequência assincrônica de despolarização atrial e frequentemente exibem relação temporal com o QRS do

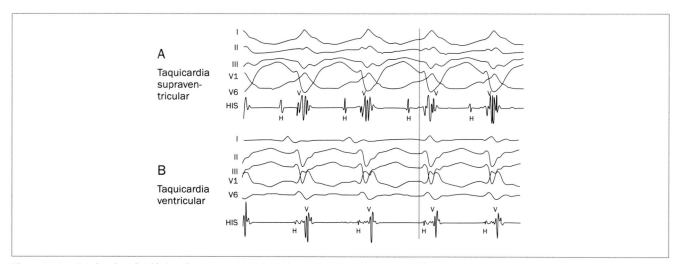

Figura 30.3 Estudos eletrofisiológicos de pacientes portadores de taquicardia com QRS largo. (A) Taquicardia supraventricular. (B) Taquicardia ventricular.

tipo BAV do 2º grau, espontânea ou facilmente induzível com manobra vagal ou drogas.

As taquicardias juncionais mostram despolarização invertida dos átrios (de baixo para cima) e se relacionam com o QRS com intervalo PR muito curto; coincidem com ele ou se sucedem a ele. A despolarização invertida dos átrios é, no entanto, sincrônica, isto é, o átrio perinodal (septal) precede os átrios laterais direito e esquerdo. Nas taquicardias atrioventriculares (ligadas às conexões anômalas), a despolarização atrial retrógrada depende da localização do feixe anômalo. Assim, é característica dos feixes laterais direitos e esquerdos a despolarização atrial retrógrada assincrônica, com despolarização inicial correspondente ao átrio onde se localiza o feixe.

As vias anômalas podem ser localizadas com precisão através de mapeamento eletrofisiológico, estando a ablação por radiofrequência associada a um sucesso terapêutico superior a 95%.

Do ponto de vista prático, é no estudo das síndromes taquicárdicas que os estudos eletrofisiológicos e a estimulação programada são considerados de capital importância.

Sua utilidade se baseia fundamentalmente na possibilidade de induzir e interromper arritmias reentrantes (Figura 30.4). Levando em consideração que o mecanismo reentrante é a base de quase todas as síndromes taquicárdicas, a utilidade desses métodos de estimulação será mais bem compreendida.

Esta capacidade de iniciar e terminar com segurança as taquicardias reentrantes é a base do novo enfoque terapêutico das síndromes taquicárdicas.

Os pacientes portadores de taquicardias ventriculares monomórficas sustentadas podem ser submetidos à ablação por cateter de radiofrequência.

No entanto, os resultados dependem de sua etiologia. Assim, na ausência de cardiopatia, os resultados favoráveis situam-se entre 80 e 100%; quando existe doença cardíaca estrutural, o sucesso está em torno de 40 a 70% dos casos.

REFERÊNCIAS BIBLIOGRÁFICAS

1. FISHER JD. Role of electrophysiology testing in the diagnosis and treatment of patients with know suspected bradicardias and tachycardias. Progress in Cardiovascular Diseases. 1981;24:25.

2. MARTINELLI FILHO M, ZIMERMAQN LI, LORGA AM, VASCONCELOS JTM, RASSI AJR. Guidelines for implantable eletronic cardiac devices of the Brazilian Society of Cardiology. Arq Bras Cardiol. 2007;89(6):e210-e238.

3. MILLER JM, ZIPES CD. Guidelines: Ambulatory electrocardiographic and electrophysiologic testing. In: Mann DL, Zipes DP, Libby P, Bonow RO. Braunwald's heart disease. A textbook of cardiovascular medicine. 10th ed. Philadelphia: Saunders Elsevier; 2015. p. 676-84.

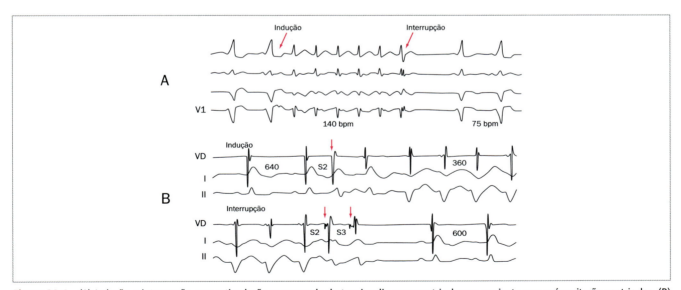

Figura 30.4 (A) Indução e interrupção com estimulação programada de taquicardia supraventricular em paciente com pré-excitação ventricular. (B) Indução e interrupção de taquicardia ventricular em paciente com cardiopatia isquêmica.

Índice das figuras de eletrocardiograma

ECG NORMAL E VARIAÇÕES DA NORMALIDADE
Figura 1.16 – ECG normal *12*
Figura 1.17 – Recém-nascido *12*
Figura 1.18 – Criança de 7 anos *13*
Figura 1.19 – Longilíneo *14*
Figura 1.20 – Dextrocardia *15*
Figura 1.21 – Dextrocardia – derivações precordiais direitas *15*
Figura 5.17b – ECG normal após reversão de taquicardia por reentrada nodal *67*
Figura 7.15b – ECG normal após correção de hipopotassemia *105*
Figura 8.1 – Recém-nascido no primeiro dia de vida *120*
Figura 8.2 – Criança de 9 meses *121*
Figura 9.1 – Paciente de 105 anos *133*
Figura 10.1 – Atleta masculino de 60 anos (hipertrofia de câmaras) *137*
Figura 10.2 – Atleta masculino de 20 anos (bradiarritmia e repolarização precoce) *137*
Figura 10.3 – Atleta masculino de 22 anos (bradicardia sinusal e bloqueio atrioventricular de 1° grau) *138*
Figura 10.5 – Atleta masculino de 32 anos (vagotonia) *141*
Figura 10.6 – Atleta masculino de 15 anos (alterações inespecíficas da repolarização) *142*
Figura 18.1 – Repolarização precoce. Variante normal *211*
Figura 18.2 – Persistência do padrão infantil em jovem de 15 anos *212*
Figuras 18.3a e 18.3b – Onda Q em D3 simulando área inativa (brevilíneo) *212, 213*

SOBRECARGAS
Figura 2.2 – Sobrecarga do átrio direito (P *pulmonale*) *19*
Figura 2.3 – Sobrecarga do átrio esquerdo (estenose mitral com hipertensão pulmonar) *20*
Figura 2.4 – Sobrecarga biatrial *21*
Figura 2.6 – Sobrecarga ventricular direita *22*
Figura 2.7 – Sobrecarga ventricular esquerda com alterações da repolarização (*strain*) *23*
Figura 2.9 – SVE. Critérios para o diagnóstico *24*
Figura 2.10 – Sobrecarga biventricular *25*

Figura 7.11b – SVE com *strain*. ECG após diálise *102*

BLOQUEIOS DE RAMO, BLOQUEIOS DIVISIONAIS E OUTROS DISTÚRBIOS DE CONDUÇÃO
Figura 3.3 – Bloqueio do ramo direito *30*
Figura 3.5 – Bloqueio do ramo esquerdo *31*
Figura 3.7 – Bloqueio divisional anterossuperior esquerdo *33*
Figura 3.8 – Bloqueio divisional posteroinferior *34*
Figura 3.9 – Bloqueio divisional anteromedial *35*
Figura 3.10 – BRD + BDAS *36*
Figura 3.11 – BRD + BDPI *37*
Figura 3.12 – BRE com SVE *37*
Figura 3.13 – BRD com SVD *38*
Figura 3.14 – Distúrbio de condução intra-atrial *39*
Figura 5.18 – Pré-excitação ventricular (Wolff-Parkinson--White) *68*
Figura 9.4 – BRD + BDAS em paciente de 75 anos *135*
Figura 17.5 – Pré-excitação ventricular (Wolff-Parkinson--White com feixe à direita) *206*
Figura 26.3 – Atraso final de condução (ECG e VCG) *288*
Figura 26.4 – Pré-excitação ventricular (ECG e VCG de WPW) *289*

INFARTO DO MIOCÁRDIO E ISQUEMIA
Figura 4.1 – Principais manifestações do IAM no ECG *42*
Figura 4.6 – Ondas T hiperagudas e supradesnivelamento de ST *45*
Figura 4.7 – ECG de IAM com mais de 24 horas de evolução *45*
Figura 4.11 – Infarto agudo anterosseptal *47*
Figura 4.12 – Infarto agudo anterolateral *48*
Figura 4.13 – Infarto agudo anteroapical *49*
Figura 4.14 – Infarto agudo inferior e posterior *50*
Figuras 4.15a e 4.15b – IAM inferior e de ventrículo direito. Derivações V4R, V7 e V8 *50, 51*
Figuras 4.16a e 4.16b – Infarto dorsal e derivações V7 e V8 *51, 52*
Figuras 4.17a e 4.17b – Infarto de ventrículo direito – derivações V2R, V3R e V4R *52*
Figura 4.18 – Infarto agudo de parede lateral *53*

Índice das figuras de eletrocardiograma **323**

Figura 4.19 – Infarto agudo inferolaterodorsal   *53*
Figura 11.3 – IAM inferior e de VD, antes e após reperfusão   *149*
Figura 11.4 – IAM com BRE   *150*
Figura 11.5 – IAM anterosseptal com BRD   *151*
Figura 11.6 – IAM inferior com BAVT   *152*
Figura 11.7 – IAM subendocárdico   *152*
Figura 11.8 – Angina instável   *153*
Figura 11.9 – Angina de Prinzmetal   *154*
Figura 11.10 – Área inativa inferior e posterior   *155, 156*
Figura 11.11 – Área inativa anterosseptal   *156*
Figura 11.12 – Área inativa lateral e anterior   *157*
Figura 11.13 – Aneurisma de ventrículo pós IAM   *157*
Figuras 22.5a e 22.5b – Teste ergométrico com resposta isquêmica   *253*
Figuras 22.7a e 22.7b – Área inativa inferior. TE positivo com supradesnível de ST   *254, 255*
Figura 22.10 – Teste ergométrico positivo para isquemia miocárdica   *258*
Figura 26.2 – Área inativa inferior e BDAS (ECG e VCG)   *287*

EXTRASSÍSTOLES
Figura 5.4 – Extrassístoles ventricular e supraventricular   *57*
Figura 5.5 – Extrassístoles atriais   *58*
Figura 5.6 – Extrassístoles juncionais   *58*
Figura 5.7 – Extrassístoles ventriculares e bigeminismo   *59*
Figura 5.8 – Extrassístoles ventriculares polimórficas   *59*
Figura 5.9 – Extrassístoles atriais aberrantes e bloqueadas   *60*
Figura 5.10 – Extrassístoles ventriculares de fusão   *60*
Figura 5.11 – Parassistolia   *61*
Figura 21.7 – Modalidades de extrassístoles   *241*

TAQUICARDIAS SUPRAVENTRICULARES
Figura 5.12 – Fibrilação atrial com resposta ventricular alta   *63*
Figura 5.13 – Fibrilação atrial com resposta ventricular baixa   *64*
Figura 5.14 – Fibrilação atrial com fenômeno de Ashman   *64*
Figura 5.15 – *Flutter* atrial com bloqueio AV variável   *65*
Figura 5.16 – Taquicardia paroxística supraventricular   *66*
Figura 5.17a – Taquicardia por reentrada nodal   *66*
Figura 5.19 – Síndrome de Wolff-Parkinson-White (pré-excitação e taquicardia paroxística)   *69*
Figura 5.20 – Taquicardia atrial intermitente   *69*
Figura 5.21 – Taquicardia atrial com bloqueio AV 2:1   *70*
Figura 5.22 – Taquicardia atrial multifocal   *70*
Figura 5.23 – Taquicardia juncional   *71*
Figura 9.3 – Fibrilação atrial com resposta ventricular alta em paciente de 82 anos   *134*
Figura 12.1 – Fibrilação atrial   *159*
Figura 12.2 – Taquicardia atrial multifocal   *159*
Figura 12.3 – Taquicardia atrial com BAV variável   *159*
Figura 12.4 – *Flutter* atrial com BAV variável   *159*
Figuras 12.5a e 12.5b – TRN (durante a taquicardia e após reversão)   *160, 161*
Figura 12.6 – Taquicardia atrioventricular (reentrada AV por via acessória)   *161*
Figura 12.7 – Taquicardia atrial   *162*

Figura 12.8 – Taquicardia juncional (dissociação AV e onda P retrógrada)   *163*
Figuras 12.9a e 12.9b – *Flutter* atrial com BAV 2:1 e com BAV 4:1   *163*
Figura 12.10 – Taquicardia por reentrada nodal incomum   *164*
Figura 13.4 – Taquicardia supraventricular com BRE   *168*
Figuras 13.5a e 13.5b – Taquicardia por reentrada antidrômica e pré-excitação (WPW)   *169, 170*
Figuras 13.6a e 13.6b – FA com via acessória e pré-excitação (WPW)   *170, 171*
Figura 17.7 – Taquicardias da síndrome de WPW   *207*
Figura 21.8 – Taquicardias supraventriculares   *242*
Figura 21.9 – Taquicardias com QRS largo   *243*
Figura 24.8 – Taquicardia supraventricular (*looping system*)   *275*

TAQUICARDIAS VENTRICULARES
Figura 5.24 – Taquicardia ventricular sustentada   *71*
Figura 5.25 – Taquicardia ventricular não sustentada   *72*
Figura 5.26 – TVNS e extrassístole ventricular com mesma morfologia   *73*
Figura 5.27 – Taquicardia ventricular com dissociação AV   *74*
Figura 5.28 – Taquicardia ventricular com uma captura   *75*
Figura 5.29 – TV polimórfica. *Torsades de pointes*   *75*
Figura 5.30 – Taquicardia bidirecional   *76*
Figura 5.31 – Ritmo idioventricular acelerado   *76*
Figura 13.1 – Taquicardia ventricular monomórfica   *166*
Figura 13.2 – TV monomórfica (QS de V1 a V6)   *167*
Figura 13.3 – TV monomórfica (R de V1 a V6)   *168*
Figura 21.9 – Taquicardias com QRS largo   *243*
Figura 24.5 – *Torsades de pointes* (sistema Holter)   *273*

DISRITMIAS SINUSAIS E RITMOS DE ESCAPE
Figura 6.1 – Arritmia sinusal   *80*
Figura 6.2 – Parada sinusal   *80*
Figura 6.3 – Escapes juncionais   *81*
Figura 6.4 – Ritmo juncional de escape   *81*
Figura 6.5 – Ritmo atrial baixo ou juncional   *82*
Figura 6.6 – Ritmo idioventricular de escape   *83*
Figura 6.7 – Doença do nó sinusal. Síndrome braditaqui   *84*
Figura 6.8 – Bloqueio sinoatrial   *85*
Figura 6.17 – Dissociação atrioventricular   *91*

BLOQUEIOS ATRIOVENTRICULARES
Figura 6.9 – Bloqueio AV de 1° grau   *86*
Figura 6.10 – Bloqueio AV de 2° grau tipo I   *87*
Figura 6.11 – Bloqueio AV de 2° grau tipo II, intermitente   *88*
Figura 6.12 – Bloqueio AV de 2° grau tipo II, com BAV 3:1   *88*
Figura 6.13 – Bloqueio AV de 2° grau 2:1   *89*
Figura 6.14 – Bloqueio AV total   *89*
Figura 6.15 – Bloqueio AV de grau avançado   *90*
Figura 6.16 – Fibrilação atrial com BAVT   *90*
Figura 10.4 – BAV de 2° grau Mobitz 1 em jovem de 13 anos   *139*

MARCA-PASSO ARTIFICIAL
Figura 14.3 – Marca-passo ventricular. Batimento espontâneo não "sentido"   *175*

Figura 14.8 – MP atrial normofuncionante *179*
Figura 14.9 – MP ventricular normofuncionante *180*
Figura 14.10 – MP ventricular com variação da frequência (sensor) *180*
Figura 14.11 – MP ventricular normofuncionante. Histerese *181*
Figura 14.12 – MP atrioventricular normofuncionante *181*
Figura 15.1 – MP câmara-dupla atrioventricular *183*
Figura 15.2 – MP atrioventricular (fenômeno de Wenckebach eletrônico) *184*
Figura 15.3 – MP atrioventricular. FA e reversão automática do modo DDD para VVI *184*
Figura 15.4 – MP ventricular. Fusão e pseudofusão *185*
Figura 15.5 – MP atrioventricular. Falha de captura ventricular *186*
Figura 15.6 – MP atrioventricular. Inibição do canal ventricular por espícula atrial (*cross-talk*) *186*
Figura 15.7 – MP atrioventricular. Ondas P não "sentidas" (*undersensing*) *187*
Figura 15.8 – MP com falha de sensibilidade por miopotenciais (*oversensing*) *188*
Figura 15.9 – Taquicardia mediada por marca-passo *189*

CARDIOPATIAS DIVERSAS
Figura 7.1 – Pericardite *94*
Figura 7.2 – Derrame pericárdico *95*
Figura 7.3 – Miocardiopatia dilatada *96*
Figura 7.4 – Doença de Chagas em paciente assintomático *97*
Figura 7.5 – Doença de Chagas em fase avançada *97*
Figura 7.6 – Hipertrofia septal *98*
Figura 7.7 – Hipertrofia apical *98*
Figura 7.8 – Comunicação interatrial *99*
Figura 7.26 – Ação digitálica *114*
Figura 8.3 – CIA tipo *ostium secundum* *123*
Figura 8.4 – CIA tipo *ostium primum* *123*
Figura 8.5 – CIV *124*
Figura 8.6 – PCA *125*
Figura 8.7 – Estenose pulmonar valvar *125*
Figura 8.8 – Atrioventricular comum *126*
Figura 8.9 – Origem anômala de artéria coronária *127*
Figura 8.10 – Tétrade de Fallot *128*
Figura 8.11 – Atresia tricúspide *129*
Figura 8.12 – Anomalia de Ebstein *130*
Figura 10.7 – Cardiomiopatia hipertrófica com hipertrofia septal *143*
Figura 10.8 – Cardiomiopatia hipertrófica com hipertrofia apical *143*
Figura 10.9 – Displasia arritmogênica de VD *144*
Figura 10.10 – Síndrome do QT longo *144*
Figura 10.11 – Síndrome de Brugada com TV polimórfica *144*
Figura 26.5 – Síndrome de Brugada *290*
Figura 26.6 – Síndrome de Brugada (VCG) *290*
Figura 28.7 – Dispersão do QT *306*

DISTÚRBIOS ELETROLÍTICOS
Figura 7.9 – Hiperpotassemia discreta *100*

Figura 7.11a – Hiperpotassemia acentuada *101*
Figura 7.12 – Hiperpotassemia com supradesnivelamento de ST *103*
Figura 7.13 – Hiperpotassemia com bradicardia acentuada *103*
Figura 7.14 – Hiperpotassemia simulando TV *104*
Figura 7.15a – Hipopotassemia. Paralisia periódica hipocalêmica *104*
Figura 7.16 – Hipopotassemia *106*
Figura 7.17 – Hipocalcemia *106*
Figura 7.18 – Hipercalcemia *107*

DOENÇAS DIVERSAS
Figura 7.20 – Hipotiroidismo *109*
Figura 7.21 – Doença pulmonar obstrutiva crônica *110*
Figura 7.22 – Tromboembolismo pulmonar *111*
Figura 7.23 – Ondas T cerebrais *112*
Figura 7.24 – Distrofia muscular *113*
Figura 7.25 – Tremor parkinsoniano simulando *flutter* atrial *114*
Figura 20.4 – Tremor parkinsoniano simulando taquicardia ventricular *228*

SITUAÇÕES DIVERSAS
Figura 7.19 – Hipotermia *108*
Figuras 20.5a e 20.5b – Artefato simulando alterações da repolarização ventricular *228, 229*
Figuras 20.6a e 20.6b – Grande eletrodo precordial (artefato) *229, 230*
Figura 20.7 – Troca de eletrodos dos braços simulando dextrocardia *231*
Figura 20.8 – Troca de eletrodos precordiais *231*
Figura 21.1 – Alargamento do QRS *234*
Figura 21.2 – Desvio do QRS para a direita *235*
Figura 21.3 – Desvio patológico do QRS para a esquerda *236*
Figura 21.4 – Ondas R em V1 *237*
Figura 21.5 – Ondas Q patológicas *238*
Figura 21.6 – Supradesnivelamento do segmento ST *239*
Figura 22.1 – ECG de esforço *251*
Figura 22.2 – Teste ergométrico normal *251*
Figura 22.4 – Teste ergométrico de mulher de 48 anos assintomática *252*
Figuras 22.5a e 22.5b – Teste ergométrico com resposta isquêmica *253*
Figura 22.6 – Teste ergométrico falso-positivo *254*
Figuras 22.7a e 22.7b – Área inativa inferior. TE positivo com supradesnível de ST *254, 255*
Figuras 22.8a e 22.8b – Teste ergométrico alterado por BRE induzido por esforço *255, 256*
Figura 22.9 – Teste ergométrico alterado por TVNS induzida por esforço *257*
Figura 22.10 – Teste ergométrico positivo para isquemia miocárdica *258*
Figura 28.2 – Mapeamento eletrocardiográfico de superfície *302*
Figuras 29.5 e 29.6 – BRE esforço-induzido (teste ergométrico e cintilografia) *313, 314*